国家重大出版工程项目
中国常见癌症丛书

肺 癌
LUNG CANCER

主　　编　储大同
副 主 编　吴一龙　王绿化
编　　委　（按姓氏笔画为序）
　　　　　王绿化　孙耘田　乔友林　刘淑俊
　　　　　吴　宁　吴一龙　李龙芸　张湘茹
　　　　　杨宇飞　周清华　徐宁志　储大同
　　　　　薛　岚

北京大学医学出版社

LUNG CANCER

图书在版编目（CIP）数据

肺癌／储大同主编．—北京：北京大学医学出版社，2007.4

(中国常见癌症丛书)

国家重大出版工程项目

ISBN 978-7-81071-964-3

Ⅰ.肺… Ⅱ.储… Ⅲ.肺肿瘤-诊疗 Ⅳ.R734.2

中国版本图书馆CIP数据核字(2007)第001662号

肺　癌

主　　编：	储大同
出版发行：	北京大学医学出版社（电话：010-82802230）
地　　址：	(100083)北京市海淀区学院路38号　北京大学医学部院内
网　　址：	http://www.pumpress.com.cn
E-mail：	booksale@bjmu.edu.cn
印　　刷：	北京圣彩虹制版印刷技术有限公司
经　　销：	新华书店
责任编辑：	郝春杰　白玲　责任校对：杜悦　责任印制：郭桂兰
开　　本：	889mm×1194mm　1/16　印张：23　字数：655千字
版　　次：	2007年8月第1版　2007年8月第1次印刷　印数：1-4000册
书　　号：	ISBN 978-7-81071-964-3
定　　价：	119.50元

版权所有，违者必究

（凡属质量问题请与本社发行部联系退换）

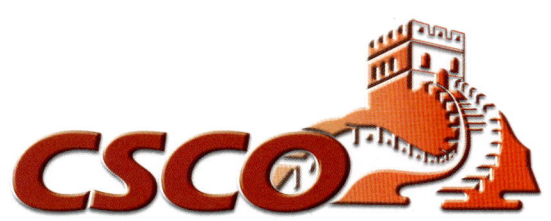

中国常见癌症丛书编委会

名誉主任 孙 燕 吴孟超

主 任 储大同

副 主 任 秦叔逵 马 军 吴一龙

编 委 （按姓氏笔画为序）

马 军 于振涛 王建民 王金万
王绿化 余子豪 石远凯 吴一龙
吴令英 吴孟超 张熙增 李 力
李 槐 沈 锋 邵志敏 周纯武
赵 平 赵锡江 徐兵河 高 黎
秦叔逵 储大同 蒋国梁 蔡三军

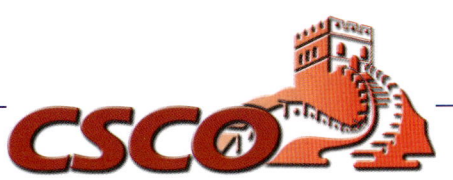

主编简介

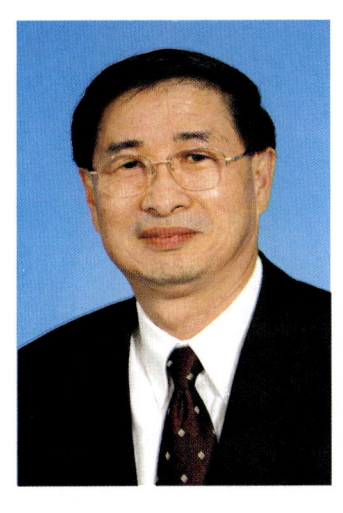

储大同，教授，主任医师，中国医学科学院协和医科大学肿瘤内科学专业首席科学家。他毕业于首都医学院医疗系，1979年考取协和医科大学研究生，从师于我国血液学奠基人之一宋少章教授研究恶性淋巴瘤的免疫球蛋白分泌规律。现任协和医科大学肿瘤医院临床药理基地和国家抗肿瘤药GCP中心副主任，伦理委员会主任；国家药品监督管理局（SFDA）专家委员会委员，国家药典委员会委员；中国老年学学会老年肿瘤专业委员会主任委员。

为了使中国肿瘤治疗的整体水平有所提高，并能够开展更高层次的学术研究，1997年参与创建并当选为中国抗癌协会临床肿瘤学协作中心（CSCO）主任委员。在他的领导下，先后组织开展了十几项全国多中心协作研究；积极进行全国的临床肿瘤教育和交流；努力与国际接轨并积极参与国际临床研究工作。与美国临床肿瘤学会（ASCO）和亚洲临床肿瘤学会（ACOS）发展了友好的长期合作关系。于2003年5月与ASCO正式达成互认互惠姊妹学会会员关系，CSCO从此加入了"肿瘤界的WTO"。于2004年6月又与欧洲肿瘤内科学会（ESMO）达成互认互惠姊妹学会会员关系。目前，从会员数量上讲，CSCO已是国际上第三大临床肿瘤学会，是肿瘤界最活跃的学术团体之一。储教授先后应邀出任国际乳腺癌研究组（BCIRG）科学指导委员会（Scientific Advisory Board）委员和国际肿瘤治疗和研究组织（INCTR）指导委员会（Advisory Board）委员职务，于2003年8月出任ASCO面向亚洲、非洲、拉丁美洲和东欧的肿瘤学多学科规范治疗教育的MCMC领导小组成员。他积极带领我国肿瘤界参加了世界范围的多中心临床研究和教育活动。

目前他已在国内外杂志和AACR、ASCO等重要会议发表论文100余篇。编写和参与编写肿瘤治疗专著20余本。并任《临床肿瘤学杂志》主编，《中国肿瘤临床年鉴》、《癌症进展》常务副主编，著名国际肿瘤杂志 Journal of Clinical Oncology 中文版编委、亚太区杂志 Cancer Reviews 编委。2000年8月后又应邀出任著名国际肿瘤杂志 Cancer 的副主编，负责亚洲地区。2004年出任新成立的 Asia Pacific Journal of Clinical Oncology 的轮值主编。是医学界著名的集临床和基础研究、中医和西医均有一定造诣的临床肿瘤内科专家。2006年获吴桓兴纪念奖。

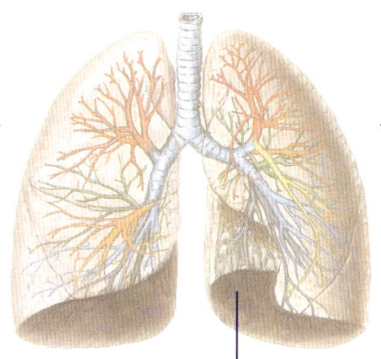

编 者

(按姓氏笔画为序)

王 欣
　广东省人民医院

王建卫
　中国医学科学院肿瘤医院肿瘤研究所

王艳萍
　天津医科大学总医院

王绿化
　中国医学科学院肿瘤医院肿瘤研究所

王惠杰
　中国医学科学院肿瘤医院肿瘤研究所

冯晓莉
　中国医学科学院肿瘤医院肿瘤研究所

刘淑俊
　北京大学临床肿瘤学院

许 云
　中国中医科学院西苑医院

朱 珍
　中国医学科学院肿瘤医院肿瘤研究所

乔友林
　中国医学科学院肿瘤医院肿瘤研究所

孙耘田
　中国医学科学院肿瘤医院肿瘤研究所

吴 宁
　中国医学科学院肿瘤医院肿瘤研究所

吴一龙
　广东省人民医院

李龙芸
　北京协和医院

杨宇飞
　中国中医科学院西苑医院

张湘茹
　中国医学科学院肿瘤医院肿瘤研究所

张淑香
　中国医学科学院肿瘤医院肿瘤研究所

范亚光
　中国医学科学院肿瘤医院肿瘤研究所

周清华
　天津医科大学总医院

娄晓敏
　中国医学科学院肿瘤医院肿瘤研究所

徐宁志
　中国医学科学院肿瘤医院肿瘤研究所

唐丽丽
　北京大学临床肿瘤学院

储大同
　中国医学科学院肿瘤医院肿瘤研究所

薛 岚
　中国医学科学院肿瘤医院肿瘤研究所

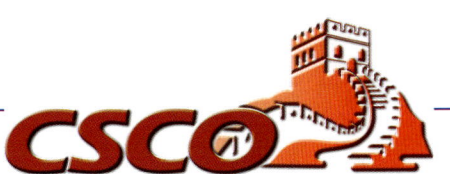

序　言

　　肿瘤是一类古老的疾病，无论西方和东方的医学文献中早有记载，但一直属于罕见疾病。而且动植物也可以有肿瘤生长。近150年来特别是进入20世纪以后先是发达国家，以后是发展中国家，肿瘤的发生率和死亡率迅速增高，目前在全球已经成为一类严重威胁人类健康和生命的疾病。世界卫生组织最近公布2000年全球共有恶性肿瘤患者男性530万，女性470万，死于这一疾病的620万，占总死亡人数的12%，在多数发达国家这一数字可达25%。随着发展中国家城市化的进程和饮食习惯密切相关的肿瘤均将逐渐转变成经济发达国家的类型。我国目前疾病的特点是发达国家和发展中国家的疾病并存。进入21世纪以来癌症已经占居民死亡原因的首位，接近发达国家的水平。在北京和上海分别为24%和26%，如果这一趋向得不到改善，预期到2020年每年新发生的患者将达1500万，在发展中国家癌症总数将增加73%，发达国家为29%。很大程度上是老年人口增加的结果，因此强调各国应当采取必要的预防措施。我国卫生部统计，2000年我国城市中癌症死亡已经占首位，在农村中占第2位。癌症发病率逐年提高，每年新发癌症患者180万，每年死于癌症的人数超过140万。而且专家预测，由于我国目前环境污染和吸烟问题仍然严重，在2025年前癌症总的发病率不大可能下降，因此癌症已成为一种我们每个人必须面对的多发病、常见病。近50年来，我国癌症的发病率总体来说一直处于上升趋势，只是癌症谱有所变化：原来高发的胃癌、宫颈癌、阴茎癌、食管癌和鼻咽癌等有不同程度的下降；而肺癌、乳腺癌、结肠癌和前列腺癌等发病率有明显上升。尤其是大城市和沿海发达地区有较大幅度增加，这主要是与生活方式和饮食结构等有关。因之，如何开展肿瘤的预防和治疗成为大家十分关注的课题，WHO和我国政府都已经将癌症列为继续解决的重点问题之一。

　　在医学领域中临床肿瘤学（Clinical Oncology）是一门发展较晚的学科。1965年美国临床肿瘤学会（ASCO）成立标志着美国医学会承认临床肿瘤学为一门独立的专科。目前在世界各地学科发展迅速，欧美国家均有规模较多的肿瘤中心从事肿瘤防治研究和临床防治工作，并有很多专著和刊物，是当前最活跃的医学领域之一，并受到政府和人民的广泛关注。1933年我国在北京协和医院外科学系成立了肿瘤组，1954年在上海镭锭医院的基础上成立了上海肿瘤医院。以后各省逐渐成立肿瘤医院或在综合医院中成立肿瘤中心。从20世纪60年代以来也有不同规模的专著和刊物。

　　在相当年代里，中外医学都强调肿瘤是一种全身性疾病。近百年来，随着生物化学、免疫学、分子生物学和现代物理学等生命科学的发展，人们对肿瘤的认识越来越深入。目前，很多研究都说明原癌基因控制正常细胞的生长和发展，同时也有生化和免疫学方面的改变。单纯形态学的描述已经远远不能满足临床上制定治疗方案、预测可能的治疗结果、判断有无微量残存肿瘤细胞及监测复发的需要。

　　当前我们在临床上对肿瘤的认识仍然基本上停留在细胞水平。肿瘤的定义可以概括为：生物机体内的正常细胞在众多内因（包括遗传、内分泌失调和营养不良等状况、过度紧张等）和外因（包括物理性、化学性、生物性等因素）长期作用下发生了质的改变，从而具有过度增殖的能力而形成的。这种异常增殖既不符合正常细胞生长的规律，也不符合生理的需要。现有对肿瘤的认识可以概括为：①绝大多数临床肿瘤是由机体细胞而来的，不是外来的；②80%以上主要是由环境因素引起的。动物实验早已证明，许多物质可以诱发肿瘤。这些物质可以是物理的（如X线）、化学的（如苯并芘）、生物的（如致瘤病毒），统称为致癌物。这些致癌物引起细胞遗传物质的改变，使细胞出现正常细胞所没有的许多生物学特征。这些特征又通过遗传，传给子代细胞；③在肿瘤的形成中，内因也很重要。2001年北欧研究人员发表了对于44 788对双胞胎和他们的医学档案进行了调研分析。由于双胞胎的遗传基因相同，如果一个患癌另一个未患癌则可认为癌症不是遗传因素所致。结果由于遗传因素导致的病例占30%；而环境因素造成的占70%。这说明了"外因通过内因起作用的"的事实。目前证实与肿瘤发生有关的内因包括遗传、营养和内分泌失调、细胞免疫缺损和长期过度应激反应如精神紧张和其他不良刺激等；④通过长期内外因的作用，细胞发生一定变化，表现为难以治愈的炎性反应、增生或过度增生。一般在这些癌前病变时期在一定程度上是可逆的。但如果恶变已经发展到一定阶段，一般是不可逆的。分子生物学研究正在阐明这种失控的原因。原癌基因大多数是正常细胞生长所必需的生长因子及其受体，由于发生基因突变、扩增、重排，以致细胞的过度生长；此外，还有另一些基因，当缺少、丢失、失活或变异时会导致患者发生肿瘤或促进肿瘤的发展，因之命名为抑癌基因或抗癌基因。在临床上，我们还可以看到各种免疫细胞如巨噬细胞、T淋巴细胞、自然杀伤细胞（NK）功能的失调和抑癌基因（如p53、p16）的丢失。这些，都可理解为祖国医学中"正虚"的范畴；⑤正常细胞的生长受到体内许多因素的严格控制和约束，包括神经、内分泌、遗传和免疫方面的调控。例如组织受到损伤后，细胞生长加快直到损伤完全修复，伤口愈合，细胞生长停止或恢复常态。由于有严格的控制，组织的修复总是恰到好处。肿瘤细胞的过度生长是生长失控的后果，分子生物学研究已经找到肿瘤细胞生长失控的原因，正是这些原癌基因的活化。所以，肿瘤的临床特点是，虽然具有一定阶段性却是不断发展的。

目前，临床肿瘤学正处于一个重大变革时期。21世纪的临床医学需要脱离几千年经验医学的模式发展为循证医学（Evidence Based Medicine，EBM）。可靠的临床试验和从中得出的数据将使我们愈来愈明白在一定情况下何种治疗更好，从而使疗效进一步提高。医生的任务是向患者提供最好的服务，什么是最好就需要拿出数据。这就把科学严谨的临床试验提到更高的地位，在肿瘤临床中就更为重要。循证医学、诊疗规范化和个体化已经成为学术界公认的趋向。因此，肿瘤的预防、诊断和治疗将会发生巨大变革。

进入21世纪以来，各国都在制定供本国参考的诊疗规范。我国人事部、卫生部、医师协会已经开始通过专科考试和继续教育推动医学领域内各个专科的建设，并由中华医学会组织制定了常见肿瘤的诊疗规范。为了适应学科发展的需要，CSCO组织大家编写本丛书的目的是及时向专科医师提供最新和实用的重要参考资料，其中包括病因、预防措施、WHO编写的新分类、AJCC编写的新分期和美国NCCN及我国2003年制定的诊疗规范中的处理原则；并且吸取当前最新的进展和富有成效的新处理方法，从而给广大患者带来裨益。

尽管如此，由于各位编者学识和经验有限，不足之处在所难免，所以需要在实践中不断完善，形成具有我国特色的防治规范，才能真正给患者带来裨益。

孙 燕

中国工程院院士
中国抗癌协会临床肿瘤学协作专业委员会（CSCO）
指导委员会主任委员
2005年5月

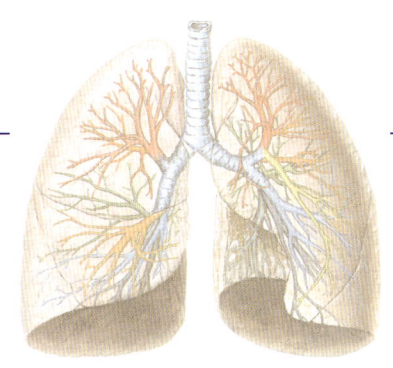

前 言

肺癌，全球每年以130万的发病和110万的死亡已构成最常见和高度致死性的对人类威胁性的疾病。其中，我国就作出了重要"贡献"，仅2005年就有49万8千人的发病，而且在男性还以27%、女性38%的速度在逐年增长。当然，该病的最终解决仍在预防。由于致病原因已经清楚并且能通过不懈的教育使人们广为知晓，北美和西欧通过戒烟的努力已使肺癌的发病率逐年下降，值得全球特别是发展中国家借鉴。但由于其他地区发病率仍在增加，使我们不断面对如何处理该病的艰巨任务。

2001年的ASCO会议上，Schiller JH教授代表美国东部肿瘤协作组宣布ECOG1594号研究结果时说：四组第三代方案治疗晚期非小细胞肺癌没有本质差别，有效率在17%~22%，中位生存期在7.4~8.1个月，结果是令人沮丧的！还放出了一张幻灯片引用美国化疗之先驱Kennedy BJ教授的话说：肺癌治疗的进步就像蜗牛一样缓慢！又是6年过去了，情况如何呢？

全球从事肺癌的肿瘤工作者从普查筛选和生物遗传学等基础研究到早期的手术，术后的辅助化疗（术前的新辅助化疗），III期不可切除性肺癌的同步放化疗，晚期病人的化疗和分子靶向治疗以及根据肿瘤标志物的个体化治疗等等做了大量艰苦的探索工作，在不懈地努力推进。

本书从肺癌的各个领域试图汇总和介绍国内外近年来的一些发展。虽然各有侧重和风格，有些是过去历史年代不具备的东西如分子靶向治疗。但肺癌治疗总的特点是：步伐艰巨，发展缓慢，某些有所反复，还需不断与时俱进。本书中各章作者力求以循证医学根据的材料为主，带领读者以览全貌，还有结合各自单位的临床研究实际经验提出的一些见解看法，以及引人思考的问题，希望能与广大读者共勉。由于临床肿瘤学是一门发展迅速的学科，加之我们学识有限，不足之处在所难免。衷心期待读者对本书的赐教。

储大同
2007年2月

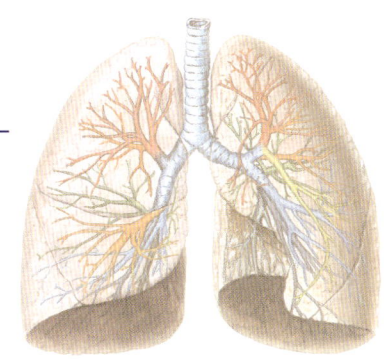

目　　录

第一章
肺癌的流行病学 1
- 第一节　时间趋势 1
- 第二节　地区分布 3
- 第三节　人群分布 4

第二章
肺癌的病因学与发病机制 7
- 第一节　肺癌的病因学 7
  - 一、吸烟与肺癌 7
  - 二、职业因素与肺癌 8
  - 三、环境污染与肺癌 8
  - 四、其他因素与肺癌的发生 8
- 第二节　肺癌的发病机制 9
  - 一、环境与机体的相互作用 9
  - 二、肺癌的发生是一个多基因、多阶段的过程 11
- 第三节　思考与展望 14

第三章
肺癌的筛查与预防 19
- 第一节　肺癌筛查和早诊早治的科学依据 19
  - 一、依据的级别 19
  - 二、肺癌的自然发展史 20
  - 三、有效的筛查和早诊手段 20
- 第二节　常用的筛查、早期诊断方法及评价 ... 20
  - 一、胸部透视 20
  - 二、胸部 X 线片 20
  - 三、胸部 CT 21
  - 四、痰细胞学 22
  - 五、纤维支气管镜 24
  - 六、荧光纤维支气管镜检查 24
  - 七、正电子体层扫描（PET） 24
- 第三节　筛查及早诊早治方案 25
  - 一、第一种方案为最佳筛查方案 25
  - 二、第二种方案为一般筛查方案 27
  - 三、第三种方案为最基本筛查方案 ... 27
- 第四节　成本效益分析 27
- 第五节　肺癌的预防与控制 27
  - 一、肺癌的一级预防 27
  - 二、肺癌的二级预防 28
  - 三、肺癌的三级预防 28
- 第六节　展望 28

第四章

肺肿瘤的组织病理学 ... 35

- 第一节 恶性上皮性肿瘤 ... 36
  - 一、鳞状细胞癌 ... 36
  - 二、小细胞癌 ... 37
  - 三、腺癌 ... 38
  - 四、大细胞癌 ... 41
  - 五、腺鳞癌 ... 43
  - 六、肉瘤样癌 ... 44
  - 七、黏液表皮样癌 ... 47
  - 八、腺样囊性癌 ... 47
  - 九、上皮-肌上皮癌 ... 47
  - 十、类癌 ... 48
- 第二节 肺的内分泌肿瘤 ... 50
  - 一、具有神经内分泌形态的肺肿瘤 ... 50
  - 二、有神经内分泌分化的非小细胞癌 ... 50
- 第三节 癌前病变（浸润前上皮病变）... 50
  - 一、鳞状上皮非典型增生和原位癌 ... 50
  - 二、非典型腺瘤样增生 ... 51
  - 三、弥漫性特发性肺神经内分泌细胞增生（DIPNECH）... 52
- 第四节 良性上皮性病变 ... 53
  - 一、鳞状细胞乳头状瘤 ... 53
  - 二、腺样乳头状瘤 ... 53
  - 三、混合性鳞状和腺样乳头状瘤 ... 54
  - 四、乳头状腺瘤 ... 54
  - 五、涎腺型黏液腺腺瘤 ... 54
  - 六、涎腺型多形性腺瘤 ... 55
  - 七、黏液性囊腺瘤 ... 56
- 第五节 淋巴/组织细胞肿瘤 ... 56
  - 一、黏膜相关淋巴组织的边缘带B细胞淋巴瘤（MALToma）... 56
  - 二、肺原发性弥漫大B细胞淋巴瘤 ... 57
  - 三、淋巴瘤样肉芽肿 ... 57
  - 四、肺Langerhans组织细胞增生症 ... 58
- 第六节 间叶组织肿瘤 ... 58
  - 一、胸膜/肺母细胞瘤 ... 58
  - 二、弥漫性肺淋巴管瘤病 ... 59
  - 三、炎症性肌纤维母细胞肿瘤 ... 59
  - 四、淋巴管平滑肌瘤病 ... 60
  - 五、肺滑膜肉瘤 ... 60
- 第七节 其他原发肿瘤 ... 61
  - 一、错构瘤 ... 61
  - 二、硬化性血管瘤 ... 61
  - 三、透明细胞肿瘤 ... 62
  - 四、恶性黑色素瘤 ... 63
- 第八节 肺转移性肿瘤 ... 63

第五章

影像学检查 ... 67

- 第一节 肺癌 ... 67
  - 一、影像检查方法及选择 ... 67
  - 二、影像表现 ... 68
  - 三、鉴别诊断 ... 87
  - 四、影像学随诊 ... 91
  - 五、肺癌筛查 ... 93
- 第二节 肺其他恶性肿瘤的影像表现 ... 93
  - 一、肺原发淋巴瘤 ... 93
  - 二、肺原发恶性间叶组织肿瘤 ... 94
- 第三节 肺转移瘤 ... 94
  - 一、影像学检查 ... 94
  - 二、影像学表现 ... 95

第六章

肺癌标志物 ... 103

- 第一节 肺癌标志物的分类 ... 103
- 第二节 肺癌血清标志物 ... 105
  - 一、癌胚抗原 ... 105
  - 二、细胞角蛋白片段抗原21-1 ... 105

三、组织多肽抗原 ……………………… 106
四、神经元特异性烯醇化酶 …………… 106
五、糖链抗原 242 ……………………… 106
六、糖链抗原 125 ……………………… 106
七、鳞癌抗原 …………………………… 106

第三节 肺癌分子标志物及其在临床研究中的应用 …………………………… 107
一、肺癌中基因异常 …………………… 107
二、肺癌分子标志物的临床应用 ……… 114

第四节 展望 ……………………………… 116

第七章
诊断与鉴别诊断 ……………………………………………………………………… 121

第一节 诊断 ……………………………… 121
一、临床表现 …………………………… 121
二、诊断方法 …………………………… 126
三、诊断标准 …………………………… 132
四、肺癌分期 …………………………… 133

第二节 鉴别诊断 ………………………… 133
一、中心型肺癌的鉴别 ………………… 133
二、周围型肺癌的鉴别 ………………… 136
三、癌性空洞的鉴别 …………………… 137
四、转移性肺癌的鉴别 ………………… 137
五、胸腔积液的鉴别 …………………… 138

第八章
TNM 分类及临床分期 ……………………………………………………………… 141

第一节 肺癌的 UICC/AJCC TNM 分类及临床分期 …………………………… 141
一、TNM 系统存在的问题与争议 …… 142
二、原发肿瘤的定义（T） ……………… 142
三、区域淋巴结（N）的划分 ………… 148

第二节 小细胞肺癌的临床分期 ………… 149

第九章
肺癌手术治疗 ………………………………………………………………………… 153

第一节 肺癌的外科诊断与分期 ………… 154
一、肺癌的术前分期 …………………… 154
二、肺癌的手术中分期——系统性纵隔淋巴结取样和系统性纵隔淋巴结清扫术 …………………… 155
三、淋巴结取样和清扫的技术要点 …… 155
四、纵隔淋巴结清扫术的合并症 ……… 157

第二节 Ⅰ期和Ⅱ期（非 T3N0）非小细胞肺癌的外科治疗 ………………… 157
一、肺癌外科治疗原则 ………………… 157
二、Ⅰ期非小细胞肺癌（T1-2N0） …… 157
三、Ⅱ期（非 T3N0）非小细胞肺癌 …… 159
四、几个特殊问题的讨论 ……………… 159

第三节 肺癌的扩大切除 ………………… 161
一、胸壁切除与重建 …………………… 161
二、肺上沟瘤 …………………………… 163
三、袖状全肺切除和隆突切除重建术 …… 166
四、上腔静脉切除 ……………………… 171

第四节 N2 非小细胞肺癌的手术治疗 …… 173
一、N2 非小细胞肺癌手术治疗概况和失败模式 ……………………… 173
二、新辅助治疗的临床研究 …………… 173
三、术前治疗的合并症和死亡率 ……… 173
四、术前治疗后手术病例、手术时机选择和疗效评估 ……………… 174
五、N2 非小细胞肺癌的预后因素分析 …… 174
六、N2 非小细胞肺癌的综合管理策略 …… 175

第十章

肺癌的放射治疗 ... 179

- 第一节 放射治疗在肺癌治疗中的地位 179
- 第二节 早期非小细胞肺癌的放射治疗 180
  - 一、放疗总剂量 180
  - 二、靶区范围 180
  - 三、分割剂量的研究 182
  - 四、立体定向放射治疗 183
- 第三节 局部晚期非小细胞肺癌的综合治疗 ... 184
- 第四节 局部晚期非小细胞肺癌单纯化疗与放射治疗加化疗 186
- 第五节 可手术ⅢA（N2）期非小细胞肺癌的综合治疗进展 187
- 第六节 非小细胞肺癌的术后放射治疗 188
- 第七节 肺癌的适形放射治疗 189
  - 一、肺癌适形放射治疗的可行性 189
  - 二、适形放射治疗的技术特点 189
  - 三、肺癌适形放射治疗的临床治疗结果 ... 190
- 第八节 小细胞肺癌的放射治疗 191
  - 一、放射治疗在 LD 期 SCLC 治疗中的价值 191
  - 二、照射剂量 192
  - 三、照射体积 193
  - 四、在综合治疗中放射治疗的顺序 193
  - 五、放射治疗的剂量分割 196
  - 六、脑预防照射 196
- 第九节 肺的放射性损伤 197

第十一章

肺癌的内科治疗 ... 203

- 第一节 肺癌的化学治疗 203
  - 一、晚期（ⅢB、Ⅳ）非小细胞肺癌的化学治疗 203
  - 二、非小细胞肺癌术后的辅助化疗 210
  - 三、局部晚期不可切除性 NSCLC 的联合化放疗 212
  - 四、非小细胞肺癌的术前新辅助治疗 215
  - 五、小细胞肺癌的治疗 217
- 第二节 肺癌新疗法策略的发展 227
  - 一、肿瘤中的抗血管生成作用 227
  - 二、酪氨酸激酶受体抑制剂 230

第十二章

肺癌的中西医结合治疗 ... 247

- 第一节 中医对肺癌的认识 247
  - 一、中医有关肺癌的论述 247
  - 二、肺癌的中医病因 247
  - 三、肺癌的中医病机 248
- 第二节 肺癌的中医中药治疗 248
  - 一、中医治疗原则 248
  - 二、中医辨证论治 249
  - 三、中医的综合治疗 251
  - 四、各期非小细胞肺癌的中西医结合治疗 252
- 第三节 常用治疗肺癌的中草药 254
  - 一、草药 254
  - 二、中药静脉制剂和中成药制剂 256

第十三章

肺癌的综合治疗 ... 259

- 第一节 非小细胞肺癌（NSCLC）的综合治疗 260
  - 一、NSCLC 的治疗现状和术后失败模式 .. 260
  - 二、术后辅助化疗 260

三、术后辅助放疗 266
　　四、术前新辅助治疗 267
　　五、肺上沟瘤或Pancoast肿瘤的治疗 ... 272
　　六、不可切除局部晚期ⅢA、ⅢB者
　　　　（不伴恶性积液的Ⅲ期者）的治疗 ... 274
　　七、非小细胞肺癌的综合治疗 280
第二节　小细胞肺癌的综合治疗 286

　　一、局限期SCLC的治疗 287
　　二、广泛期SCLC的治疗 291
　　三、一线化疗的持续时间、维持治疗
　　　　及含新药方案的应用 295
　　四、二线治疗 297
　　五、SCLC的提高剂量化疗 298
　　六、根据SCLC分期的综合治疗 299

第十四章

肿瘤的心理治疗 313

第一节　肿瘤心理治疗的历史、现状与未来 ... 313
第二节　肿瘤患者常见的心理问题 313
　　一、心理痛苦 314
　　二、抑郁 314
　　三、焦虑 315
　　四、其他情绪问题 316
第三节　肿瘤患者的生活质量 316
　　一、测量生活质量的必要性 316
　　二、生活质量的定义 317

　　三、癌症对生活质量的影响 317
第四节　癌症患者的心理社会治疗 317
　　一、概述 317
　　二、心理社会因素的重要性 318
　　三、心理社会干预的必要性 318
　　四、心理社会治疗的方法 319
　　五、心理社会治疗的进展及有关问题 ... 319
第五节　目前存在的问题及对未来的展望 ... 319

第十五章

肺癌病人的护理 323

第一节　肺癌病人手术护理 323
　　一、术前护理 323
　　二、术后护理 324
　　三、出院指导 327
第二节　肺癌病人化疗的护理 327
　　一、心理护理 327
　　二、胃肠道毒副作用的护理 327
　　三、骨髓抑制的护理 328
　　四、皮肤毒性反应及护理 328

　　五、局部毒副反应及护理 328
　　六、心、肝、肾毒性及护理 328
　　七、神经系统毒性反应及护理 328
　　八、出院指导 328
第三节　肺癌病人放疗的护理 328
　　一、心理护理 328
　　二、局部皮肤的护理 329
　　三、骨髓抑制的护理 329
　　四、肺癌放疗的注意事项 329

附录1

肺癌常用药物的中英文名称和缩写 331

附录2

国际上著名多中心协作组织 333

附录3

常用缩略语表 335

索引 339

第一章 肺癌的流行病学

乔友林 范亚光

近10年来，肺癌的发病率和死亡率一直都位居全球首位。据IRAC资料，2002年全球肺癌男性发病96万多例，死亡近85万，发病率和死亡率分别为35.5/10万、31.2/10万，占癌症发病和死亡构成比分别为16.6%和22.3%，发病率和死亡率及二者构成比均居恶性肿瘤第一位；在女性，发病率和恶性肿瘤发病构成比居第四位，死亡率和恶性肿瘤死亡构成比居第二位。在国内，从发病情况看，2002年我国男性肺癌发病近30万人，女性肺癌发病为12万多人，男女年龄标化发病率分别为42.4/10万、19.0/10万；从死亡情况看，2002年因肺癌死亡人数男性为23万余人，女性近11万人，男女年龄标化死亡率分别为36.7/10万、16.3/10万，男女肺癌年龄标化发病率和死亡率均居各类癌症之首[1]。而恶性肿瘤又居2003年部分市县前10位疾病死亡专率及死亡原因构成首位[2]。此外肺癌尚缺乏有效的早诊早治手段，总的5年生存率低于10%，是主要致死性疾病之一。因此，无论从发病、死亡还是预后看，肺癌都是一个严重威胁人民健康和生命的疾病，已经是我国第一大癌症，成为我国新世纪癌症防治的难中之难、重中之重。现就目前的肺癌流行情况作一概述，以期对肺癌防治工作有所帮助。

第一节 时间趋势

20世纪初肺癌在全世界都是罕见的肿瘤。但在20世纪30年代，特别是20世纪中叶以后先是发达国家，以后在发展中国家肺癌的发病率和死亡率迅速增高。目前肺癌在多数发达国家中，在男性常见恶性肿瘤中占首位，在女性常见恶性肿瘤中占第2、3位。部分西方工业国家在20世纪末其发病和死亡呈下降趋势，英国男性肺癌死亡率1950年为38.28/10万，1974年增长到75.24/10万，由于采取控烟、改善大气环境等措施，以后逐渐下降。美国男性肺癌发病率从20世纪40年代到80年代提高22.5倍，几乎每年增高3%，1984年达102.1/10万，以后逐年显著下降，2001年为77.7/10万，女性肺癌发病率在保持了多年的增长后也于1998年首次出现下降，1998年为52.8/10万，2001年降至49.1/10万。男性死亡率1990年达最高，为58.2/10万，1991年后以每年1.9%的速度逐年下降，其发病率和死亡率均呈下降趋势，并且死亡率的下降滞后于发病率的下降[3]。（图1-1）

我国肺癌发病率和死亡率一直呈上升趋势。据2004首届中国肺癌南北高峰论坛上卫生部全国肿

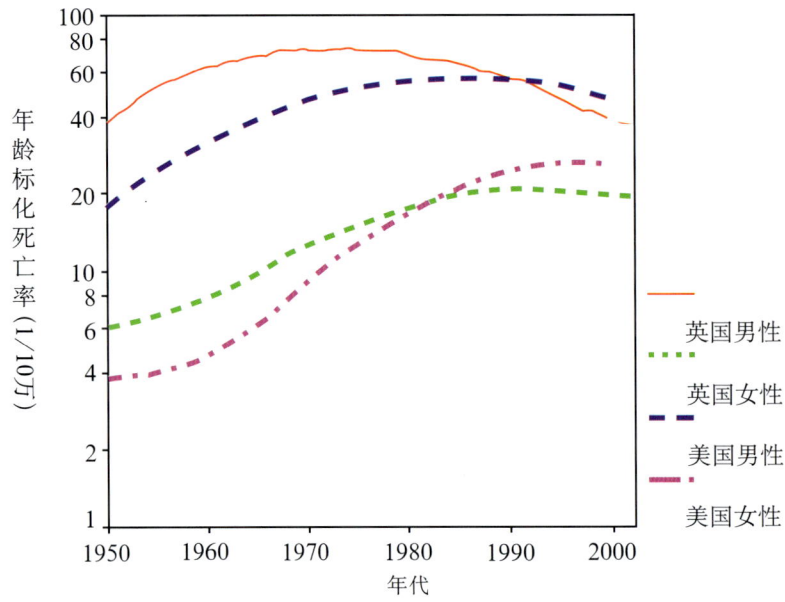

图 1-1 英美两国肺癌死亡趋势图

瘤防治研究办公室资料,从2000年至2005年,我国肺癌的发病人数将增加12万,其中男性将从26万增至33万,增加26.9%;女性从12万增至17万,增加38.4%。但不同地区,肺癌的流行趋势略有不同,北京城区居民男女肺癌标化发病率1982～1997年15年间分别上升33.9%、25.1%,呈明显上升趋势[4]。河南肺癌死亡资料显示,死亡率从20世纪70年代中期4.86/10万上升至90年代末的14.12/10万,男性上升了156.38%,女性上升了180.95%,上升势头迅猛,且预计肺癌死亡率还会继续上升[5],浙江省也有同样趋势。上海市肺癌流行趋势则与发达国家类似,1972～1974年肺癌男性发病率为47.9/10万,女性为18.0/10万,

1996～1999年男性为50.8/10万,女性为18.8/10万,均无明显改变[6]。

肺癌在我国各类恶性肿瘤中死亡率上升趋势最明显(表1-1)[7]。在过去30年中,我国高发癌谱变化趋势明显,在20世纪70年代主要肿瘤位次为胃癌、食管癌、肝癌、肺癌及宫颈癌,2000年演变为肺癌、肝癌、胃癌、食管癌及结直肠癌,肺癌上升最为明显。

值得注意的是,无论是在世界范围还是国内,女性肺癌的增加较男性明显,但地区之间存在差异。英美肺癌死亡率已出现下降趋势,美国从20世纪60年代至90年代,女性肺癌的年龄别调整死亡率增加了6倍,且呈上升趋势,从1987

表 1-1 20世纪70～90年代中国样本地区肿瘤调整死亡率(1/10万)的变化趋势[7]

| 肿瘤 | 1973～1975年 | | | 1990～1992年 | | | 70～90年代变化(%) | | |
部位	合计	男	女	合计	男	女	合计	男	女
全部	84.58	103.14	67.27	94.36	123.57	66.30	11.56	19.81	-1.44
胃	19.79	27.14	12.98	21.76	30.12	13.80	9.95	10.98	6.32
食管	19.09	25.50	13.30	15.02	20.35	10.01	-21.32	-20.20	-24.74
肝	12.63	18.30	6.99	17.83	26.14	9.36	41.17	42.84	33.91
肺	7.17	9.94	4.59	15.19	21.96	8.74	111.85	120.93	90.41
宫颈	5.29	0	10.28	1.64	0	3.25	-69	0	68.39
结直肠	4.67	5.30	4.11	4.54	5.29	3.86	-2.78	-0.19	-6.08
白血病	2.71	3.00	1.62	1.53	2.11	0.93	-34.62	-31.27	-42.59
鼻咽	2.34	3.07	1.62	1.53	2.11	0.93	-34.62	-31.27	-42.59
乳腺	1.66	0	3.24	1.49	0	2.99	-10.24	0	-7.72

年起，每年因肺癌死亡人数已超过乳腺癌，但从20世纪90年代进入平台期，并于1998年首次出现降低。我国妇女的吸烟率与西方一些国家相比要低得多，但肺癌的死亡率却相对较高，说明我国女性肺癌死亡与吸烟归因危险低于男性，另外吸烟主要与鳞癌有关，而且女性腺癌的比例要大一些，因此目前国内外学者对很多非吸烟者（尤其是女性）肺癌的病因学进行了研究，包括环境烟草烟雾[8]、烹饪油烟[9]等，但目前结论尚未完全统一。

吸烟是肺癌的首要病因，肺癌死亡有87%由于吸烟引起。1996年国家吸烟行为调查结果和1984年相比，总人群的吸烟率上升了3.4%。开始吸烟的年龄提前了3岁，烟民人均吸烟量从10支增加到11支。2002年15岁以上男性吸烟率66.0%，女性吸烟率为3.08%，结合2002年人口普查结果，估计目前15岁以上吸烟者为3.5亿。现在吸烟者为3.0亿[10]。随着吸烟人口的不断增加以及人口老龄化、城镇工业化进程的加剧和人类生活环境的污染与破坏，预计未来几十年内，我国肺癌的发病率和死亡率将继续保持上升趋势。因此我国肺癌的防治工作任重而道远。

第二节 地区分布

在世界范围内，无论男性女性，肺癌的高发区主要位于较发达国家和地区，而较不发达国家或地区相对较低。2002年较发达地区男性肺癌年龄标化发病率和死亡率分别为54.9/10万和47.6/10万，不发达地区则分别为25.9/10万和22.9/10万；发达地区女性肺癌年龄标化发病率和死亡率分别为17.1/10万和13.6/10万，而不发达地区则分别为9.4/10万和8.3/10万。北美、欧洲、东亚、澳大利亚、新西兰等发病率较高。我国肺癌死亡率在国际上处于较低水平，2002年美国男女肺癌标化死亡率分别为48.7/10万、26.8/10万，而同年我国则分别为36.7/10万、16.3/10万。

在我国，肺癌的死亡率也有明显的地区分布，1990～1992年我国部分省市肺癌抽样调查表明，死亡率由高向低依次为上海、天津、辽宁、黑龙江、吉林、云南、北京、内蒙、山东、湖北、河北、广东、浙江、海南、宁夏、广西等，可见肺癌死亡率与各省的地理位置也有一定的关联，有从东北向南，由东向西逐步下降的趋势。上海、北京、东北和沿海几个较大城市的肺癌死亡率最高，可能与医疗卫生事业较为发达，人口老龄化、社会生态环境的改变、生活方式的变化密切相关，如吸烟和大气污染。而在云南有两个突出的高发区：宣威、个旧，但两者的病因却不相同，宣威的肺癌高发主要由室内烟煤燃烧排放出大量以苯并芘为代表的致癌性多环芳烃类化合物引起，1976～1996年燃烟煤队列肺癌死亡率男女分别为407.77/10万、423.02/10万，燃非烟煤队列分别为20.93/10万、11.42/10万，燃烟煤队列肺癌死亡率显著高于燃非烟煤队列，且女性多发[11]。而个旧是著名锡都，1990～1992年居民死因调查表明个旧市3年年均死亡率为655.64/10万，标化死亡率为661.22/10万，其高发主要为云锡矿工的职业性肺癌，主要致病原因为云锡井下生产环境中的含砷矿尘和氡子体及吸烟的复合作用[12]，目前云锡矿工肺癌流行病学研究已处于国际先进水平。

肺癌的发病率和死亡率在城市与农村中有明显差别，城市高于农村，尤其沿海城市高于中小城市，中小城市又高于农村。表1-2和1-3分别列出了我国12市县1993～1997年肺癌的发病和死亡情况[13]，尽管农村吸烟率（68%）高于城市（64%），但无论男性女性，城市的肺癌发病率和死亡率均高于农村，且肺癌在恶性肿瘤发病与死亡排序中均为第1位，而农村则排名向后一些。这可能与城市大气污染较重有关，如东北老工业城市沈阳、鞍山等肺癌发病率、死亡率均较高，重庆城市居民1991～2000年恶性肿瘤死因分析也表明：工业区的肺癌标化死亡率约为商业区的1.2倍，为文化区的1.64倍。

另外，女性与男性肺癌高发区分布有明显不同，除苏格兰男女性肺癌皆高发外，女性肺癌高发区大多分布在东方国家，女性肺癌死亡率新加坡23.4/10万，中国香港29.7/10万，上海17.1/10万，北京29.2/10万，均居世界女性肺癌死亡率前列，致使东南亚各国性别比值较低，说明女性肺癌相对突出。

表 1-2 中国 12 市县 1993～1997 年男性肺癌发病和死亡情况[13]

地区	发病情况				死亡情况			
	发病率(/10万)	构成比(%)	世调率(/10万)	肿瘤排名	死亡率(/10万)	构成比(%)	世调率(/10万)	肿瘤排名
哈尔滨	56.0	29.3	58.9	1	50.2	35.3	54.3	1
北京	49.6	25.4	35.6	1	36.9	29.1	28.3	1
天津	77.5	31.8	60.4	1	54.5	37.0	42.2	1
上海	75.6	24.8	50.9	1	67.1	28.7	44.6	1
武汉	49.4	26.9	51.1	1	45.3	31.7	47.3	1
磁县	24.1	9.1	32.4	3	21.3	10.4	29.1	3
林州	9.1	4.5	13.9	4	8.9	5.3	13.7	4
临朐	43.1	23.7	53.0	2	36.0	23.6	43.9	2
启东	45.0	18.3	43.4	2	39.8	18.8	38.3	2
嘉善	51.4	21.0	44.7	1	45.8	21.9	39.9	1
长乐	17.7	8.1	25.1	4	15.2	7.9	21.6	4
扶绥	8.5	6.6	13.0	4	7.4	5.9	11.2	3

表 1-3 中国 12 市县 1993～1997 年女性肺癌发病和死亡情况[13]

地区	发病情况				死亡情况			
	发病率(/10万)	构成比(%)	世调率(/10万)	肿瘤排名	死亡率(/10万)	构成比(%)	世调率(/10万)	肿瘤排名
哈尔滨	31.0	21.2	30.1	1	29.2	30.7	28.7	1
北京	34.0	19.5	22.5	1	28.8	28.0	18.6	1
天津	53.8	26.3	38.6	1	40.3	37.0	28.9	1
上海	31.4	12.6	18.2	3	28.4	17.8	15.8	1
武汉	16.7	12.7	14.7	3	13.8	16.7	12.1	1
磁县	12.1	6.4	13.7	3	11.1	8.1	12.6	1
林州	5.3	3.8	7.2	4	4.6	3.9	6.4	4
临朐	20.3	21.0	22.4	2	18.2	22.5	19.7	1
启东	14.1	11.1	11.2	3	12.2	11.7	9.6	3
嘉善	14.2	10.6	11.0	4	12.9	12.8	10.0	4
长乐	8.4	8.6	9.3	3	6.9	8.8	7.7	4
扶绥	1.7	4.2	2.1	7	1.9	4.8	2.4	6

第三节 人群分布

肺癌的发病率和死亡率随年龄增长而上升。WHO资料显示美国2002年65岁以下男性死亡率为21.4/10万，女性为14.8/10万，65岁以上男性为426.9/10万，女性为234.9/10万。从表1-4可看出[14]，我国肺癌的发病年龄自40岁以后迅速上升，70岁达高峰，75岁以后略有下降，且20岁以下城市肺癌发生比农村高。女性和男性年龄别发病率的变化趋势基本一致。

在肺癌发病率呈迅速上升趋势的城市，将不同时期的肺癌发病率、死亡曲线进行比较，发现肺癌发病（死亡）专率出现前移倾向。如北京20世纪70年代与80年代肺癌死亡年龄曲线比较：70年代肺癌死亡年龄曲线中，在40岁年龄组开始迅速升高，而80年代在30岁年龄组死亡专率就出现迅速上升，前移5～10年。我国其他城市如天津、沈阳等也有此现象，多提示肺癌死亡率将继续上升一段时期[15]。

全球范围内，肺癌的发病率和死亡率男性均高于女性。2002年世界男性肺癌发病率为30.9/10万，死亡率为27.1/10万，女性发病率为12.6/10万，死亡率为10.7/10万，发病率和死亡率性别比

表 1-4 中国 12 市县 1993～1997 年男性年龄别肺癌发病率 (/10 万)[14]

年龄(岁)	哈尔滨	北京	天津	上海	武汉	磁县	林州	临朐	启东	嘉善	长乐	扶绥
0～												
1～				0.4								
5～												
10～				0.1								
15～		0.3		0.3		0.9						
20～	1.2			0.9	0.7	0.5		1.4			1.2	
25～	4.2	1.0	1.4	0.6	1.5	2.6	0.5		0.6	1.0	0.7	1.1
30～	4.1	1.9	2.8	2.6	3.2	5.9	1.0		2.7	1.9	0.7	1.5
35～	12.8	5.1	8.6	5.8	8.0	2.7	0.5	6.3	3.8	2.4	5.3	4.1
40～	27.2	12.0	16.7	14.6	15.6	20.4	7.8	32.0	13.7	9.9	10.5	5.5
45～	59.9	19.5	39.8	25.3	29.1	25.4	28.3	40.2	31.0	19.2	22.8	22.7
50～	107.0	35.8	86.8	49.1	70.6	74.4	18.3	130.0	71.6	62.0	46.5	27.0
55～	132.0	80.0	151.0	92.7	137.1	106.3	36.1	98.5	122.2	140.3	72.6	37.5
60～	249.1	157.7	263.1	203.7	232.1	156.9	44.0	255.9	228.7	241.3	161.9	69.1
65～	338.0	255.0	432.2	383.1	398.3	196.5	116.0	327.7	320.9	321.2	175.1	120.3
70～	583.2	368.4	570.2	524.5	471.7	290.0	139.9	487.6	356.3	428.4	173.4	46.8
75～	481.7	377.9	586.2	592.3	486.6	184.8	50.9	556.1	326.9	357.5	143.8	52.9
80～	473.7	315.2	548.5	621.8	425.4	129.3	66.7	191.3	311.4	329.0	78.7	29.1
85～	528.7	302.7	431.0	503.3	190.2	87.0	66.7	276.9	210.0	171.7	68.6	

分别为2.45和2.53。但国家之间的比值差异较大，欧美各国都具有较大的差异，如法国发病率、死亡率男女性别比分别为5.98和5.94。在一些发达国家，女性肺癌发病率、死亡率增长速度比男性快，性别比呈下降趋势，如美国1976年死亡率性别比值为3.79，1986年2.59，2000年1.79，这是由于美国男性肺癌已出现下降趋势，而女性肺癌呈上升或平缓趋势。从表1-1和1-2中也可看出，我国肺癌发病率和死亡率也是男性高于女性。城市发病率和死亡率性别比分别介于1.44～2.96和1.28～3.28之间，农村介于1.72～5和1.92～3.89之间。

生产环境中能引起癌症的因素很多，而肺又是职业致癌物进入人体的主要途径和直接作用的器官之一，因此职业性肺癌占职业性肿瘤的大部分，职业性因素也是肺癌的一个重要危险因素之一。在我国法定的8种职业肿瘤中，有5种包括肺癌，分别是石棉所致肺癌、氯甲醚所致肺癌、焦炉逸散物所致肺癌、铬酸盐制造业所致肺癌、砷所致肺癌。目前认为与下列物质接触的职业与肺癌的发生有关：石棉、砷化合物、铬化合物、镍化合物、二氯甲醚、电离辐射、芥子气以及煤烟、焦油和石油中的多环芳烃类。被怀疑与肺癌发生有关的因素有：铍、镉、铅、氯乙烯、丙烯腈、氯甲苯、硫代甲烷、玻璃纤维、矽尘、滑石粉、甲醛等，以及铸造、橡胶生产、电焊、建筑、油漆、某些农药生产和应用、石油提炼、采矿等职业。

不同民族间肺癌的发病率和死亡率不同。据美国CDC资料，2001年美国男性黑人、白人、亚洲/太平洋岛国裔、西班牙裔男性居民肺癌发病率分别为109/10万、87/10万、50/10万、52/10万，黑人发病率要高于其他民族。而女性中以白人女性发病率为最高。肺癌死亡率，男性中黑人死亡率最高，亚洲/太平洋岛国裔死亡率低；女性中，以黑人和白人死亡率最高，亚洲/太平洋岛国裔、西班牙裔、印地安和阿拉斯加土著女性死亡率较低。在我国，朝鲜族肺癌死亡率高于全国平均水平，蒙古族和哈萨克族略低于全国平均水平，维吾尔族、回族、苗族、藏族肺癌发病率均低于全国平均水平。

结束语

由于成功地采取控烟措施、饮食及生活习惯的改善、早期诊断技术的广泛应用及某些治疗的改进，从20世纪90年代初，西方一些发达国家肿瘤的发病率、死亡率开始呈现下降趋势并一直保持至今，说明肺癌是可以预防、治疗和控制的。

肺癌已成为我国第一大癌症，由于我国人口年龄结构将更趋老年化，已暴露于吸烟等不良生活方式和环境的人口基数过大，大气与环境污染加剧，我国肺癌死亡率将继续上升一段时间。只要我们坚持不懈，积极实施肺癌一、二级预防策略，大力开展控制吸烟活动，改善室内外环境污染，加强职业监测和职业劳动保护，开展化学预防，广泛开展肺癌的病因学研究，大力发展肺癌早诊早治技术，提高肺癌诊治水平，就一定能在不远的将来看到全国肺癌发病率和死亡率开始下降。

参考文献

1. J. Ferlay. The Globocan 2002 database.IARC (www-dep.iarc.fr/)
2. 2003年中国卫生事业发展情况统计公报
3. American Cancer Society. Cancer Facts & Figures 2005[M]. Atlanta, GA: American Cancer Society, 2005. 13
4. 王启俊, 祝伟星, 邢秀梅, 等. 北京城区居民1982~1997年癌症发病趋势.中国肿瘤, 2001, 10(9): 507-509
5. 戴涤新, 刘曙正, 孙喜斌, 等. 河南省居民肺癌流行趋势. 中国肿瘤, 2004, 13(6): 362-363
6. 刘恩菊, 项永兵, 金凡, 等. 上海市区恶性肿瘤发病趋势分析 (1972~1999年). 肿瘤, 2004, 24(1): 11-15
7. 李连第, 鲁凤珠, 张思维, 等. 中国恶性肿瘤死亡率20年变化趋势和近期预测分析. 中华肿瘤杂志, 1997, 19(1) 3-9
8. 甘德坤, 焦力, 朴文花, 等. 环境香烟烟雾对非吸烟人群健康影响研究进展. 环境与健康, 2000, 17(2) 125-128
9. 奉水东, 陈锋. 烹调油烟毒性的流行病学研究. 环境与健康, 2004, 21(2): 125-127
10. 杨功焕, 马杰民, 刘娜, 等. 中国人群2002年吸烟和被动吸烟的现状调查。中华流行病学杂志，2005, 26(2):77-83
11. 王登忠, 何兴舟, 刘韵源, 等. 宣威地区肺癌危险因素系统分析与综合预防策略的研究.中华医学杂志, 2001, 81(14): 876-880
12. 孙世荃, 乔友林, 姚树祥, 等. 云锡矿工肺癌的氡病因学研究. 辐射防护, 2001, 21(5): 278-290
13. 李连弟, 饶克勤, 张思维, 等. 中国12市县1993~1997年肿瘤发病和死亡登记资料统计分析. 中国肿瘤, 2002, 11(9): 497-507
14. 全国肿瘤防治研究办公室卫生部卫生统计信息中心. 中国试点市、县恶性肿瘤的发病与死亡第二卷 (1993-1997). 北京: 中国医药科技出版社, 2002. 58-105
15. 王启俊. 肺癌流行现状及未来趋势. 中国肿瘤, 1996, 5(3): 3-5

第二章 肺癌的病因学与发病机制

徐 宁志
娄 晓敏

肺癌的病因学主要研究导致肺癌发生的始动因素。确定肺癌的病因以及阐明其发病机制是防治肺癌的关键。

第一节 肺癌的病因学

2002年最新统计数据表明，在全球范围内，不论发病率还是死亡率，肺癌均位居所有恶性肿瘤的第一位[1]。与其他恶性肿瘤一样，肺癌的发生也是一个多因素作用、多基因参与、经过多个阶段才最终形成的极其复杂的生物学现象。在人类肿瘤病因漫长、艰难的探索中，肺癌病因学的研究具有特殊的贡献。发现并确定吸烟与肺癌的关系，不仅对于肿瘤病因学的研究，而且对于预防与控制肺癌以及其他相关肿瘤，都具有划时代的意义。除吸烟以外，导致肺癌发生的原因还有职业因素、大气污染和肺部疾患等。

一、吸烟与肺癌

大量流行病学调查资料和相关研究结果表明，吸烟对人体健康危害严重。吸烟能损害人体的各种组织器官，引起癌症、高血压、冠心病、肺气肿等多种疾病。20世纪50年代，英国著名学者Doll等通过对英国医生进行的一项病例-对照研究，首先发现吸烟与肺癌关系，并提出了吸烟可导致肺癌的重要推论[2]。而后，在长达半个多世纪的时间中，许多国家和地区对吸烟与肺癌的相关性进行了广泛和深入的调查研究。诸多研究报告相继指出，吸烟和许多癌症的发生有密切关系，尤其是和肺癌的关系更为显著[3]。例如，1964年美国Surgeon General关于吸烟与肺癌关系的报告中指出，吸烟是导致美国人患肺癌的主要原因。在发达国家中，吸烟与85%的肺癌死亡有关。在英国平均每4个吸烟者中就有1人死于肺癌；且肺癌和心脏病占中年死亡人数的1/3。流行病学资料显示，吸烟者的肺癌发病率和死亡率较不吸烟者高5~10倍[4]。一般而言，开始吸烟的年龄、吸烟的时间长短以及吸烟量的多少与肺癌发生的危险性成正相关。开始吸烟的年龄越小，患肺癌的危险性越大；吸烟的时间越长，吸烟的量越大，肺癌的发生率和死亡率就越高。最具说服力的数据来自英国著名科学家Doll研究小组长达50年的研究结果：在男性吸烟者中，持续吸烟至75岁时，死于肺癌的累计风险为16%；如在50岁时戒烟，则75岁时死于肺癌的累计风险降为6%；如在30岁时戒烟，累计风险仅2%；从不吸烟者，75岁时死于肺癌的累计风险小于1%[3]。2005年7月24日，Doll在英国牛津逝世，享年92岁。而早在50多年前由他明确提出的"吸烟可导致肺癌"的著名论断，无疑将继续在人类预防和控制恶性肿瘤的艰难进程中发挥巨大作用。

调查结果表明，肺癌的发病率与其吸烟指数（每天平均吸烟支数乘以吸烟年数）成正比，且与香烟中煤焦油的含量有密切关系。目前已知，在烟草燃烧过程中，能产生近4 000种化学物质，其中经动物实验证明可以致癌的化合物多达50余种，主要是一些多环芳香族化合物和亚硝基化合物等[5]。继流行病学调查之后，多年的实验室研究结果也表明，烟雾中多环芳香族及亚硝基化合物可通过多种机制导致支气管上皮细胞DNA损伤，使得癌基因（如Ras等）激活和抑癌基因（如p53等）失活，进而引起细胞的转化，最终癌变[3, 5]。

另外，临床统计资料显示，吸烟与肺鳞癌和小细胞未分化癌关系紧密，而与肺腺癌的发生没有明显关系。除肺癌外，吸烟还可诱发口腔、喉、食管、胃、肝等部位的肿瘤[3]。

吸烟不但有害于吸烟者自己的健康，而且严重地污染了环境，致使许多人成为被动吸烟的受害者，其吸入的有害物质不亚于吸烟者本人。肺癌家族集聚性研究将吸烟导致肺癌的病人的非吸烟亲属与不吸烟者的非吸烟亲属比较，按性别、年龄和种族配对比较后发现，肺癌病人的非吸烟亲属的肺癌发病率和死亡率均显著升高[6]。

二、职业因素与肺癌

肺癌是职业癌中最重要的一种。长期接触铀、镭等放射性物质和石棉、氡、砷、铬、镍及其化合物等高致癌物质的工人较易患肺癌。芬兰一项研究发现，石棉工人患肺癌的危险性是其他人群的17倍。我国云南个旧锡矿工人肺癌发病率高，据1952年1月至1997年12月的统计，累计发生2 739例肺癌，其发病率高达400多/10万（而同期全国男性肺癌死亡平均水平约为22/10万），是当地一般人群的10倍以上。年龄大于40岁，井下工作10年以上的男性工人中，肺癌发病率可增至834.6/10万。此外，对我国鞍钢工人的肺癌流行病学研究显示，焦化厂和冶炼厂工人肺癌的死亡率分别为91.9/10万和111.5/10万，也显著高于当地人群[6, 7]。

三、环境污染与肺癌

环境污染对人类健康造成的威胁越来越引起人们的注意。有资料显示，近100年来人类所造成的环境污染已大大超过过去几千年环境污染的总和。环境污染包括大气污染和室内小环境污染。

各种工业废气、粉尘、汽车尾气等是造成大气污染的主要元凶。许多呼吸系疾病和肺癌都是由这些有害气体和粉尘引起的。英国科学家Stocks等人多次测定26个居民点中芳香族多环碳氢化合物的浓度，发现这些化合物的浓度与各居民点中居民肺癌死亡率之间有明显的相关性。另有大量的研究证实，工业发达国家肺癌的发病率高；许多国家城市人口的肺癌发病率高于农村；工业城市的肺癌发病率远高于其他城市。我国1992年肺癌发病率和死亡率的统计资料显示，北京地区发病率为43.3/10万，死亡率为35.6/10万；上海地区发病率为71.5/10万，死亡率为62.0/10万；武汉地区的发病率和死亡率分别为48.7/10万和40.9/10万；而在经济相对落后的西藏地区，肺癌的发病率和死亡率均在10.0/10万左右。由此可以看出，沿海和工业发达城市肺癌发病率显著高于边远不发达地区[6, 8]。因而，经济发展所造成的大气污染很可能是造成这一现象的主要原因。

室内小环境污染也是不容忽视的导致肺癌发生的原因。冬季时间长、燃煤量大、室内通风条件差的城镇肺癌发生率高。在1975年中国肿瘤死亡情况调查中，发现云南省宣威县农民肺癌的发病率和死亡率都较高。当地居民主要用砌在屋内的没有烟囱的炉灶烹煮食物，烟煤燃烧时释放出大量的苯并芘，致使室内致癌物浓度升高[9]。杨儒道等应用COX模型和危险状态分析理论对宣威42 434人进行了21年的研究，发现室内燃煤空气污染是导致云南宣威地区肺癌高发和致死的主要原因，改炉改灶、加设烟囱等措施可以明显降低肺癌死亡率[10]。

四、其他因素与肺癌的发生

一些慢性肺部疾病，如肺结核、矽肺、尘肺等可与肺癌并存。此类疾病患者的肺癌发病率高于正常人。肺支气管慢性炎症以及肺纤维瘢痕病变，在愈合过程中可能引起鳞状上皮化生或增生，其中一部分病例可发展为肺癌。

另外，一些研究结果还提示某些病毒（如EB

病毒、HP病毒等）在肺癌发生发展过程中起一定的作用，但其是否成为肺癌的病因，则仍需要进一步的研究证实。

第二节 肺癌的发病机制

一、环境与机体的相互作用

肿瘤的基本特征是细胞的生长失控和分化异常，是基因与环境因素长期相互作用的结果。肺癌也不例外。诱发肺癌发生的外在因素主要有吸烟、环境污染、职业因素等。然而值得注意的是，虽然环境因素往往是导致肺癌发生的始动因素，但是机体的自身因素，如遗传、年龄、免疫和营养状况等，在肺癌的发生发展过程中，同样具有不可忽视的重要作用。

（一）致癌物的代谢途径与肺癌

肺癌是环境因素与遗传因素相互作用的结果。外界的致癌物进入生物体内都将被代谢酶转化激活或解毒。前致癌物在机体内经过I相代谢酶介导的氧化代谢活化后，可成为终末致癌物；与此同时，II相代谢酶能将摄入体内的前致癌物和活化的终末致癌物降解，以亲水物形式排出体外。若激活的致癌物没有被II相代谢酶及时降解，那么其所带有亲电子的基团，将与DNA分子上的亲核基团共价结合，形成DNA加合物，从而诱发体内基因的突变。机体还存在一整套DNA修复系统，如果突变不能被修复系统及时修复，将不断积累；当突变发展到一定阶段，则形成不可逆转的癌变细胞，并最终发展为肺癌。对于DNA修复系统未修复或修复错误的突变，机体还可以通过细胞凋亡机制将其清除，如果凋亡的信号传导出现异常，也将导致细胞的异常增殖，促使肺癌的发生（图2-1）。

（二）肺癌的遗传易感性

遗传因素在肺癌的发生发展过程中发挥着重要的作用。在同样的环境因素作用下，某些个体受遗传因素的影响有可能更易罹患肿瘤。人们将这一现象称为肿瘤的遗传易感性（genetic susceptibility）。例如，美国2003年约有171 900例肺癌确诊病例，约有157 200人死于肺癌。虽然，80%～90%的肺癌发病率归因于吸烟，但是，还有10%～20%的肺癌患者并不吸烟。而且，在所有吸烟者中，大约仅有10%～15%罹患肺癌[11]。从这些数字中，我们可以发现不同个体对肺癌致癌物质（如吸烟）的易感性存在差异，这些差异是由于不同个体之间对肺癌的易感性不同所致。总体而言，易感性与生俱来，即是遗传的。寻找肺癌的遗传易感基因，对理解和预防肺癌的发生和发展具有重要意义。然而，哪些是肺癌的遗传易感基因以及有多少遗传易感基因目前仍不清楚。肺癌虽有家族聚集现象的报道，但至今尚无明确证据表明存在一个或几个肺癌特异的高外显率的易感基因。尽管高外显率的肺癌易感基因尚未确定，现有的研究结果却表明，代谢酶基因、DNA修复基因等基因的多态性是决定肺癌遗传易感性的主要因素。致癌物I相代谢酶细胞色素P450（CYP）家族和其他代谢酶在人群中呈现多态性分布，致使不同个体对特定致癌物代谢能力的差异达几倍到几百倍；而且，DNA修复能力也存在个体间的差异。

1. 致癌物代谢酶基因的多态性与肺癌的遗传易感性　吸烟是肺癌的最主要病因。烟草中含有几十种致癌物，这些致癌物大多数在细胞内经代谢激活后会损伤DNA，引起基因突变而诱发癌症。因此，多种代谢酶的活性在肺癌的发生过程

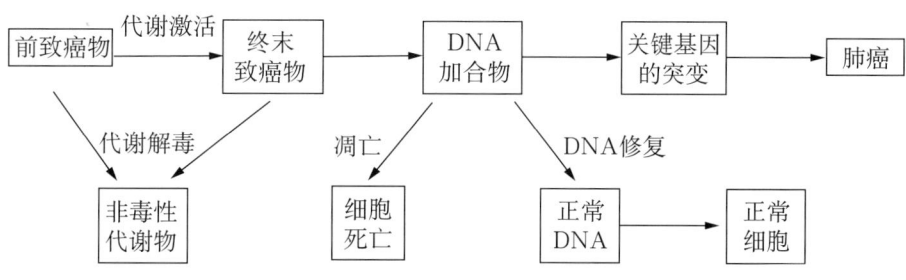

图2-1　化学致癌物在机体内的代谢过程

中发挥重要作用，其基因的多态性与肺癌的遗传易感性相关。可在体内代谢烟草中致癌物的代谢酶分为I相代谢酶和II相代谢酶。迄今为止，与肺癌遗传易感性相关的I相代谢酶主要有CYP1A1、CYP2A13、mEH、MPO等，而SULT1A1是主要的II相代谢酶。

细胞色素P450家族的重要成员CYP1A1、CYP2A13和CYP2E1等均为代谢活化酶。CYP1A1主要激活包括多环芳香烃（PAH）在内的多种致癌物。Nakachi等[12]报道CYP1A1 3'非编码区T→C的多态与轻度吸烟人群的肺癌发生率相关：在轻度吸烟人群中，CC基因型携带者患肺癌的风险增加了7.31倍［95% confidence interval（95% CI）2.13～25.12］；此外，3'非编码区C等位基因的携带者患肺鳞癌的风险比T等位基因携带者高2倍（95% CI 1.40～2.80），但与其他类型的肺癌，如肺腺癌、小细胞肺癌等无关[13]。CYP2A13是目前已发现的人体中激活香烟中NNK活性最高的代谢酶，在肺及呼吸道组织中高表达。CYP2A13第5个外显子C→T的多态对吸烟相关的肺癌易感性有影响[14]。携带T变异等位基因的个体患肺腺癌的风险显著低于C等位基因携带者（95% CI 0.23～0.71），但与肺鳞癌及其他类型的肺癌无关。除CYP1A1、CYP2A13之外，Le Marchand等还发现CYP2E1基因的单核苷酸多态性（SNP）是肺癌的遗传易感因素之一[15]。

微粒体环氧化物水解酶（mEH）参与具有高度反应活性的环氧化合物的代谢，在肺组织中有较高的表达[16, 17]。mEH基因主要有两个SNP位点可能影响个体对肺癌致癌物的敏感性。一个SNP位点是第3个外显子113位密码子T→C的突变，导致Tyr→His的替换，使mEH的活性降低；另一个是第4外显子139位密码子A→G的转化，导致His→Arg的替换，可能使mEH的活性增高[18, 19]。现有研究发现，在吸烟者中，携带mEH 113 Try/Try基因型的人群较His/His基因型的人群患肺腺癌的风险高1.87倍（95% CI 0.96～2.51）；携带mEH 113 His-139 His的人群患肺鳞癌的风险比携带mEH 113 Try-139 His的人群高1.61倍（95% CI 1.06～2.44）。

髓过氧化物酶MPO也是与肺癌的遗传易感性相关的I相代谢酶。当因吸烟、吸入粉尘而发生感染时，大量的中性粒细胞聚集于局部肺组织，并向外释放MPO。MPO可激活多种与肺癌有关的香烟烟雾及环境中的致癌物。MPO基因的启动子区存在一个SNP位点——第463位G→A[20]，这可以导致Alu激素反应元件区的Sp1转录结合位点的消失，从而使MPO的转录水平显著下降。Le Marchand等对高加索人、日本人和夏威夷人MPO的SNP位点研究中发现，第463位A等位基因可降低个体患肺癌的风险（95% CI 0.10～0.93）[21]。另有研究发现，463位GG基因型携带者患肺鳞癌的风险比携带GA或AA基因型的人高2.35倍（95% CI 1.40～3.94）[22]。MPO的多态性只影响肺鳞癌的易感性，与肺腺癌无关。

SULT1A1是人体重要的II相代谢酶，催化内外源致癌物及其氧化产物降解。SULT1A1基因中有若干的SNP位点，其中位于编码区的638位密码子G→A的突变[23]，与肺癌的风险相关。Wang等研究高加索人群中463例肺癌患者和485例正常对照，发现SULT1A1 638位G→A的转变与肺癌的风险增加相关（95% CI 1.04～1.91），而且在女性中与638位A等位基因相关的肺癌风险增高比男性更为显著[24]。与SULT1A1基因型相关的肺癌风险增加主要发生在吸烟者（95% CI 1.66～3.13）；在吸烟者中与SULT1A1基因型相关的肺癌风险随吸烟剂量的增加而增加[25]。上述结果都说明，SULT1A1 638位A等位基因是吸烟相关性肺癌的遗传易感因素之一。

2. DNA修复基因多态性与肺癌的遗传易感性

生物体内外的多种因素都可以造成细胞DNA的损伤，如电离辐射、烷化剂、氧化剂等。倘若损伤的DNA得不到及时有效的修复，将引发细胞异常增殖，从而导致癌变。生物体通过多种修复系统，如切除修复系统、重组修复系统和SOS修复系统等，实时监控并修复各种因素造成的DNA损伤。已有的研究结果显示，编码DNA修复分子的基因多态性很可能与肺癌的遗传易感性相关。

核苷酸切除修复系统的重要成员XPD（xeroderma pigmentosum complementary group D）的多态性是肺癌的遗传易感因素之一。XPD参与DNA双螺旋结构的解旋，并与其他转录因子构成复合物参与基因的转录[26]。XPD基因中有两个重要的SNP位点，分别是第10外显子G→A和第23外显子 C → A，它们分别导致第 312 位氨基酸 Asp 被 Asn 取代、第 751 位氨基酸 Lys 由 Gln 取代。研究发现，XPD 第 312 位氨基酸为 Asn/Asn 基因型的个体患肺鳞癌的风险比携带 Asp/Asp 基因型个体高 1.80 倍（95% CI 1.10～2.96）；携带 751 位 Gln/Gln 基因型的个体患肺鳞癌的风险比 Lys/Lys 的个体高 1.52 倍（95% CI 0.94～2.46）[27]。此外，XPD 的单核苷酸多态性与吸烟有明显的基因-环境相互作用。只携带 312 位 Asn/Asn 基因型或只吸烟的个体肺鳞癌的发生率分别为 1.04（95% CI 0.37～2.94）和 4.74（95% CI 2.88～9.49），而既携带 312 位 Asn/Asn 基因型又吸烟的个体，肺鳞癌的发生率可增加到 14.32（95% CI 5.80～35.2）。

核苷酸切除修复系统的另一成员 XPC（xeroderma pigmentosum complementary group C）的多态性也是造成肺癌遗传易感性的因素之一。XPC 基因位于 3 号染色体，跨越 33kb，包括 16 个外显子和 15 个内含子。该基因编码含有 940 个氨基酸的蛋白质，而且该蛋白质是仅有的一个能够参与整个基因组修复过程的蛋白质[28]。Khan SG，在 2000 年报道了 XPC 基因的 poly（AT）插入/删除多态性（PAT），即删除 9 号内含子从 1457 到 1461 号的五个碱基（GTAAC）并插入 83 个碱基的 A 和 T[poly（AT）]。PAT +/+ 个体的 DNA 修复能力低于其他的 PAT 基因型个体[29]。携带 PAT +/+ 基因型的个体患肺癌的风险显著增高（95% CI 1.01～2.55）。另有研究发现，在西班牙人种中，XPC 基因的 PAT 与 11 号内含子剪接位点 C/A 的单核苷酸多态性相关。后者可能导致 12 号外显子的缺失，从而降低 XPC 的 DNA 修复能力[30]。

二、肺癌的发生是一个多基因、多阶段的过程

肺癌种类较多，而且细胞来源、病理组织学形态、肿瘤生物学行为以及临床表现等各异。临床常用分类是以病理组织学形态为基础，将肺癌大致分为小细胞肺癌（SCLC）和非小细胞肺癌（NSCLC）两大类。NSCLC 占肺癌发病的大部分，约 80% 左右，其中包括鳞癌、腺癌、大细胞肺癌及混合型肺癌等[31]。肺癌的发生和发展是一个极为复杂的生物学过程。在这一进程中，涉及多个基因及其产物的异常改变。例如，染色体的不稳定性、癌基因的激活及抑癌基因的失活是肺癌发生过程中常见和主要的一些改变。对肺癌发生过程中涉及的分子异常的研究，有助于更深入地了解肺癌的发病机制。以下就肺癌发生发展过程中常见的和主要的一些改变予以简要叙述。

（一）肺癌的发生涉及多个基因的参与

1. 染色体的不稳定性　细胞和分子遗传学研究表明，绝大多数肿瘤都存在各种各样的染色体不稳定性。无论是染色体的数目变化或是结构异常都可能影响某些关键的癌基因或抑癌基因，对肿瘤的形成和发展起至关重要的作用。通过 FISH（fluorescence in situ hybridization）、CGH 等分析技术，已经在肺癌细胞系和肺癌组织中发现许多染色体异常，主要包括染色体拷贝数的改变和染色体的杂合型缺失（loss of heterozyosity，LOH）。

（1）染色体拷贝数的改变：染色体的非整倍性是各种肿瘤的一个显著特点。在肺癌中，13 号和 9 号染色体的丢失及 7 号染色体的增加最为显著。Testa 等分析非小细胞肺癌的标本的染色体核型发现，71% 和 63% 的标本分别存在 13 号和 9 号染色体的丢失[32]。通过 FISH 技术，Tanucghi 等发现部分或整条 7 号染色体数目的增多在非小细胞肺癌中的发生率可达 82%[33]。利用 FISH 技术检测染色体拷贝数的改变可以成为肺癌细胞学诊断的补充，且在肺癌的早期诊断中有良好的应用前景。

（2）染色体的杂合型缺失：染色体上遗传物质丢失比扩增的发生频率高，且遗传物质的丢失常常在肿瘤的发生中起着重要的作用。杂合型缺失（LOH）是正常细胞遗传物质发生改变的重要标志。在肺癌发生的早期，主要涉及 3p、5q、8p、9p 和 17p 的杂合型缺失。

3 号染色体短臂的缺失被认为是肺癌发病机制的关键事件和早期事件之一[34]。在 90% 的小细胞肺癌和 50% 的非小细胞肺癌中都可以发现 3p 的 LOH。根据 Hung 等人的报道[35]，可以发现从正常组织、癌前病变到侵袭癌的演进过程中，3p LOH 的发生频率逐渐增加。此外，3p 的 LOH 先于 p53 基因的异常[36]，提示 3p 杂合型缺失可以作为肺癌早期检测的标志之一。

在 5q 的 LOH 中，丢失频率最高的区域集中在 5q13-21，其上分布着多种抑癌基因，因此在肺

癌的癌变过程中起重要作用。5q21在小细胞肺癌和非小细胞肺癌中的杂合型缺失率分别为70%和87%。5q的杂合型缺失在进展期肺癌中比早期肺癌更普遍。5q21的LOH在化生和非典型增生中占11%，在原位癌中占40%，在浸润癌中占70%[37]。由此可见，5q的杂合型缺失与肺癌病变的程度成正相关。

9p的LOH广泛存在于癌前病变期支气管黏膜的不同区域及肺部，涉及多种细胞类型，包括基底细胞、分泌细胞和侵袭癌细胞等[38]。通过原发性非转移肺癌与转移肺癌的8p21-23微卫星位点分析，Kurimoto等证实了8p的LOH是肺癌发生的早期事件[39]。另有研究显示，8p的LOH并不是偶然和独立的，往往伴随着3p和9p的LOH[40,41]。这些结果均表明，LOH可能是由两个或两个以上的染色体协同作用的结果。对多种染色体杂合型缺失的综合分析，有助于肺癌发病风险的评估及早期诊断。

2. 癌基因的激活

（1）K-ras：人类ras基因家族包括三个成员：K-ras、H-ras和N-ras，它们均为编码分子量为21 000的GTP结合蛋白。Ras蛋白在细胞增殖分化信号从激活的跨膜受体传递到下游蛋白激酶的过程中起重要作用。ras基因的第12、13和61位的点突变降低了Ras蛋白水解GTP为GDP的能力。突变的Ras蛋白降低了自身内源性GTPase的活性及其与GTPase活化蛋白的结合能力，结果导致Ras蛋白与GTP的持续结合，激活了位于RAF1/MAPK信号通路中的下游靶基因——Cyclin D1、c-myc、c-jun等[42]，最终导致细胞增殖。ras基因突变后的这一生化特性决定了它在致癌过程中的重要作用。

在ras基因家族中，90%的突变发生在K-ras[43]。20%~50%的非小细胞肺癌存在K-ras突变[44]，而在小细胞肺癌中，这种突变很少发生。在K-ras突变中，70%的突变为G-T转换，且绝大多数发生于肺腺癌，这表明烟草中苯丙芘和亚硝胺等可能与K-ras的突变有关[45]。有研究报道，在早期或晚期的非小细胞肺癌中，K-ras突变的病人预后都较差[46,47]，揭示K-ras突变可以作为临床上一个有用的预后指标[48]；此外，32%的肺癌组织及29%的肺癌病人的非恶性组织存在K-ras突变，表明K-ras突变发生于肺癌早期且Ras信号通路在肺癌发生过程中可能具有重要作用。

（2）c-myc：myc基因家族包括c-myc、L-myc、N-myc，定位于8号染色体上，编码DNA结合蛋白，参与转录调控，是一个重要的癌基因家族。在许多肿瘤中，c-myc基因的遗传学改变较L-myc和N-myc基因的改变更显著，主要是通过基因扩增或者转录失调导致的c-Myc蛋白的过表达。这是肺癌癌变的重要分子机制之一。就肺癌来说，18%~31%的小细胞肺癌存在myc基因的扩增现象，而非小细胞肺癌中仅有8%~20%[49]，且c-myc基因的扩增与小细胞肺癌的预后呈负相关[50]。这表明，c-myc基因的异常不仅可以作为肺癌临床上的预后指标之一，而且有助于区分小细胞肺癌和非小细胞肺癌。

（3）bcl-2：bcl-2基因编码26 000的蛋白质，主要位于线粒体内膜，少量存在于细胞膜。癌基因bcl-2是细胞凋亡通路的重要成员，参与细胞凋亡的调控。研究证实，Bcl-2蛋白被激活后，可使有DNA损伤的细胞逃避正常细胞的凋亡机制[51]，使得细胞的死亡减少或细胞增殖过度，从而导致细胞数量的大量积累。这可能是肿瘤形成的重要原因之一。在肺腺样非典型增生和支气管上皮非典型增生组织中，Bcl-2呈现高表达[52]，这显示bcl-2基因的异常可能是肺癌发生的早期事件。

（4）Cyclin D1：Cyclin基因编码细胞周期蛋白，参与细胞周期的调控。当细胞进入周期后，Cyclin D基因最早表达。现在已知有三种类型的Cyclin D——Cyclin D1、Cyclin D2和Cyclin D3。其中，Cyclin D1的异常被认为是肺癌癌变的早期事件之一。Cyclin D1的过表达程度和频率随肺癌癌前病变程度的加重而增加[53]。在正常的支气管上皮检测不到Cyclin D1的表达，但其在从鳞状化生、低度非典型增生到严重的非典型增生上皮中的表达量从7%增加到47%[54]。

（5）MicroRNA：MicroRNA的发现和其功能的初步阐明是近年来生命科学领域最重要的事件。从线虫到高等哺乳动物的生物体内，MicroRNA广泛存在，一般位于非编码区。虽然MicroRNA不编码蛋白质，然而，长度约为22个碱基的MicroRNA具有调控基因表达的强大功能。近几年的研究表明，MicroRNA不仅在生物个体发育，而且在肿瘤发生发展中具有极其重要的作用。

MiR-17-92，位于人类13号染色体长臂（13q31.3），在基因C13orf25的第三内含子（intron）内，含有6个MicroRNA。研究结果显示，MiR-17-92在肺癌细胞系、肺癌组织中普遍高表达并伴随DNA水平扩增，尤其在小细胞肺癌中更为明显。体外实验进一步确定，促进细胞增殖主要是由于MiR-17-92的高表达，而与基因C13orf25的表达与否无关。而且，MiR-17-92促进细胞增殖与它能够上调c-myc基因表达有关[55]。引人注意和有意思的是，这一结果与以往的发现高度一致，即c-myc基因异常改变在小细胞肺癌中比在非小细胞肺癌中更为明显和普遍（参见"c-myc基因"叙述）。另外，MiR-17-92在其他恶性肿瘤，如B细胞淋巴瘤中也有异常高表达伴随13q31扩增。

3. 抑癌基因的失活

（1）p53基因：p53基因编码一个53 000的转录因子，参与细胞周期的调控、DNA损伤的修复、细胞分化和凋亡等，是细胞生长周期中的负调控因子。当细胞受到损伤时，p53可将细胞周期阻止在G1/S期或G2/M期，以利于DNA损伤的修复或诱导细胞凋亡。若p53基因功能丧失，受损细胞可通过G1期进入S期，将DNA损伤传给子代细胞，最终导致基因组遗传物质的不稳定性和细胞恶性转化。p53基因的突变和缺失已被证实是许多肿瘤发生的原因之一。

p53基因的突变发生在75%以上的小细胞肺癌和50%左右的非小细胞肺癌[56]。肺癌中p53基因的突变热点集中在其进化保守区中的157、248及273位密码子[57]，突变常见类型为G-T颠换，与烟草作用的靶点密切相关[58]。p53基因在25%的中度非典型增生和75%的原位癌中出现表达异常[59]，且随着肺癌的发生和演变p53蛋白的表达量逐渐增加，表明p53基因突变可能是进行肺癌早期检测的一个有力指标。此外，p53基因异常改变还是肺腺癌预后不良的标志物[60]。

（2）p16基因：p16基因定位于人染色体9p21（肺癌高频缺失区），编码15 800的细胞周期依赖性激酶（CDK4）的抑制蛋白。p16既是细胞周期的有效调控者，又是抑制肿瘤细胞生长的关键因子。p16基因的失活，可以使抑癌基因Rb因磷酸化而失活，从而使细胞由G1期进入S期。

虽然，p16基因失活在小细胞肺癌中很少发生，然而，在60%的非小细胞肺癌中可以检测到p16基因的失活[61]。p16基因的失活方式主要有杂合型缺失、突变和启动子区的异常高甲基化。其中，p16启动子区的甲基化已被报道是肺癌发生的早期事件。在增生、非典型增生至原位癌的肺癌变过程中，p16基因启动子区的甲基化频率不断增高[62]。因此，p16基因的甲基化可能是一个潜在的肺癌早期诊断标记物。另外，p16基因的甲基化能在肺癌患者的外周血和痰标本中检测到[63]，且痰标本中p16基因异常的甲基化可能在肺癌确诊前检测到。所以，p16基因异常甲基化可以作为肺癌癌前病变或高危人群的检测指标。

（3）XPC和GADD45a：XPC是着色性干皮病的致病基因，位于人染色体3p25。着色性干皮病是第一个发现的DNA修复缺陷性遗传病。患者皮肤和眼睛对太阳光特别是紫外线十分敏感，身体曝光部位的皮肤干燥脱屑、色素沉着、容易发生溃疡、皮肤癌发病率高，常伴有神经系统障碍、智力低下等。XPC基因参与DNA修复。最近的研究结果显示，不论小细胞肺癌还是非小细胞肺癌，位于3p25的XPC基因均有较高频率的杂合性缺失（参见"染色体的杂合型缺失"部分）。XPC基因缺失的小鼠100%发生肺腺瘤[64]。GADD45a基因也与DNA修复有关。尽管单独GADD45a基因缺失的小鼠不发生肿瘤，然而，XPC和GADD45a双基因缺失的小鼠，大部分发生肺腺癌，而且进展快。表明XPC基因和GADD45a基因在肺癌发生进程中具有协同作用[64]。另外，XPC基因的多态性与肺癌以及头颈肿瘤相关。

结合XPC基因参与体内烟草化合物的代谢，在肺癌病人中有较高频率的杂合性缺失，以及小鼠动物模型的致瘤实验和多态性与肺癌相关性结果，强烈提示，XPC基因在肺癌发生发展进程中的作用值得进一步研究。

（4）MicroRNA：近几年的研究表明，长度约为22个碱基的MicroRNA具有调控基因表达的功能，不仅表现在可以促进靶基因表达（参见"MiR-17-92"部分），同时，有些MicroRNA还可抑制靶基因的表达。因此，参照癌基因与抑癌基因的分类，MicroRNA 也可分为促癌 MicroRNA 与抑癌 MicroRNA。

let-7 MicroRNA 最早在线虫基因组中被发现，*let*-7 的调控功能对于线虫的正常发育具有重要意义。*let*-7 可以抑制 *ras* 基因的表达。最新研究结果显示，在肺癌组织中，*let*-7 的表达比邻近正常肺组织明显下调，而在乳腺癌、大肠癌组织中表达下调不明显；体外表达*let*-7可明显抑制*ras*基因的表达并抑制肺癌细胞的增殖；*let*-7 位于的染色体区域在肺癌病人中经常缺失；*let*-7 表达下调明显的肺癌病人预后很差[65]。

MicroRNA 的研究才刚刚开始，随着研究的深入，MicroRNA生物学功能的重要意义将进一步全面揭示，而 MicroRNA 在肿瘤临床的应用也将进一步展开。

（二）肺癌的多阶段发生

肺癌的发生发展不仅需要多个基因的参与（详见"肺癌的发生涉及多个基因的参与"部分），而且，时间往往较长（一般10～30年），经历多个阶段演化，最终才在体内形成。

癌症多阶段演化的最经典模式是西方发达国家常见的结肠癌。长期的临床观察结果表明，其癌变过程一般表现为：正常细胞→异型增生→早期腺瘤→中期腺瘤→晚期腺瘤→早期癌→转移癌。

肺癌则更为复杂。由于细胞来源、病理组织学形态、肿瘤生物学行为等不同，肺癌种类较多。在研究和讨论肺癌发生的多阶段形成时，多以非小细胞肺癌中的鳞癌为例。一般认为，与结肠癌变模型极为相似，肺癌发生的多阶段是：正常细胞→轻度非典型增生→中度非典型增生→重度非典型增生（原位癌）→早期癌（黏膜内癌）→浸润癌→转移癌。

所有这些组织、细胞形态学的变化都有物质基础，即来源于肺癌发生进程中的基因异常改变。多年的肿瘤分子生物学研究显示，肺癌发生最早的一些改变多为染色体 3p 的杂合性缺失和（或）完全缺失；而后，9p缺失（p16基因失活）；*myc*基因高表达；端粒酶活性紊乱；进入到重度非典型增生（原位癌）阶段，p53基因突变增多；*ras* 基因的改变多在肺癌发生的晚期[66]。需要强调的是，首先，肺癌发生进程中的基因异常改变极其复杂，并不总是简单按照以上叙述的排列而序贯发展；其次，基因异常改变多有协同效应，使得原本就十分复杂的状况更为复杂，基因改变的因果关系不能轻易判定；最后，个体之间存在差异。

值得一提的还有，原位癌的归属问题。国际上通行的疾病分类规则的基本观点是，由于原位癌的病变局限在上皮内，无间质浸润，仅具癌的形态特征而无癌的生物学行为，与癌有区别，应该是癌前病变。例如，著名学者Richart于1967年提出宫颈上皮内瘤变（cervical intraepithelial neoplasia，CIN）的概念时，就将原位癌划入癌前病变。中国医学科学院肿瘤研究所在河南林县食管癌高发现场长达十几年（1987～2001年）的固定人群现场随访和大量观察结果亦支持这一论点。然而，目前国内仍存在一种观点，认为原位癌已经是癌，而不是癌前病变。

在我国，关于原位癌在学术上和实际应用中的歧见应尽快统一。因为，在临床实践中，癌前病变和癌的临床处置原则不同。以长远计，为了患者，为了与国际标准接轨，为了国际交流，同时，为了进一步规范我国的肿瘤诊治标准和提高诊治水平，应该尽早采用统一标准。

第三节　思考与展望

自从1985年以来，在全球范围内，肺癌一直是最常见和危害最严重的人类恶性肿瘤。最新统计资料表明，2002 年肺癌新发病人数 135 万（占肿瘤发病总数的12.4%）；死亡人数118万（占肿瘤死亡总和的 17.6%）[1]。我国的形势更为严峻。20 世纪 70 年代以来的 30 年间，我国肿瘤死亡率呈明显上升趋势。70~90年代的20年间，肿瘤总死亡率上升约30%，而肺癌死亡率上升幅度最为显著，达 111.85%（调整死亡率）[67]。进入 21 世纪，肺癌已成为我国城市人口恶性肿瘤死亡原因的第一位。与西方发达国家肺癌死亡率相差已不明显[1]。

尽管肺癌的严重危害不言而喻，然而，美国通过有效戒烟使得男性肺癌发病和死亡自1990年以来呈现下降趋势（但美国女性肺癌发病和死亡仍在上升），并促使美国恶性肿瘤总发病率和总死亡率下降的成功经验[68]；英国著名学者Doll研究小组长达50年的最具说服力的数据，即戒烟能够极其显著地降低肺癌死亡的累计风险[3]；此外，我国云南宣威地区通过采取改炉改灶、加设烟囱等措施后，明显降低肺癌死亡率的成功范例[9]等。所有这些结果充分说明：肿瘤（尤其是肺癌）是可以治疗、预防和控制的。

进入21世纪，肿瘤分子生物学的基础研究成果在临床应用中崭露头角。尤其令人兴奋的是，针对肿瘤发生发展重要分子的靶向治疗（target therapy）取得突破性进展，特别是在肺癌治疗方面。针对表皮生长因子受体（EGFR）酪氨酸激酶的小分子特异抑制剂吉非替尼（Gefitinib，Iressa^{TM}）和厄罗替尼（Erlotinib，Tarceva^{TM}），以及单克隆抗体西妥昔单抗（Cetuximab，Erbitux），在肺癌临床治疗的疗效不错。已进行的临床研究结果还表明，由于EGFR基因突变在不同人群存在差异，因而，吉非替尼治疗非小细胞肺癌患者时，临床效果迥异，主要与性别、吸烟情况、肿瘤病理类型、人种等密切相关。例如，在女性、不吸烟者和腺癌患者中治疗有效率更高。这是肿瘤临床治疗史上第一个经典案例，即一种抗癌药物的临床疗效与一个基因（EGFR）是否突变具有如此明显的相关性。EGFR某些位点突变后，对吉非替尼的治疗反应敏感性增加，临床疗效好；反之，正常EGFR对吉非替尼的反应敏感性低，临床治疗低效或无效。另外，EGFR突变频率在不同人种、不同性别中不同，例如，东方人（日本、中国台湾等国家和地区）的突变频率（34%）明显高于西方人（8%）；女性（42%）高于男性（12%）[69]。

总之，在21世纪里，肿瘤防治仍然任重道远。肿瘤病因学和揭示肿瘤发病机制的肿瘤分子生物学的研究方向和任务应该是，使肿瘤防治迈向一个新的目标——"少发易治"。所谓肿瘤的"少发易治"，是指适当的科学防治使肿瘤由多发病成为少发病，由难以治愈变为易于治愈[68]。

参考文献

1. Parkin DM, Bray F, Ferlay J, *et al*. Globalcancer statistics, 2002. *CA-Cancer J Clin*, 2005, 55: 74-107
2. Doll R & Hill AB. Smoking and carcinoma of the lung, preliminary report. *BMJ*, 1950, 2: 739-748
3. Vineis P, Alavanja M, Buffler P, *et al*. Tobacco and cancer: recent epidemiological evidence. *J Nat Cancer Ins*, 2004, 96: 99-106
4. 董志伟, 谷铣之主编. 临床肿瘤学. 北京: 人民卫生出版社, 2002. 660
5. International Agency for Research on Cancer. Tobacco smoking. IARC monographs on the evaluation of carcinogenic risks to humans. Lyon (France): IARC, 1986, Vol 38
6. 董志伟主编. 中国癌症研究进展(7). 北京: 北京大学医学出版社, 2004. 154-180
7. 周清华, 陈军, 覃扬, 等. 人非小细胞肺癌中FHIT等位基因缺失和突变研究. 中国肺癌杂志, 2001, 4: 10-14
8. 廖美琳主编. 肺癌. 北京: 中国医药科技出版社, 2003. 1-7
9. Qing L, Chapman RS, Schereinemachers DM, *et al*. Household stove improvement and risk of lung cancer in Xuanwei, *China. J Nat Cancer Inst*, 2002, 94: 826-835
10. Wang D, He X, Liu Y, *et al*. Risk factors of lung cancer and relevant comprehensive preventive strategy-a cohort study in Xuanwei Yunnan Province, *China. Natl Med J China*, 2001, 81: 876-880
11. Schwartz AG. Genetic predisposition to lung cancer. *Chest*, 2004, 125: 86S-89S
12. Nakachi K, Imai K, Hayashi S, *et al*. Genetic susceptibility to squamous cell carcinoma of the lung in relation to cigarette smoking dose. *Cancer Res*, 1991, 51: 5177-5180
13. Song N, Tan W, Xing D, *et al*. CYP1A1 polymorphism and risk of lung cancer in relation to tobacco smoking: a case-control study in China. *Carcinogenesis*, 2001, 22: 11-16
14. Wang H, Tan W, Hao B, *et al*. Substantial reduction in risk of lung adenocarcinoma associated eith genetic polymorphism in CYP2A13, the most active cytochrome P450 for the metabolic activation of tobacco-specific carcinogen NNK. *Cancer Res*, 2003, 63: 8057-8061

15. Le Marchand L, Sivaraman L, Pierce L, *et al*. Associations of CYP1A1, GSTM1, and CYP2E1 polymorphisms with lung cancer suggest cell type specificities to tobacco carcinogens. *Cancer Res*, 1998, 58: 4858-4863
16. Omiecinski CJ, Aicher L, Holubkov R, *et al*. Human peripheral lymphocytes as indicators of microsomal epoxide hydrolase activity in liver and lung. *Pharmacogenetics*, 1993, 3: 150-158
17. Seidegard J & Ekstrom G. The role of human glutathione transferases and epoxide hydrolases in the metabolism of xenobiotics. *Environ Health Perspect*, 1997, 105: 791-799
18. Hassett C, Robinson KB, Beck NB, *et al*. Human microsomal epoxide hydrolase: genetic polymorphism and functional expression in vitro of amino acid variants. *Human Mol Genet*, 1994, 3: 421-442
19. Laurenzana EM, Hassett C, CJ Omiecinski. Post-transcriptional regulation of human microsomal epoxide hydrolase. *Pharmacogenetics*, 1998, 8: 57-67
20. Austin GE, Lam L, Zaki SR, *et al*. Sequence comparison of putative regulatory DNA of 5' flanking region of the myeloperoxidase gene on normal and leukemia bone marrow cells. *Leukemia*, 1993, 7: 1445-1450
21. Le Marchand L, Seifried A, Lum A, *et al*. Association of the myeloperoxidase-463 G→A polymorphism with lung cancer risk. *Cancer Epidemiol Biomarkers Prev*, 2000, 9: 181-184
22. Lu W, Xing D, Qi J, *et al*. Genetic polymorphism in myeloperoxidase but not GSTM1 is associated with risk of lung squamous cell carcinoma in a Chinese population. *Int J Cancer*, 2002, 102: 275-279
23. Price RA, Spielman RS, Lucena AL, *et al*. Genetic polymorphism for human platelet thermostable phenol sulfotransferase (TS PST) activity. *Genetics*, 1989, 122: 905-914
24. Wang Y, Spitz MR, Tsou AM, *et al*. Sulfotransferase (SULT) 1A1 polymorphism as a predisposition factor for lung cancer: a case-control analysis. *Lung Cancer*, 2002, 35: 137-142
25. Liang G, Miao X, Zhou Y, *et al*. A functional polymorphism in the SULT1A1 gene (G638A) is associated with risk of lung cancer in relation to tobacco smoking. *Carcinogenesis*, 2004, 25: 773-778
26. Taylor EM, Broughton BC, Botta E, *et al*. Xeroderma pigmentosum and trichothiodystrophy are associated with different mutations in the XPD (ERCC2) repair/transcription gene. *Proc Natl Acad Sci USA*, 1997, 94: 8658-8663
27. Xing D, Tan W, Wei Q, *et al*. Polymorphisms of the DNA repair gene XPD and risk of lung cancer in a Chinese population. *Lung Cancer*, 2002, 38: 123-129
28. Khan SG, Muniz-Medina V, Shahlavi T, *et al*. The human XPC DNA repair gene: arrangement, splice site information content and influence of a single nucleotide polymorphism in a splice acceptor site on alternative splicing and function. *Nucleic Acids Res*, 2002, 30: 3624-3631
29. Khan SG, Metter EJ, Tarone RE, *et al*. A new xeroderma pigmentosum group C poly (AT) insertion/deletion polymorphism. *Carcinogenesis*, 2000, 21: 1821-1825
30. Marin MS, Lopez-Cima MF, Garcia-Castro L, *et al*. Poly (AT) polymorphism in intron 11 of the XPC DNA repair gene enhances the risk of lung cancer. *Cancer Epidemiol Biomarkers Prev*, 2004, 13: 1788-1793
31. Sobin LH. The world health organization's histological classification of lung tumors: a comparison of the first and second editions. *Cancer Detect Pre*, 1982, 5: 391-406
32. Testa JR, Siegfried JM, Liu Z, *et al*. Cytogenetic analysis of 63 non-small cell lung carcinomas: recurrent chromosome alterations amid frequent and widespread genomic upheaval. *Genes Chromosome Cancer*, 1994, 11: 178-194
33. Taguchi T, Zhou JY, Feder M, *et al*. Detection of aneuploidy in interphase nuclei from non-small cell lung carcinomas by fluorescence in situ hy-

bridization using chromosome-specific repetitive DNA probes. *Cancer Genet Cytogenet*, 1996, 89: 120-125
34. Braithwaite KL & Rabbitts PH. Multi-step evolution of lung cancer. *Semin Cancer Biol*, 1999, 9: 255-265
35. Hung J, Kishimoto Y, Sugio K, *et al*. Allele-specific chromosome 3p deletions occur at an early stage in the pathogenesis of lung carcinoma. *JAMA*, 1995, 273: 1908
36. Chung GT, Sundaresan V, Hasleton P, *et al*. Sequential molecular genetic changes in lung cancer development. *Oncogene*, 1995, 11: 2591-2598
37. Thiberville L, Payne P, Vielkinds J, *et al*. Evidence of cumulative gene losses with progression of premalignant epithelial lesions to carcinoma of the bronchus. *Cancer Res*, 1995, 55: 5133-5139
38. Hamada K, Kohno T, Takahashi M, *et al*. Two regions of homozygous deletion clusters at chromosome band 9p21 in human lung cancer. *Genes Chromosomes Cancer*, 2000, 27: 308-318
39. Kurimoto F, Gemma A, Hosoya Y, *et al*. Unchanged frequency of loss of heterozygosity and size of the deleted region at 8p21-23 during metastasis of lung cancer. *Int J Mol Med*, 2001, 8: 89-93
40. Wistuba II, Behrens C, Virmani AK, *et al*. Allelic losses at chromosome 8p21-23 are early and frequent events in thepathogenesis of lung cancer. *Cancer Res*, 1999, 59: 1973-1979
41. Wistuba II, Behrens C, Virmani AK, *et al*. High resolution chromosome 3p allelotyping of human lung cancer and preneoplastic/preinvasive bronchial epithelium reveals multiple, discontinuous sites of 3p allele loss and three regions of frequent breakpoints. *Cancer Res*, 2000, 60: 1949-1960
42. Schulze A, Lehmann K, Jefferies HBJ, *et al*. Analysis of the transcriptional program induced by Raf in epithelial cells. *Genes & Dev*, 2001, 15: 981-994
43. Slebos RJ & Rodenhuis S. The ras gene family in human non-small-cell lung cancer. *J Natl Cancer Inst Monographs*, 1992, 13: 23-29
44. Mazzone PJ, Mekhail T, and Arroliga AC. Is lung cancer in the nonsmoker a different disease? *Chest*, 2004, 126: 326-329
45. Rodenhuis S & Slebos RJ. The ras oncogenes in human lung cancer. *Am Rev Respir Dis*, 1990, 142: 27-30
46. Slebos RJ, Kibbelaar RE, Dalesio O, *et al*. K-ras oncogene activation as a prognostic marker in adenocarcinoma of the lung. *N Engl J Med*, 1990, 323: 561-565
47. Graziano SL, Gamble GP, Newman NB, *et al*. Prognostic significance of k-ras codon 12 mutations in patients with resected stage I and II non-small-cell lung cancer. *J Clin Oncol*, 1999, 17: 668-675
48. Li S, Rosell R, Urban A, *et al*. K-ras gene point mutation: a stable tumor marker in non-small cell lung carcinoma. *Lung Cancer*, 1994, 11: 19-27
49. Richardson GE & Johnson BE. The biology of lung cancer. *Semin Oncol*, 1993, 20: 105-127
50. Gazzeri S, Brambilla E, Fromentel CC, *et al*. p53 genetic abnormalities and myc activation in human lung carcinoma. *Int J Cancer*, 1994, 58: 24-32
51. Lu QL, Abel P, Foster CS, *et al*. bcl-2: role in epithelial differentiation and oncogenesis. *Hum Patho*, 1996, 27: 102-110
52. Mori M, Kaji M, Tezuka F, *et al*. Comparative ultrastructural study of atypical adenomatous hyperplasia and adenocarcinoma of the human lung. *Ultrastruct Pathol*, 1998, 22: 459-466
53. Brambilla E, Gazzeri S, Moro D, *et al*. Alterations of Rb pathway (Rb-p16^{INK4}-Cyclin D1) in preinvasive bronchial lesions. *Clin Cancer Res*, 1999, 5: 243-250
54. Lonardo F, Rusch V, Langenfeld J, *et al*. Overexpression of Cyclins D1 and E is frequent in bronchial preoplasia and precedes squamous cell carcinoma development. *Cancer Res*, 1999, 59: 2470-2476
55. Hayashita Y, Osada H, Tatematsu Y, *et al*. A polycistronic microRNA cluster, miR-17-92, is

56. Bennett WP, Hussain SP, Vahakangas KH, *et al*. Molecular epidemiology of human cancer risk: gene-environment interactions and p53 mutation spectrum in human lung cancer. *J Pathol*, 1999, 187: 8-18
57. Harris CC. The 1995 Walter Hubert Lecture—molecular epidemiology of human cancer: insights from the mutational analysis of the p53 tumour-suppressor gene. *Br J Cancer*, 1996, 73: 261-269
58. Denissenko MF, Pao A, Tang M, *et al*. Preferential formation of benzo[*a*]pyrene adducts at lung cancer mutational hotspots in p53. *Science*, 1996, 274: 430-432
59. Brambilla E, Gazzeri S, Lantuejoul S, *et al*. p53 mutant immunophenotype and deregulation of p53 transcription pathway (Bcl2, Bax, and Waf1) in precursor bronchial lesions of lung cancer. *Clin Cancer Res*, 1998, 4: 1609-1618
60. Mitsudomi T, Hamajima N, Ogawa M, *et al*. Prognostic significance of p53 alterations in patients with non-small cell lung cancer: a meta-analysis. *Clin Cancer Res*, 2000, 6: 4055-4063
61. Gonzalez-Quevedo R, Garcia-Aranda C, Moran A, *et al*. Differential impact of p16 inactivation by promoter methylation in non-small cell lung and colorectal cancer: clinical implications. *Int J Oncol*, 2004, 24: 349-355
62. Belinsky SA, Nikula KJ, Palmisano WA, *et al*. Aberrant methylation of p16^{INK4a} is an early event in lung cancer and a potential biomarker for early diagnosis. *Proc Natl Acad Sci USA*, 1998, 95: 11891-11896
63. Liu Y, An Q, Li L, *et al*. Hypermethylation of p16^{INK4a} in Chinese lung cancer patients: biological and clinical implications. *Carcinogenesis*, 2003, 24: 1897-1901
64. Hollander MC, Philburn RT, Patterson AD, *et al*. Deletion of XPC leads to lung tumors in mice and is associated with early events in human lung carcinogenesis. *Proc Natl Acad Sci USA*, 2005, 102: 13200-13205
65. Eder M & Scherr M. MicroRNA and lung cancer. *N Engl J Med*, 2005, 352: 2446-2448
66. Minna JD, Roth JA and Gazdar AF. Focus on lung cancer. *Cancer Cell*, 2002, 1: 49-52
67. 李连弟, 鲁凤珠, 张思维, 等. 中国恶性肿瘤20年变化趋势和近期预测分析. 中华肿瘤杂志, 1997, 1: 3-9
68. 郝德治主编. 中国癌症研究进展(6). 北京: 军事医学科学出版社, 2002. 3-8
69. Sellers WR & Meyerson M. EGFR gene mutations: a call for global × global views of cancer. *J Nat Cancer Ins*, 2005, 97: 326-328

第三章 肺癌的筛查与预防

周清华

　　肺癌是发病率和死亡率增长最快，对人类健康和生命威胁最大的恶性肿瘤。目前在绝大多数发达国家，肺癌的男性发病率和死亡率均居恶性肿瘤首位，女性发病率占第2位，死亡率占首位；在发展中国家的大城市，肺癌亦成为男性恶性肿瘤发病率和死亡率的首位，女性发病率的第2位，死亡率的首位[1]。据WHO统计，1997年我国男性肺癌调整发病率为38.46/10万，死亡率为37.3/10万；女性调整发病率为15.70/10万，死亡率为13.48/10万。我国肺癌抽样调查结果显示，2000年男性肺癌死亡率为40.1/10万，女性为17.2/10万[2]。近20年来，我国肺癌防治工作虽然取得了长足进步，但遗憾的是肺癌总的五年生存率仍然低于10%。究其原因，第一缺乏经济有效的筛查和早诊早治方案，绝大多数患者就诊时已属晚期，失去外科手术治疗的指征，甚至已无放化疗的指征。第二是我国肺癌诊断治疗工作缺乏一个大家都遵守的诊治规范。第三是临床各相关科室间协作不够，往往不能根据患者的具体情况，制定适宜的诊治方案。第四是基层医务工作者缺乏对早期肺癌的认识，造成误诊和漏诊。与发达国家相比，我国早期肺癌和（或）癌前病变的筛查工作尚有较大差距。

　　肺癌发病率和死亡率十分接近[3-35]。因此，降低死亡率的关键是行之有效的人群筛查，早期诊断和早期治疗[5-53]。胸部X线片，痰细胞学检查作为肺癌筛查方法应用已有半个多世纪，对肺癌的早诊和防治工作做出了一定贡献。然而，痰细胞学的敏感度受多种因素的影响，所造成的假阴性和假阳性比例偏高，甚至造成法律纠纷；胸部X线片虽然能提供更客观的证据，但对于直径小于1.0 cm，隐藏在心脏、大血管后方的病灶，常常不能检测到。近年来，随着肺癌病因学、分子遗传学研究工作的进展，以及低剂量多重螺旋CT、荧光纤维支气管镜和痰液基细胞学在临床工作中的应用，肺癌筛查方法和技术取得了长足进步，并使肺癌筛查和早诊早治达到一个新的水平。

　　笔者吸取以往有关肺癌筛查和早诊早治方案的经验教训，并将我国在这方面的研究进展和现行医疗政策相结合，针对我国不同地区社会经济发展情况和卫生资源的差异，提出一套既符合我国国情，又符合成本－效益的肺癌筛查和早诊早治方案，供同行参考。

第一节 肺癌筛查和早诊早治的科学依据

一、依据的级别

　　开展肺癌筛查和早诊早治的依据绝大多数均

源于设计优良、实施严谨的多中心、大样本、病例-对照研究和（或）前瞻性研究。业已证明系统有效的筛查可以大大提高肺癌早诊、早治率，治愈率，降低死亡率，改善患者预后和生活质量[19-38]。

根据循证医学（evidence-based medicine）的原则，按照证据的可信度，可将临床研究证据分为以下5级：①证据来源至少有一项是设计优良、实施严谨的随机对照试验；②证据来源于设计优良、实施严谨的非随机对照试验；③证据来源于设计优良、实施严谨的队列研究或病例-对照研究；④证据来源于多时间点的系列观测研究；⑤证据来源于权威专家的意见，其根据为临床经验、描述性研究或专家委员会的报告。进行肺癌筛查和早诊早治的依据大多为5类分级原则中的第3级，已证明系统有效的筛查可以降低肺癌的死亡率，提高治愈率和远期生存率，临床研究可信度较高。

二、肺癌的自然发展史

肺癌患者在暴露于环境致癌剂（例如烟草）后，大约需要20～30年才能发展成为肺癌，有的可能需要更长的时间。一般来说，由吸烟所致肺癌，在单个支气管上皮细胞发生癌变后，大约需要8～10年才能生长到1.0cm直径，即从胸部X线片上能检测到的病灶。一个1.0cm直径的非小细胞肺癌，在不经任何治疗的情况下，大约在2～3年内死亡。因此，一个由吸烟所致的非小细胞肺癌，在不经任何治疗的情况下，其自然病程约10～13年。

肺癌的发生、发展，侵袭和转移是一个极其复杂的多阶段、多步骤过程，是由量变到质变（从暴露致癌剂到细胞转化，癌前病变，原位癌）、质变到量变（从原位癌到肿瘤发展，侵袭，远处转移）的过程。肺癌浸润前病变包括鳞状上皮非典型增生（dysplasia）和原位癌（carcinoma in situ），非典型腺瘤样增生（atyppical adenomatous hyperplasia）和弥漫性特发性肺神经内分泌细胞增生。其中鳞状上皮非典型增生被认为是鳞癌的癌前病变，非典型腺瘤样增生被认为是肺腺癌的癌前病变，弥漫性特发性肺神经内分泌细胞增生则是类癌的癌前病变。非典型支气管上皮增生和原位癌是同一疾病相连续的不同程度和不同阶段的病变。任何肺癌的癌前病变都有3种可能的结果：直接进展到浸润癌，局限于上皮持续不变和病变逆转消失。

不是所有的暴露于致癌剂（如吸烟者）者和癌浸润前病变都会进展为肺癌。据统计约有10%～20%的支气管上皮重度增生者，可在10年内进展为原位癌；80%～90%的支气管上皮重度增生者其病变可自动逆转或稳定不变。另外，约有80%～90%的原位癌进展为浸润癌，有10%的原位癌可自动逆转或稳定不变[53-55]。

三、有效的筛查和早诊手段

由于确定了肺癌遗传易感性和肺癌易感基因与肺癌发生的关系，肺癌易感基因多态性检测技术得以发展，加之荧光纤维支气管镜、液基细胞学和低剂量螺旋CT胸部成像技术的应用，极大地推动了肺癌筛查的进展。将肺癌易感基因多态性检测结合痰液基细胞学和低剂量螺旋CT成像，可望检测出95%以上的早期周围型肺癌。将肺癌易感基因多态性检测，结合荧光纤维支气管镜和痰液基细胞学检测，可检测出98%以上的早期中心型肺癌。

第二节　常用的筛查、早期诊断方法及评价

一、胸部透视

胸部透视是最简单、经济的检查方法，可以通过旋转体位，观察呼吸活动度，判断肺部病变。但是，胸部透视清晰度、分辨率极低，很难发现细小病变，且无永久记录，不利于随访对比。因此，国内外均已不再将胸部透视用于肺癌筛查。

二、胸部X线片

由于肺是含气的器官，可在胸部X线平片（CXR）上产生良好的自然对比，其优点是能观察胸部各种结构的全貌，心脏、肺、胸膜、纵隔、横膈和肺门，经济方便，因此胸部X线片成为诊断肺部疾病的重要方法。缺点是组织结构互相重叠成像，肺门区、纵隔旁、心后、近膈区等部位

的病变难于显示，因此最好拍正、侧位片。早在20世纪70年代，已有大量的随机试验采用痰细胞学和胸部X线片筛查肺癌。正、侧位胸片是筛查、诊断肺癌最基本的检查方法，用于高危人群筛查，有效地提高了肺癌的检出率。然而胸片密度分辨率低，密度低的小病灶及隐蔽区病灶容易遗漏。国内研究表明，X线胸片不能发现的隐蔽区的肺癌占8.1%~19.0%。国外资料也显示痰细胞学和胸部X线片筛查肺癌，对提高早期肺癌筛出率、降低肺癌死亡率收效甚微，主要原因是胸部平片对小病变的不敏感性。

20世纪90年代以前，胸部X线片用于肺癌筛查主要有2个大宗研究。一个是以美国为首的多个国家参与的前瞻性随机对照研究（randomized controlled trial，RCT），方法是胸部X线片结合痰细胞学检查用于肺癌筛查；另一个是在前捷克斯洛伐克进行的。其中美国NCI发起的"早期肺癌检出计划"进行了4个RCT研究。在这4个RCT中，共有38 000人进行了RCT试验。而在这4个RCT中，"Mayo Lung Project"又被认为是最权威的一个。在该项目中，从10 933个45岁以上吸烟男性中以胸部X线片和痰细胞学检查选出9 211人，进行随机分组。4 618人进入筛查组，4 593人进入对照组。筛查组每4个月接受1次胸部X线片加或不加痰细胞学检查，对照组被建议每年接受1次相同的检查。这组临床试验最后证明，筛查组中的肺癌发病率、手术切除率和5年生存率都显著高于对照组，但是肺癌死亡率却未较对照组降低。在前捷克进行的另一个类似的试验中，筛查组每6个月接受1次胸部X线片和痰细胞学检查，对照组仅在第3年接受类似检查。分别在第4、5、6年末对所有被试仅做胸部X线片检查。结果仍是发现筛查组的生存率虽有改善，但死亡率并未降低[25-29]。

上述试验中，胸部X线片和痰细胞学检查在高危人群中进行筛查确实检出了更多的肺癌患者，但由于死亡率这一判断筛查措施有效性的"金标准"并未取得改善，因而胸部X片用于肺癌筛查的有效性一度被否定。

胸部X线片用于肺癌筛查并未改善死亡率，而且由于"过度诊断"等导致的后续处理使成本明显增加。基于这些考虑，胸部X线片似不应被推荐用于筛查。但也有许多相反的意见，如有的学者认为，在前述RCT中，对照组也接受了胸部X线片检查，故设计有不严格之处。还有学者认为，在一些研究中所进行的数据处理和统计分析有不恰当的地方，所以得出了"死亡率未改善"的错误结论。

综上所述，胸部X线片用于肺癌筛查多有争议。它一般结合痰细胞学检查，用于大宗肺癌高危人群的初步筛查。

三、胸部CT

CT横断面成像完全消除了前后组织及周围结构重叠的干扰，密度分辨率高，能检出胸部平片不易发现的隐蔽部位的病灶，如肺尖、心后区、后肋膈角及脊柱旁沟的病灶，能有效显示密度低的小病灶如胸膜下小结节。随着CT扫描技术的发展，特别是螺旋CT以及多排CT的扫描速度加快，可一次性屏气（20s）全肺扫描，避免了呼吸动度遗漏病变。20世纪90年代，在发达国家其应用已越来越被许多学者认可，即采用低剂量螺旋CT扫描可筛查肺癌。应用薄层扫描技术及三维重建，可更好地显示气管、主支气管、叶支气管甚至段支气管，对早期诊断中央型肺癌具有一定价值。薄层高分辨率CT检查对肿瘤的边缘、内部结构可提供更多的信息，这无疑增加了病灶定性诊断的准确性和可靠性。总之，螺旋CT对肺内孤立结节、小病变的筛出率及定性诊断能力明显优于胸部X线平片[30-38]。

近年来，许多国家进行了将胸部CT用于肺癌筛查的研究和实践工作。自20世纪90年代临床应用螺旋CT以来，由于能进行高速、连续的数据采集，在发现肺内小结节方面，螺旋CT优于以往的传统CT检查方法。由于肺野内天然的高对比性，一些研究发现，低剂量CT与常规量CT对肺内小结节有同等的检出能力。日本和美国的多个研究机构已证实，应用低剂量螺旋CT筛查比胸部X线片能发现更多的肺癌，特别是发现更多的早期肺癌，甚至可能达到胸部X线片的10倍。日本一些地方甚至用流动CT车在人群中进行肺癌筛查。低剂量螺旋CT扫描条件多采用120kV或140kV，20~50mA，5mm或10mm准直，螺距为1~2，一次屏气完成扫描。低剂量CT扫描对机器损耗小，成本较普通剂量CT低，而且患者所受X线照射剂量低，因而在肺癌筛查中具有许多优越性。当然，在以往的研究中，各家机构所用的CT机型号、放射剂量也不尽相同。

美国早期肺癌行动计划（ELCAP）提供了一组较有意义的研究资料。在纳入研究的1 000名60岁以上吸烟者中，低剂量螺旋CT检出233人肺部有非钙化小结节，而胸部X线片仅检出68人。结合后续的有选择高分辨CT和随访，共选出28人接受了活检，其中27人被证实是肺癌。在该研究中，CT筛查对肺癌的检出率为2.7%，而胸部X线片仅为0.7%。Ⅰ期肺癌的检出率：CT为胸部X线片的6倍（2.3%对0.4%）。在CT检出的肺癌中，15例肺癌直径≤10mm，其中仅有2例在胸部X线片上被发现。手术切除率为96%，远高于"Mayo Lung Project"的51%。

但对于低剂量螺旋CT筛查肺癌是否能降低肺癌的死亡率，目前尚缺乏长期随访结果的前瞻性RCT的研究。对CT和胸部X线片而言，即使用于肺癌筛查，优势也主要是对周围型小结节的检出，痰细胞学检查似乎对中心型早期肺癌的检出意义更大[34, 35]。

美国学者David等对1 520名志愿者进行低剂量螺旋CT筛查，其中51%（782/1 520）的志愿者肺部有一个或多个结节病灶。在对782例肺部结节病灶的志愿者进行低剂量螺旋CT扫描，共发现1 646个结节病灶，其中39%的结节病灶直径≤3mm，50%的结节病灶直径为4～7mm，10%的结节病灶直径8～20mm，1%的结节病灶直径＞21mm。经低剂量螺旋CT扫描共发现28例肺癌（1.7%），其中7例肺癌结节直径<7mm。日本学者Kaneko等报道1975～2002年分两阶段进行肺癌筛查的结果。第一阶段（1975年9月～1993年8月），应用胸部X线和痰细胞学筛查了26 338例，共检出肺癌43例（0.16%），其中痰细胞学检出15例，X线检出38例，43%（18/43）肺癌为ⅠA期肺癌。第二阶段（1993年9月～2002年8月）对15 342例受检者应用低剂量螺旋CT、胸部X线片和痰细胞学进行筛查，共检出61例（0.4%）肺癌，其中痰细胞学检出12例，胸部X线片检出15例，CT检出55例，且82%（52/61）的肺癌为ⅠA期肺癌。

四、痰细胞学

（一）痰常规细胞学检查

自1930年以来，常规痰脱落细胞学检查已被广泛用于肺癌的诊断。痰脱落细胞学检查具有简便易行、安全无痛、易被接受、不需昂贵的设备、可进行组织学分型等优点，另外通过定期重复多次的痰细胞学检查可系统观察呼吸道上皮细胞从轻度非典型增生到中、重度非典型增生，直至发展成为浸润癌这一连续的演变过程，能查到用其他方法不易发现的隐性肺癌，是肺癌早期诊断的重要手段之一。在一些国家也将痰脱落细胞学检查作为对高危人群进行肺癌筛查的极为重要的手段之一。

痰脱落细胞学检查在肺癌患者中的阳性率约为50%。对起源于大气管的中心型肺癌，如鳞癌和小细胞癌的阳性检出率较高，因为肿瘤向管腔内生长，表层癌细胞易脱落，因而痰检阳性率高；周围型肺腺癌的阳性率较低。痰脱落细胞学检查筛查早期肺癌的敏感性仅20%～30%。关于痰可靠性的结果不一，在13%～82%之间。1951～1975年间，世界各国共有10项应用X线胸片和（或）痰细胞学检查对肺癌进行筛查的前瞻性研究，其中只有4项是前瞻性随机对照资料（RCT），共有38 000名病人纳入这4项研究，其中3项由美国NCI资助完成，另一项在前捷克斯洛伐克完成。该4项研究结果显示，密切筛查（每年2～3次胸片和3次痰细胞学检查）可明显提高早期诊断率，提高肺癌的5年生存率。日本人报道肺癌筛查的病例对照回顾性研究，对普通人群进行X线胸片筛查、对吸烟的高危人群进行痰细胞学筛查，结果显示自1987年开始筛查以来，肺癌死亡率降低46%。

加拿大学者Annette 2003年8月在第十届世界肺癌学术会议上报告，对561例肺癌高危人群进行痰细胞学检查、胸部螺旋CT，同时行荧光纤维支气管镜检查。结果70%有痰细胞学异常，16%有胸部CT异常。痰细胞学共检出13例肺癌，CT检出9例，纤维支气管镜检出4例。痰细胞学联合CT使肺癌的检出率由1.8%提高到3.1%。

尽管痰脱落细胞学检查已在临床应用多年，但其在早期诊断的应用仍存在问题。一方面，痰脱落细胞学检查是建立在形态学基础上的，往往因痰标本中肿瘤细胞过少且易变性，以及组织变异和形态上的不典型而受到限制，阳性检出率低且不稳定。另一方面，准确性还受到其他许多因素的影响，如痰标本的留取和处理方法、涂片制作、染色技巧、读片水平等。在发达国家大量的假阴性患者如不能及时治疗，常引起法律诉讼。人们试图在各个环节上提高痰涂片的质量，如病人的痰液必须是来自肺深部，而不应含大量唾液；选取痰液中可疑而有诊断价值的部分进行涂片，涂片均匀，厚薄合适；连续3天送检；用高渗盐加α-糜蛋白酶雾化吸入诱导排痰等。这些方法虽能在一定程度上提高肺癌的检出率，但仍不能达到理想的效果。另一方面，要建立满意的细胞学检查项目涉及诸多条件，尤其是细胞学技术人员，他们需要经过长期严格培训和几年实践经验后，才能较稳定、准确地识别细胞学涂片的结果。

（二）痰液基细胞学

传统痰脱落细胞学检查阳性率不高的一个重要因素是制片误差所致。1996年美国FDA批准了改善的制片技术——薄层液基细胞学技术。这是制片技术的重大革新，即通过技术处理去掉图片上的杂质，直接制成观察清晰的薄层涂片，使阅片者更容易观察，其诊断准确性比传统法高。目前有ThinPrep检测系统和AutoCyte Prep检测系统，二者基本原理类似。将标本放入装有特殊缓冲固定液的容器中，然后经过离心、分层等技术使细胞团块松散并与黏性碎片分开，细胞单个分布在样本中。这一步是该系统的关键。然后这些单个细胞被均匀地转移到玻片上，最后固定和染色。因细胞是均匀分散于样本中，故可制备多张相似的玻片，与常规制样方法比较，改善了样本的收集并使细胞均匀地单层分布在玻片上，提高了发现低度和高度病变的敏感度，尤其是高度病变。该技术在痰细胞学涂片中的应用尚少见，Rana等报道对207份肺癌痰标本进行细胞学检测，结果ThinPrep的阳性检出率与传统细胞学涂片接近，但ThinPrep对2例经传统痰细胞学检测阴性者，确诊为肺癌。在取材细胞分离、涂片的厚薄、背景以及细胞结构观察上都较传统方法有很大改进。此外，痰液基细胞还可用于肺癌易感基因免疫组化染色和（或）抽提DNA行肺癌易感基因多态性、甲基化和微卫星病灶检测[19-24]。

2002年，Leon等对10例恶性病变和10例良性病变作常规脱落细胞学检查和液基细胞学检查，其检测结果与最后的病例结果完全一致，而常规脱落细胞学检查使1例良性病变误诊为恶性，1例恶性病变误诊为良性。Fischler等对152例经常规脱落细胞学检查结果不明确者，用痰液基细胞学技术重检，145例检测结果与术后病理检查一致，仅有7例与术后病理检查结果不同。Leung等对230份标本分别进行常规痰脱落细胞学检查和液基细胞学检查，液基细胞学检查的敏感性为97.6%，特异性为92.9%，阳性预测值为93%。结果显示，液基细胞学技术对于诊断早期和疑似肺癌病例，明显优于常规痰脱落细胞学技术。

（三）痰细胞学自动阅片系统（AQC）

针对常规痰脱落细胞学技术假阴性、假阳性高的问题，细胞学自动阅片系统已经开发并走向市场。1995年FDA批准了两种设备——PAPNET系统（Neuromedical Systems Inc，Suffern，NY）和AutoPap（NeoPath Inc，Redmond，Wash）系统用于细胞学，这两种系统主要用于宫颈癌的细胞学涂片分析。加拿大BC肿瘤研究所发明的Cyto-Savant细胞图像分析仪对于脱落细胞学定量分析特别是对痰脱落细胞学的分析有较大优势，使尚未形成包块，常规痰检、X线和CT不能观察到的早期肺癌得到及时诊断。Palcic等报道采用Feulgen-Thionin染色，应用自动图像分析仪，对177例肺癌、98例化生、558例正常人的痰标本进行研究，结果自动图像分析系统可使肺腺癌检出的敏感性由常规痰检的14%提高到60%，使0～I期肺癌检出的敏感性由14%提高到45%，特异性达90%，大大改善了传统细胞学检查对周围型肺癌检出率低的缺点。这一研究采用以双盲法进行的回顾性研究，由来自5个国家的7个研究机构参加完成。采用自动阅片系统，与细胞学技术人员单独诊断相比，提高了细胞学家和病理学家的工作效率和准确性。这些新技术在提高筛查效果的同时，也增加了每张涂片的成本。

加拿大学者Kemp等在第十届肺癌学术会议上报告应用痰细胞学AQC系统对肺癌高危人群的1 220份痰样本进行分析，检出293例肺癌（其中痰液基细胞学和痰细胞学自动阅片系统，由于设备要求高，价格昂贵，不能普及，只能在有条件的单位进行探索性研究应用。

五、纤维支气管镜

纤维支气管镜检查用于肺癌筛查的主要适应证是胸部X线片上发现异常（包括肺内肿块、结节、反复发作性浸润性病变或不消退的浸润影），痰脱落细胞学检查阴性，或者痰细胞学检查阳性，而胸部影像学检查阴性的可疑肺癌患者。纤维支气管镜检查主要用于早期中心型肺癌的筛查和早诊，并可获得细胞学、组织学检查标本。对于周围型肺癌，可通过支气管肺泡灌洗，或跨支气管壁针吸活检而获得细胞学或组织学标本。对于中心型肺癌，检查的阳性率可达95%，周围型肺癌阳性率可达50%左右。

六、荧光纤维支气管镜检查

在20世纪初就有人发现，有些组织细胞在一定波长光的照射下可发出荧光，癌组织发出的荧光颜色与正常组织是不同的，并可以此区别二者。在30～40年代时人们就发现胃肠道、乳腺和皮肤肿瘤组织经紫外光激发，发出的荧光与周围正常组织不同。由于肿瘤组织发出的荧光强度较弱且不稳定，故60年代有人用外源性荧光化合物来加强肿瘤组织的荧光强度，例如血卟啉衍生物（haematoporphyrin）。这种化合物服用后，主要被癌组织吸收，经紫外光照射后，肿瘤组织可发出强的红色荧光。但因为这种化合物可引起光敏反应，故没有在临床得到普遍应用。

20世纪80年代荧光纤维支气管镜的诞生是高分辨率照相机、计算机和纤维支气管镜等多项技术结合的产物。目前世界上临床应用最普遍的荧光纤维支气管镜是Lung Imaging Fluorescence Endoscope（LIFE）。它由加拿大温哥华Xillix公司生产，并已通过美国FDA鉴定。全世界有50多个医疗中心正在临床上使用，其中以Dr.Stephen Lam（加拿大BC肿瘤研究所）在临床运用中最为成功。LIFE系统的工作原理是用波长为400～440nm的蓝色光照射支气管树，支气管镜连接高分辨照相机，将观察部位的荧光图像通过数据转换器输入计算机，最后将观察部位的图像反映至银光屏幕上[19, 20]。原位癌和早期浸润癌等病变在蓝光照射下可发出轻微的红色荧光，而正常组织则发出绿光，从而可以区别早期癌变组织与正常组织。至于为什么正常组织和病变组织会发出不同颜色的荧光，其机制到目前为止还不清楚。分析早期肺癌组织发红光的原因之一，可能是由于上皮细胞增厚而使血流量增多所致。以加拿大BC肿瘤研究所为主的有关医疗中心LIFE系统临床应用资料显示，LIFE系统对非典型增生细胞和原位癌的诊断比普通的纤维支气管镜要提高1.5～6.3倍，而对浸润性肺癌诊断的准确度也比普通的纤维支气管镜要高。与普通纤维支气管镜相比，LIFE能对普通的纤维支气管镜不能观察到的可疑部位进行定位，取标本，及时做局部处理，从而提高肺癌早期诊断和早期治疗的水平。

1994年，Lam等用LIFE及白光纤维支气管镜对233位，肺癌或有肺癌危险因素者进行检查。共取活检717处，病理结果显示，338处为正常组织或炎症，203处为上皮化生或轻度非典型增生，78处为中至重度非典型增生，35处为原位癌，63处为浸润癌。诊断中至重度非典型增生、原位癌、浸润癌的敏感度及正常组织的特异度，白光纤维支气管镜分别为38.5%、40%、98.4%和91.1%，而LIFE分别为73.1%、91.4%、100%和86.7%，可见LIFE对癌前病变和原位癌的敏感度较纤维支气管镜有明显提高[19]。

在第十届世界肺癌学术会议上，Timothy等[67]报告83例重度吸烟、痰细胞学检查有中、重度上皮增生者，应用荧光纤维支气管镜检查，检出6例（6/83，7.2%）肺癌，其中原位癌2例，浸润癌4例。Jang对113例有肺部症状的患者进行AFB（autofluorescence bronchoscopy）检查，并对364份活检样本进行病理学检查，结果检出原位癌6例，浸润癌57例。

七、正电子体层扫描（PET）

恶性肿瘤细胞由于葡萄糖转运蛋白、己糖激酶水平和磷酸化的增加，糖酵解增加，^{18}F-氟代脱氧葡萄糖（FDG）摄取也增加。^{18}F-FDG PET（正电子发射体层扫描）显像主要的临床价值是鉴别诊断肺部结节或肿块的良恶性、非小细胞肺癌

(NSCLC)的分期、评价复发和追踪治疗反应。1997年由美国健康保健经济管理局（HCFA）发布的纳入医疗保险的PET检查首批适应证即是未能定性的孤立性肺结节（SPN）和肺癌的最初分期。多数肺癌由放射学检查首先发现，但许多良性病变的影像学特征与恶性相似，通常用于SPN鉴别的胸部X线片、CT、MRI等，显示的均为解剖结构的改变，对肿块性质的鉴别效果不能令人满意。而PET则可以在形态结构发生改变以前，通过观察组织葡萄糖代谢的改变而达到早期诊断的目的。Bury等对放射诊断无法定性的50例SPN病变患者进行^{18}F-FDG PET检查，结果发现有35例结节部位有^{18}F-FDG摄取率明显增加，经病理诊断证实其中33例为恶性病变，而另15例PET显像阴性的结节病理证实均为良性病变。该研究中恶性结节的平均直径为3cm，良性结节的平均直径为1.8cm。Bury等1997年还用全身PET检查对109例NSCLC患者进行临床分期研究发现，^{18}F-FDG PET发现远处转移的灵敏度为100%，特异性为34%，准确性为96%，纠正了34%患者的临床分期，并改变20%病人的治疗方案。尽管如此，PET检查仍只为一种代谢显像，其图像的空间和密度分辨率不如CT。在肺癌诊断中，造成PET假阳性的原因主要为活动型肺结核和结节病等，假阴性的原因主要为病变较小（≤10mm）或为细支气管肺泡癌等。所以PET必须与CT等检查结合综合判断结果，现在已有将PET和CT结合在一起同时为患者进行检查的机器。由于机器价格昂贵、检查成本高等原因，PET检查在我国尚未得到普及。

第三节 筛查及早诊早治方案

普通胸部X线片和单纯痰脱落细胞学检查均不能成功地保障经济发达地区人群免患肺癌的危害和降低肺癌死亡率，也不能完全解决贫穷落后地区人群的需求。近年来新发展的低剂量螺旋CT、痰脱落细胞易感基因检测方法的应用效果较突出，其技术和方法均已十分成熟，灵敏度和特异度均较高，且重复性好。将其纳入肺癌的筛查方案中既能提高阳性检出率，又具有提高社会经济效益的可能性。以下为3种适合于不同资源条件和人群风险度的筛查方案（图3-1～3）。

一、第一种方案为最佳筛查方案

胸部低剂量高分辨螺旋薄层CT扫描和痰脱落细胞学检查相结合。与常规的胸部CT和痰细胞学检查相比，漏诊率明显降低。对于胸部低剂量螺旋CT阴性，而痰细胞学检查可疑者，应行纤维支气管镜检查，如纤维支气管镜检查阴性，应在

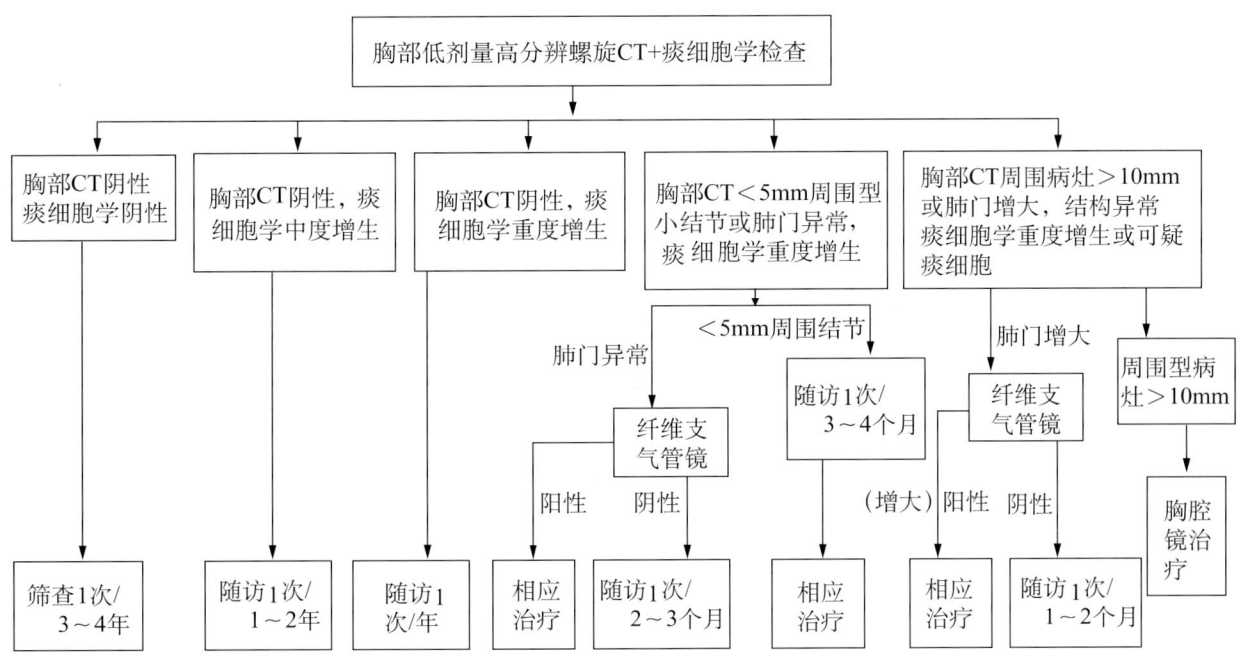

图3-1 最佳筛查方案

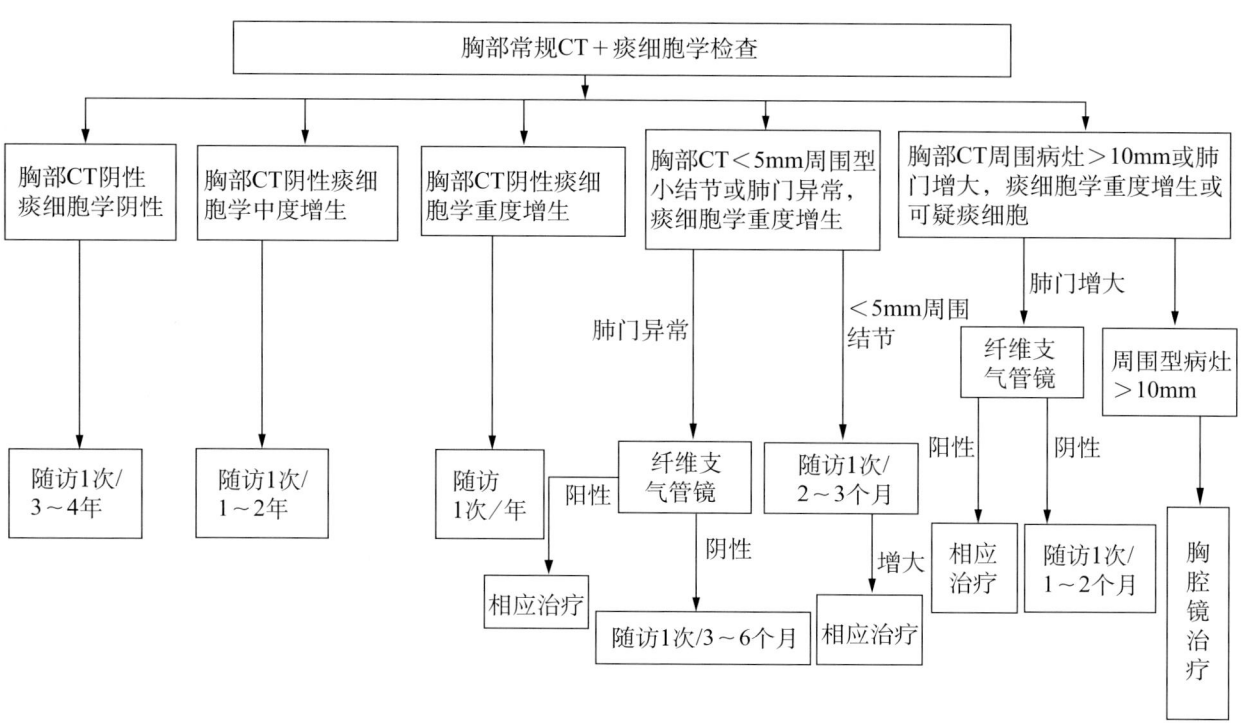

图 3-2　一般筛查方案

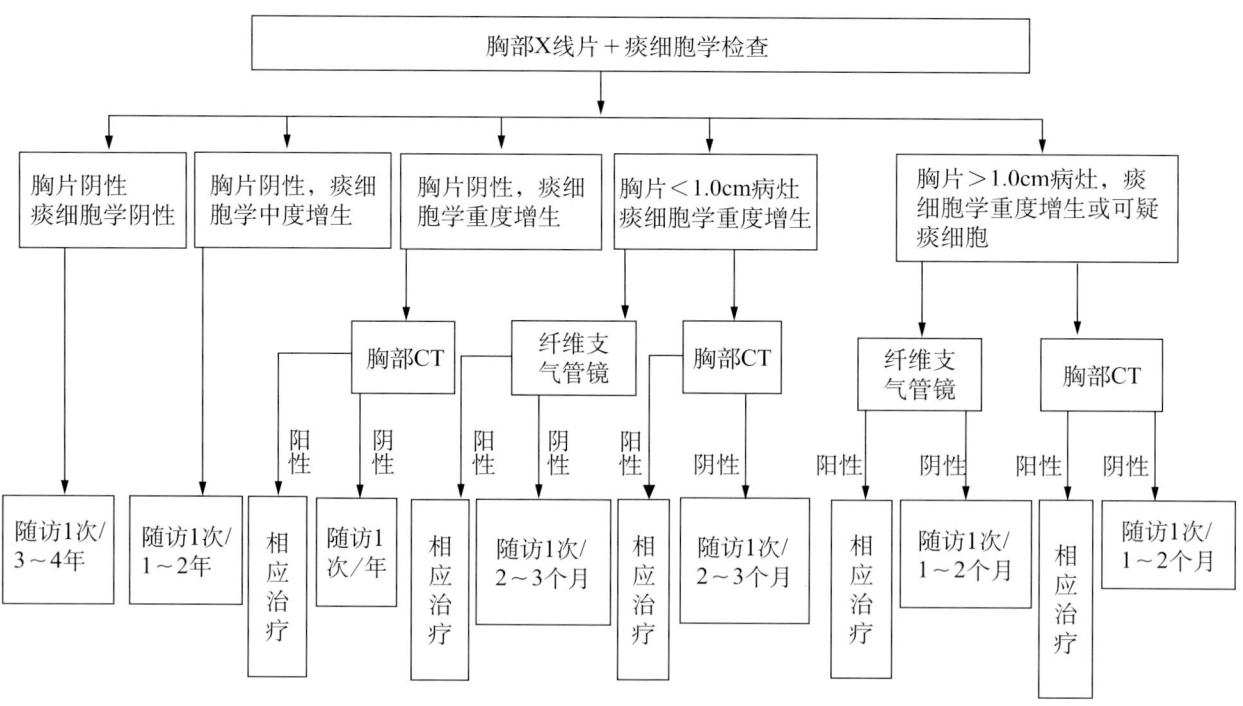

图 3-3　基本筛查方案

半年内复查。该方案适合于我国沿海地区及经济较发达的大城市。

二、第二种方案为一般筛查方案

普通胸部CT扫描加痰细胞学检查。与常规胸部X线片加痰细胞学检查比较，可明显降低漏诊率。对胸部CT检查阴性，痰细胞学检查阳性者，应行纤维支气管镜检查，如纤维支气管镜检查阴性，则行胸部低剂量高分辨薄层CT扫描检查，如仍阴性，则需在半年内随访复查。该方案适合于我国中等城市和中小城市高收入人群的筛查。

三、第三种方案为最基本筛查方案

胸部X线片加痰细胞学检查。虽然灵敏度和特异性均相对较低，但费用低廉，比较适合于卫生资源较缺乏的西部和农村地区。

第四节 成本效益分析

据美国的统计资料显示，美国用于癌症治疗的费用约占所有因健康所致直接费用总和的5%左右。2000年用于诊断治疗癌症的直接费用为400亿美元，其中肺癌、前列腺癌、乳腺癌和肠癌的费用占80%。据估计肺癌的诊治费用达120亿美元。我国目前尚无肺癌等恶性肿瘤诊治确切费用的报告，据估计每年用于癌症诊治费用大约在400亿~500亿人民币，其中肺癌约占100亿~120亿人民币。由于肺癌的预后至今仍然较差，所以其诊治费用总是引起人们的关注。

预防为主作为降低肺癌发病率和死亡率的策略是降低肺癌诊治费用简单而有效的途径。如果能通过戒烟、减少工业污染和环境污染，使肺癌的发病率降低25%，则每年可减少肺癌诊治费用20亿~30亿人民币，并创造劳动产值50亿~100亿人民币；同样，如果能使25%的肺癌患者在癌前病变或原位癌阶段就得以筛查确诊，不发展到浸润癌，每年亦可减少肺癌诊治费用20亿~30亿人民币，并增加社会产值50亿~100亿人民币。这可能是降低肺癌发病率和死亡率，减少医疗费用支出的两个最有效途径。与发展到浸润性肺癌和（或）转移性肺癌住院治疗的昂贵费用、肺癌患者丧失创造社会财富的费用相比，对肺癌的筛查和肺癌易感基因、易感人群的检测，以及对癌前病变和原位癌的治疗，是一种更符合卫生经济学的成本-效益原则的方法。然而，遗憾的是迄今我国尚无肺癌筛查、诊断治疗费用成本-效益方面的资料，有待以后加以研究。

第五节 肺癌的预防与控制

目前恶性肿瘤倡导的是三级预防策略。第一级预防主要是预防疾病发生和消灭疾病的根本措施；第二级预防即"三早预防"，是发病期所进行的防止或减缓疾病发展的主要措施；第三级预防是指对现患病人防止复发，减少其并发症，提高生存率，以及减少肿瘤引起的疼痛等措施[73-80]。

一、肺癌的一级预防

由于目前对肺癌这类进展迅速且预后不良的肿瘤尚无有效的二级预防措施（早期发现），因此，一级预防是首选的预防措施[95]。

（一）控制吸烟

吸烟是公认的引起肺癌的最重要的危险因素，控制吸烟无疑成为肺癌第一级预防措施中的中心内容[84]。控制吸烟和禁烟的方法有许多，其手段也越来越趋于完善。从早期的简单告知烟草危害的知识，发展到今天包括临床医学、生物学、流行病学、社会医学、心理行为和社会学、经济学、护理学等多学科的共同参与，采取预防吸烟、戒烟指导、防止被动吸烟以及立法为基础的综合性措施。概括起来，应重点抓好以下几项工作。

1. 加强宣传，进一步提高全民的自我保健意识和能力。作为有效的烟草控制规划的重要组成部分，健康教育是最经济、最富有实效的。当然，改变不良的生活方式和行为难度较大，需要全社会的一致行为来实现。由于从改变认识、行为矫正、危险因素控制到肺癌发病率的降低，需要一个相当长的过程，故健康教育成效需要长期的观察、随访和评价。

2. 制止青少年吸烟仍是今后控烟工作的重点。

3. 加强控烟立法，重点做好在公共场所禁止吸烟的监督工作。

4. 政府部门大量资助与积极开展对控烟与健康问题的研究，为国家的禁烟事业提供可靠的科学依据。

5. 提高国家烟草税收，降低烟草销售量。事实已证明很多国家在用烟草税收入来支付执行全面控烟规划的费用，取得了成功的经验。

6. 努力创造一个无烟环境，减少对被动吸烟者的损害。

（二）空气污染和工作环境中致癌物的预防

认真贯彻国家环境保护法，严格执行国家颁发的排放标准和卫生标准，监测和监督空气与水污染，对人民群众进行环保教育，提高环保意识，改善自然生态环境和社会生态环境，是肺癌控制对策中有效的一环[88]。在这方面法制和社会参与极为重要。

监测具有潜在致癌能力的材料的使用及工业流程，借鉴发达国家的经验，不生产、使用致癌物，防止有致癌潜能的化学物质和生产流程，防止工业及生活垃圾从别国转移到我国。加强调查研究和健康教育，采取措施降低暴露水平，加强个人生产防护。流行病学调查是肯定或否定肺癌与特定职业关系的关键性调查，也是鉴定职业性肺癌诱发过程的重要论据，在证实暴露-效应关系中，流行病学数据分析最具有说服力。因此，重视运用流行病学方法，是职业性肺癌的预防策略之一。其次，对于致癌因素的分析，不能仅局限于对单个因素的调查，还要确认多因素协同作用与职业性肺癌的联系。同时，在生物-心理-社会医学模式的指导下，预防职业性肺癌也必须从消除和控制职业性致癌因素这种单一的生物医学途径扩展到人的心理-社会学范畴内。特别指出的一点是，在实施职业性肺癌的控制与预防中，应重视戒烟或控烟教育，强调保护非吸烟者的健康权益。

（三）化学预防

分子生物学和流行病学研究加深了人们对肺癌发生、发展的认识，为有效的干预措施提供了理论基础。肺癌的化学预防旨在通过使用药物、食物或营养成分来干预癌前病变，预防肺癌发生或使肿瘤细胞分化逆转，从而达到预防和控制肺癌的目的。

目前研究最多的化学预防物质是抗氧化类维生素如维生素A、维生素E、维生素C等，其中以维生素A类最重要，包括天然维生素A及其酯类，以及合成的维生素A衍生物。目前研究较多的有：β-胡萝卜素、异维式维A酸、全反式维A酸、维生素A软脂酸、4-氮-羟苯基视黄酰胺等。此外，动物实验已证实N-乙酰半胱氨酸（NAC）、异硫氢酸盐等在肺癌预防中有明显作用[92]。提倡合理的饮食结构和习惯，多食新鲜蔬菜、水果和富含维生素C、维生素A的食物对降低肺癌的危险性有一定作用。近年来，有关饮茶预防肺癌的研究较多，但迄今为止人群流行病学研究结果尚有不同结论。我国和日本的一些初步研究表明，饮茶，特别是绿茶与癌症死亡率呈负相关；德国学者在香港的研究发现饮绿茶使女性肺癌的危险性增加到2.7倍，而Heibrun等在夏威夷对7833名日裔男性进行的随访调查没有发现饮茶与肺癌危险性之间有显著性。

近年来，肺癌的化学预防研究取得了较大进展，但尚处于不成熟阶段，还有许多问题有待探讨和解决，而且上述化学预防措施并不能代替戒烟这一根本性的措施。

二、肺癌的二级预防

肺癌的二级预防主要是通过胸部X线检查、痰细胞学检查和CT等手段来早期发现肺癌病人。随着肺癌生物学研究进展，基因诊断即将为肺癌的早期诊断提供更可靠的依据。鉴于尚缺乏大规模X线和痰检可导致人群肺癌死亡率明显降低的确切证据，就目前肺癌发病率和肺癌检查的花费来说，不宜在全人群中开展普查。但对高危人群有必要进行定期检查，如职业性体检。

三、肺癌的三级预防

总的来说，肺癌的临床治疗效果不理想，诊断后5年生存率平均仅为10%左右。肺癌的第三级预防措施的目的在于通过有效的综合治疗，促进恢复，减少复发和并发症，防止残废和肿瘤转移，减轻疼痛，并提供社会、心理和精神上的支持，以提高生存质量，延长生存期。

第六节 展望

据WHO资料报告，全世界每年有100多万人因肺癌死亡。在人类进入21世纪后，肺癌的发病率和死亡率仍居高不下，并呈继续增长趋势，在相当长的一段时间内将仍然是导致人类因癌症死亡的首要疾病。肺癌发病率和死亡率居高不下的原因是多方面的，一些原因已经清楚，但尚无有效方法加以根除，如肺癌的侵袭转移，肺癌易感人群的遗传感基因异常等；而另一些原因尚不清楚，如肺癌癌变、癌细胞产生多药耐药、侵袭转移的分子机制等。相信在不久的将来，痰液基细胞学、痰脱落细胞肺癌易感基因检测等现代技术将会被大量纳入到肺癌筛查方案中，从而明显提高早期肺癌的筛出率，进而提高肺癌的治愈率、降低死亡率。而最为理想，并且能从根本上降低肺癌发病率和死亡率的方法是：① 开展全面健康教育，实行全民戒烟运动；② 加强环境污染治理，清洁我们的空气和生活环境，降低肺癌发病的环境因素影响；③ 加强肺癌病因学和肺癌癌变分子机制的基础研究，弄清肺癌发生学的确切机制，为肺癌预防提供理论依据；④ 研究和阐明肺癌个体易感性，实行群体预防和个体预防相结合的策略。随着现代医学科学技术的发展，21世纪人类对肺癌的防治工作会有更大的作为，并取得更大的成就。

参考文献

1. Parkin DM, Bray Fm, Ferlay J, et al. Estimating the world cancer burden:GLOBOCAN 2000. *Int J Cancer*, 2001, 94：153-156
2. 李连弟, 鲁凤珠, 张思维, 等. 中国恶性肿瘤死亡率20年变化趋势和近期预测分析. 中华肿瘤杂志, 1997, 19(1)：3-9
3. Hong YS, Chang JH, Kwon OJ, et al. Polymorphism of the CYP1A1 and glutathione-S-transferase gene in Korean lung cancer patients. *Exp Mol Med*, 1998, 30(4)：192-198
4. Vineis P, Veglia F, Benhamou S, et al. CYP1A1 T3801 C polymorphism and lung cancer: A pooled analysis of 2 451 cases and 3 358 controls. *Int J Cancer*, 2003, 104(5)：650-657
5. Gsur A, Haidinger G, Hollaus P, et al. Genetic polymorphisms of CYP1A1 and GSTM1 and lung cancer risk. *Anticancer Res*, 2001, 21(3C)：2237-2242
6. Dolzan V, Rudolf Z, Breskvar K. Genetic polymorphism of xenobiotic metabolizing enzymes in Slovenian lung cancer patients. *Pflugers Arch*, 2000, 439(3 Suppl)：20-30
7. Paschke T, Riefler M, Schuler-Metz A, et al. Comparison of cytochrome P450 2A6 polymorphism frequencies in Caucasians and African-Americans using a new one-step PRC-RFLP genotyping method. *Toxicology*, 2001, 168(3)：259-268
8. Bourian M, Gullsten H. Genetic polymorphism of CYP2A6 in the German population. *Toxicology*, 2000, 144：129-137
9. Kamataki T, Fujita K, Nakayama K, et al. Role of human cytochrome P450 (CYP) in the metabolic activation of nitrosamine derivatives: application of genetically engineered Salmonella expressing human CYP. *Drug Metab Rev*, 2002, 34(4)：667-676
10. Oscarson M. Genetic polymorphisms in the cytochrome P450 A26 (CYP2A6) gene: implications for interindividual differences in nicotine metabolism. *Drug Metab Dispos*, 2001, 29(2)：91-95
11. Gao Y, Tockman MS, Li L, et al. Polymorhisms of the GSTM1 and CYP2D6 genes associated with susceptibility to lung cancer in Chinese. *Mut, Res*, 1999, 444：441-449
12. Benhamou S, Lee WJ, Alexandrie AK, et al. Meta- and pooled analyses of the effects of glutathione S－transferase M1 polymorphisms and smoking on lung cancer risk. *Carcinogenesis*, 2002, 23(8)：1343-1350
13. Houlston RS. Glutathione S－transferase M1 status and lung cancer risk: a metaanalysis. *Cancer Epidemiol Biomarkers Prev*, 1999, 8(8)：657-682
14. Sgambato A, Capisi B, Zupa A, et al. Glutathione S-transferase (GST) polymorphisms as risk factors for cancer in a highly homogeneous population from southern italy. *Anticancer Res*, 2002, 22(6B)：3647-3652
15. Bennett Wp, Alavanja MC, Blomeke B, et al. Environmental tobacco smoke, genetic susceptibility, and risk of lung cancer in never-

smoking women. *J Natl Cancer Inst*, 1999, 91(23): 2009-2014

16. Stucker I, Hirvonen A, de Waziers I, *et al*. Genetic polymorphisms of gluatathione S-transferases as modulators of lung cancer susceptibility. *Carcinogenesis*, 2002, 23(9): 1475-1481

17. Liloglou T, Walters M, Maloney P, *et al*. A T25-17C polymorphism in the GSTM4 gene is associated with risk of developing lung cancer. *Lung Cancer*, 2002, 37(2): 143-146

18. Anitha A, Banerjee M. Arylamine N—acetyltransferase 2 polymorphism in the ethnic populations of South India. *Int J Mol Med*, 2003, 11(1): 125-131

19. Lam S, Kennedy T, Unger M, *et al*. Localization of bronchial intraepithelial neopolastic lesions by fluorescence bronchoscopy. *Chest*, 1998, 113 : 696-702

20. Lam S, Macaulay C, Hung J, *et al*. Detection of dysplasia and carcinoma in situ with a lung imaging fluorescence endoscope device. *J Thorac Cardiovasc Surg*, 1993, 105(6): 1035-1040

21. Rana DN, O'Donnell M, Malkin A, *et al*. A comparative study: conventional preparation and Thinprep 2000 in respiratory cytology. *Cytopathology*, 2001, 12(6): 390-398

22. Fischler DF, Toddy SM. Nongynecologic cytology utilizing the ThinPrep Processor. *Acta-Cytol*, 1996, 40(4): 669-675

23. Leung CS, Chiu B, Bell V. Comparison of ThinPrep and conventional preparations: nongynecologic cytology evaluation. *Diagn-Cytopathol*, 1997, 16(4):368-371

24. Han AC, Filstein MR, *et al*. N-cadherin distinguishes pheural mesotheliomas from lung adenocarcinomas: a ThinPrep Immunocytochemical study. *Cancer*, 1999, 87(2): 83-86

25. Gavelli G, Giampalma E. Sensitivity and specificity of chest X-ray screening for lung caner: review article. *Cancer*, 2000, 89(11 Suppl): 2453-2456

26. Okamoto N. Cost-effectiveness fo lung cancer screening in Japan. *Cancer*, 2000, 89(11 Suppl): 2489-2493

27. Sone S, LI F, Yang ZG, *et al*. Results of three-year mass screening programme for lung cancer using mobile low-dose spiral computed tomography scanner. *Br J Cancer*, 2001, 84(1) :25-32

28. Caro JJ, Klittich WA, Strauss G. Could chest X-ray screening for lung cancer be cost-effective? *Cancer*, 2000, 89(11 Suppl): 2502-2505

29. Ach PB, Niewoehner DE, Black WC. Screening for lung cancer: the guidelines. *Chest*, 2003, 123(1 Suppl): S83-S88

30. Chirikos TN, Hazelton T, Tockman MS. Screening for lung cancer with CT: a preliminary cost-effectiveness anlysis. *Chest*, 2002, 121(5): 1507-1514

31. Nkayama T, Baba T, Suzuki T, *et al*. An evaluation of chest X-ray screening for lung cancer in gunma prefecture, Japan: a population-based case-control study. *Eur J Cancer*, 2000, 38(10): 1380-1387

32. Diederich S, Womanns D, Heindel W. Lung cancer screening with low-dose CT. *Eur J Radiol*, 2003, 45(1): 2-7

33. Swensen SJ, Jett JR, Hartman TE, *et al*. Lung cancer screening with CT: Mayo clinic experience. *Radiology*, 2003, 266(3):756-761

34. Garg K, Keith Rl, Byers T, *et al*. Randomized controlled trial with low-dose spiral CT for lung cancer screening: feasibility study and preliminary results. *Radiology*, 2002, 225(2): 506-510

35. Diederich S, Wormanns D, Semik M, *et al*. Screening for early lung cancer with loew-dose spiral CT: prevalence in 817 asymptomatic smokers. *Radiology*, 2002, 222(3): 773-781

36. Patz EF Jr, Black WC, Goodman PC. CT screening for lung cancer: not ready for routine practice. *Radiology*, 2001, 221(3): 587-591

37. Kinuma R, Ohmatsu, H, Kaneko M, *et al*. Detection failures in spiral CT screening for lung cancer: analysis of CT findings. *Radiology*, 1999, 212(1): 61-66

38. Sone S, Takashima S, Li F, *et al*. Mass Screeing for lung cancer with mobile spiral computed tomogra-

phy scanner. *Lancet*, 1998, 351(9111): 1242-1245
39. Zhou J, Allred DC, Avis I, *et al*. Differential expression fo the early lung cancer detection marker, heterpgemepis muclear ribonucleoprotein-A2/B1 (hnRNP-A2/B1) in normal breast and neoplastic breast cancer. *Breast Cancer Res Treat*, 2001, 66(3):217-224
40. Mandal M, Vadlamudi R, Nguyen D, *et al*. Growth factors regulate heterogeneous nuclear ribonucleoprotein K expression and function. *J Biol Chem*, 2001, 276(13): 9699-9704
41. Nichols RC, Wang XW, Tang J, *et al*. The RGG domain in hnRNP A2 affects subcellular localiztion. *Exp Cell Res*, 2000, 256(2): 522-532
42. Tockman MS, Gupta P, Mypers JD, *et al*. Sensitive and specific monoclonal antibody recognition of human lung cnacer antigen on preserved sputum cells: a new approach to early lung cancer detection. *J Clin Oncol*, 1988, 6(11): 1685-1693
43. Sueoka E, Goto Y, Sueoka N, *et al*. Heterogeneous nuclear ribonucleoprotein B1 as a new marker of early detection for human lung cnacers. *Cancer Res*, 1999, 59(7): 1404-1407
44. Sueoka E, Sueoka N, Goto Y, *et al*. Heterogeneous nuclear ribonucleoprotein B1 as earlyl cancer biomarker for occult cancer of human lungs and bronchial dysplasia. *Cancer Res*, 2001, 61(5): 1896-1902
45. Zhou J, Mulshine JL, Unsworth EJ, *et al*. Purification and characterization of a protein that permites early detection of lung cancer: Identification of heterogeneous nuclear ribonucleoprotein-A2/B1 as the antigen for monoclonal antibody 703D4. *J Biol Chem*, 1996, 271(18): 10760-10766
46. Qiao YL, Tockman MS, Li L, *et al*. A case-cohort study of an early biomarker of lung cancer in a screening cohort of Yunnan tin miners in China. *Cancer Epidemiol Biomarkers prev*, 1997, 6(11): 893-900
47. Fielding P, Turnbull L, Prime W, *et al*. Heterogeneous nuclear ribonucleoprotein A2/B1 up-regulation in bronchial lavage specimens: a clinical marker of early lung cnacer detection. *Clin Cancer Res*, 1999, 5(12): 4048-4052
48. Man YG, Martinez A, Avis IM, *et al*. Phenotypically different cells with heterogeneous nuclear ribonocleoporotein A2/B1 overexpression show similar genetic alterations. *Am J Respir Cell Mol Biol*, 2000, 23(5): 636-645
49. Fleischhacker M, Beinert T, Ermitsch M, *et al*. Detection of amplifiable messenger RNA in the serum of patients with lung cnacer. *Ann N Y Acad Sci*, 2001, 945: 179-188
50. Matsuyama S, Goto Y, Sueoka N, *et al*. Heterogeneous nuclear ribonculeoprotein B1 expressed in esophageal squamous cell carcinomas as a new biomarker for diagnosis. *Jpn J Cancer Res*, 2000, 91(6): 658-663
51. Zhou J, Mulshine JL, Ro JY, *et al*. Expression of heterogeneous nuclear riboncleoprotein A2/B1 in bronchial epithelium of chronic smokers. *Clin Cancer Res*, 1998, 4(7): 1631-1640
52. Satoh H, Kamma H, Ishikawa H, *et al*. Expression of hnRNP A2/B1 proteins in human cancer cell lines. *Int J Oncol*, 2000, 16(4): 763-767
53. 李代蓉, 周清华. 肺癌遗传易感性的研究进展. 中国肺癌杂志, 2003, 6(2): 158-162
54. 周清华, 陈军, 覃扬, 等. 人非小细胞肺癌中FHIT等位基因缺失和突变研究. 中国肺癌杂志, 2001, 4(1): 10-14
55. 周清华, 孙燕主编. 肺癌新理论新技术进展. 成都: 四川大学出版社, 2003. 3-19
56. Parkin DM, Pisani P, Ferlay J. Estimating of the worldwide incidence of 25 major cancer in 1990. *Int Cancer*, 1998, 80(2): 827-841
57. 廖美琳主编. 肺癌. 北京: 中国医药科技出版社, 2003. 1-7
58. Yang ZG, Sone S, Li F, *et al*. Visibility of Small peripheral lung cancers on chast redtographs: Influnce of densitometric parameters, CT Values and tumor type. *Br. J Radio*, 2001, 74(1): 32-41
59. Kawakami S, Sone S, Takashima S, *et al*. Chest: Atypical adenomatous hyperplasia of the lung: Correlation between high-resolution CT findings

and histopathologic features. *European Radiology*, 2001, 11(5):811-812

60. Sone S, Li F, Yang ZG, *et al*. Results of three-year mass screening programme for lung cacner using mobile low-dose spiral computed tomography scanner. *Cancer Res*, 2000, (1):25-29

61. Sone S, Li F, Yang ZG, *et al*. Charateristics of Small lung cancers invisible on conventional Chest radiography and detected by population based screening using spiral CT. *Br. J. Radio*, 2000, 73(2):137-145

62. Hasegama M, Sone S, Ta kashima S, *et al*. Growth rate of Small lung cancers detected on mass CT Screening. *Br. J. Radio*, 2000, 73(5): 1252-1259

63. David E, Stephen J, James R, *et al*. Evaluation of nodules detected by screening for lung cancer with low dose spiral computed tomography. *Lung Cancer*, 2003, 41(Supple 2): S40

64. Kaneko M, Toshiaki K, Noriyuki M, *et al*. Screening Lung Cancer with low dose spial CT and sputum cytology: Results of Anti-lung cancer association project. *Lung Cancer*, 2003, 41(Supple 2): S40

65. Snnette M, John M, Sharyn MC, *ET AL*. An alternative approach to lung cancer Screening. *Lung Cancer*, 2003, 41(Supple 2): S41

66. Kemp R, Bojana T, Jayson E, *et al*. The role of automated quantitative cytology sputum test in the easly detection of lung cacner. *Lung Cancer*, 2003, 41(Supple 2): S41

67. Timothy C, Wilbur A, Robert L, *et al*. High prevalence of endobronclial malignancy in high—risk patients who have moderate dysplasia in sputum. *Lung Cancer*, 2003, 41(Supple 2): S41

68. Jang T. Autofluorescence detection of bronchial Cascinoma with D-light/ autofluorescence bronchoscopy. *Lung Cancer*, 2003, 41(Supple 2): S159

69. FredR. Steven A, Timothy C, *et al*. Aberrant DNA methylation and sputum atypia predict lung cancer methyl preliminary report from the University of Colorado SPORE Figh risk cohort study. *Lung Cancer*, 2003, 41(Supple 2): S86

70. 吴驰, 李为民, 徐丹, 等. 肺癌细胞株hnRNPA2/β1表达的研究. 中国肺癌杂志, 2004, 7(2): 121-124

71. 周美宏, 周清华, 张尚福, 等. 核内不均一核蛋白A2/β1在非小细胞肺癌中的表达及其临床意义. 中国肺癌杂志, 2004, 7(2): 99-103

72. 董彩婷, 杨青, 江宾, 等. 四川人群中CYP1A1基因Ile-Val和Mspl位点多态性与肺癌易感性的研究. 中国肺癌杂志, 2004, 7(1): 38-42

73. 顾方舟, 陈妙兰, 陆如山. 肺癌研究概况与展望. 北京: 中国协和医科大学联合出版社, 1993. 9-16

74. 陈宁庆. 21世纪我国疾病的控制问题. 中华流行病学杂志, 1997, 18(3): 174-176

75. 李广灿, 叶召. 我国常见恶性肿瘤发病现状. 中国肿瘤, 1999, 8(11): 498-499

76. 李连弟, 饶克勤. 中国11市县肿瘤发病和死亡登记资料统计分析(1988~1992年). 中国肿瘤, 2000, 9(10): 435-446

77. Richard Pet, Sarah Darby, Harz Deo, *et al*. Smoking, smoking cessation, and lung cancer in the UK since 1950: combination of national statistics with two case-control studies. *BMJ*, 2000, 321-329

78. 中国预防医学科学院. 1996年全国吸烟行为的流行病学调查. 北京: 中国科学技术出版社, 1997

79. 高玉堂. 非吸烟者生活方式中的肺癌危险因素. 肿瘤, 1996, 16(4): 498-501

80. 王庆生, 王继芳. 全球肿瘤登记与发病现状简介. 中国肿瘤, 1998, 7(6): 12-13

81. 杨璞娜. 被动吸烟对健康的危害. 医学与社会, 1997, 10(3): 24-25

82. Lopez AD. Counting the dead in China. *BMJ*, 1998, 317: 1300-1400

83. Benowitz NL. Smoking and occupational health. In: LaDou J(editor): Occupational & Environmental Medicine. 2nd ed. *Appleton & Lange*, 1997, 713-722

84. 钱马懿, 陈旭明. 吸烟致癌及其机理研究进展. 中国肿瘤, 1999, 8(3): 110-111

85. Lubin JH, Boice JD. Lung cancer risk from residential radon: meta analysis of eight epidemio-

logic studies. *J Natl Cancer Inst*, 1997, 89: 49-57
86. 郑素华, 张成敏, 焦风华, 等. 非吸烟者与肺癌关系的研究概况. 中国肿瘤, 2001, 10(2): 101-102
87. Bioce JD. Advances in radiation epidemiology. *Natl Radiol Prot Bull*, 1997, 185:10-13
88. 刘大可, 沈月平, 高力峰, 等. 上海市肺癌危险因素的病例对照研究. 中国肿瘤, 2000, 9(3): 120-121
89. 雷苏文, 张守志. 室内氡与肺癌关系的病例－对照研究. 中华放射医学与防护杂志, 1999, 19(4): 290-291
90. 金永堂, 周晓铁, 何兴舟. 女性肺癌的遗传病学研究. 中国慢性病预防与控制, 1998, 6(1): 5-10
91. 蔡礼鸣, 蔡映云, 李德仁, 等. 不良生活事件和应对方式与肺癌发病关系的研究. 中国行为医学科学, 1998, 7(2): 129-131
92. 张本. 维生素E、C和A的摄入与肺癌危险性. 结核病与胸部肿瘤, 1998, 2(1): 59-60
93. 范若兰, 郑素华, 吴兆苏, 等. 肺癌患者与发病前某些心理社会因素关系的病例对照研究. 中华流行病学杂志, 1997, 18(5): 289-292
94. 汪斌超, 李龙芸, 刘丽华. 肺癌的化学预防. 中国肿瘤, 1998, 7(11): 22-23
95. 汪祥辉, 雷通海. 我国癌症一级预防的策略与措施. 中国肿瘤, 1998, 7(12): 13-14

第四章 肺肿瘤的组织病理学

孙耘田　冯晓莉

肺肿瘤的正确治疗取决于正确的诊断。目前组织病理学诊断仍然是肺肿瘤诊断的金标准。肺脱落细胞学和穿刺细胞学也是肺肿瘤诊断的重要依据，免疫组织化学等分子生物学检测是肺肿瘤鉴别诊断的重要方法，是实行肿瘤个体化治疗的关键。

本章是以 WHO 肺肿瘤的病理和遗传学分类（2004）为基础编写的，希望能对肺肿瘤的组织病理、细胞病理和分子病理诊断提供最具普遍意义的相关知识，并有助于临床医师加深对各种肺肿瘤的认识[1]。

WHO 肺肿瘤的组织病理学分类（2004）

恶性上皮性肿瘤

1. 鳞状细胞癌　变异型包括乳头型，透明细胞型，小细胞型和基底细胞样型。
2. 小细胞癌　变异型包括复合型小细胞癌。
3. 腺癌　变异型包括腺癌混合型，腺泡状腺癌，乳头状腺癌，细支气管肺泡癌（非黏液型，黏液型，黏液和非黏液混合型或未确定的），实性腺癌，胎儿型腺癌，黏液（胶样）腺癌，黏液性囊腺癌，印戒细胞腺癌，透明细胞癌。
4. 大细胞癌　变异型包括大细胞神经内分泌癌（复合型大细胞神经内分泌癌），基底细胞样癌，淋巴上皮样癌，透明细胞癌，有横纹肌样表型的大细胞癌。
5. 腺鳞癌
6. 肉瘤样癌　变异型有多形性癌，梭形细胞癌，巨细胞癌，癌肉瘤，肺母细胞瘤。
7. 类癌肿瘤　包括典型类癌和非典型类癌。
8. 涎腺类肿瘤　包括黏液表皮样癌，腺样囊性癌和上皮肌上皮癌。

浸润前上皮性病变

1. 鳞状细胞非典型增生和原位癌
2. 非典型腺瘤样增生
3. 弥漫性特发性内分泌细胞增生

良性上皮性肿瘤

1. 乳头状瘤　包括鳞状细胞乳头状瘤（外生性和内翻性），腺样乳头状瘤，混合型乳头状瘤。
2. 肺泡腺瘤
3. 乳头状腺瘤
4. 涎腺型腺瘤　包括黏液腺腺瘤和多形性腺瘤。
5. 黏液性囊腺瘤

淋巴/组织细胞肿瘤

1. 黏膜相关淋巴组织（MALT）型边缘带B细胞淋巴瘤
2. 弥漫性大 B 细胞淋巴瘤
3. 淋巴瘤样肉芽肿
4. Langerhan 组织细胞增生症

间叶来源的肿瘤

1. 上皮样血管内皮细胞瘤/血管肉瘤

2. 胸膜型肺母细胞瘤
3. 软骨瘤
4. 先天性支气管旁肌纤维母细胞性肿瘤
5. 弥漫性肺淋巴管瘤病
6. 炎性肌纤维母细胞肿瘤
7. 淋巴管平滑肌瘤病
8. 肺静脉肉瘤
9. 肺动脉肉瘤
10. 滑膜肉瘤

杂类肿瘤
1. 错构瘤
2. 硬化性血管瘤
3. 透明细胞肿瘤
4. 生殖细胞肿瘤
5. 肺内胸腺瘤
6. 恶性黑色素瘤

转移性肿瘤

第一节 恶性上皮性肿瘤

一、鳞状细胞癌

鳞癌（图 4-1）是支气管上皮发生的恶性肿瘤，瘤细胞有角化和（或）间桥。

（一）肉眼所见

肿瘤常为白色或灰色，硬度依据其纤维化的程度而不同。位于中心者常见局灶炭末沉积，位于外周的有星状皱缩。肿瘤可以很大，可形成空洞。中心型肿瘤可以在支气管腔内形成息肉样肿块和（或）侵透支气管壁达周围组织，也可以阻塞支气管腔引起支气管分泌物淤滞，肺不张，支气管扩张，阻塞性脂样肺炎和感染性支气管肺炎。少部分患者可见于周围的小呼吸道。

（二）组织学特点

鳞癌有细胞角化、角化珠和（或）细胞间桥。这些特点在不同分化程度的肿瘤中表现也有所不同，分化好的肿瘤比较明显，在分化差的肿瘤仅局灶可见。

1. 乳头型鳞癌　在浸润性生长同时还表现为外生性生长或向近中心的支气管内生长[2]。

2. 透明细胞型鳞癌　几乎所有瘤细胞的胞浆均透明，需与大细胞癌和腺癌的透明细胞型以及转移性肾透明细胞癌相鉴别[3]。

3. 小细胞型鳞癌　细胞小，但瘤细胞仍为非小细胞癌的特点，局部有鳞状分化，预后差。这类肿瘤需与真正的小细胞癌或复合型小细胞癌鉴别。它缺乏小细胞癌的细胞特点，表现为细胞染色质粗，核仁明显，胞浆丰富，细胞界限清楚[4]。

4. 基底细胞样型鳞癌（图 4-2A、B）　瘤细胞巢边缘的细胞呈栅栏状排列。对于那些分化较差，呈现弥漫的基底细胞样结构但缺少鳞状分化的肿瘤，应归类为大细胞癌的基底细胞样变型[4]。

5. 充盈肺泡腔的周边型鳞癌　是最近描述的一类肿瘤。瘤细胞充盈肺泡腔内但不破坏肺泡的结构，不同于破坏肺泡和肺结构的其他类型鳞癌。这类变型约占周围型鳞癌的 5%，角化罕见，类似于移行细胞癌[5]。

（三）电镜特点

鳞癌细胞的胞浆内有中等量的角化纤维，常聚集形成张力原纤维。分化不好的很少有桥粒和胞浆内纤维。

（四）免疫组化特点

鳞癌主要表达高分子量角蛋白（CK34βE12）、CK5/6 和 CEA。许多也表达低分子量角蛋白（CK35βH11），很少表达 TTF-1 或 CK7[6]。

（五）鉴别诊断

需与大细胞癌鉴别，主要根据是否存在角化和细胞间桥。

很少量的瘤细胞胞浆内可有黏液，不能据此诊断腺鳞癌。

肺实质的鳞癌中有时有残存的肺泡细胞，注

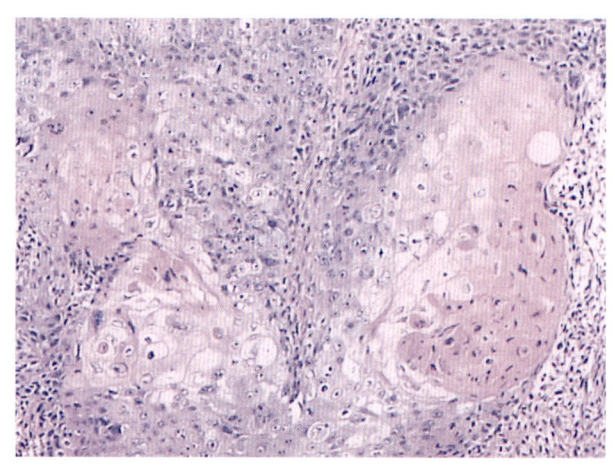

图 4-1　鳞癌

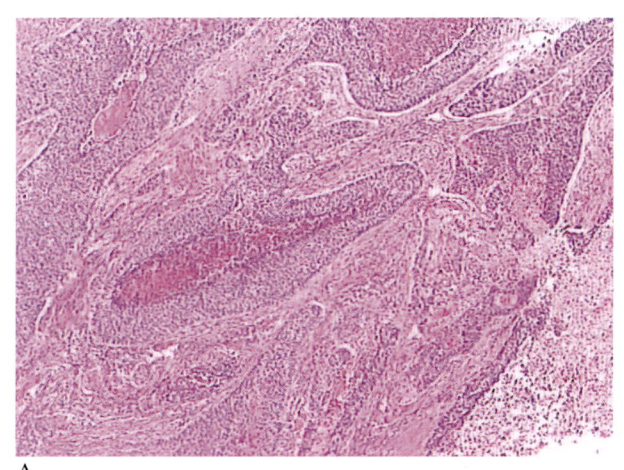

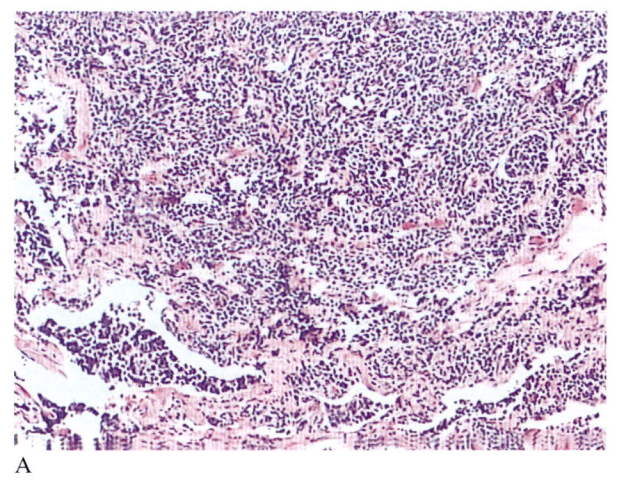

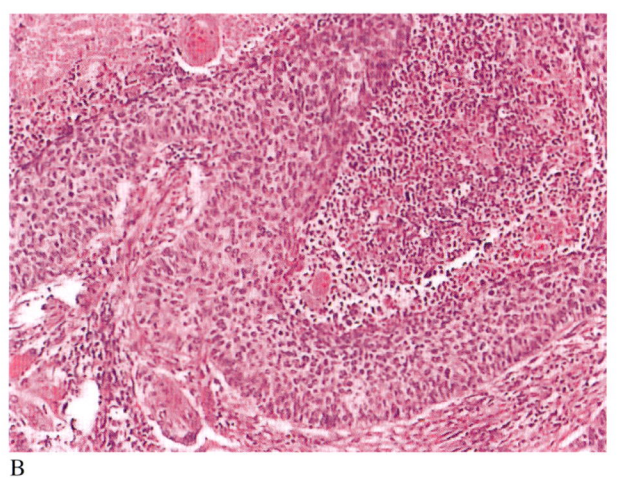

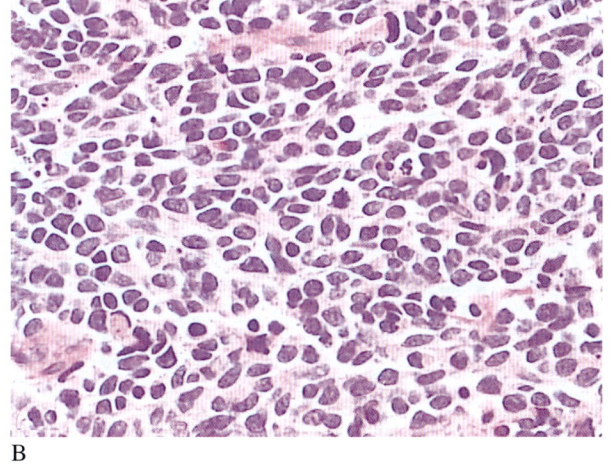

图 4-2　基底细胞样鳞癌

图 4-3　小细胞肺癌

意不要误诊为腺鳞癌。

乳头状鳞癌如果有足够的细胞异形，即使不能确定浸润状态也可诊断。对于小的活检标本中分化好的乳头，诊断乳头状鳞癌应慎重，因其很难和乳头状瘤区别。疣状癌在肺里很罕见，包括在乳头状鳞癌内。

有广泛的前纵隔浸润的肺鳞癌很难与胸腺鳞癌相鉴别，需要结合手术和大体所见以及X线表现。

在弥漫性肺泡破坏（DAD）中可有化生的异形鳞状细胞，需要与鳞癌鉴别。特征性的透明膜，弥漫的肺泡间隔结缔组织增生伴肺泡细胞增生，以细支气管为中心的鳞状细胞改变都支持化生性病变。

二、小细胞癌

肺小细胞癌（图 4-3A、B）是恶性上皮性肿瘤。细胞圆、椭圆和梭形。瘤细胞胞浆稀少，细胞境界不清，染色质细颗粒状，核仁不明显或没有核仁。核分裂象多见。核之间的镶嵌状排列明显。坏死广泛。

复合型小细胞癌是指小细胞癌伴有其他非小细胞肺癌的成分，常见有腺癌、鳞癌或大细胞癌，但很少有梭形细胞或巨细胞癌。

（一）肉眼特点

肿瘤软，切面灰白，位于肺门旁的肿瘤质脆易碎，有广泛的坏死并常累及淋巴结。在肺实质内的肿瘤多围绕支气管，沿黏膜下层扩展，常累及淋巴管。约5%的小细胞癌呈周围型球形病灶。

（二）组织学特点（包括变异型）

瘤细胞成片或成巢，或排列成梁状以及菊形团样，巢周边细胞呈栅栏状。单个瘤细胞一般不超过3个小淋巴细胞大小。核圆、椭圆或梭形，缺少胞浆。核染色质呈细颗粒状，无核仁或核仁不清楚。细胞界不清楚,核镶嵌排列。核分裂多见,平均每2mm²超过60个。小细胞癌是高度恶性肿瘤,无需分级。在有些较大的肿瘤中,瘤细胞体积会大些,散在有多形巨细胞,有明显核仁,坏死广泛,凋亡活动活跃,可见因挤压而核破碎,嗜碱性核DNA聚集成片,围在血管壁周围[7]。

诊断复合型小细胞癌时,大细胞癌的成分至少需占10%。

(三)免疫组化特点

2/3以上的小细胞癌通过光镜和电镜能够诊断。免疫组化表达CD56、嗜铬粒(ChrA)和突触素(Syn)。有不到10%的小细胞癌所有神经内分泌标记都为阴性。角蛋白灶状阳性。TTF-1阳性率高达90%[7,8]。

(四)鉴别诊断

鉴别诊断包括淋巴细胞浸润性病变,其他内分泌肿瘤,其他小圆细胞肿瘤,原发或转移性非小细胞癌。

人为的细胞挤压现象不仅见于小细胞癌,也见于类癌、淋巴瘤以及分化差的非小细胞癌。在高度挤压的标本中必须见到保存好的瘤细胞才能诊断小细胞癌。免疫组化染色CK、LCA以及神经内分泌标记和TTF-1有助于鉴别诊断。无论典型和不典型类癌都没有小细胞癌的坏死和核分裂广泛。其他小圆细胞肿瘤包括PNET(原始神经外胚瘤),核分裂比小细胞癌少,免疫组化表达MIC-2(CD99),不表达CK或TTF-1[9]。Merkel细胞癌表达广谱CK,不表达CK7或TTF-1。

有时仅从形态区分小细胞肺癌和非小细胞肺癌可能有困难[4]。标本固定好,有高质量的H&E染色切片对正确的鉴别诊断至关重要。鉴别诊断不能单凭某一个特点,要结合细胞大小、核浆比值、核染色质、核仁和核的镶嵌排列来诊断。细胞学标本可能会显示保存更好的瘤细胞形态。

(五)组织发生

小细胞癌的准确起源尚不清楚,可能是多潜能的支气管前细胞分化成肺癌的不同组织类型。但是,在神经内分泌肿瘤的谱系中,大细胞神经内分泌癌和小细胞癌的形态及遗传学更相似。

三、腺 癌

有腺样分化的恶性上皮肿瘤,表现为腺泡、乳头、细支气管肺泡或有黏液生成的组织形态,或者是这些结构的混合。

变异型包括:胎儿型腺癌,黏液(胶样)腺癌,黏液性囊腺癌和透明细胞腺癌。

(一)肉眼所见

肺的腺癌可单发或多发,大小不一。

最常见的类型是周围型。切面灰白,中心纤维化伴有胸膜皱缩。皱缩胸膜的中心区常见有碳末沉着的纤维化。肿瘤边缘可呈分叶状或境界不清楚的星芒状。如果有丰富的黏液产生可见胶样半透明改变。

第二类是中央型或支气管腔内肿瘤,可长成斑块状或息肉样,表面有完整的被覆黏膜。随着支气管管腔阻塞程度的增加,远端肺呈现阻塞性"金色"(脂质样的)肺炎。

第三类呈弥漫性肺炎样改变,肺叶实变,是黏液型细支气管肺泡癌的典型表现。

第四类是弥漫的双侧肺病变,表现为大小不等的结节广泛累及所有肺叶。另一些病例由于广泛的淋巴血管瘤栓(图4-4)表现出间质性肺炎样的特点。

第五类肿瘤广泛浸润并沿脏层胸膜播散,引起树皮样增厚,类似于恶性间皮瘤(假间皮瘤样癌)。

最后一类腺癌发生在局灶或弥漫纤维化的背景中。

大多数肺腺癌为上述类型之一,且有相应的X线表现。也可见上述类型的混合型。

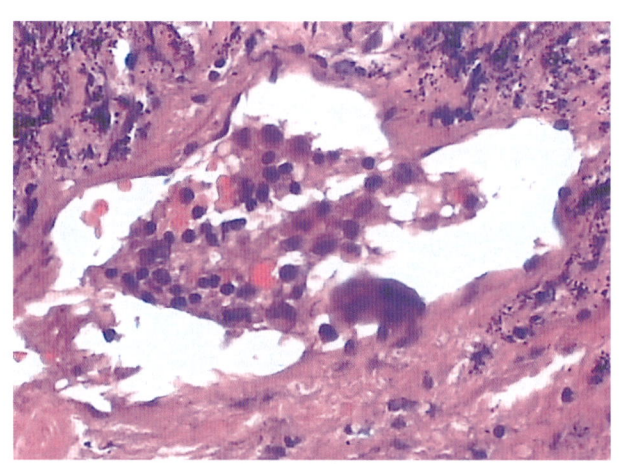

图4-4 腺癌栓

(二)组织学特点

组织学上,80%腺癌都是混合型腺癌[10],除组织类型的混合外,还有分化程度的混合。任何一类亚型都能在肺泡腔内见到失去细胞黏附性的单个瘤细胞。

单一组织类型的腺癌有腺泡癌、乳头状腺癌、细支气管肺泡癌和产生黏液的实性腺癌。腺泡癌和乳头状癌可分为高分化、中分化和低分化三级。细支气管肺泡型只有高分化和中分化两级。

1. 腺泡癌 由立方或黏液柱状上皮构成的腺泡和小管组成,可以产生黏液[4]。

2. 乳头状腺癌(图4-5) 由含二级和三级乳头的结构代替了肺的结构,常见坏死[4]。细支气管肺泡癌在肺泡腔内见到的单个乳头结构不包括在这一型中。乳头状腺癌被覆立方、柱状、黏液或非黏液上皮。有些病例类似于甲状腺乳头状腺癌。微乳头型肺癌的乳头结构缺乏纤维血管轴芯,有些证据表明其预后较差[11]。

3. 细支气管肺泡癌(图4-6A、B) 瘤细胞沿着原先的肺泡结构生长,肺泡隔增宽常伴有硬化,尤其在非黏液型中更明显,但没有间质、血管或胸膜浸润[4]。沿气道播散是其特点,常见围绕着主要肿块的卫星病灶,也常见广泛实变。当有明显的肺泡萎缩伴肺泡间隔弹力纤维增多时,称为硬化性细支气管肺泡癌,和早期浸润性腺癌很难鉴别。浸润性腺癌的特点是有细胞的异型,间质成纤维细胞反应以及常见的腺泡生长方式。非

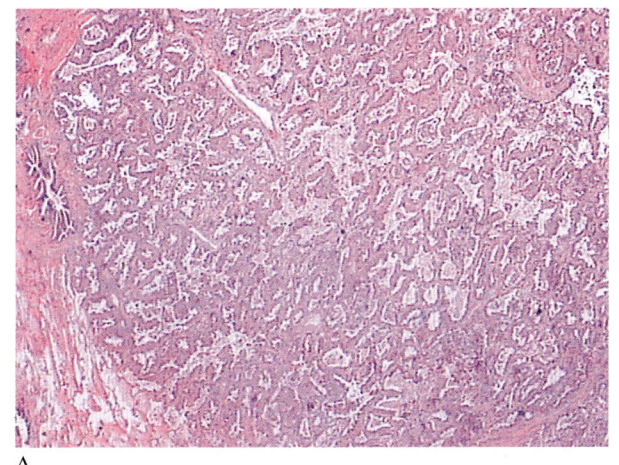

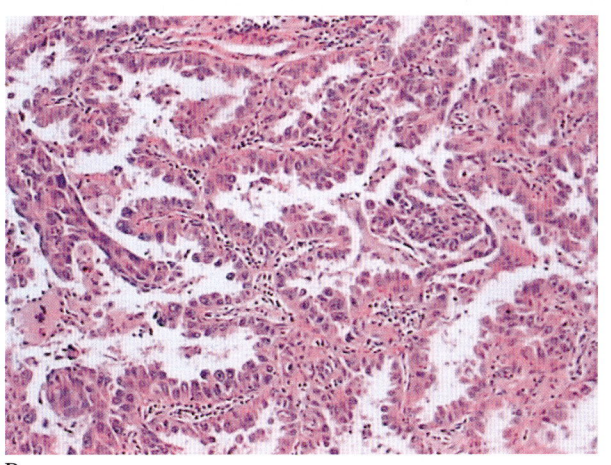

B

图4-6 细支气管肺泡癌

黏液型细支气管肺泡癌的典型表现为Clara细胞和(或)II型肺泡上皮细胞分化[4]。Clara细胞呈柱状,胞浆凸出,淡嗜酸。II型肺泡上皮呈立方或半球形,胞浆有空泡,或透明或泡沫状,可见核内嗜酸性包涵体。Clara细胞或II型细胞分化有无不同的临床意义并不清楚。黏液型细支气管肺泡癌属低级别病变,肿瘤细胞高柱状,异型性小,胞浆淡染,胞核位于基底部,有时类似于杯状细胞,含有不同量的胞浆内和胞浆外黏液,可见瘤细胞围绕肺泡腔形成的黏液池。很少有黏液型和非黏液型的混合型。肿瘤可以为单个孤立病变,也可能为多灶或整个大叶性病变,后两者为沿气道播散的结果。大多数孤立性细支气管肺泡癌为非黏液型。

4. 伴黏液产生的实性腺癌(图4-7) 由成片的多角形细胞组成,没有腺泡、小管和乳头结构,

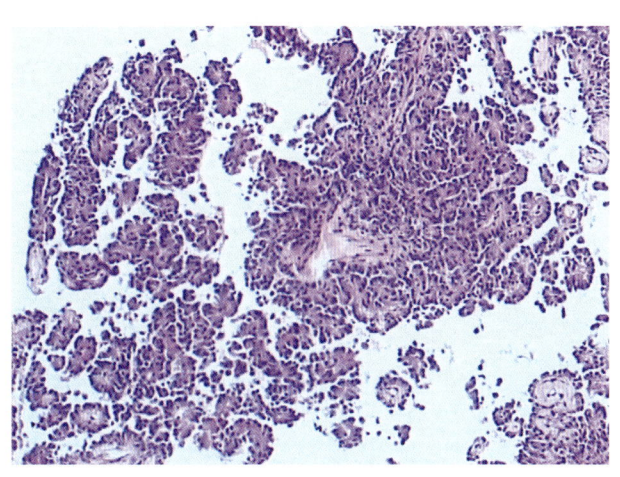

图4-5 乳头状腺癌

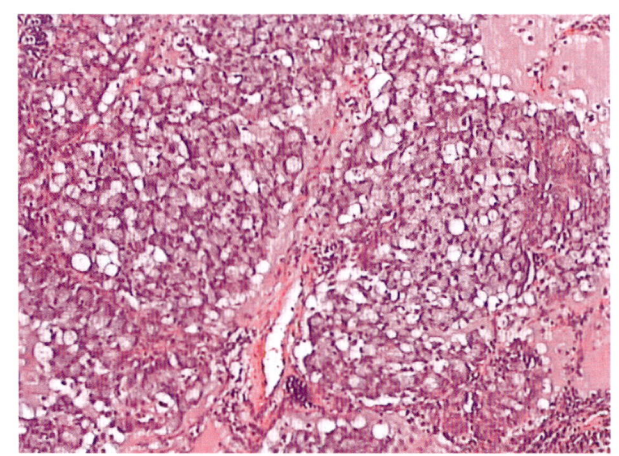

图 4-7　实性黏液腺癌

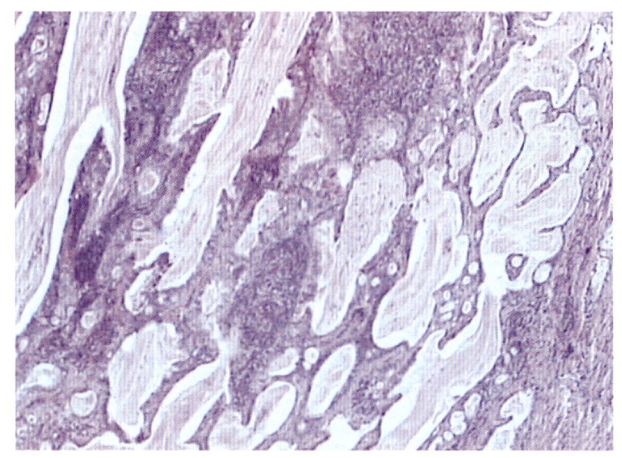

图 4-8　黏液腺癌

但组织化学黏液染色每两个高倍视野至少有5个瘤细胞有黏液存在[4]。在肺鳞癌和大细胞癌中可能会有罕见的细胞内黏液产生，但不能分类为腺癌。

5. 混合型腺癌　是多种组织形态的混合。这类肿瘤在诊断时应写明肿瘤所包括的组织形态类型，如"腺癌具有腺泡、乳头和细支气管肺泡癌形态"[12]。间质的炎症反应和纤维化多少不等。有细支气管肺泡癌成分而直径小于2cm的小肿瘤需要全部取材找寻浸润灶，并测量纤维瘢痕的大小。有非黏液型细支气管肺泡癌成分的肿瘤，要说明浸润和瘢痕的大小及范围，因为这些对预后很重要。

（三）腺癌的亚型

1. 胎儿型腺癌　此型是由富含糖原的无纤毛细胞形成的小管组成，类似于胎儿肺小管，可有核上及核下糖原空泡，使之有类似于子宫内膜的组织形态。有丰富嗜酸胞浆和细颗粒胞浆的多边形细胞的桑葚体常见，类似于子宫内膜样腺癌伴鳞状分化的角化珠[4]。大多数分化好。如果胎儿型腺癌伴有肉瘤样不成熟间质，则命名为肺母细胞瘤。

2. 黏液（胶样）腺癌（图4-8）　这类病变与胃肠道相应的肿瘤一样，在黏液池中见散在的上皮细胞岛[4]。有时瘤细胞漂浮在黏液池中，细胞分化好。

黏液性囊腺癌：有纤维组织包膜的界限清楚的肿瘤。中心区囊性变并伴有黏液池，肿瘤性黏液上皮沿肺泡壁生长。

3. 印戒细胞腺癌　肺内的印戒细胞癌常和其他类型的腺癌并存，要除外转移，尤其是来自胃肠道的印戒细胞癌。

4. 透明细胞腺癌　形态学常呈局灶性表现，可以在任何类型的腺癌中出现，很少为肺癌的主要成分[4]，要排除转移性肾细胞癌。

（四）免疫组化特点

免疫组化在不同亚型和不同分化程度的腺癌有所不同。上皮性标记物（AE1/AE3，CAM5.2，EMA）具有代表性[12]。CK7比CK20更常表达[13]。TTF-1常在分化好的肿瘤中表达。在TTF-1阳性的病例，如果甲状腺球蛋白阴性可以除外甲状腺癌转移。表面活性剂脱辅基蛋白（SP）不如TTF-1敏感。转移性腺癌TTF-1阴性，CK20常为阳性。

（五）鉴别诊断

鉴别诊断包括转移性腺癌、间皮瘤、非典型腺瘤样增生（AAH）以及伴有瘢痕或机化性肺泡损伤的反应性肺泡细胞异型增生。

转移性腺癌常有原发癌的病史和肺内多发病灶，比较原发癌与肺内病变组织形态容易鉴别。如果肺内是孤立病灶，确定原发或转移就比较困难。肺腺癌具有存在各组织亚型的异质性特点（图4-9），这对鉴别原发和转移有所帮助，因为转移癌更趋向于同质性。如果肿瘤伴有细支气管肺泡癌成分则支持原发。

肺腺癌常分化为II型细胞或Clara细胞，表达这两类细胞的标记物。高达60%的肺腺癌表达SP。TTF-1在75%的肺腺癌中表达。除甲状腺来源的癌外，其他转移癌TTF-1阴性。转移性甲状腺腺癌黏液染色阴性，甲状腺球蛋白阳性，有助

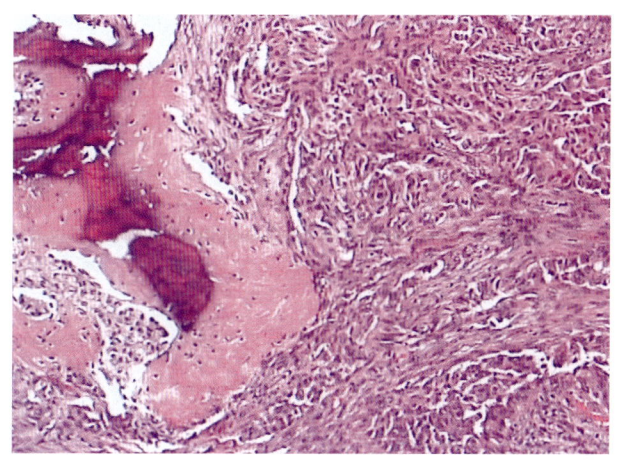

图4-9 腺癌伴骨化

于和肺癌区别。

CK7和CK20对鉴别原发和转移腺癌也有所帮助[13]。大多数肺腺癌表达CK7，不表达CK20。但有一类例外就是黏液型细支气管肺泡癌常表达CK20而不表达TTF-1。如果鉴别黏液型细支气管肺泡癌和转移性结肠癌，可借助于CDX2，后者有阳性表达[14]。PSA、PAPP和GCDFP-15（gross cystic disease fluid protein-15）可以分别鉴别转移性前列腺癌和乳腺癌。

鉴别肺原发腺癌和上皮样恶性间皮瘤应包括临床表现、肉眼、光镜所见、免疫组化和电镜特点等。常用的染色组合包括黏液染色、AE1/AE3、至少两个腺癌标记物（例如CEA、CD15或MOC31）、TTF-1和两个间皮标记物（如calretinin、CK5/6）。电镜下恶性间皮瘤的微绒毛比肺腺癌的要细而长[15]。

鉴别瘤体小的外周型非黏液型细支气管肺泡癌和非典型腺瘤样增生可能很困难，没有一个单一的标准可以鉴别，必须依据综合特征。细支气管肺泡癌一般大于5mm，被覆上皮有明显的复层，细胞密度大，细胞挤压呈柱状，胞核重叠明显，核染色质粗块状，可见核仁，并可见微乳头簇。非典型腺瘤样增生仅具有细支气管肺泡癌特点中的某一个。明显异形的肺泡细胞有时见于肺瘢痕组织周围并伴有机化性肺泡损伤。后者往往伴有肺炎或有化疗或放疗病史，可见异形的化生细胞如纤毛细胞。非典型腺瘤样增生的细胞密度小，成分没有那么单一，是与细支气管腺泡癌鉴别的重要之处。

当在纤维性病变中见有明显的细支气管化生，可能会误诊为腺癌，例如寻常型间质性肺炎中所见到的。存在乳头结构，浸润性生长以及丰富的胞浆内黏液等支持腺癌。

（六）分级

组织分级是肿瘤分化的质控评估，是病理报告的重要部分。分级主要依据传统的组织学标准，包括肿瘤与正常肺组织相似的程度和细胞的异型性。每种成分都要考虑到。腺泡和乳头腺癌的分级采用通常的三级分法，即高分化（分化好，1级）、中分化（分化中等，2级）和低分化（分化差，3级）。细支气管肺泡癌总是高分化或中等分化，实性腺癌总是分化差的。

四、大细胞癌

大细胞癌（图4-10A～C）是未分化的非小细胞癌，并且没有小细胞癌、腺癌或鳞癌的细胞和结构分化特点。

（一）肉眼特点

典型的大细胞癌肿块大，常位于周边，累及胸膜、胸壁或邻近结构，可通过胸部X线诊断。有些肿瘤可累及段或大支气管。切面质软，红或褐色，偶见出血，常有坏死，很少有空洞。

（二）组织学亚型及特点

大细胞癌：是分化差的肿瘤，其诊断是在除外小细胞癌、鳞癌和腺癌后作出的。肿瘤细胞成片或巢，细胞大，呈多角形，中等量胞浆，有泡状核，核仁明显。超微结构显示有少量鳞状或腺

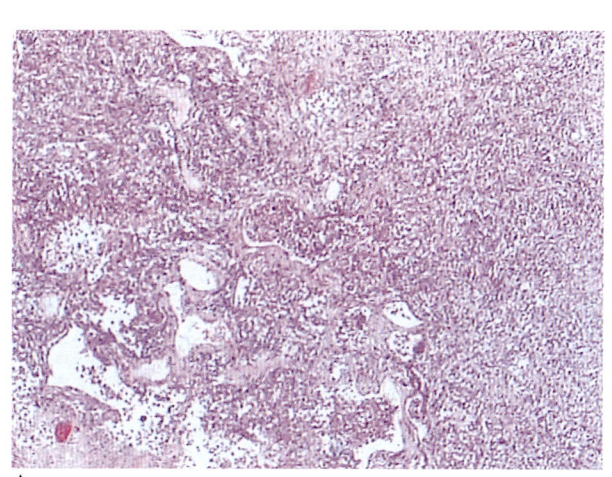

A

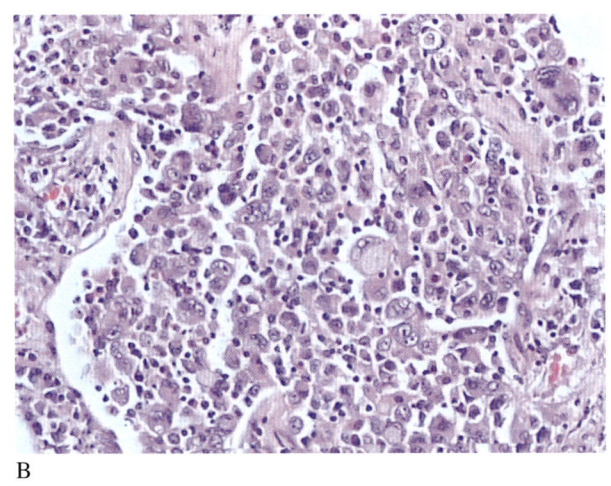
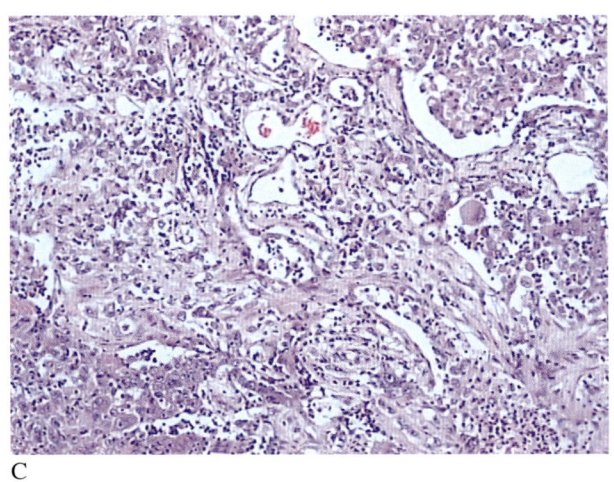

图 4-10　大细胞癌

样的分化。

1. 大细胞神经内分泌癌（LCNEC）　细胞排列有一定结构，呈梁状、菊形团和周边栅栏状排列等神经内分泌肿瘤的特点。瘤细胞大，中等到丰富的胞浆，核仁常见且明显。这种特点使其容易与小细胞癌分开。核分裂象≥11个/2mm²（平均75个），常见大片坏死。免疫组化神经内分泌标记物ChrA、Syn和CD56（NCAM）阳性。如果染色明确，上述标记物有一个阳性即可帮助诊断。CK1、5、10、14、20通常不表达[16]。

2. 复合型大细胞神经内分泌癌　大细胞神经内分泌癌伴有腺癌、鳞癌、巨细胞癌或梭形细胞癌成分称为复合型大细胞神经内分泌癌。肿瘤因各种成分所占比例不同而表现出异质性，其生物学行为有待进一步研究。大细胞神经内分泌癌和小细胞癌在临床表现、流行病学、生存期及神经内分泌成分等方面有诸多相同之处。大细胞神经内分泌癌和小细胞癌混合也可见到，被归类为复合型小细胞癌。

3. 基底细胞样癌　肿瘤呈实性结节或网状小梁，浸润性生长，边缘栅栏状。瘤细胞相对较小，形态一致，立方形，无镶嵌排列，有中等大小的深染核，染色质呈细颗粒状，部分细胞有核仁，核分裂象多见（15～50个/2mm²）。没有鳞状分化，间质多有透明变性或黏液样变，常见小囊腔结构或粉刺样坏死。1/3病例可见菊形团样结构，但免疫组化神经内分泌标记阴性。有10%病例可以有1项神经内分泌标记阳性，但只有不到20%的瘤细胞中有表达。和非小细胞癌一样，表达CK1、5、10和14，但不表达TTF-1[16]。

4. 淋巴上皮样癌　其特点为瘤细胞有大的泡状核，具有明显嗜酸的核仁。肿瘤细胞与大量的淋巴细胞混合[17]，形成浸润的片状结构。偶尔见中性粒细胞或嗜酸性粒细胞。淋巴细胞在转移灶也多见。EBER-1在大的未分化肿瘤细胞中阳性。

5. 透明细胞癌　瘤细胞大而多角形，胞浆呈水样透明或泡沫状，含有或不含有糖原。

6. 大细胞癌伴有横纹肌样表型　具有大细胞癌特点，并且至少有10%的瘤细胞有横纹肌样特点（有嗜酸胞浆小球），含有中间丝可以表达波形蛋白（vimentin）和CK。瘤细胞全部具有横纹肌样表型的大细胞癌非常罕见，常有小灶区域表达腺癌和神经内分泌标记物。电镜发现嗜酸性包涵体由大的胞浆内核旁中间丝聚集而成。有横纹肌样特点的细胞在其他非小细胞肺癌中也可见到。

（三）鉴别诊断

大细胞癌的鉴别诊断包括：

1. 分化差的鳞癌　有灶状角化和（或）细胞间桥。

2. 实性腺癌　至少2个高倍视野内有5个黏液滴存在。

3. 非典型类癌　核分裂少（2-10个/2mm²）和灶状坏死。

4. 基底细胞样癌　单从HE上与LCNEC较难

鉴别，因两者都有栅栏状排列，1/3基底细胞样癌有菊形团。两者的鉴别需借助神经内分泌标记物的免疫组化检查。CK1、5、10、14在非小细胞癌中表达，但在典型的大细胞神经内分泌癌中不表达[16]。基底细胞样癌必须与分化差的鳞癌鉴别。过去描述基底细胞样癌有两种类型，一种是单纯型，另一种为混合型。后者现在被认为是鳞癌的变型，局灶的鳞状分化支持这一观点。基底细胞样癌也需要与小细胞癌鉴别。

5. 淋巴上皮样癌可能会与炎性假瘤、恶性淋巴瘤或原发性的肺淋巴组织增生性病变相混淆。免疫组化染色显示淋巴上皮样癌中的淋巴细胞常呈片状分布且CD8阳性。

6. 肺透明细胞癌可能与转移性透明细胞癌例如肾、甲状腺和涎腺等来源的肿瘤相似。如果在肺透明细胞癌中见有鳞癌或腺癌的分化，则应归类为两者的透明细胞变异型。

五、腺鳞癌

腺鳞癌（图4-11A、B）由腺癌和鳞癌组成，每种成分至少占10%。

（一）肉眼特点

常位于肺的周围，有中心瘢痕，类似于其他非小细胞肺癌。

（二）组织学特点及免疫组化

具有鳞癌和腺癌的组织形态特点。如果有腺泡、乳头或细支气管肺泡结构时腺癌成分容易确定。有一些鳞癌在做组织化学染色时有局灶黏液。分化明确的腺癌和鳞癌成分在光镜下都有证据可寻。鳞癌有角化或细胞间桥，腺癌有腺泡、小管和乳头结构。有黏液形成的实性结构在诊断腺癌时有困难。如果每个高倍视野有5个或5个以上的黏液滴则诊断为腺癌。腺癌和鳞癌两种成分可以独立存在也可以混合存在，可以某一种成分占优也可两种成分一样多。两种成分的分化程度不是相互依附，可以多样。大细胞癌的成分也可见，但不影响诊断。间质特点与其他非小细胞癌一样，也可能存在通常见于涎腺型肿瘤的淀粉样间质。超微结构和免疫组化可以见到鳞癌和腺癌两者的特点。肿瘤细胞表达AE1/AE3、CAM5.2、KL1、CK7，但CK20常不表达。EMA阳性，TTF-1在腺癌成分阳性。

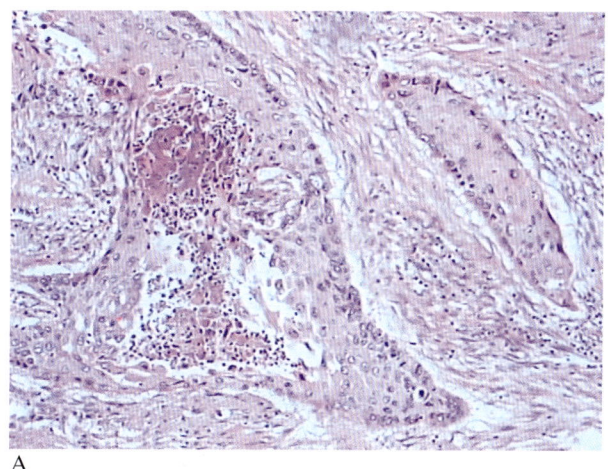

A

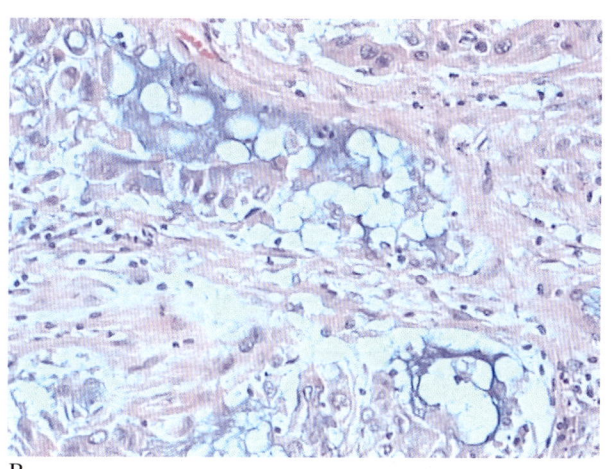

B

图4-11 腺鳞癌

（三）鉴别诊断

鳞癌中可有包裹的肺泡或细支气管，不要把这些腺样结构误诊为腺癌分化。同样，如果腺癌中包裹的细支气管伴有鳞状上皮化生也不要误认为是鳞癌成分。

与黏液表皮样癌的鉴别：来源于支气管腺的低级别的黏液表皮样癌常位于中心。组织学特点与来源于涎腺的同类肿瘤相似。肿瘤由黏液腺细胞、中间型或鳞状细胞混合组成，瘤细胞无异型或轻度异型。高级别的黏液表皮样癌鉴别较难。支持黏液表皮样癌诊断的形态特点包括：含有产生黏液的细胞和鳞状细胞，中心性、突向支气管内的生长方式；有典型的低级别黏液表皮样癌的区域；无细胞角化或鳞癌角化珠；无鳞状细胞原位癌；无小管、腺泡和乳头结构等。对有些病例，这两者并不都能确切区分开[18]。

六、肉瘤样癌

肉瘤样癌（图 4-12A ~ C）是一组分化很差的非小细胞肺癌，组织形态呈肉瘤或肉瘤样，含梭形细胞和（或）巨细胞。现已认识的 5 种组织类型是一组有交叉的连续性病变，包括多形性癌、梭形细胞癌、巨细胞癌、癌肉瘤和肺母细胞瘤。

（一）肉眼所见

肉瘤样癌可位于肺的中心或周边，有上叶多发的倾向。其中多形性癌多位于肺周边，体积常较大并浸润胸壁。

周围型肿瘤多大于 5cm，界清，灰色、黄色或奶黄色，质韧，切面有黏液样和（或）出血区，坏死常见。支气管腔内肿瘤有蒂，且常浸润到周围肺实质。

（二）组织学特点

1. 多形性癌（图4-13A、B）　分化差的鳞癌、腺癌或大细胞癌并含有梭形细胞和（或）巨细胞成分。梭形细胞或巨细胞成分在其中至少占10%，有时可为肿瘤的主要或全部成分。梭形细胞呈编织样或旋涡状排列，形态从上皮样到间叶样细胞，偶尔有平滑肌细胞特点，核分裂活跃。间质中可以有纤维或黏液。黏附性差的恶性细胞呈多边形，胞浆嗜酸深染，单核或多核，有明显异型。常见瘤细胞间的吞噬。大血管浸润和广泛坏死常见[19]。

2. 梭形细胞癌　仅由梭形细胞组成的癌。与多形性癌的梭形成分一样，细胞黏附成巢和不规则的编织状结构。核深染，核仁明显。没有典型的腺癌、鳞癌、巨细胞癌或大细胞癌成分。瘤体周围或瘤体内可见散在或灶性淋巴、浆细胞浸润。罕见病例炎细胞浸润突出，类似于炎症性肌

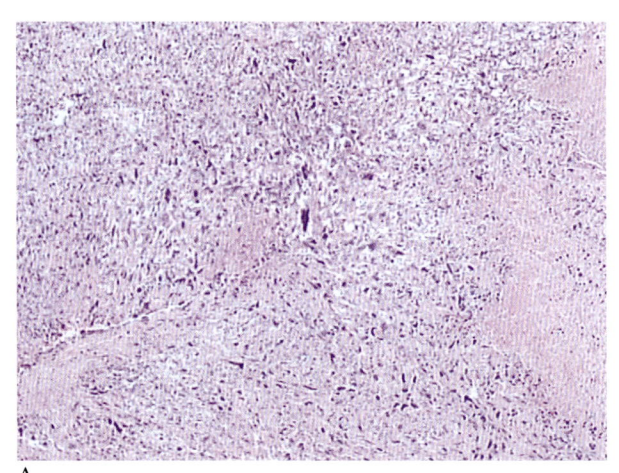

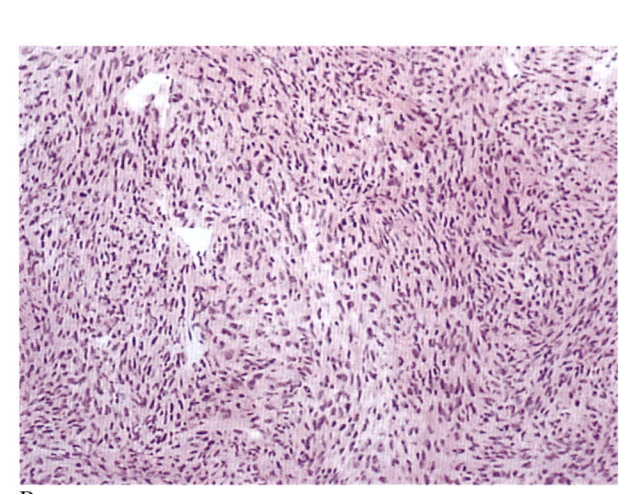

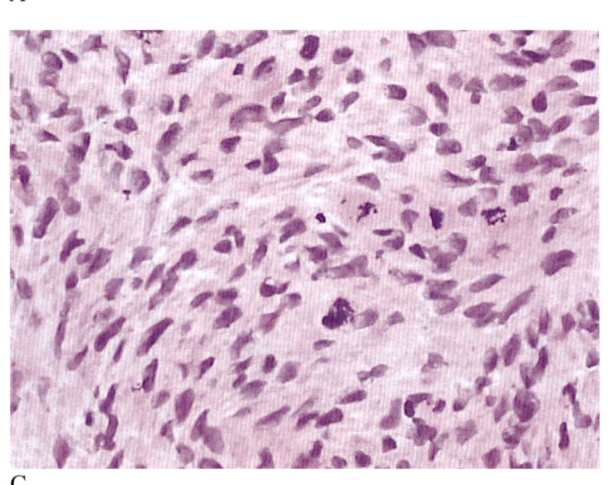

图 4-12　肉瘤样癌

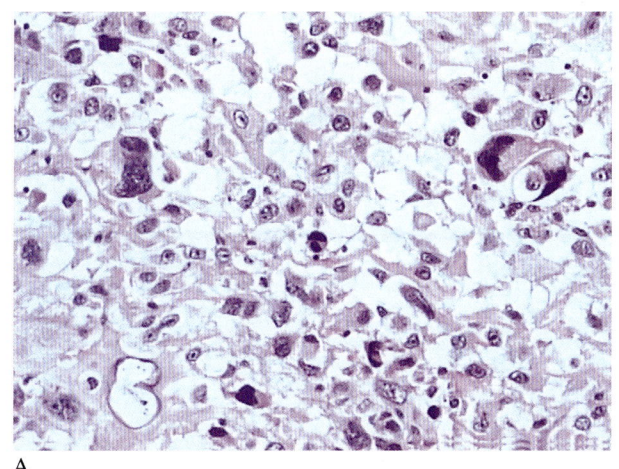

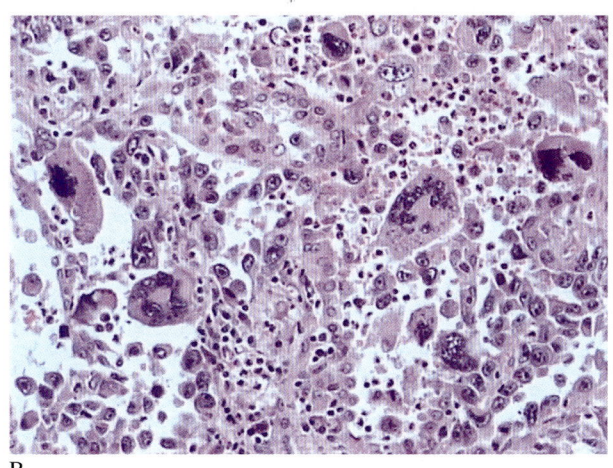

图4-13 多形性肉瘤样癌

纤维母细胞瘤。

3. 巨细胞癌 仅由高度异型的单核或多核瘤巨细胞组成。和梭形细胞癌一样,没有腺癌、鳞癌成分。肿瘤由非常大而异形的多核细胞组成。核大且分叶。瘤细胞粘附性差,彼此分离[4]。瘤细胞内常见很多炎细胞浸润,尤其是中性粒细胞浸润。电镜在核旁有细丝和张力丝,偶见桥粒。

4. 癌肉瘤 肿瘤为癌和肉瘤的混合,包含典型的非小细胞肺癌和肉瘤成分,呈上皮和间叶组织双向分化。上皮成分最常见是鳞癌(45%～70%),其次是腺癌(20%～31%)和大细胞癌(10%)。肉瘤成分包括软骨、骨或横纹肌肉瘤等[20]。类似于胎儿型腺癌的占20%,但缺少肺母细胞瘤的间质。有时恶性间叶成分占据肿瘤的大部分,仅有小灶癌。肉瘤常表现为未分化的梭形细胞肉瘤,但仔细寻找常能见到有特异性分化的肉瘤成

分,常见的有横纹肌肉瘤,其次为骨肉瘤或软骨肉瘤或混合性骨和软骨肉瘤[20]。转移灶常包含上皮和间叶成分,也可能仅有一种成分。

5. 肺母细胞瘤(图4-14A～C) 是一种双向分化的肿瘤,含有类似于胎儿型腺癌的原始上皮成分和原始间叶成分,偶见骨、软骨或横纹肌肉瘤成分[4]。显微镜下见类似于胎儿细支气管的小管分布在肉瘤样间叶中,类似于10～16周胎儿肺。小管被覆假复层无纤毛的柱状细胞,胞浆透明或淡嗜酸。上皮细胞核椭圆或圆形,相当一致,但也可有异型。腺体常见核下或核上空泡。胞浆空泡是因有丰富的糖原,PAS染色很容易确定。在腺腔内可见小量黏液,但细胞内黏液不常见。与胎儿型腺癌类似,可见由鳞状细胞巢组成的桑葚体样结构[21]。间质细胞常形成原始结构,由小的椭圆或梭形细胞在黏液样间质中围绕在腺管周围,类似于肾Wilms瘤的表现。也能见到小灶如成人型肉瘤或分化型肉瘤成分,如横纹肌肉瘤、软骨肉瘤或骨肉瘤。周围型肺母细胞瘤常很大,平均直径为10cm[21]。

(三)免疫组化

1. 多形性、梭形或巨细胞癌 只要有鳞癌、腺癌或大细胞癌成分存在,上皮性标记物不必在梭形和(或)巨细胞成分中表达即可诊断多形性癌。在分化差的肿瘤中需要用角蛋白抗体和EMA确认在肉瘤成分中有上皮分化。完全由梭形细胞构成的癌如果不表达上皮标记物则无法和肉瘤区别。多形性癌或梭形细胞癌的肿瘤细胞常联合表达CK、波形蛋白、CEA或平滑肌标记物[22]。巨细胞癌可能表达TTF-1。

2. 癌肉瘤 上皮成分表达CK。软骨肉瘤表达S-100。横纹肌肉瘤表达肌源性标记物。

3. 肺母细胞瘤 胎儿型腺癌成分表达上皮标记物(CK、EMA和CEA)。上皮细胞桑葚体和腺细胞也可以表达神经内分泌标记物例如ChrA。瘤细胞也可特异性表达某种激素,例如降钙素、胃泌素和蛙皮素等。SP可以在上皮尤其是桑葚体表达。间质成分表达波形蛋白和SMA。结蛋白(desmin)和肌红蛋白(myoglobin)或S-100在有骨骼肌或软骨分化的区域表达。一般情况下,CK和波形蛋白局限在上皮组织和间叶组织。但波形蛋白偶尔可以在表达CK的腺细胞中表达[23]。

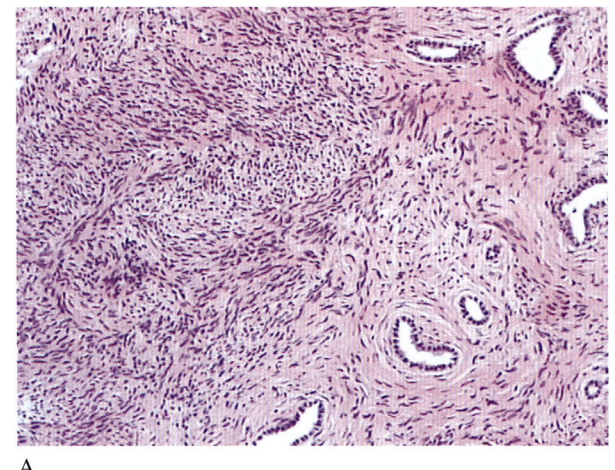

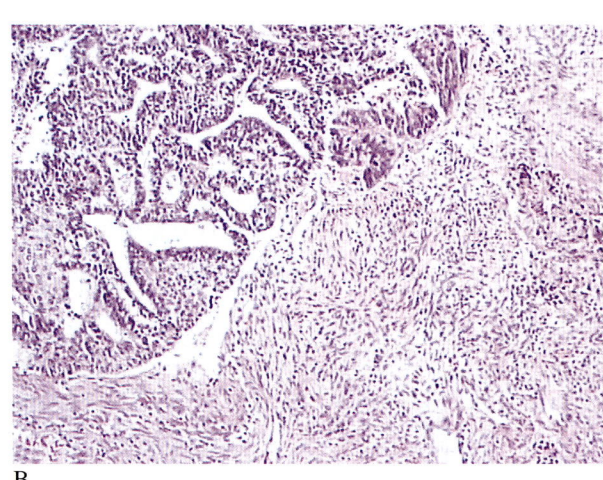

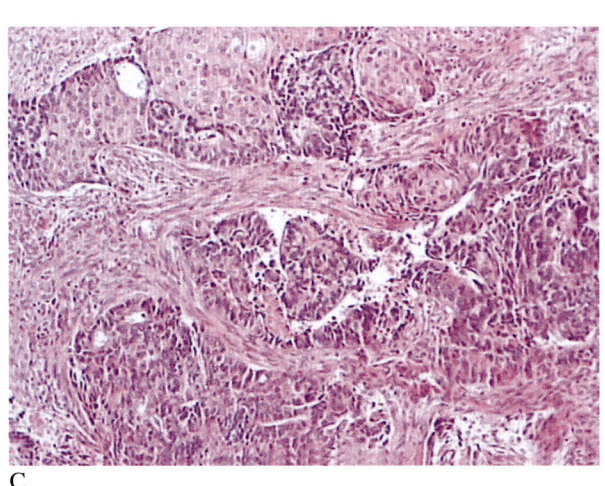

图 4-14　肺母细胞瘤

（四）鉴别诊断

多形性癌需要和原发或转移性肉瘤鉴别，需要广泛取材以确认癌的成分，有时需要做免疫组化确定有无上皮分化。肺的梭形细胞癌虽然罕见，但还是比原发肉瘤多见。对梭形细胞癌与表达 CK 的肉瘤尤其是滑膜肉瘤进行鉴别很难。但是滑膜肉瘤有特征性的形态，CK 表达弱或灶状表达，X 染色体、18 染色体有异位。梭形细胞癌伴有明显炎细胞浸润时可能与炎症性肌纤维母细胞瘤或机化性肺炎相混淆。核异型、核分裂、血管浸润以及 CK、EMA 和 TTF-1 阳性表达都支持癌的诊断。

巨细胞癌不仅要同其他类型的肺癌鉴别，也要和原发或转移性肉瘤鉴别，如多形性横纹肌肉瘤、转移性肾上腺皮质癌和转移性绒癌等。大多数可以通过各自的组织学特点区别开。据报道，HCG 在高达 20%～93% 的非小细胞肺癌中有表达，不能作为鉴别转移性绒癌的唯一指标。良性破骨细胞样巨细胞也可以在非小细胞癌中成群出现。

癌肉瘤的鉴别包括转移性畸胎瘤。

有双向分化的肺母细胞瘤需与胎儿型腺癌、胸膜肺母细胞瘤及原发和转移性肉瘤相鉴别。通过组织形态、免疫组化和其他分子病理学方法可助鉴别。

七、黏液表皮样癌

上皮性恶性肿瘤，组织学特点与涎腺的同名肿瘤一样，包括鳞状细胞、分泌黏液的细胞和中间型细胞。

（一）肉眼特点和部位

主要由位于中心气道的支气管腺发生。具有黏液表皮样癌形态但位于周边肺的肿瘤应该注意转移癌或腺鳞癌的可能。肿瘤直径 0.5～6cm，平均 2.2cm，质软，息肉样，粉红到黄褐色，常有囊性变和泛光的黏液样区。高级别的病变多具浸润性，肿瘤可沿支气管的软骨蔓延。远端的阻塞性肺炎可见。

（二）组织学特点

依据形态和细胞学特点分为低级别和高级别两型。低级别的肿瘤囊性改变常占主要成分。囊内有浓缩的黏液，常见钙化。被覆上皮平和，胞核圆或椭圆形，核分裂不常见；胞浆嗜酸，富含黏液。与黏液上皮混合存在的是成片的非角化鳞状上皮。实性区含有分泌黏液的细胞和柱状上皮组成的小腺体、小管和囊腔。坏死不明显。第三种细胞成分是椭圆形的中间型或移行细胞，核圆，淡嗜酸胞浆。间质常见水肿，尤其在腺体周围有灶状透明变。黏液周围可见钙化、骨化及肉芽肿性反应。

高级别黏液表皮样癌罕见，组织形态与腺鳞癌有重叠[24]。它们由中间型和鳞状细胞组成，伴有少量分泌黏液的细胞成分。核深染异型，核浆比高，核分裂活跃。肿瘤常浸润周围肺实质，并伴有局部淋巴结转移。高级别黏液表皮样癌是否有别于腺鳞癌尚有不同意见。下述标准一般支持高级别黏液表皮样癌的诊断：①支气管腔内外生性生长方式；②被覆上皮没有原位癌改变；③缺乏细胞角化和癌珠；④具有向低级别黏液表皮样癌过渡的区域。

八、腺样囊性癌

恶性上皮性肿瘤，与涎腺的同名肿瘤一样，具有独特的组织学形态，上皮细胞排列呈筛状、小管或腺样结构，并伴有不同量黏液和丰富的透明基底膜样细胞外基质。瘤细胞表现导管上皮和肌上皮细胞的分化。

（一）肉眼特点和部位

绝大多数（90%）病例发生于气管腔、主支气管或叶支气管内，位于增厚的支气管黏膜下，呈灰白或黄褐色息肉样病变。表面黏膜可能没有改变，也可以形成弥漫浸润的肿块在黏膜下呈纵向和（或）环状扩张。肿瘤大小1～4cm，平均2cm。特征性表现是肿瘤边缘不清，呈浸润性生长，可扩展到远离主要肿瘤结节、肉眼不能识别的部位。因此彻底检查支气管周围的软组织很有必要。

（二）组织学特点

腺样囊性癌常破坏软骨板进入周围的肺实质、肺门和纵隔软组织。其组织结构特点具多样性，可排列成筛状、小管或实性巢状。最典型的是筛状结构，瘤细胞围绕着富含酸性粘多糖的硬化的基底膜样物质形成的圆柱。瘤细胞小，胞浆稀少，核深染，圆形或多角形。核分裂象不多见。40%的病例可见神经周围的浸润。肿瘤沿血管、气管、细支气管和淋巴管扩展是其特点。

（三）免疫组化

肿瘤细胞具有导管上皮和肌上皮细胞的免疫表型，包括CK、波形蛋白、SMA、Calponin、S-100蛋白、p63和GFAP。基底膜样物表达Ⅳ型胶原、层粘蛋白（laminin）和硫酸肝素。

九、上皮－肌上皮癌

上皮－肌上皮癌由梭形、透明或浆样的肌上皮细胞及不同数量的导管上皮细胞组成。

（一）肉眼特点和部位

几乎全都位于支气管腔内。切面实性或胶冻样，灰白色。

（二）组织学特点

肿瘤由含有嗜酸或透明胞浆的梭形或圆形肌上皮细胞以及不同数量的导管上皮细胞组成[25]，偶尔亦有全部由肌上皮细胞组成的病例。导管由双层细胞围成，内层细胞立方形，胞浆嗜酸。外层细胞的胞浆透明。核分裂少。导管内层细胞表达MNF-116和EMA，外层细胞表达SMA和S-100。

十、类癌

类癌（图4-15A～C）有特征性的组织结构（如梁状、岛状、栅栏状、带状和菊形团样排列），具有神经内分泌分化。瘤细胞的形态比较一致，有中等量的细颗粒嗜酸胞浆，核染色质细颗粒状。典型类癌的核分裂<2个/2mm^2，没有坏死。非典型类癌的核分裂象2～10个/2mm^2，有灶状坏死。

（一）肉眼特点及部位

典型类癌几乎均等地发生于肺内各个部位，而非典型类癌多位于周边部。两者均质硬，界清，黄褐到黄色。类癌的典型特征是与支气管有关，常在支气管内生长。

（二）组织学特点

类癌由均匀一致的多角形细胞组成，有少到中等量的嗜酸胞浆，胞浆内黏液并不罕见，但极少有胞浆透明或含有黑色素的情况。偶有核异形，染色质细颗粒状，核仁不清楚。但这些形态特点不能用作区别典型类癌和非典型类癌。同一肿瘤内常见不同结构方式，但最多见的形态是细胞排列成巢的所谓器官样结构和细胞排列成索的梁状结构。有时瘤细胞可以为排列成巢的梭形细胞。其他形式有乳头状、假腺样和菊形团[26]，但真正腺体罕见。常见有血管丰富的纤维血管间质，有一些肿瘤间质有透明变性。邻近的气管被覆上皮有神经内分泌细胞增生，有时伴气道的纤维化，尤其常见于周围型类癌。

非典型类癌（图4-16A、B）有上述类癌的结构和细胞特点，不同之处在于有灶状坏死和较多的核分裂。

（三）免疫组化

大多数类癌表达CK，但有约20%病例可能CK阴性。神经内分泌标记物ChrA（图4-17）、突触素（图4-18）、Leu-7（CD57）和N-CAM（CD56，图4-19)在典型类癌强阳性[26]，非典型类癌呈片状或局灶阳性。S-100蛋白可以显示细胞巢周边的支持细胞（sustentacular cells）。TTF-1表达结果有不同报道。CD99也可以阳性。Ki-67在非典型类癌更多，并与预后相关。超微结构有桥粒结构和致密的神经内分泌颗粒。

（四）鉴别诊断

鉴别诊断包括其他内分泌肿瘤及与类癌结构相似的其他肿瘤。通过气管镜取活检或细针穿刺标本有时难以作出确切诊断，需要通过手术切除标本鉴别。

类癌微瘤（carcinoid tumorlets）与典型类癌一样，只有体积的区别，当直径＜5mm时才诊断。

大细胞神经内分泌癌和小细胞癌可通过核分裂数量和有无坏死来鉴别。

有腺样结构的类癌要与腺癌、黏液表皮样癌及腺样囊性癌鉴别。腺癌有细胞异型，分泌黏液，很少表达神经内分泌标记物。黏液表皮样癌也产生黏液，不表达神经内分泌标记物。腺样囊性癌的实性成分与类癌有相似处，但它们不表达神经内分泌标记物。

类癌肿瘤的巢状结构可与副神经节瘤相混淆，后者在肺内很罕见。有些类癌中存在S-100蛋白阳性的支持细胞，更容易引起混淆。一个关键的鉴别点是副神经节瘤没有CK表达。血管球瘤也可以类似于类癌，但SMA阳性，神经内分泌标记阴性。

梭形细胞类癌可以与多个间叶肿瘤相混淆，尤其是平滑肌肉瘤，通过细胞特点和免疫组化可以鉴别。

类癌有乳头结构时可与硬化性血管瘤混淆，但后者不表达神经内分泌标记物。

类癌的上皮样排列可能类似于转移性乳腺癌或前列腺癌。虽然结构相似，但后者异型明显，

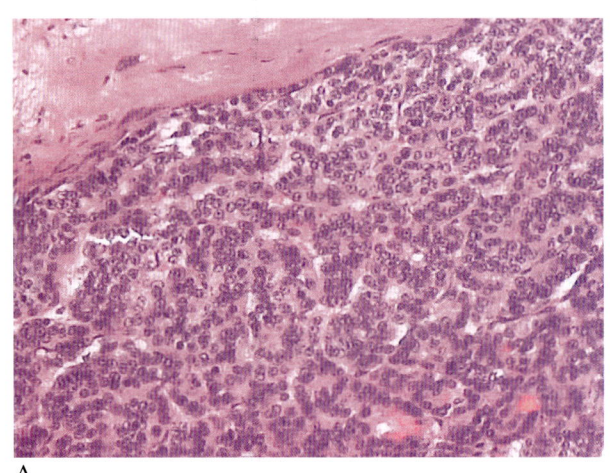

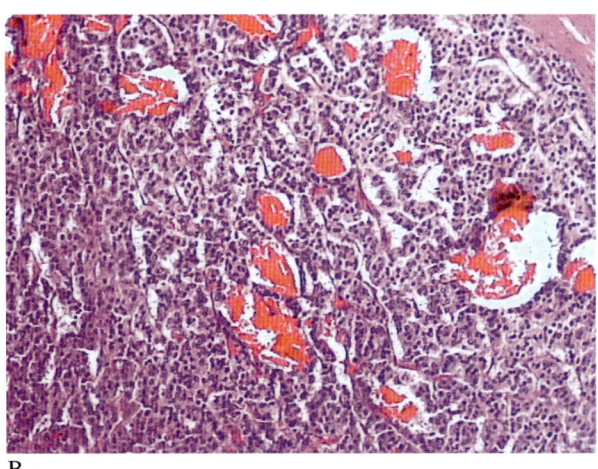

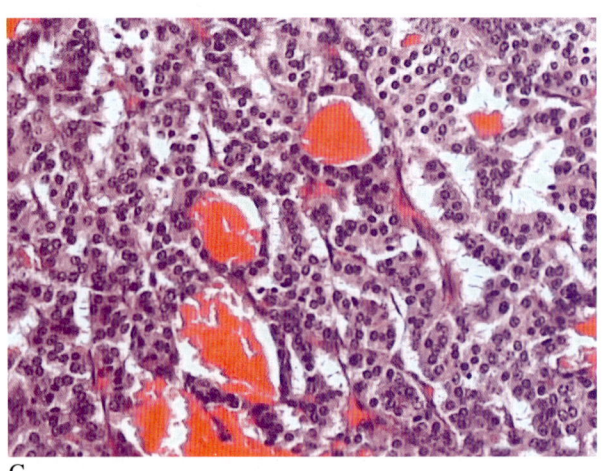

图4-15 类癌

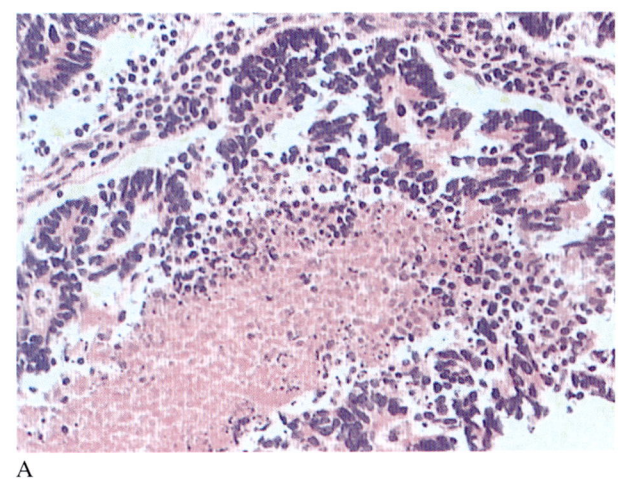

A

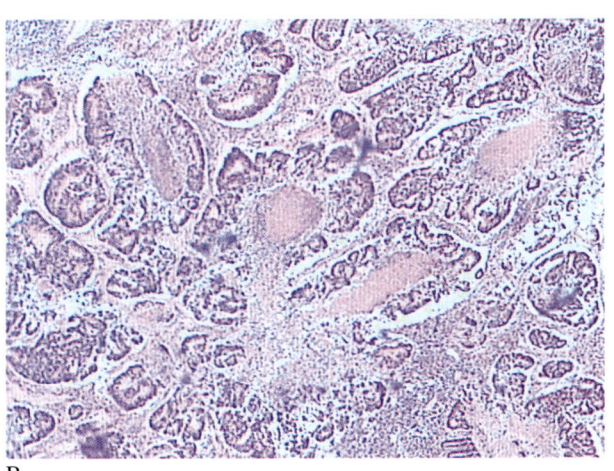

B

图 4-16 非典型类癌

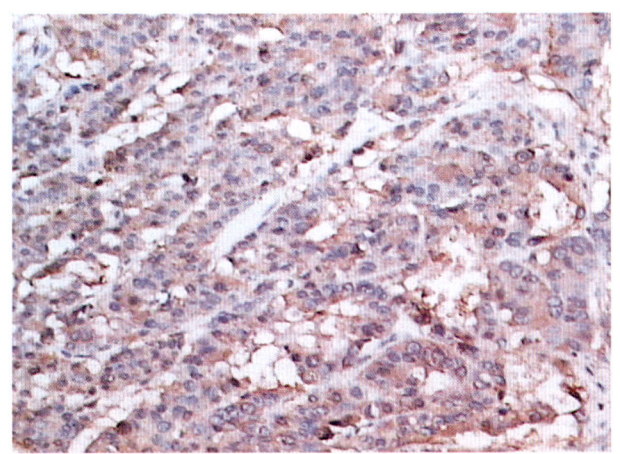

图 4-17 嗜铬粒

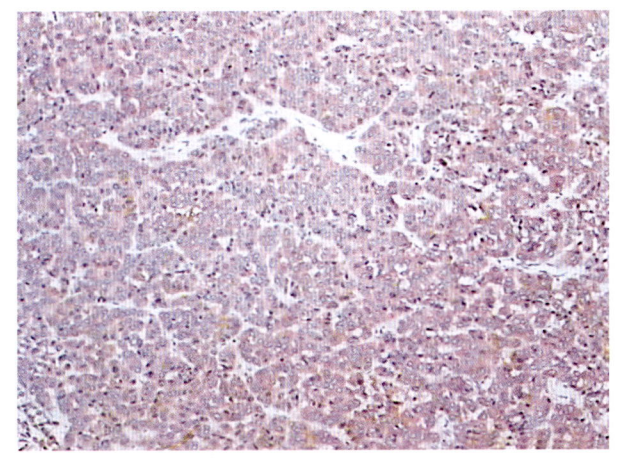

图 4-18 突触素

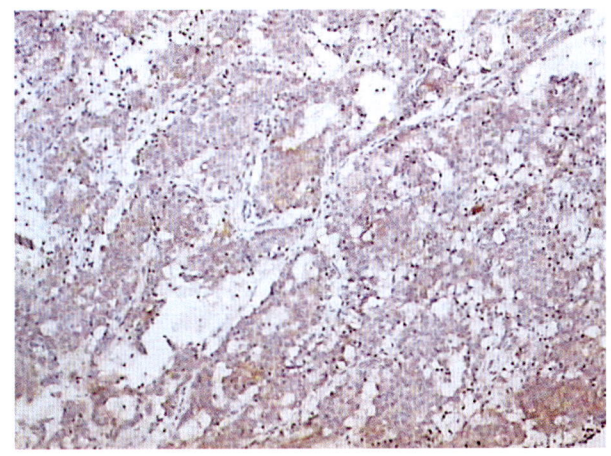

图 4-19 N-CAM CD56

核呈泡状，核仁突出。PSA 和神经内分泌标记物可以帮助鉴别[12]。

（五）分级

类癌肿瘤可分为低级的典型类癌和中等级别的非典型类癌。

第二节 肺的内分泌肿瘤

一、具有神经内分泌形态的肺肿瘤

神经内分泌肿瘤是一种独立的肿瘤类型，有特定的形态、超微结构、免疫组化和分子特点。从形态学上WHO将其分为4类：小细胞癌，大细胞神经内分泌癌，典型类癌和非典型类癌。上述4类肿瘤光镜下形态学特征包括肿瘤细胞形成有一定构形的细胞巢、栅栏状排列、梁状排列和菊形团样结构。区分这几种肿瘤最重要的标准是核

分裂的数量和是否存在坏死（表4-1，4-2）

二、有神经内分泌分化的非小细胞癌

有些肺癌在光镜下不表现神经内分泌形态，而免疫组化和（或）超微结构表现神经内分泌的证据。免疫组化研究表明10%～20%的鳞癌、腺癌和大细胞癌有神经内分泌分化，尤其常见于腺癌。这类肿瘤统称为非小细胞肺癌伴有神经内分泌分化（表4-2）。但其预后和对化疗的反应是否与不伴神经内分泌的肿瘤有所不同还有不同意见，在把其作为单独组织类型之前需进一步研究。

表4-1 诊断神经内分泌肿瘤的标准（W D Travis, et al）

肿瘤名称	诊断标准
典型类癌	肿瘤具有类癌的形态，直径≥0.5cm，核分裂象<2个/10个高倍视野（2mm^2），没有坏死
非典型类癌	肿瘤有类癌的形态，核分裂象2～10个/10个高倍视野（2mm^2），存在坏死（常为灶状）
大细胞神经内分泌癌	1. 有神经内分泌肿瘤形态（器官样巢、栅栏状排列、菊形团、梁状） 2. 核分裂象≥11个/10个高倍视野，中位数70个/10个高倍视野 3. 坏死（常大面积） 4. 细胞为非小细胞肺癌特点 5. 免疫组化有一项或多项神经内分泌标记阳性和（或）电镜下神经内分泌颗粒
小细胞癌	细胞小（小于3个小淋巴细胞的直径） 1. 细胞浆很少 2. 核染色质颗粒细，没有或仅有小核仁 3. 常有大面积坏死 4. 核分裂多，≥11个/10个高倍视野，中位数80个/10个高倍视野

表4-2 肺神经内分泌细胞增生和肿瘤的发生谱系（WD Travis, et al）

神经内分泌细胞增生和微瘤
神经内分泌细胞增生
神经内分泌细胞增生伴纤维化和（或）炎症
类癌旁的神经内分泌细胞增生
弥漫的特发性神经内分泌细胞增生伴或不伴气道纤维化
微瘤
肿瘤具有神经内分泌形态
典型类癌
不典型类癌
大细胞神经内分泌癌
小细胞癌
非小细胞癌伴神经内分泌分化
其他肿瘤伴有神经内分泌特点
肺母细胞瘤，原始神经外胚瘤，促纤维增生性小圆细胞肿瘤，伴有横纹肌表型的癌，副节瘤

第三节 癌前病变（浸润前上皮病变）

一、鳞状上皮非典型增生和原位癌

非典型增生（图4-20A、B）和原位癌（图4-21）是发生于支气管上皮的一系列具有连续性的鳞癌前期病变。可以为独立的病变或与浸润癌伴随，可以在气管或支气管单发或多灶。

（一）肉眼特点和部位

原位癌常发生在段支气管分叉处，进而向近端蔓延到叶支气管，向远端到次级段支气管。气管病变较少，气管镜和肉眼常没有改变。当肉眼可见到改变时，黏膜呈现为局灶或多灶的斑块状灰白区，或非特异红斑，甚至可以呈结节或息肉状病灶。

（二）组织学特点

支气管上皮增生和化生不包括在癌前病变内，如杯状细胞增生，基底细胞增生，鳞化和不成熟鳞化。癌前病变并不意味着必然发展为浸润癌。这些病变代表着一系列细胞和组织学改变的过程，并有组织学上的重叠。非典型增生不浸润间质。基底膜完整且有不同程度的增厚。可以见到微血管芽长入上皮内，称为血管源性鳞化，以前也叫做微乳头瘤病[27]。

（三）免疫组化特点

鳞状上皮非典型增生有一系列的免疫组化改变，EGFR、C-erbB2、p53、MCM2、Ki-67、CK5/10、bcl-2和VEGF表达增强；FHIT和p16表达缺失。显示细胞增生状态的标记物Ki-67与癌前病变程度有关。RAR-beta在吸烟者的支气管上皮常缺失。IV型胶原染色可以显示基底膜从基底细胞增生到非典型增生再到原位癌和浸润癌的失连续性改变。MMP和TIMP的表达也随不同程度的非典型增生、原位癌及浸润癌而有相应的变化。

二、非典型腺瘤样增生

肺泡或细支气管上皮细胞局限性增生，伴有

轻～中度异型性，引起周围肺的局部病变，直径小于5mm，周围没有间质性炎症和纤维化。

（一）肉眼特点和部位

大多数病变是在显微镜下偶然发现的，有时可在肺切面上肉眼看到散在的灰黄色病灶，直径从小于1mm到罕见的10mm，多数小于3mm。病灶常位于上叶，邻近胸膜，通常表现为多发病灶。

（二）组织学特点

非典型腺瘤样增生（atypical adenomatous hyperplasia，AAH；图4-22A、B）是局限性肺实质病变，常以肺泡为中心发生，邻近呼吸性细支气管。受累肺泡被覆圆形、立方、矮柱状或"钉"状细胞。约1/4的细胞有核内包涵体。常见双核细胞，但核分裂象罕见。被覆细胞具有Clara细胞和Ⅱ型肺泡细胞的光镜和电镜特点，但没有纤毛细胞或黏液细胞[28]。大多数病变界限清楚。肺泡壁由于胶原纤维增生及偶见的成纤维细胞和淋巴细胞浸润而增厚。这种肺泡间质的改变局限于有肺泡实质性病变的范围内。

被覆细胞的异型性程度不同。许多病变仅有不连续的有轻微异型的单层细胞，很少见到连续的中等以上程度的异型细胞。可见假乳头和簇状结构。有些作者把病变分为低级别和高级别，但其临床意义还不清楚，可重复性较低，在实际工作中还没有被采纳。

研究表明，非典型腺瘤样增生和非黏液型细支气管肺泡癌可能代表着肺泡上皮内肿瘤的连续性发展过程。

非典型腺瘤样增生必须与反应性增生相鉴别。后者继发于肺炎或肺纤维化，病变中肺泡被覆上皮增生并不突出，病变比较弥漫。非典型腺瘤样增生如果细胞较多、异型明显，和细支气管肺泡癌的鉴别很困难。后者一般大于10mm，肺泡被覆更多异形柱状细胞，细胞密集，有细胞重叠和轻微的复层结构，与邻近肺泡被覆上皮的过渡更为突然。如果见到真正的乳头，提示乳头状腺癌。

（三）免疫组化特点

非典型腺瘤样增生表达SPA、CEA、MMPs、钙粘蛋白（E-cadherin）、连环蛋白（β-catenin）、CD44v6和TTF-1。癌基因和肿瘤抑制基因（TP53、c-erbB2、RB、p16、p21、FHIT）的表达也有不同程度改变，反映了从非典型腺瘤到细

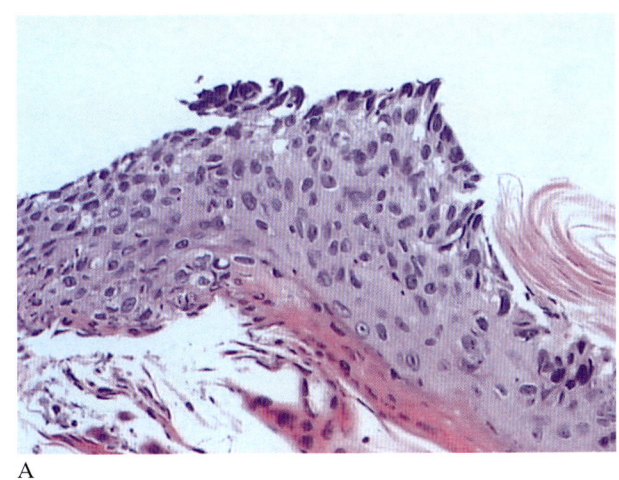

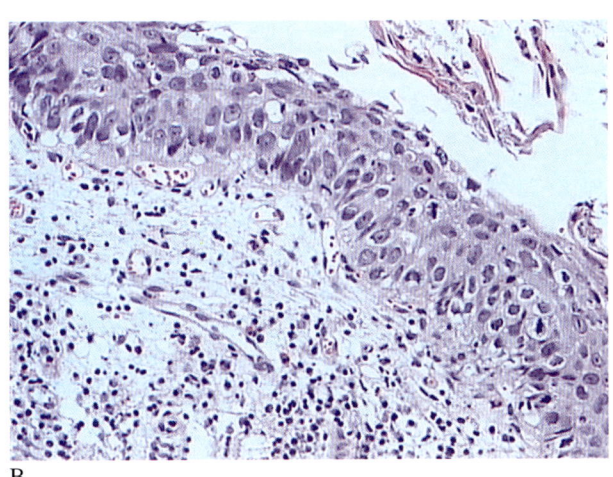

图4-20 非典型增生

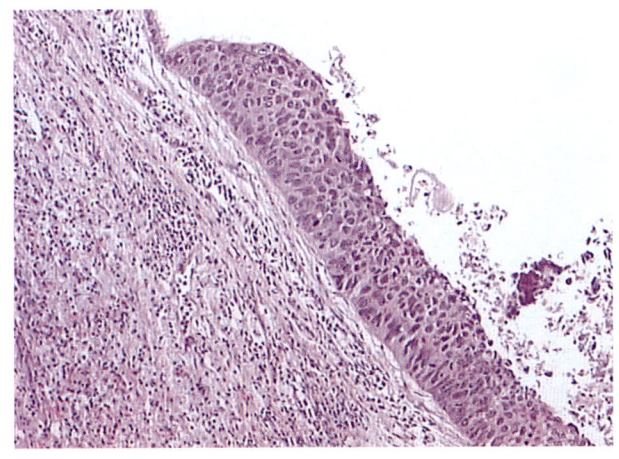

图4-21 原位癌

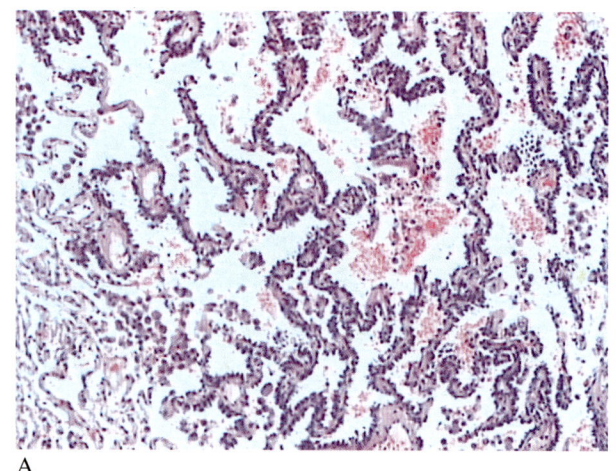

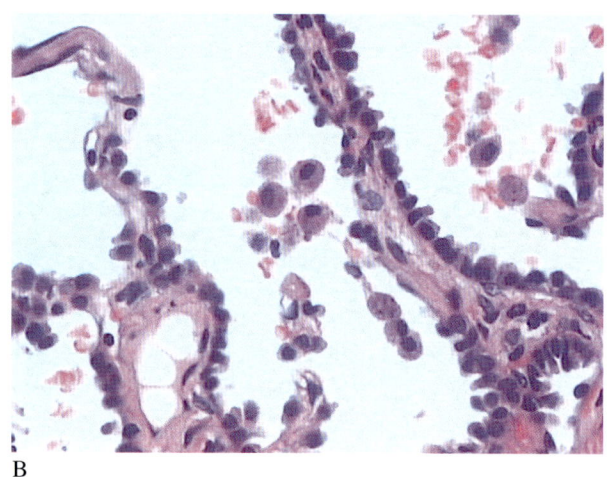

图 4-22 非典型腺瘤样增生

支气管肺泡癌再到浸润性腺癌的发展过程。

三、弥漫性特发性肺神经内分泌细胞增生（DIPNECH）

DIPNECH是神经内分泌细胞的增生，表现为散在单个细胞或形成小的结节（神经内分泌小体），或局限于支气管和细支气管上皮的神经内分泌细胞的线性增生。DIPNECH可以形成微瘤（tumorlets）或是类癌发生的早期阶段。有时伴有受累呼吸道腔内和腔外的纤维化，这在其他能引起反应性神经内分泌细胞增生的肺部病变中并不常见。

（一）肉眼特点和部位

早期病变肉眼看不见。在发展成微瘤和微小类癌时，可见到境界清楚的灰白色小结节，类似于粟粒状小体。稍大些的类癌肿瘤质硬，质地均匀，界限清楚，灰色或黄白色。病变部位并无特殊，均匀累及一侧或双侧肺。

（二）组织学特点

显微镜下显示肺神经内分泌细胞（PNCs）有广泛增生。最初为单个和小堆细胞聚集，或形成稍大些的结节，局限于支气管或细支气管上皮。大些的病变突进腔内，但一般不破坏上皮下的基底膜。细支气管壁有时呈纤维性增厚。由于纤维化和（或）肺神经内分泌细胞增生，细支气管会发生阻塞。某些炎症或纤维化病变也可能引起PNCs增生，一般总能发现某种具体而严重的病变。在DIPNECH病变进展中，增生的PNCs能穿透基底膜，浸润周围组织形成小的细胞团，称之为微瘤（直径2~5mm），并产生明显的纤维间质反应。一旦PNCs达到5mm或更大，就被称为类癌。PNCs增生有时伴有腔内和腔外的纤维化，引起受累的呼吸道阻塞，但其周围肺所受影响不明显。

（三）鉴别诊断

依靠临床表现和X线无法鉴别DIPNECH与其他弥漫性肺病变，必须通过活检。在组织病理学上，DIPNECH需与肺其他病变如支气管气管扩张症和慢性肺脓肿引起的PNC增生相鉴别，后一类病变不会发展到类癌。另外DIPNECH还要与发生于周边部类癌旁的PNCs增生相鉴别[29]。

第四节 良性上皮性病变

一、鳞状细胞乳头状瘤

鳞状细胞乳头状瘤（图4-23A、B）由纤维结缔组织轴芯及表面被覆的鳞状上皮组成。可以单发也可多发，可以呈外生性或内翻性生长。

（一）肉眼特点及部位

发生于支气管腔内。单发的乳头状赘生物从主支气管或大的分支支气管壁发生，突向支气管腔内。肿物呈菜花样，灰黄到灰白色，软到中等硬度，大小0.7~0.9cm，平均1.5cm。远端呼吸道扩张，可继发肺不张或肺实变。

（二）组织学特点

病变由疏松的纤维血管轴芯及其表面被覆的复层鳞状上皮组成。外生性病变的鳞状上皮从基底到表层呈现逐渐成熟的过程，棘细胞层清楚，

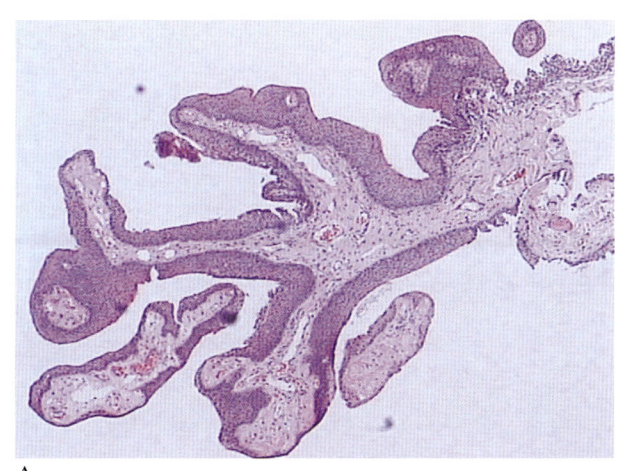

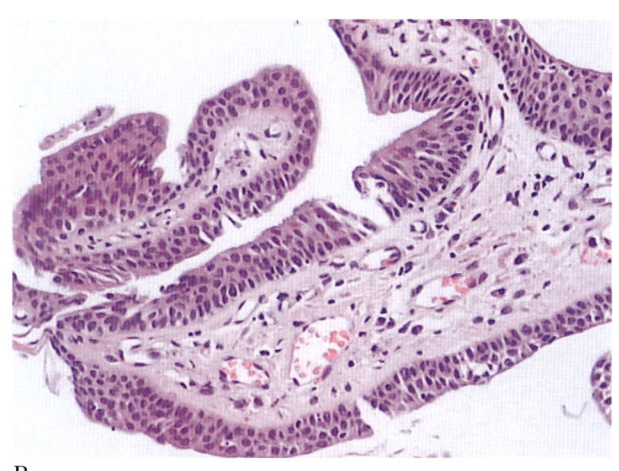

图 4-23 鳞状细胞乳头状瘤

表面常为角化细胞。当被覆上皮为非角化类似于移行上皮细胞时，即使电镜证实这些细胞为鳞状细胞，也不宜使用鳞状细胞乳头状瘤这个命名。20%以上单发的鳞状细胞乳头状瘤细胞有核沟、双核或核旁空晕，和HPV感染后的挖空细胞相似。在基底层以上可以见到散在的角化不良细胞和大的异型细胞，并偶见核分裂，非典型增生的程度按WHO标准分级。单发乳头状瘤很少癌变[30]。

内翻性病变具有外生和内生双重特点。内陷的鳞状上皮巢有基底膜包绕，后者与表面上皮的基底膜是连续的。基底层细胞和基底膜垂直，而中心部的细胞呈平行或旋涡状排列。病变可以累及附近的支气管腺。

肺实质可能受累，表现为肺泡腔内有界限清楚的非角化鳞状上皮细胞巢，细胞形态平和，周围有增生的Ⅱ型肺泡上皮。有时病变呈扩张的大囊，被覆良性鳞状细胞。累及下呼吸道的喉气管乳头状瘤病和本病在形态上类似。

（三）鉴别诊断

炎症性支气管腔内息肉可有局部鳞化，但一般都有大量的肉芽组织样间质，上皮下有大量淋巴浆细胞浸润。

分化好的鳞癌可以完全呈乳头状且在支气管腔内生长。细胞有恶性的特点，但看不到间质和（或）血管浸润。

良性乳头状瘤的分支中可有内陷的腺体，不要误认为浸润。有轻度细胞异型的内翻性乳头状瘤有时可能会和浸润性鳞癌混淆。肺实质的破坏，细胞的异型性和不成熟，以及不良角化和过度角化等支持癌的诊断。

二、腺样乳头状瘤

非常罕见，肿瘤被覆纤毛或非纤毛柱状上皮，还可有立方细胞和杯状细胞。

（一）肉眼及部位

位于支气管内，白到灰黄色息肉样，大小0.7~1.5cm。细支气管内的病变可呈实性，无明显乳头分支。

（二）组织学特点

中心型病变的乳头有相对厚的间质轴芯，含有明显的薄壁血管，间质透明变性，表面被覆非纤毛或纤毛上皮，细胞可见立方形或柱状，或几种混合，并有散在富含黏液的细胞。无细胞核异型，无核分裂，没有坏死。周围型病变附着于细支气管黏膜，含有散在纤毛细胞。

（三）鉴别诊断

原发和转移的乳头状腺癌上皮细胞密度大，恶性细胞和浸润支气管壁的特点可助鉴别。炎症性息肉和黏液腺腺瘤的乳头缺少真正的纤维血管间质轴芯，炎性息肉也没有增生性的上皮成分。乳头状腺瘤是肺实质内的病变，不是附着在呼吸道，常显示Ⅱ型肺泡上皮的特点。

三、混合性鳞状和腺样乳头状瘤

支气管内由鳞状和腺上皮细胞混合组成的乳头状瘤，其中一种成分应占1/3或以上。

（一）肉眼特点

肿瘤位于支气管内，黄褐色到红色，息肉状，大小0.2～2.5cm。

（二）组织学特点

纤维血管轴芯表面被覆鳞状上皮和腺上皮细胞，后者可以是假复层纤毛和非纤毛立方到柱状细胞，偶有黏液细胞。鳞状细胞可有不同程度的异型性，但病毒所致的细胞学改变以及腺细胞的异型和坏死未见报道。间质中有散在的淋巴细胞和浆细胞浸润。

（三）鉴别诊断

与单纯的鳞状和腺样的乳头状瘤相鉴别。

四、乳头状腺瘤

（一）定义

是界限清楚的乳头状肿瘤，被覆形态平和的立方或柱状细胞，具有纤维血管间质。

（二）肉眼特点和部位

累及肺实质而不累及呼吸道。肉眼界限清楚，有时有包膜，软、海绵状或质地较硬。切面颗粒状，灰白或褐色，大小1.0～4.0cm。

（三）组织学特点

大多界限清楚，呈乳头状生长，可伴有实性区。纤维血管轴芯表面被覆立方或柱状上皮，有圆或椭圆形核。纤毛细胞也可见到。偶见嗜酸性核内包涵体，但无核异型和核分裂象。

（四）免疫组化和电镜

II型肺泡上皮和Clara细胞表达广谱CK、Clara细胞蛋白、TTF-1、SP和CEA。神经内分泌标记物阴性。电镜下有板层小体、表面微绒毛等。

（五）鉴别诊断

硬化性血管瘤形态多样，包括出血、硬化和实性生长方式。肺泡腺瘤没有乳头结构，被覆Clara细胞或纤毛细胞。乳头状肺癌包括转移性甲状腺乳头状癌和细支气管肺泡癌，有更明显的细胞异型伴微乳头丛和核的异型。乳头状类癌肿瘤细胞有颗粒状胞浆和细颗粒状染色质。

五、涎腺型黏液腺腺瘤

由气管支气管的浆液黏液腺和导管发生的良性肿瘤，主要呈外生性生长。特点为形成含有黏液的囊腔、小管、腺体和乳头结构。被覆上皮可以为高柱状细胞、扁平立方细胞、杯状细胞、嗜酸细胞或透明细胞。

（一）肉眼特点和部位

大部分肿瘤位于中心，为界限清楚的外生性结节，切面光亮，呈粉白或黄褐色，有黏液、腺样、实性和囊性区，大小0.7～7.5cm，平均2.3cm。

（二）组织学特点

肿瘤位于支气管壁的软骨板以上，由大量的充满黏液的囊腔和无扩张的微小腺泡组成，也可见腺体、小管和乳头状结构。囊腔内充满中性和酸性黏液，被覆形态平和的柱状、立方或扁平的分泌黏液的细胞，也可见到嗜酸细胞、透明细胞以及局部的纤毛细胞。

（三）免疫组化和电镜

肿瘤细胞表达EMA、广谱CK和CEA。间质细胞局灶表达广谱CK、SMA和S-100。电镜证实有上皮和肌上皮成分。

（四）鉴别诊断

低级别黏液表皮样癌与黏液腺腺瘤非常相似，含有乳头和囊性区。两者虽然结构相似，但鳞状细胞和中间型细胞能够帮助黏液表皮样癌的确诊。

黏液性囊腺瘤位于肺的周边部，被覆均匀一致、形态平和的黏液上皮。

腺癌常有浸润，细胞有异型并见核分裂和坏死。

六、涎腺型多形性腺瘤

肿瘤有上皮和结缔组织分化，由腺体与肌上皮混合在黏液和软骨基质中。

（一）肉眼特点和部位

大多数肿瘤位于中心支气管腔内，呈息肉样肿块，但周围型病变也可见。肿瘤大小1.5～16cm，界限清楚，无包膜，切面灰白、质韧或黏液样。息肉状肿瘤位于支气管和次级支气管腔内，有时可堵塞呼吸道。

（二）组织学特点（图4-24A～D）

和涎腺的多形性腺瘤一样，呈双向分化，但通常没有明显的腺样成分或软骨样基质，更多的是表现所谓"富于细胞的混合瘤"的特点，为片状、梁状或岛状上皮和（或）肌上皮细胞与黏液样基质的混合。可见导管结构，由外层的肌上皮

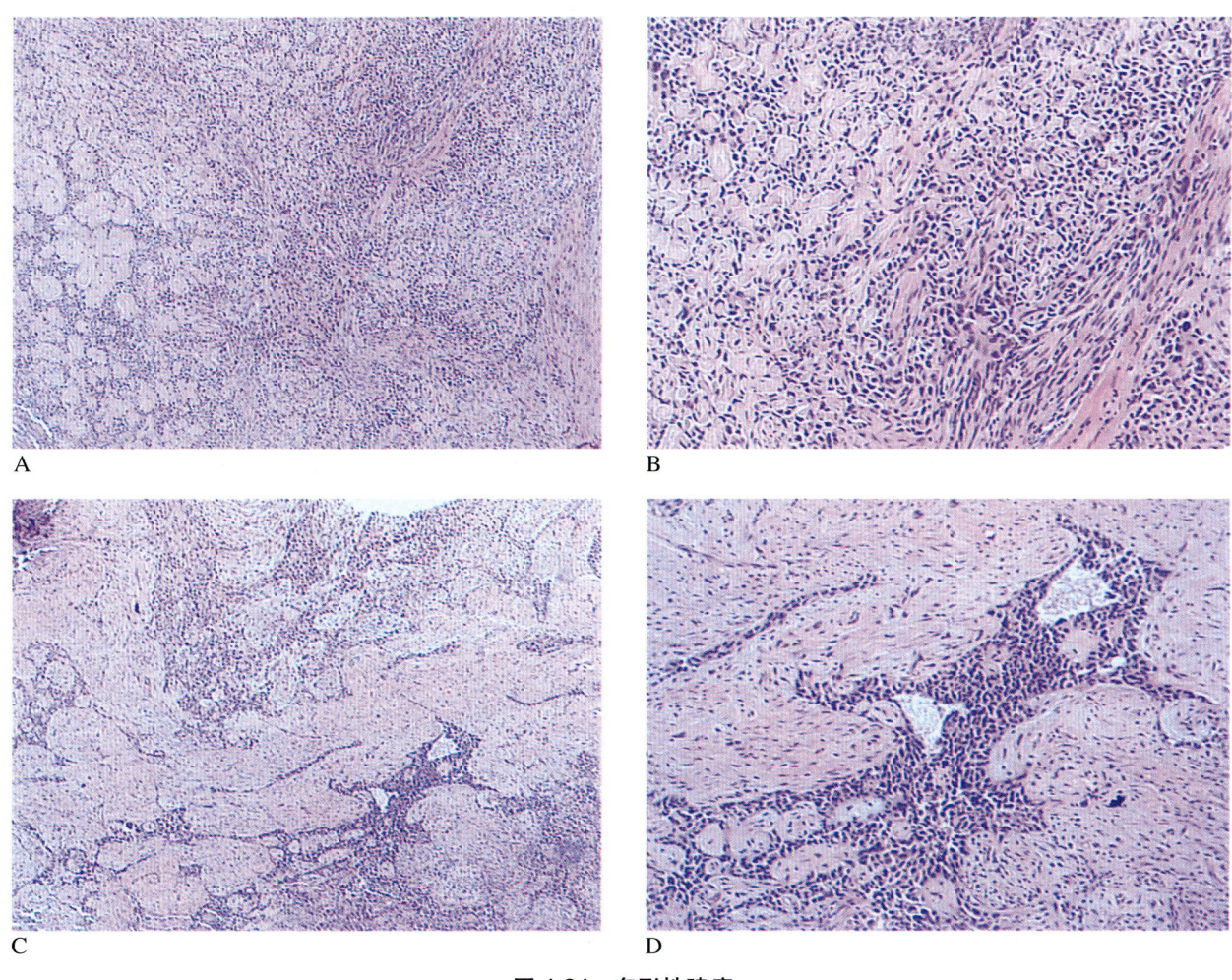

图 4-24 多形性腺瘤

和内层的上皮细胞组成，腔内有少量PAS阳性的分泌物。核分裂、细胞多形性和坏死不常见。

（三）免疫组化

导管上皮和肌上皮细胞表达低分子量CK和广谱CK。肌上皮和间质细胞表达波形蛋白、SMA和GFAP。S-100蛋白在两种细胞中都可表达。

（四）鉴别诊断

首先必须根据临床病史和全面检查确定头颈部和乳腺有无原发肿瘤，然后才能考虑肺的多形性腺瘤。单个孤立的肿瘤位于有软骨的气管、支气管内支持肺原发。组织形态上要与错构瘤、肺母细胞瘤和癌肉瘤相鉴别。错构瘤表现有软骨和其他间叶成分，后两种肿瘤有恶性间质和上皮成分。

七、黏液性囊腺瘤

黏液性囊腺瘤是局限性的囊性肿块，充满黏液，由纤维囊壁包绕，被覆上皮为分化好的柱状黏液上皮。

（一）肉眼特点和部位

常位于肺周边部，为充满黏液的囊腔，大小1.0～1.5cm，和呼吸道没有关联。囊壁薄，囊壁上无结节。

（二）组织学特点

光镜下为囊性病变，囊内充满黏液，纤维结缔组织囊壁被覆不连续的低立方形到高柱状的分泌黏液的上皮。上皮的胞核位于基底，有丰富的黏液胞浆。局部被覆复层细胞，可见乳头和少量核分裂，但没有微乳头、坏死和明显的细胞异型。黏液渗出形成的异物肉芽肿和上皮脱落区域间质慢性炎细胞反应明显。

（三）免疫组化

瘤细胞表达广谱CK。CEA和SP阴性。PCNA

和 Ki-67 分别少于 10% 和 5%。

（四）鉴别诊断

主要和黏液性囊腺癌或腺癌的胶样黏液变型相鉴别。黏液外渗，纤维被膜外可见小片黏液上皮或肺内的浸润以及肿瘤细胞异型支持癌的诊断。另外要鉴别的还有黏液型细支气管肺泡癌以及非肿瘤性病变，如先天性囊性腺样畸形和感染后支气管囊肿。

第五节　淋巴/组织细胞肿瘤

一、黏膜相关淋巴组织的边缘带 B 细胞淋巴瘤（MALToma）

MALToma（图4-25A、B）由类似于单核细胞的小 B 淋巴细胞以及散在的免疫母细胞和中心母细胞组成。在一部分病例中瘤细胞有浆样分化。典型病变是瘤细胞浸润支气管黏膜上皮形成淋巴上皮病变。

（一）肉眼特点和部位

典型病变在周边部，可以是孤立结节或弥漫双侧病变。受累区域呈实性结节肿块，黄色到奶油色，与淋巴结的淋巴瘤切面相似。罕见情况下肿瘤局部可见囊腔。

（二）组织学特点

主要形态特点为弥漫浸润的小淋巴细胞围绕着反应性的滤泡。这些滤泡比胃内同样病变中见到的要小而且不清楚。CD21染色（滤泡树突细胞阳性）显示滤泡比较好，可以显示淋巴滤泡被肿瘤细胞取代（滤泡植入）。肿瘤由淋巴细胞样、淋巴浆细胞样、中心细胞样（边缘区）或单核细胞样 B 细胞组成[31]。支气管、细支气管和肺泡上皮浸润是其特点，但不是特征性的，因为这种现象在非肿瘤性肺淋巴组织浸润也能见到。可以有大量浆细胞沿着支气管血管束分布或在肺泡间隔浸润，表现或不表现轻链限制性。MALToma是以小细胞为主的低级别肿瘤，但也可见到少量散在转化的大细胞（中心母细胞和免疫母细胞）。如果大细胞区成片，就应该诊断为弥漫大 B 细胞淋巴瘤。肿块位于肺周边部时，淋巴细胞沿支气管血管束和肺叶间隔生长，但肺泡实质也会被破坏，呼吸道保存完好。中心区硬化也是肿瘤的一个特

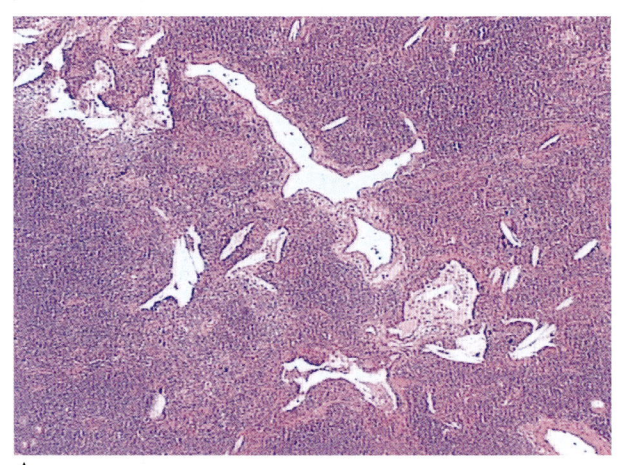

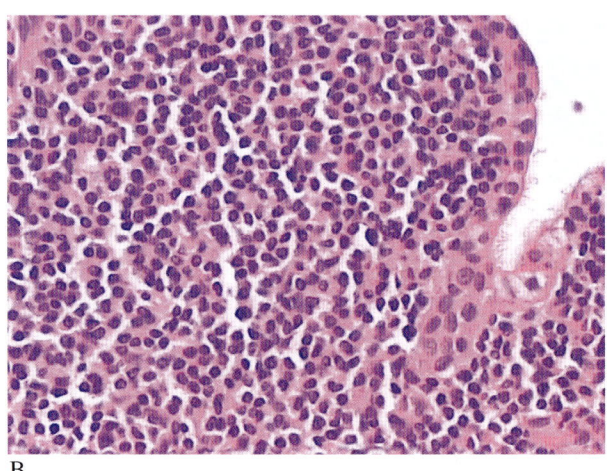

图 4-25　黏膜相关淋巴组织的边缘带 B 细胞淋巴瘤

点。血管浸润、胸膜累及和肉芽肿形成并不少见，但没有预后意义。坏死罕见。

（三）免疫组化

瘤细胞表达CD20或CD79α，背景中有数量不等的反应性 T 细胞。30% 的病例有胞浆免疫球蛋白，大多数表达重链。CD5、CD10、CD23、Bcl-6阴性。CD43在一些病例有表达。瘤细胞常表达Bcl-2。CD21、CD23和CD35能显示反应性滤泡。常见扩张的由瘤细胞破坏的滤泡。Ki-67<10%，残留的滤泡Ki-67细胞数较多。CK染色可显示淋巴上皮病变。

（四）鉴别诊断

在临床和影像上需鉴别的病变包括矽肺、细支气管肺泡癌、机化性肺炎、感染和淀粉样沉积病。组织形态上需与淋巴细胞间质性肺炎、结节性淋巴组织增生、外源性过敏性肺泡炎、炎性肌纤维母细胞肿瘤及浆细胞性肉芽肿鉴别。另外要

鉴别的还包括其他小B细胞淋巴瘤，尤其在活检标本中，包括滤泡性淋巴瘤、套细胞淋巴瘤、小淋巴细胞性淋巴瘤和淋巴浆细胞性淋巴瘤。CD5、cyclin D1以及CD10和bcl-6可以帮助鉴别。

二、肺原发性弥漫大B细胞淋巴瘤

由肿瘤性大B淋巴细胞组成，核的大小或与正常吞噬细胞的核相仿，或比正常淋巴细胞的两倍大些。

（一）肉眼特点和部位

一般在肺周边部，实性，呈现奶油色，如果有坏死则见软的淡黄色区域。

（二）组织学特点

形态类似于其他部位的弥漫大B细胞淋巴瘤，由弥漫成片的大细胞组成，细胞为正常淋巴细胞的2～4倍，浸润并破坏肺实质，坏死常见。血管浸润和胸膜受累常见，但淋巴上皮病变罕见。

（三）免疫组化

表达CD20或CD79α，背景中有不同量的T细胞反应。冰冻组织可以查到免疫球蛋白轻链表达。

（四）鉴别诊断

包括大或小细胞未分化癌，霍奇金淋巴瘤的变异型，间变性大细胞淋巴瘤和罕见的生殖细胞肿瘤，可以通过CK、PLAP、CD20、CD3、CD30、ALK1、CD15、CD45和EMA染色帮助鉴别。

肺原发的弥漫性大B细胞淋巴瘤需要与纵隔原发的同类肿瘤浸润肺相鉴别。临床特征包括年龄、性别以及纵隔肿块等信息，可以帮助作出正确诊断。对年轻女性患者要想到有纵隔来源的可能。

与淋巴瘤样肉芽肿相鉴别可能有困难，后者T细胞浸润更明显。异型B细胞EBV阳性等可以帮助鉴别[32]。

三、淋巴瘤样肉芽肿

由EBV阳性的异型B细胞和大量反应性T细胞组成的、以血管为中心并破坏血管的淋巴组织增生性病变[33]。这类病变的组织分级和临床侵袭行为表现出一种梯度性变化，和EBV阳性的大B细胞所占比例有关。本病可以发展为EBV阳性的弥漫性大B细胞淋巴瘤。

（一）肉眼特点和部位

肿块或结节能累及各种器官，最常累及肺、中枢神经系统和肾，皮肤也可受累。肉眼见黄白色界限清楚的肿块，切面实性，颗粒状干酪样，可见空洞。类似的病变在其他器官也可见，例如肾或脑。

（二）组织学特点

病变早期淋巴细胞围绕着肺动脉和静脉壁浸润，并破坏血管壁，常见坏死灶，含有小圆淋巴细胞，有些有轻度异型，还有不等量的大的异型细胞，类似于免疫母细胞。背景有组织细胞，偶见浆细胞。嗜酸细胞和中性粒细胞不明显。一些异形细胞可有两个核，像R-S细胞。虽然叫"肉芽肿"这个名字，但却没有上皮样细胞和巨细胞。

标本的大小很重要，经支气管活检的标本只有不到30%能诊断，大多数病例的诊断需要做手术进行肺活检。

组织学分级主要依据异型的EBV阳性的大细胞数量。I级病变仅有几个或没有EBV感染细胞（小于5个/高倍视野），没有坏死和细胞多形性。II级病变有散在的EBV感染细胞（5～20个/高倍视野）和局灶坏死，有细胞多形性，该级别是典型和最常见的类型。III级病变有成片EBV感染、形态单一的和坏死细胞，被认为是弥漫大B细胞淋巴瘤的亚型[34]。

（三）免疫组化特点

具有T和B细胞增生性病变的特点。

（四）鉴别诊断

有些与肺淋巴瘤样肉芽肿形态相似的病变但不表现异型的EBV感染的B细胞，而是CD3阳性的T细胞。因为它们亲血管而且多形，形态与肺淋巴瘤样肉芽肿相似。这类T细胞病变属外周T细胞淋巴瘤。肺内其他类型的T细胞淋巴瘤还有CD56阳性的NK/T细胞淋巴瘤，鼻型。通过免疫组化来确定细胞的免疫表型对鉴别诊断很重要。

I级病变有可能与反应性炎症过程相混淆。

四、肺Langerhans组织细胞增生症

由增生的Langerhans细胞形成的间质性肺病变。大多数受累病人是成人，受累肺只是局部区域。许多Langerhans增生症是克隆性或肿瘤性的，但成人肺内的这类病变至今认为是Langerhans细胞的反应性增生[35]。

（一）肉眼特点和病位

病变主要在上叶和中叶。病变周围有瘢痕形成。肉眼识别主要取决于病变的范围和数量。小的结节一般 2～5mm 大小，可以触摸到。进展期病变有广泛纤维化伴或不伴肺气肿改变。

（二）组织学特点及免疫组化

和抽烟人肺的改变相同，包括肺气肿和呼吸性支气管炎[36]。起初的病变是 Langerhans 细胞沿小呼吸道，初级细支气管和肺泡腔增生。当病变增大时，形成圆形或星状结节。在治愈的肺 Langerhans 组织细胞增生症的病例可以依靠星状中心瘢痕环来确定。

Langerhans 细胞有淡嗜酸胞浆，核纤细，有明显核膜皱缩（图 4-26A、B）。通过 S-100 蛋白和 CD1α 染色能够证实 Langerhans 细胞。如果有典型形态就不必要用免疫组化染色。

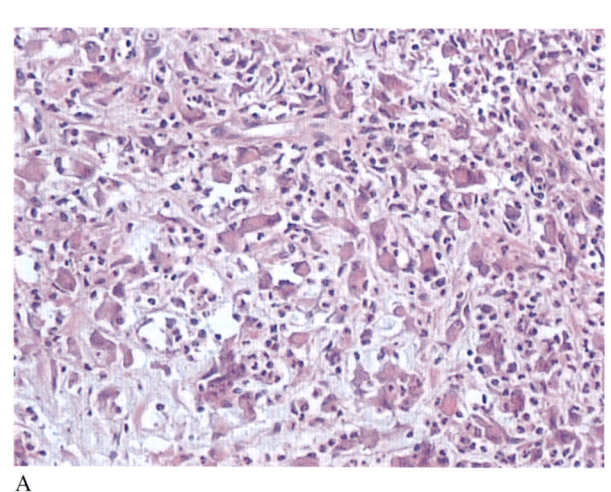
A

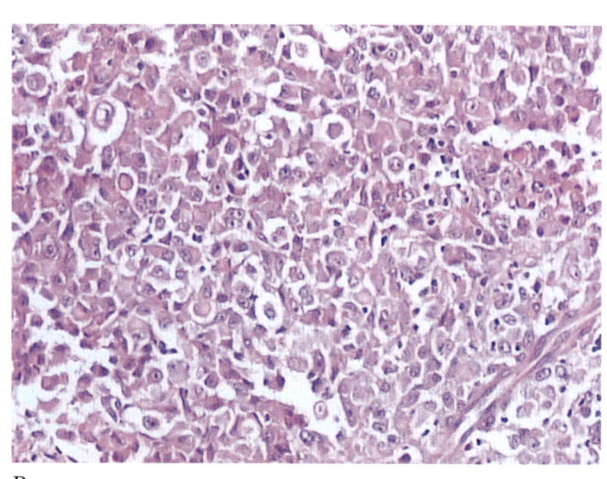
B

图 4-26　Langerhans 组织细胞增生症

第六节　间叶组织肿瘤

一、胸膜/肺母细胞瘤

发生于婴幼儿的肺和（或）胸膜的胚胎性或个体异常发育的肿瘤，呈囊性和（或）实性肉瘤样肿瘤，在肺内或少部分在壁层胸膜发生[37]。肿瘤的囊性成分被覆良性化生的纤毛上皮。在其他部位也有相应的儿童肿瘤类型。包括 Wilms 瘤、神经母细胞瘤、肝母细胞瘤和视网膜母细胞瘤。

（一）肉眼特点和部位

位于胸膜和（或）肺。纯囊性病变，具有薄壁多囊结构。实性病变可表现为质硬到胶冻黏液状，有时有出血，最大的肿块可超过 15cm 和 500g。实性肿瘤可占据肺叶或整个肺。少量病人发生于壁层胸膜。

（二）组织学特点

纯囊性或Ⅰ型胸膜肺母细胞瘤有多囊结构，被覆呼吸上皮，其下聚集有小的原始恶性细胞，可有横纹肌母细胞分化。胎儿型的软骨小结节或透明隔间质是其特点。Ⅱ型表现为部分或全部由片状原始小细胞、胚胎性横纹肌肉瘤或梭形细胞肉瘤组成。Ⅲ型肿瘤为实性。Ⅱ型和Ⅲ型的实性区由母细胞性和肉瘤样结构的细胞混合组成。恶性结节有软骨，间变的和多形性的细胞，纤维肉瘤样区域，横纹肌肉瘤样区和母细胞样细胞岛，被疏松排列的短梭形细胞分开，可为单一成分或多种成分混合存在。灶状出血、坏死和纤维化可见。

（三）免疫组化

表达波形蛋白，囊腔被覆的呼吸上皮表达 CK。有横纹肌分化的区域和原始小细胞表达 SMA 和结蛋白。软骨结节表达 S-100 蛋白。

在与肺的囊性滑膜肉瘤鉴别中免疫组化非常有用。EMA、CK 和 CD99 在胸膜肺母细胞瘤不表达。

二、弥漫性肺淋巴管瘤病

弥漫的淋巴管及管壁平滑肌增生，波及肺、胸膜和纵隔的正常淋巴道分支。

（一）肉眼特点和部位

在细支气管血管区域明显，其他包括有胸

膜、叶间、肺间隔以及纵隔区，代表了疾病的淋巴道分布特点。

（二）组织学特点

大小不等镶嵌排列的衬覆内皮的腔沿着淋巴道在胸膜、叶间裂、细支气管区分布。腔内常含有一些无细胞的嗜酸性物质[38]。腔与腔之间有不等量的梭形细胞，胞核平和、椭圆到雪茄状。在肺周围部肺泡内常见有含铁血黄素沉积。

（三）免疫组化和电镜

被覆上皮为内皮。F8因子、波形蛋白和UEA阳性。梭形细胞表达波形蛋白、结蛋白、肌动蛋白（actin）和PR，但ER、CK、HMB45阴性。梭形细胞的超微结构类似于平滑肌细胞。

（四）鉴别诊断

淋巴管扩张症的淋巴管数量不增加，也不存在相互吻合的结构。淋巴管平滑肌瘤病的囊腔分布更无序。Kaposi肉瘤没有淋巴管腔的吻合。弥漫性肺血管瘤病的管腔内充满血液，间质中有充气的腔，没有平滑肌。

三、炎症性肌纤维母细胞肿瘤

是炎性假瘤中的一个亚群，由不等量的胶原纤维、炎细胞及平和的呈肌纤维母细胞分化的梭形细胞混合组成。

（一）肉眼特点及部位

胸片显示孤立的肿块，80%边界不清。肿块呈骨针状表现，如果位于支气管腔内则伴有阻塞性肺炎和肺不张表现。肉眼为单个圆形质韧肿块，有不等量的黄灰色区，反应了组织细胞成分的多少。大小1~36cm，平均3cm[39]。病变无包膜，5%~10%的病人局部肺门软组织或胸壁有浸润。砂粒样钙化偶见，空洞罕见。

（二）组织学特点

由梭形肌纤维母细胞和成纤维细胞排列成束状或旋涡状。其核椭圆，染色质细，核仁不清楚，两端有丰富的淡嗜酸胞浆。核分裂不常见，细胞异型性不明显。与梭形细胞混合存在的有炎细胞，包括淋巴细胞、浆细胞和组织细胞，也包括Touton型细胞（图4-27A、B）。浆细胞有时很明显，常伴有淋巴滤泡。

（三）免疫组化

与发生于肺外的炎性假瘤相似，梭形细胞表

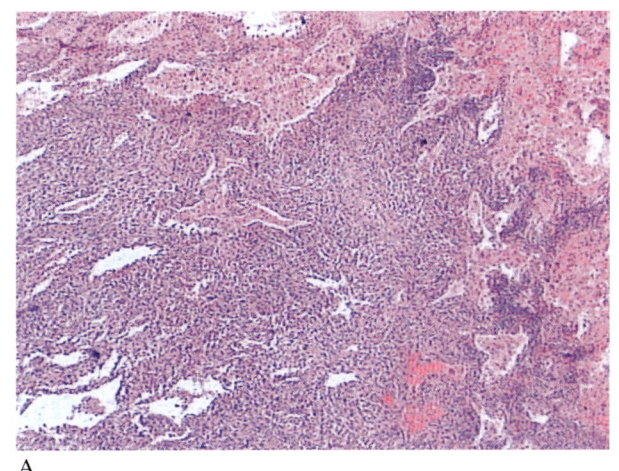

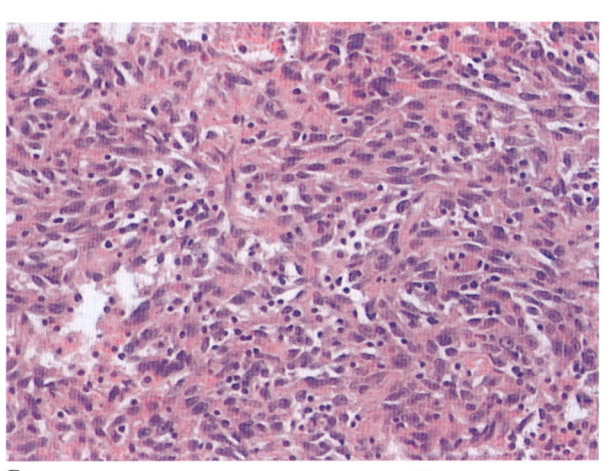

图4-27　肌纤维母细胞肿瘤

达波形蛋白和SMA，不表达肌红蛋白，CD117和S-100蛋白[39]。1/3病人有灶状CK表达，可能因为有肺泡内陷。有40%的病人表达ALK1和p80。

四、淋巴管平滑肌瘤病

由分布广泛的不成熟的短梭形类似于平滑肌的细胞弥漫生长于肺间质中，常伴有囊性变，发生在生育期年龄的妇女。

（一）肉眼特点和部位

晚期病变肺有弥漫的囊性变，从顶部到基底。早期病变仅见数个散在的囊肿。

（二）组织学特点

两种主要组成成分是囊腔和增生的不成熟平滑肌。大小不等的囊腔由结节状聚集的平滑肌样梭形细胞围绕，其中可混有较多的圆形上皮样细胞，可能是血管周上皮样细胞或上皮样平滑肌细胞。

（三）免疫组化特点

表达SMA、结蛋白和波形蛋白。与正常平滑肌不一样之处是瘤细胞还表达HMB45[40]。

（四）鉴别诊断

良性转移性平滑肌瘤不伴有囊性区，平滑肌结节一般较大。肺气肿的间质中没有梭形细胞结节。Langerhans组织细胞增生症有特异的Langerhans细胞、嗜酸细胞和特征性的肉眼和显微镜下特点。

五、肺滑膜肉瘤

间叶来源的梭形细胞肿瘤，可表现区域性的上皮分化。这类肿瘤常被认为是肺外转移的，但是肺外若没有原发肿瘤时即被看做肺原发。

（一）肉眼特点和发生部位

肿瘤常发生在周边部，界清、无包膜、实性，大小0.6～17cm，平均5.6cm，偶见弥漫分布并浸润胸壁或纵隔。肿瘤切面有囊性变和坏死。

（二）组织学特点

与软组织滑膜肉瘤形态一样，可有双向分化和单向分化[41]。在肺里单向分化最常见，病变由呈编织状紧密排列的梭形细胞组成。这种亚型常表现有血管外皮细胞瘤样的血管结构，局部有玻璃样变的纤维间隔。双向分化的肿瘤有上皮和梭形细胞成分。上皮区域有裂隙状腔隙并可有散在的管乳头分化。这些细胞呈立方状，有中等量的嗜酸胞浆，核圆，有颗粒状染色质，偶见核仁。腔内常见黏液分泌，但要注意不应与内陷的肺泡上皮混淆。肺泡上皮TTF-1染色阳性。大多数肺的滑膜肉瘤有局灶坏死，核分裂象5～25个/10HPF，可见钙化和肥大细胞浸润。

（三）免疫组化

上皮样区域比梭形细胞CK和（或）EMA表达更明显。EMA的表达比CK更强更广。在单向分化的病变中CK阳性少见。CK7和CK19更有助于同其他梭形细胞肉瘤的鉴别，因为它们在其他肉瘤中不表达。梭形细胞表达波形蛋白。30%肿瘤的胞核和浆内表达S-100蛋白。Bcl-2和CD99通常阳性，CD34阴性。结蛋白不表达，但SMA可有灶状表达。滑膜肉瘤还常见灶状的钙网膜蛋白（calretinin）阳性细胞。

（四）鉴别诊断

首先要与转移性滑膜肉瘤鉴别，需借助于临床病史和X线检查。其他需鉴别的包括梭形细胞癌、恶性间皮瘤、小细胞癌、胸腺瘤、肺膜肺母细胞瘤、局限性纤维性肿瘤、纤维肉瘤、平滑肌肿瘤（图4-28）、恶性外周神经鞘瘤和尤文肉瘤，要通过组织形态结合免疫组化鉴别。对有困难的病例，分子遗传学检测可能会有帮助。

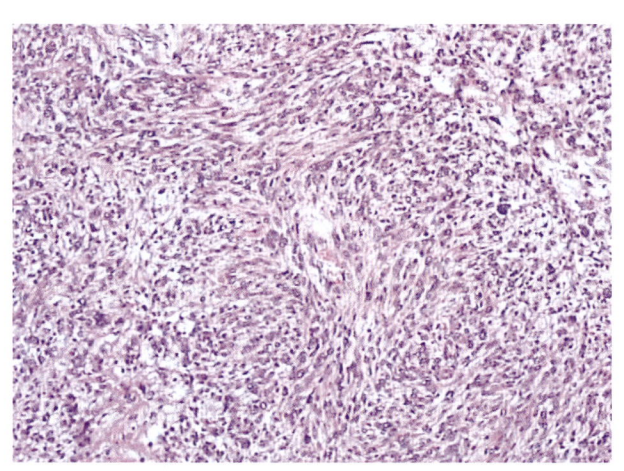

图4-28 平滑肌肉瘤

第七节 其他原发肿瘤

一、错构瘤

由占有不同比例的间叶组织，如软骨、脂肪、结缔组织和平滑肌等组成的良性肿瘤，典型的还含有内陷的呼吸上皮。

（一）肉眼特点和部位

多发生在肺周边部，直径<4cm；约10%发生在支气管腔内。肉眼呈分叶状，白色或灰白质硬肿块，切面可以从周围的肺组织中脱壳而出。软骨成分的切面偶尔有钙化和骨化。支气管腔内的病变呈息肉状，含有更多脂肪。位于呼吸道内的肿瘤基底较宽[42]。

（二）组织学特点

主要由成熟的软骨及其周围平和的间叶成分例如脂肪、平滑肌、骨和纤维血管组成。在间叶成分的分叶中常有呼吸型上皮延伸形成裂隙样结构（图4-29A、B）。在支气管腔内发生的错构瘤，脂肪组织占主要成分，包含在内的上皮变矮或消失。

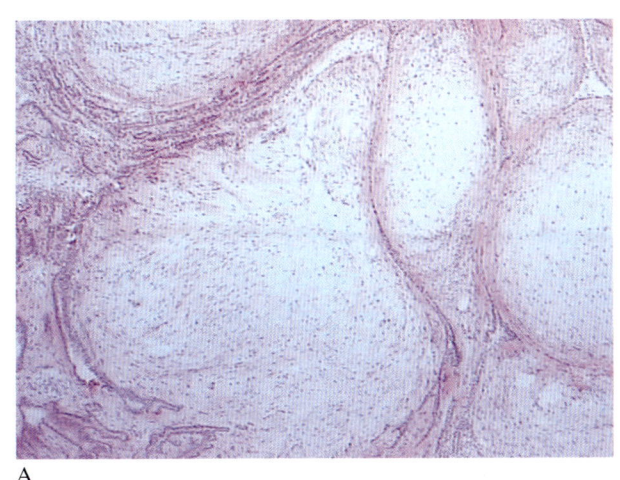

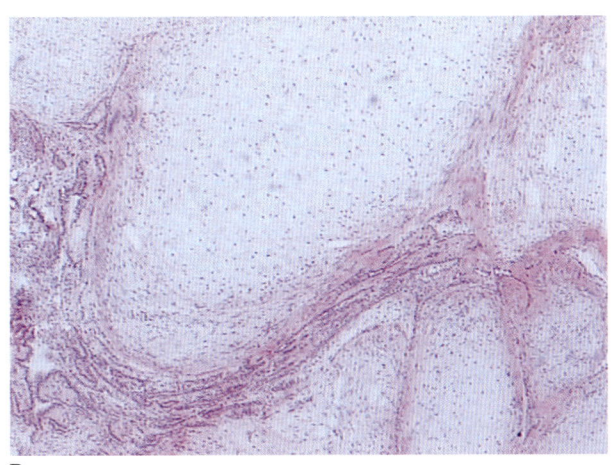

图 4-29 错构瘤

免疫组化和电镜几乎不用于诊断。

（三）鉴别诊断

需要同含两种以上间叶成分的软组织良性肿瘤及细胞异型性不明显的软骨肉瘤相鉴别。囊性间叶错构瘤主要发生于儿童，容易与软骨型错构瘤鉴别。现多称之为胸膜肺母细胞瘤，此外还要与支气管肺软骨瘤鉴别，后者趋向多发，仅由软骨组成，没有被覆呼吸上皮的裂隙结构，而且有Carney三联症（肺软骨瘤、胃上皮样平滑肌肿瘤和肾上腺外副节瘤）。

二、硬化性血管瘤

组织形态有明显的多样性，包括实性、乳头、硬化和出血等。乳头表面被覆增生的II型肺泡细胞。

（一）肉眼特点和发生部位

大多数肿瘤单一且位于外周部，4%为多发，4%累及壁层胸膜，1%累及纵隔，发生在支气管腔内者罕见。肉眼肿块界限清楚，直径0.3～8cm。切面实性，灰白到灰黄色，局灶有出血，偶见囊性变和钙化。

（二）组织学特点

肿瘤由两类细胞组成，包括圆形的间质细胞和表面细胞。圆形细胞小，细胞界限清楚，胞浆嗜酸。胞核圆或椭圆，位于中心，无明显异型。染色质细，核仁不突出，核分裂少（＜1个/10HPF）。也可有泡沫状或空泡状的印戒细胞样细胞。表面细胞呈立方形，表现出细支气管肺泡上皮和活跃的II型肺泡细胞的形态，可有分叶核，或者透明、空泡和泡沫状胞浆，以及核内包涵体。两型细胞局灶都可有明显异型核的细胞（图4-30A、B）。

1. 乳头型　乳头表面被覆立方的表面细胞，乳头内有圆形细胞，可见硬化或黏液样区。

2. 硬化型　含有灶状透明变性的胶原，可以在出血区周围，或在乳头分支内，也可以在实性区内。

3. 实性型　圆型细胞形成片状结构，其中散在表面细胞围成的小管。

4. 出血型　充满血液、被覆上皮细胞的大腔，或实性区灶性出血以及含铁血黄素沉积，伴有泡沫细胞吞噬和胆固醇结晶。

可见砂粒体样钙化，在乳头之间的腔隙内可见板层结构，偶尔可见成熟脂肪细胞。散在或呈实性巢（微瘤）的神经内分泌细胞偶尔也能见到，有硬化性血管瘤与类癌混合存在的报道[43]。

（三）免疫组化

圆细胞表达TTF-1和EMA，但不表达广谱CK。表面细胞表达TTF-1、EMA、SP-A和广谱CK。

（四）鉴别诊断

包括累及肺的透明细胞肿瘤（转移性肾透明细胞癌，透明细胞"糖"瘤和肺的透明细胞癌）、类癌和乳头状的肺上皮性肿瘤。根据细胞形态、结构和免疫组化特点可以鉴别。

三、透明细胞瘤

良性肿瘤，可能发生于血管周围的上皮样细胞。它们包括的细胞因含大量糖原而有丰富的透明或嗜酸性胞浆。

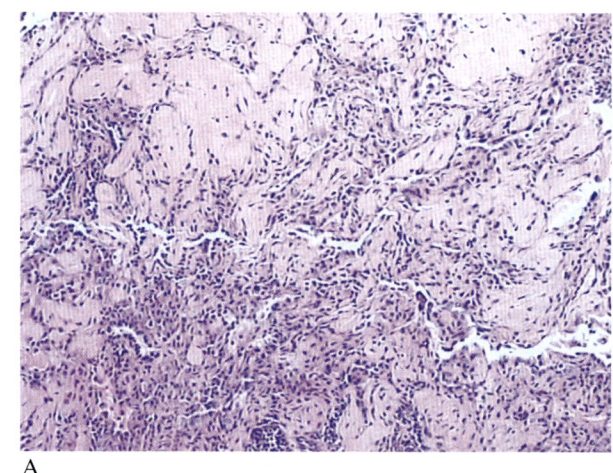

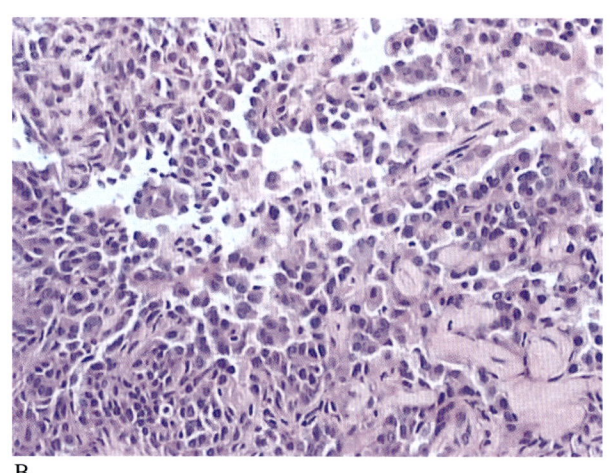

图 4-30 硬化性血管瘤

（一）肉眼特点和部位

大多数为单个界限清楚的肿块，位于肺的周边部。直径约2cm（0.1～6.5cm），切面红褐色。

（二）组织学特点

由圆或椭圆形胞界清楚的细胞组成。胞浆透明或嗜酸，核大小可有轻度变异，可见核仁，但无核分裂象。坏死罕见。如果有肿瘤坏死、核分裂以及浸润性生长就应该考虑恶性的可能。组织形态的另外特点是具有薄壁血窦（图4-31）。由于细胞的糖原丰富，PAS 强阳性（消化后染色）[44]。

（三）免疫组化和电镜

HMB45阳性。电镜下见丰富游离的或与膜相连的糖原颗粒，可见黑色素小体。

（四）鉴别诊断

首先要与原发及转移的透明细胞癌鉴别。根据细胞无异型性，肿瘤内有丰富薄壁窦性血管，

S-100 和 HMB45 染色阳性，CK 染色阴性可有助于透明细胞瘤的诊断。颗粒细胞瘤表达S-100但不表达HMB45，且胞浆内没有丰富的糖原。转移性恶性黑色素瘤和透明细胞肉瘤虽然有类似的免疫表型和超微结构，但肿瘤细胞具有明显的异型性，并且可能有特殊病史可助鉴别。

四、恶性黑色素瘤

来源于黑色素细胞的恶性肿瘤。诊断肺原发性恶性黑色素瘤的标准包括该浸润性肿瘤细胞发生于同支气管上皮相连接的部位，支气管上皮伴随有痣样病变，没有恶性黑色素瘤病史以及诊断时其他部位没有发现恶性黑色素瘤等。

（一）肉眼特点和部位

肺原发恶性黑色素瘤大多数发生于支气管腔内，但发生于气管的也有描述。位于肺周边部的单发肿瘤结节常为转移性。肉眼大多为单个息肉样肿块，大多数有不同程度的色素。

（二）组织学特点

典型肿瘤呈分叶状，表面有溃疡。组织结构和细胞特点与其他部位的恶性黑素瘤相似。常常在邻近的支气管黏膜内有Paget病样瘤细胞，良性色素痣样病变罕见。免疫组化 S-100、HMB45 阳性。超微结构细胞浆内有黑色素小体[45]。

（三）鉴别诊断

最主要的是与转移性病变相鉴别，有时也可能无法证实为原发于肺的恶性黑素瘤。支气管类癌也可以有色素，但它表达神经内分泌标记物，CK 也阳性。

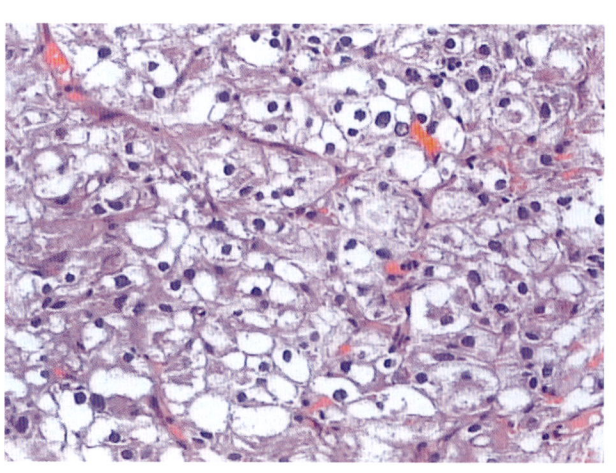

图 4-31 糖瘤（透明细胞瘤）

第八节 肺转移性肿瘤

（一）肉眼特点和部位

多位于周边部，界限清楚，常为双侧肺多发结节，但也可为单个肿块。最常见于下叶，也能发生于中、上叶。

根据来源的部位，肉眼形态和结构有所不同，可以从小的粟粒状病变（例如恶性黑素瘤、卵巢癌、生殖细胞肿瘤）到大的融合的"炮弹"样肿块（例如肉瘤、肾细胞癌）。转移性腺癌质硬，色灰白，伴坏死和出血区。分泌黏液的腺癌切面湿润，发亮，黄到棕色。转移性结肠癌常有广泛坏死，可形成空洞。转移性鳞癌灰色，干燥，有点状坏死区。肾细胞癌常为黄色结节。转移性肉瘤和恶性淋巴瘤较硬，灰色有光泽的"鱼肉样"切面。转移性血管肉瘤有黑红色出血区。恶性黑素瘤可能为黑色。

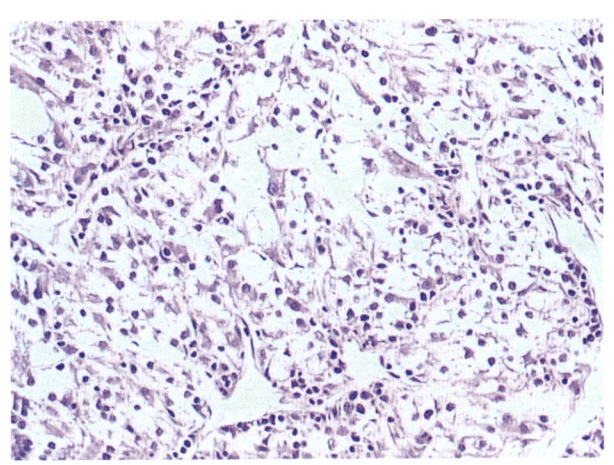

图 4-32　肾透明细胞癌肺转移

（二）组织学特点

转移性肿瘤在肺内播散形式众所周知，但对于判断肿瘤的原发部位帮助很少[46]。转移性瘤栓（例如肉瘤等）可阻塞主要的肺动脉或者可见多个瘤栓（如乳腺、胃或其他部位肿瘤）。转移性肺肿瘤在支气管腔内可以呈单个或多个息肉样病灶（例如头颈、乳腺、肾或其他部位）；经淋巴道播散的肿瘤，可出现肺间质增厚（如乳腺、胃肠等）；可有空洞（如鳞癌、肉瘤、畸胎瘤等）；可表现为胸膜结节或弥漫的肺实变区，类似于肺炎（如胰腺、卵巢等）（图4-32、33A）。

（三）免疫组化及鉴别诊断

免疫组化对鉴别转移和原发有价值。80%肺腺癌表达TTF-1。甲状腺也表达TTF-1，但甲状腺胞浆内甲状腺球蛋白高表达。肺原发腺癌常表达CK7和不同量的CK20（胞浆），除非有黏液分泌。相反结肠的腺癌CK20/CK7阴性，还表达CDX-2。乳腺肿瘤ER阳性，而肺原发常阴性。肾肿瘤表达AE1/AE3、CK7和波形蛋白。卵巢转移癌常表达CA125、钙粘蛋白（N-cadherin）、波形蛋白、ER和抑制素（inhibin），CEA阴性。转移到肺的原始神经外胚叶肿瘤（PNET）常表达CD99（图4-33B）。

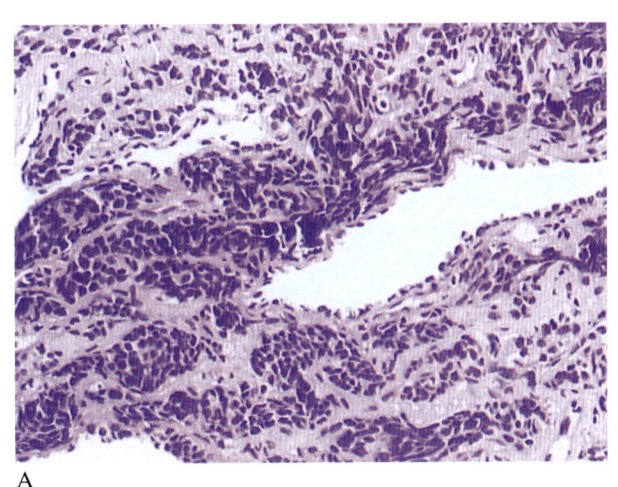

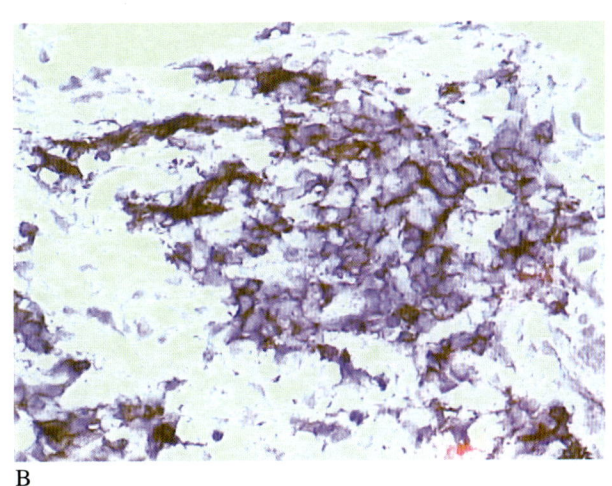

图 4-33　肺转移性 PNET
A. HE 染色；B. CD99 染色

参考文献

1. Travis WD, Brambilla E, Müller-Hermelink HK, Harris CC, eds. World Health Organization Classification of Tumours. *Pathology and Genetics of Tumours of the Lung, Pleura, Thymus and Heart.* Lyon: IARC Press, 2004

2. Brambilla E, Travis WD, Colby TV, et al. The new World Health Organization classification of lung tumours. *Eur Respir J*, 2001, 18(6):1059-1068

3. Fukino S, Hayashi E, Fukata T, et al. Primary clear cell carcinoma of the lung: report of an operative case. *Kyobu Geka.* 1998, 51(6):513-516

4. Travis WD, Colby TV, Corrin B, Shimosato Y, Brambilla E. World Health Organization Histological Classification of Tumours. *Histological Typing of Lung and Pleura.* 3rd ed. Berlin: Springer-Verlag, 1999

5. Funai K, Yokose T, Ishii G, et al. Clinicopathologic characteristics of peripheral squamous cell carcinoma of the lung. *Am J Surg Pathol*, 2003, 27(7): 978-984

6. Chhieng DC, Cangiarella JF, Zakowski MF, et al. Use of thyroid transcription factor 1, PE-10, and cytokeratins 7 and 20 in discriminating between primary lung carcinomas and metastatic lesions in fine-needle aspiration biopsy specimens. *Cancer*, 2001, 25, 93(5):330-336

7. Nicholson SA, Beasley MB, Brambilla E, et al. Small cell lung carcinoma (SCLC): a clinicopathologic study of 100 cases with surgical specimens. *Am J Surg Pathol*, 2002, 26(9):1184-1197

8. Guinee DG Jr, Fishback NF, Koss MN, et al. The spectrum of immunohistochemical staining of small-cell lung carcinoma in specimens from transbronchial and open-lung biopsies. *Am J Clin Pathol*, 1994, 102(4):406-414

9. Halliday BE, Slagel DD, Elsheikh TE, Silverman JF. Diagnostic utility of MIC-2 immunocytochemical staining in the differential diagnosis of small blue cell tumors. *Diagn Cytopathol*, 1998, 19(6): 410-416

10. Terasaki H, Niki T, Matsuno Y, et al. Lung adenocarcinoma with mixed bronchioloalveolar and invasive components: clinicopathological features, subclassification by extent of invasive foci, and immunohistochemical characterization. *Am J Surg Pathol*, 2003, 27(7):937-951

11. Miyoshi T, Satoh Y, Okumura S, et al. Early-stage lung adenocarcinomas with a micropapillary pattern, a distinct pathologic marker for a significantly poor prognosis. *Am J Surg Pathol*, 2003, 27(1):101-109

12. Colby TV, Koss B, Travis WD. *Tumors of the Lower Respiratory Tract.* 3rd ed. Washington DC: Armed Forces Institute of Pathology, 1995

13. Rubin BP, Skarin AT, Pisick E, et al. Use of cytokeratins 7 and 20 in determining the origin of metastatic carcinoma of unknown primary, with special emphasis on lung cancer. *Eur J Cancer Prev*, 2001, 10(1):77-82

14. Barbareschi M, Murer B, Colby TV, et al. CDX-2 homeobox gene expression is a reliable marker of colorectal adenocarcinoma metastases to the lungs. *Am J Surg Pathol*, 2003, 27(2):141-149

15. Warhol MJ, Hickey WF, Corson JM. Malignant mesothelioma: ultrastructural distinction from adenocarcinoma. *Am J Surg Pathol*, 1982, 6(4): 307-314

16. Sturm N, Lantuejoul S, Laverriere MH, et al. Thyroid transcription factor 1 and cytokeratins 1, 5, 10, 14 (34betaE12) expression in basaloid and large-cell neuroendocrine carcinomas of the lung. *Hum Pathol*, 2001, 32(9):918-925

17. Castro CY, Ostrowski ML, Barrios R, et al. Relationship between Epstein-Barr virus and lymphoepithelioma-like carcinoma of the lung: a clinicopathologic study of 6 cases and review of the literature. *Hum Pathol*, 2001, 32(8):863-872

18. Mooi WJ. Common lung cancers. In: Hasleton PS, ed. *Spencer's Pathology of the Lung.* 5th ed. New York: McGraw-Hill, 1996. 1009-1064

19. Nappi O, Wick MR. Sarcomatoid neoplasms of the respiratory tract. *Semin Diagn Pathol*, 1993, 10(2):

137-147
20. Koss MN, Hochholzer L, Frommelt RA. Carcinosarcomas of the lung: a clinicopathologic study of 66 patients. *Am J Surg Pathol*, 1999, 23(12):1514-1526
21. Koss MN, Hochholzer L, O'Leary T. Pulmonary blastomas. *Cancer*, 1991, 67(9):2368-2381
22. Attanoos RL, Papagiannis A, Suttinont P, *et al*. Pulmonary giant cell carcinoma: pathological entity or morphological phenotype? *Histopathology*, 1998, 32(3):225-231
23. Yousem SA, Wick MR, Randhawa P, Manivel JC. Pulmonary blastoma. An immunohistochemical analysis with comparison with fetal lung in its pseudoglandular stage. *Am J Clin Pathol*, 1990, 93(2):167-175
24. Yousem SA, Hochholzer L. Mucoepidermoid tumors of the lung. *Cancer*, 1987, 60(6):1346-1352
25. Nistal M, Garcia-Viera M, Martinez-Garcia C, Paniagua R. Epithelial-myoepithelial tumor of the bronchus. *Am J Surg Pathol*, 1994, 18(4):421-425
26. Travis WD, Linnoila RI, Tsokos MG, *et al*. Neuroendocrine tumors of the lung with proposed criteria for large cell neuroendocrine carcinoma. An ultrastructural, immunohistochemical, and flow cytometric study of 35 cases. *Am J Surg Pathol*, 1991, 15(6):529-553
27. Muller KM, Muller G. The ultrastructure of preneoplastic changes in the bronchial mucosa. *Curr Top Pathol*, 1983, 73:233-263
28. Nakanishi K. Alveolar epithelial hyperplasia and adenocarcinoma of the lung. *Arch Pathol Lab Med*, 1990, 114(4):363-368
29. Miller RR, Muller NL. Neuroenchocrine cell hyperplasia and obliterative bronchiolitis in patients with peripheral carcinoid tumors. *Am J Surg Pathol*, 1995, 19:653-658
30. Popper HH, el-Shabrawi Y, Wockel W, *et al*. Prognostic importance of human papilloma virus typing in squamous cell papilloma of the bronchus: comparison of in situ hybridization and the polymerase chain reaction. *Hum Pathol*, 1994, 25(11): 1191-1197
31. Kurtin PJ, Myers JL, Adlakha H, *et al*. Pathologic and clinical features of primary pulmonary extranodal marginal zone B-cell lymphoma of MALT type. *Am J Surg Pathol*, 2001, 25(8):997-1008
32. Sabourin JC, Kanavaros P, Briere J, *et al*. Epstein-Barr virus (EBV) genomes and EBV-encoded latent membrane protein (LMP) in pulmonary lymphomas occurring in nonimmunocompromised patients. *Am J Surg Pathol*, 1993, 17(10):995-1002
33. Guinee D Jr, Jaffe E, Kingma D, *et al*. Pulmonary lymphomatoid granulomatosis. Evidence for a proliferation of Epstein-Barr virus infected B-Lymphocytes with a prominent T-cell component and Vasculitis. *Am J Surg Pathol*, 1994, 18:753-764
34. Jaffe ES, Wilson NL, Stein H, Vardiman JW. World Health Organization Classification of tumors. *Pathology and Genetics of Tumors of Haematopoietic and Lymphoid Tissues*. Lyon: IARC Press, 2001
35. Yousem SA, Colby TV, Chen YY, *et al*. Pulmonary Langerhans cell histiocytosis: molecular analysis of clonality. *Am J Surg Pathol*, 2001, 25(5):630-636
36. Travis WD, Colby TV, Koss MN, *et al*, eds. *Atlas of Non-Tumors Pathology, Non-Neoplastic Disorders of the Lower Respiratory Tract*. Washinton DC: Armed Forces Institute of Pathology, 2002
37. Baez-Giangreco A, Afzal M, Hamdy MG, Antonious J. Pleuropulmonary blastoma of the lung presenting as posterior mediastinal mass: a case report. *Pediatr Hematol Oncol*, 1997, 14(5): 475-481
38. Faul JL, Berry GJ, Colby TV, *et al*. Thoracic lymphangiomas, lymphangiectasis, lymphangiomatosis, and lymphatic dysplasia syndrome. *Am J Respir Crit Care Med*, 2000, 161(3 Pt 1): 1037-1046
39. Coffin CM, Watterson J, Priest JR, Dehner LP.

Extrapulmonary inflammatory myofibroblastic tumor (inflammatory pseudotumor). A clinicopathologic and immunohistochemical study of 84 cases. *Am J Surg Pathol*, 1995, 19(8):859-872
40. Kuhnen C, Preisler K, Muller KM. Pulmonary lymphangioleiomyomatosis. Morphologic and immunohistochemical findings. *Pathologe*, 2001, 22(3):197-204
41. Zaring RA, Roepke JE. Pathologic quiz case. Pulmonary mass in a patient presenting with a hemothorax. Diagnosis: primary pulmonary biphasic synovial sarcoma. *Arch Pathol Lab Med*, 1999, 123(12):1287-1289
42. van den Bosch JM, Wagenaar SS, Corrin B, *et al*. Mesenchymoma of the lung (so called hamartoma): a review of 154 parenchymal and endobronchial cases. *Thorax*, 1987, 42(10):790-793
43. Lee ST, Lee YC, Hsu CY, Lin CC. Bilateral multiple sclerosing hemangiomas of the lung. *Chest*, 1992, 101(2):572-573
44. Lantuejoul S, Isaac S, Pinel N, *et al*. Clear cell tumor of the lung: an immunohistochemical and ultrastructural study supporting a pericytic differentiation. *Mod Pathol*, 1997, 10(10):1001-1008
45. Wilson RW, Moran CA. Primary melanoma of the lung: a clinicopathologic and immunohistochemical study of eight cases. *Am J Surg Pathol*, 1997, 21(10):1196-1202
46. Davidson RS, Nwogu CE, Brentjens MJ, Anderson TM. The surgical management of pulmonary metastasis: current concepts. *Surg Oncol*, 2001, 10(1-2):35-42

第五章 影像学检查

王建卫 吴宁

第一节 肺 癌

一、影像检查方法及选择

影像检查方法多种多样，对于怀疑或已经诊断为肺癌的病人，影像检查的主要目的是：①确定诊断；②肿瘤分期；③判断手术切除的可能性；④评估疗效和疗后随诊。根据公认的原则，以及各医院的设备和经验，尽可能以最少的费用、最小的损伤，选择适当的影像方法非常重要。

（一）胸部X线片

优质的胸部正侧位X线片仍是肺癌患者或肺癌普查中最基本、最常用的方法。应提倡高千伏摄片；在有条件的医院数字化摄片（DR、CR）能取得很好的效果。由于肋骨遮挡肺野或肺结节边缘模糊，胸部的小病灶易漏诊。特别应该强调的是应对比一系列胸片，观察原发病变（包括其倍增时间）、肺门纵隔淋巴结的变化。数字化胸部X线摄片可以移去胸廓骨骼，调节灰阶，进行放大等后处理，有助于降低肺部小病变的漏诊率。对于拟行CT检查的患者，在扫描前参阅胸片，可以设计一个合理的检查程序，达到最满意的效果，提高诊断准确率，减少误诊，对诊断是一个重要的参考资料。

（二）CT

CT扫描已成为肺良性与恶性结节的诊断、肺癌分期、肺癌疗后随诊最主要和最常用的方法。对于周围型肺结节，应将HRCT作为常规检查手段；还可作三维重建观察肺结节与周围的关系，测量结节体积，比较两次CT检查之间结节体积变化；建立时间-密度曲线，分析结节的增强特征。增强CT扫描及分析增强后的时间-密度曲线有助于良恶性肿物（或结节）的诊断和鉴别诊断。

CT扫描评价中央型肺癌对中央气道和大血管的侵犯更有重要意义，有助于判断肿瘤的可切除性。由于多层螺旋CT和其后处理功能的广泛应用，除用横断面CT外，还可通过多平面重建（MPR）、容积再现技术（VRT）、气管支气管树三维重建（VRT）、气管支气管仿真内镜（CTVE）、CT血管成像（CTA）等方法观察中央气道和大血管。王建卫等对46例中央型肺癌进行了前瞻性研究，观察肺癌对中央气道和大血管的侵犯，结果显示对于气管支气管树的肿瘤侵犯，MPR+VRT的敏感性、特异性和准确性均高于横断面图像（93%vs82%、90.3%vs83.9%、92.4%vs82.4%）；在气管支气管树的观察中，VRT较CTVE在观察范围和诊断准确性方面有明显优越性，并且操作简单，便于非操作者观察，可以取代CTVE。在大血管侵犯方面，CTA的敏感性、特异性和准确性均高于横断面图像（97.3%vs84%、91.1%vs89.3%、94.7%vs86.3%）[1,2]。多层螺旋CT技术发展较快，目前已有64层CT，扫描速度更快，扫描范围更大，图像质量更高，使MPR和三维成像变得简便、易行，MPR已成为肺癌术前CT检查的常规模式，尤其对中央型肺癌。

此外，CT还是肺癌筛查的重要手段。低剂量CT扫描的曝光量约为胸片的10倍[3]，但仅为传统CT扫描的1/6，肺癌的检出率为胸片的10倍。筛查的直接受益者是被检出的早期肺癌患者，可及时得到治疗。

（三）MRI

由于肺内含空气，信号少，MRI不是肺部病变的首选检查方法。MRI是判定胸壁受侵和肿瘤与膈肌关系的可靠方法，尤其是能很好地显示肺上沟瘤与臂丛神经及血管的关系；对脑、脊髓、脑脊膜转移以及肾上腺转移与腺瘤的鉴别应作为首选；对于有碘造影剂使用禁忌的患者，是观察纵隔肺门、腹内实质器官和淋巴结的首选检查方法；肺癌骨转移首先发生在骨髓，然后才累及骨小梁和骨皮质，故MRI可先于X线片和CT检出骨髓内的病灶。MRI对骨髓浸润性病灶的检出、定位及定量虽然很敏感，但目前特异性还较低。随着定量MRI、弥散成像、灌注成像、波谱分析等技术的应用，MRI对骨髓弥漫浸润性病变的定性诊断有望得到改善[4]。

MRI对怀疑纵隔、胸壁等部位受侵的诊断、鉴别肿瘤与非肿瘤（如矽结节）有重要作用；对鉴别放疗后纤维化与肿瘤复发亦有一定价值，但需待放疗后6～12个月纤维化成熟后才能比较准确地与肿瘤复发鉴别[5]。

（四）核素扫描

肺癌的^{18}FDG-PET检查是美国国家卫生机构批准的第一个可由医疗保险公司支付费用的PET检查项目，证明其效价比经过研究得到了充分的肯定。恶性肿瘤细胞的葡萄糖代谢增高，以^{18}FDG脱氧葡萄糖作为示踪剂，FDG进入肿瘤细胞后转换为FDG-6-磷酸盐，但已无代谢，亦不脱磷酸，而在血液中的FDG经肾小球排出，60分钟后瘤内的FDG与邻近组织的浓聚形成对比。^{18}FDG-PET检查目前主要应用于肺结节的诊断和鉴别诊断；对已确诊的肺癌患者进行准确分期，以便更合理地制定下一步治疗方案；放疗、化疗的疗效观察及辅助放疗靶区的划定；局部复发或残留肿瘤病灶的诊断等[6-8]。PET/CT是将PET扫描仪和CT扫描仪相结合成为一种复合成像装置。PET能提供高质量的功能图像，反映体内的代谢状况。CT的作用有二：其一是能提供高质量的解剖图像，对病变进行准确定位；其二是用作PET图像的衰减校正。因此PET/CT可以从代谢和形态两方面来评价肿瘤，现已逐步取代PET。

单光子发射体层（SPECT）仪器在我国很普遍，对诊断肺癌和转移淋巴结具有实际意义，王辉等[9]报道^{99m}Tc-tetrofosmin（TF）对肺原发癌灶显示的敏感性为93%～94%，但结核也可表现为浓聚增高，肿瘤中心坏死则表现为放射状缺损；纵隔淋巴结转移的敏感性和特异性分别为87%、88%，而同组CT的敏感性和特异性分别为67%、59%。Yokoi等[10]报道将^{201}Tl-SPECT用于非小细胞肺癌的分期，用于诊断纵隔淋巴结转移敏感性和特异性分别为76%、92%，而CT分别为62%、80%。

骨核素扫描是发现骨转移的初筛方法，敏感性高而特异性低。采用的显像剂是^{99m}Tc-亚甲基二磷酸盐（^{99m}Tc-MDP），对于核素扫描阳性有骨骼疼痛或有临床症状而骨扫描阴性、骨扫描结果不确定的患者，应进一步行X线片、CT、MRI检查。

（五）超声扫描

对于肿物贴邻胸膜或已有肺萎陷能形成声窗者，可在超声导引下活检以获取组织学诊断。

超声观察心包积液简便、易行，并可做导引下抽液。对心脏受侵除用CT、MRI检查外，超声，尤其是经食管超声是较好的检查方法。

二、影像表现

肺癌的影像表现主要根据肺癌的部位和大小而异。通常按部位将其分为中心型、周围型和特定部位。中心型肺癌发生在主支气管及叶、段支气管，引起继发的阻塞性改变，周围型发生在段支气管的远端，影像检查可显示原发肿瘤的形态、轮廓及边缘。发生在特定部位的肺癌包括肺上沟瘤和纵隔型肺癌等。不同组织学类型的肺癌其生物学行为各异，导致其影像表现也有所不同。

（一）中心型肺癌

中心型肺癌多数为鳞状细胞癌、小细胞癌（图

5-1 A~C），近年来在临床工作中发现腺癌表现为中央型肺癌者也有所增多。最早的表现为阻塞性肺气肿。早期气道狭窄后吸气相进入阻塞性肺的气量较呼气相排出的气量多，导致阻塞远端的肺叶透过度增高。由于胸片的密度分辨率低，即使用拍摄呼气相和吸气相对比其敏感度也较低。CT扫描的对比分辨率高，用吸气及呼气相CT扫描有助于检出早期的阻塞性肺气肿。此外，由于肺癌压迫或侵犯相邻的肺动脉，使相应的肺通气量减低，发生低氧性血管收缩，肺的灌注量减少，也可使肺的透亮度增加。

采用薄层螺旋CT（重建层厚≤2.5mm）可以检出全部段支气管与95%的亚段支气管，并有助于判断支气管壁是否增厚、管腔是否狭窄或扩张。聂永康等[11]报道早期中央型肺癌可表现为支气管壁局限性增厚、内壁不规则、管腔狭窄或单支亚段支气管内黏液栓，表现为与肺动脉伴行的支气管内条状或点状（轴位观）低密度影（图5-2 A~C）。受累支气管进一步狭窄，远端肺内分泌物不易排出，易产生阻塞性肺炎，再进一步发展为肺不张，肿瘤产生完全性梗阻时气体无法进入梗阻远端，不张肺内支气管无气，而可充满黏液或脓液。阻塞性肺炎或肺不张视肿瘤发生的部位而定，以段或叶最多见。Quinn等[12]复习331例肺癌发现阻塞性改变在小细胞癌占50%，鳞癌为43%，腺癌29%，大细胞癌27%。

胸片见不张的肺体积缩小，肺组织萎陷，形成软组织阴影，使相邻结构（如心脏、主动脉、膈肌）边缘模糊，称为边缘掩盖征。在左肺上叶不张及右肺中叶不张时，后前位胸片分别可见主动脉左缘及心右缘模糊，下叶不张时侧位胸片可见不张肺相邻部分的膈肌模糊等。阻塞肺的近端常因肿瘤而外突，形成反"S"征。早期阻塞性肺炎在抗感染治疗后可以吸收，但吸收较缓慢，且可反复发作。对中老年吸烟患者如局部有迟缓吸收或反复发作的肺炎应警惕肺癌的可能，需进一步作支气管镜检查，切不可在临床症状缓解时即误认为炎症，放松随诊而致延误诊断。

CT和MRI对于发现支气管内外肿物明显优于平片和支气管分叉体层。MRI对鉴别肿瘤与远端阻塞性改变优于增强CT。在MRI的T2加权像上阻塞性肺炎和肺不张为高信号，而肿瘤呈中等

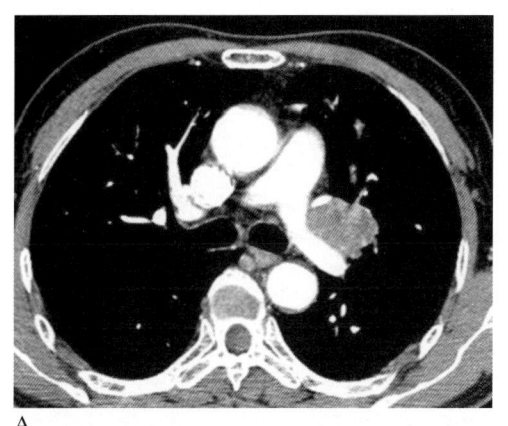

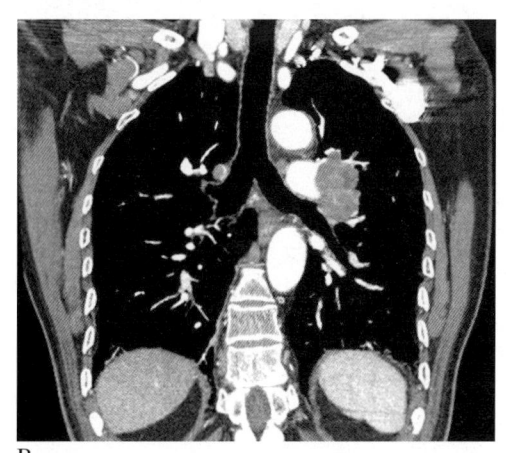

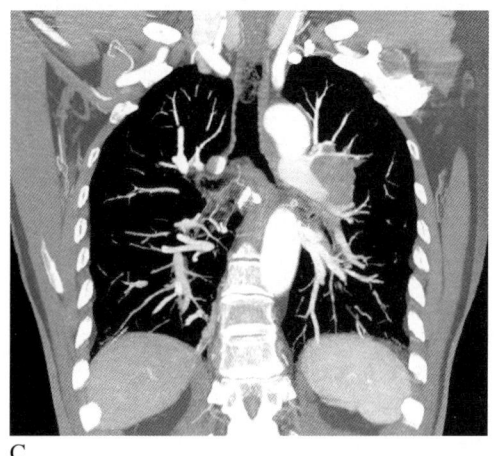

图5-1 中心型肺癌

A为CT增强横断面图像，B为MPR冠状面图像，C为MIP（最大密度投影）冠状面图像，显示病变位于左肺上叶根部，左肺上叶支气管根部明显狭窄，病变侵犯左肺动脉外侧壁及左肺动脉第一支。行左肺上叶、左肺动脉外侧壁切除术，病理为小细胞肺癌。

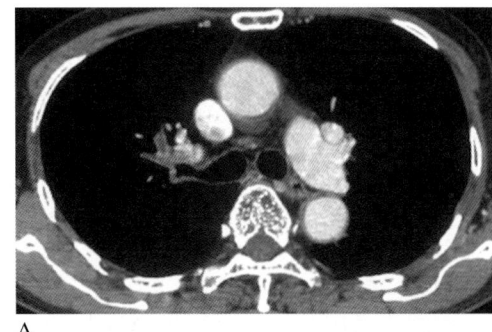
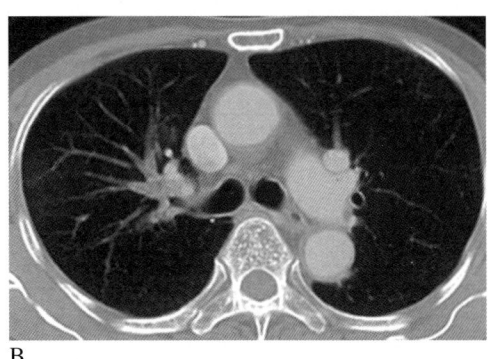
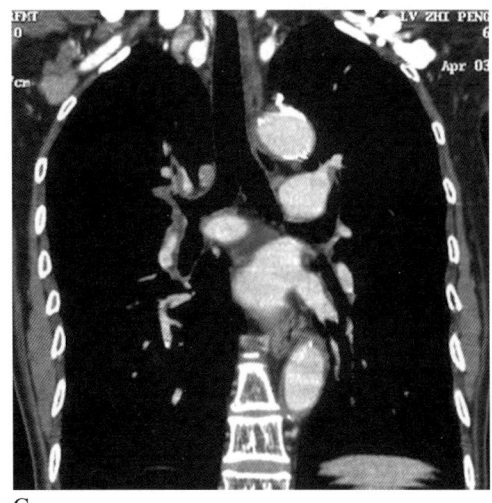

图 5-2　早期中心型肺癌

A、B 为 CT 增强横断面，C 为 MPR 冠状面图像，显示右肺上叶前段、后段支气管管壁均增厚，前段支气管腔内可见条状低密度区。术后病理为鳞癌，病变位于右肺上叶支气管腔内，局限于黏膜内，大部分呈原位癌。

偏高信号，增强扫描 T1 加权像上肿瘤亦仅呈轻度强化，可形成良好对比。CT 平扫一般难以区分肿瘤和阻塞性改变。采用多层螺旋 CT 增强扫描经压力注射器静脉注入非离子型造影剂 100ml，流率为 3ml/s，延迟 25～30s，一般能较好地区分肿瘤与远端肺阻塞性改变。

少数有症状的中央型肺癌就诊时，CT 可仅表现为支气管管壁增厚，常规 10mm 准直扫描容易漏诊，对有症状或高危患者应在支气管分叉部位采用薄层 CT 增强扫描，对水平走向的支气管可采用球管向头侧倾斜 20°扫描，能较好显示增厚的支气管壁。

（二）周围型肺癌

通常将肺内≤3cm 的局限病变界定为结节，而＞3cm 者为肿物。分析影像表现时，结节大小、轮廓、瘤-肺界面、内部结构及倍增时间是最重要的诊断指征。

1. 大小　多数肺癌就诊时已大于 3cm，此时根据肿物轮廓和边缘特征，诊断相对比较容易。对＜3cm 的结节应采用薄层 CT 靶扫描观察结节的边缘、瘤-肺界面及内部结构。

2. 内部结构

（1）钙化：CT 发现结节内钙化的几率远大于胸平片和断层片，薄层 CT 又为常规 CT 的 3 倍[13]。以 CT 值 200Hu 为界，发现结节密度＞200Hu 均为良性，而＜200Hu 时，72% 的结节为恶性，28% 结节为良性[14]。高空间分辨力算法（HRCT）可能对于发现钙化更为敏感，但需注意的是高分辨力算法的边缘增强伪影，容易勾画出结节边缘"高密度"，易误为钙化，应用标准算法或软组织重建算法可避免这类伪影。

有无钙化是结节定性的重要指征，结节内弥漫性致密钙化或分层样或爆米花状钙化时几乎全为良性。

位于边缘的结节状钙化可能是原有的良性钙化被肿瘤包入，钙化位于结节（肿物）中央呈网状、弥漫小点"胡椒末"状及不定形状者多为恶性，由营养不良、钙化沉积于瘤内坏死出血灶或黏液腺癌本身的组织结构特点所致。

（2）支气管气相：支气管气相可见于肺癌、肺炎性病变或淋巴瘤，但以肺癌较多见。薄层 CT 显示较好，常与空泡征同时存在。图像后处理技术如 MPR 有助于显示斜行的支气管气相。

（3）空洞和空泡：空洞占肺癌的 5%～15%，多见于＞3cm 的肿物，在鳞癌中约占 7%～15%，在腺癌中占 2%。极少有小细胞肺癌出现空洞的报道。空洞可达 1～10cm，可为中心性，也可为偏心性。空洞壁多为0.5～3cm，厚壁空洞和内壁凹凸不平支持肺癌的诊断。约3%肿瘤空洞的洞壁很薄，拟似肺大泡或支气管囊肿，部分可能为肺大泡或支气管囊肿壁上发生的癌，部分为肿瘤明显坏死，形成薄壁空洞。Woodring等[115]认为测量空洞壁最厚的部分是鉴别良、恶性空洞的可靠指征。空洞壁厚为1mm时，100%为良性；洞壁≤4mm时，92%～95%为良性；5～15mm时，良恶性病变的可能性各半；而≥15mm时，84%～95%为恶性（图5-3A~C）。空泡一般指1mm左右的小空腔，常见于腺癌和细支气管肺泡癌，约占20%～25%，常为多个。部分可能为充气支气管的轴位相，也可是未被肿瘤充填的残余含气肺泡（图5-4）。

（4）磨玻璃征：用薄层CT靶扫描可显示结节（或肿物）呈磨玻璃状密度，为肿瘤沿肺泡构架匐匍生长所致。其中可见血管穿行，有时在磨玻璃密度中密度不均，或是中央形成结节仅在结节周围见到部分磨玻璃状改变。磨玻璃征多见于腺癌，以分化好的腺癌或细支气管肺泡癌多见。磨

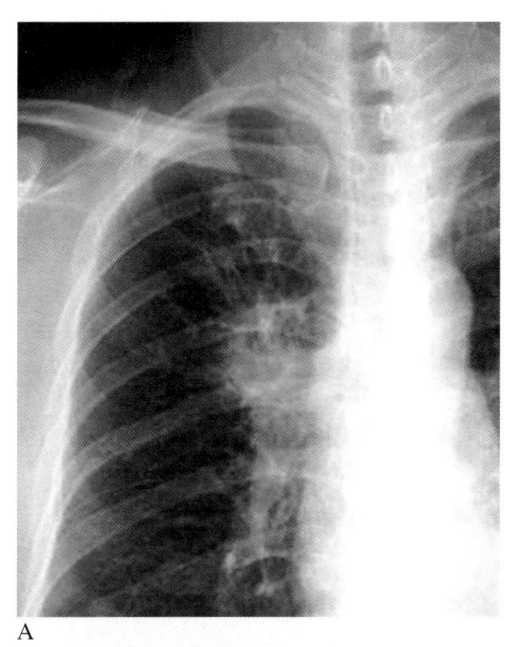

A

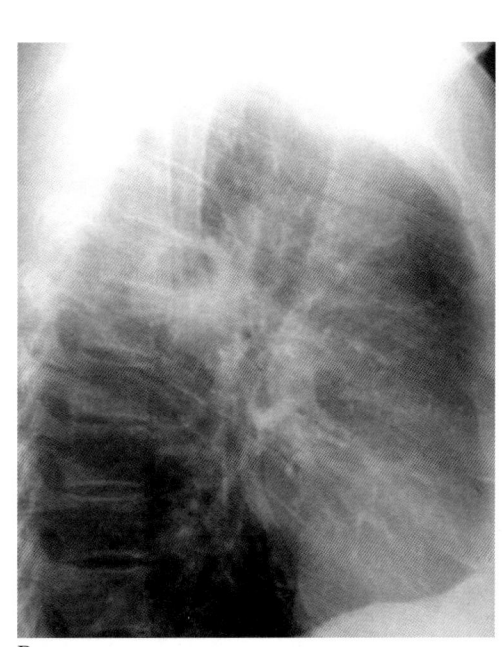

B

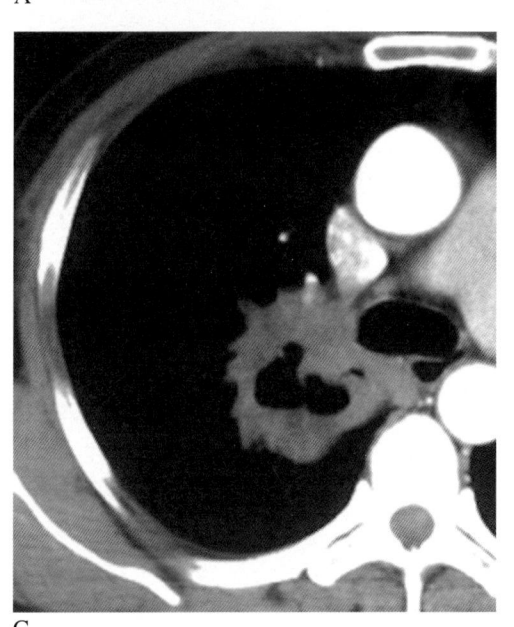

C

图5-3 空洞型肺癌

A、B分别为胸片正、侧位，显示右肺上叶后段空洞型病变，空洞壁较厚不规则，其内可见液平，病变边缘毛糙。C为CT增强图像，显示空洞壁厚薄不均，可见壁结节，病变边缘不规则。术后病理为鳞癌。

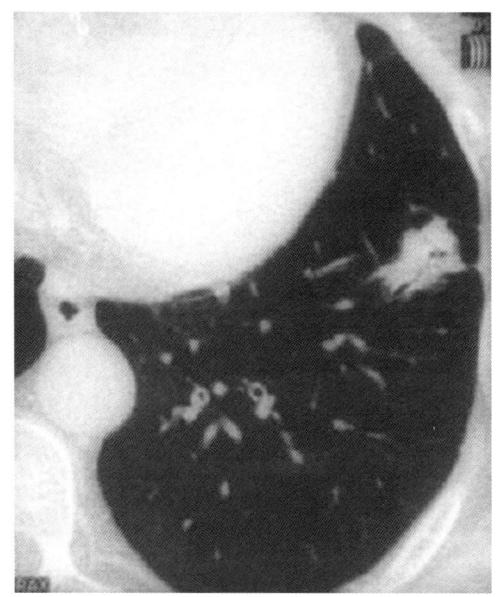

图 5-4　肺癌，空泡征，细支气管通气征
HRCT扫描，左肺上叶舌段可见小结节灶，形态不规则，边缘可见分叶，其内可见空泡，边缘可见通气的细支气管。术后病理为细支气管肺泡癌。

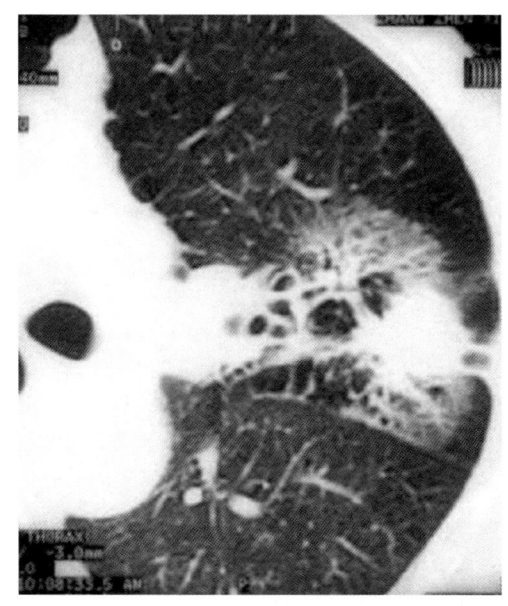

图 5-5　肺癌，伴部分毛玻璃样改变
HRCT 扫描，左肺上叶尖后段可见类圆形软组织结节，边缘可见磨玻璃样密度影，病变与侧胸膜间可见胸膜牵拉。术后病理为中分化腺癌，主要呈细支气管肺泡癌结构。

玻璃征的范围、大小与组织学表现及预后有关，根据磨玻璃征的肿物直径（D_{GGO}）和肿物实性部分的直径（D）可计算出磨玻璃征在肿物中所占比率，其公式是：GGO%=（D_{GGO} − D）/ D_{GGO} × 100%。GGO%＞50%、肿物＜2cm者基本上无淋巴结转移或血管、淋巴管受侵。GGO%＞50% 与 GGO%＜10%，比较肺内及纵隔淋巴结转移分别为4%及26%（$P < 0.05$），血管、淋巴管受侵分别为13%及53%（$P < 0.05$）。可有助于临床选择手术方式。见到磨玻璃征要高度警惕肺癌，抗感染治疗后不消退者半数属恶性病变（图5-5）[16, 17]。毛玻璃样病变中有实性结节时，肺癌的可能性增大。

（5）肺炎型改变：肿瘤沿肺泡壁生长浸润，尚未完全破坏肺泡间隔，但使肺泡壁增厚或邻近肺泡内有分泌物，部分肺泡内仍有含气，形成肺炎型改变。增强扫描时可见在病变中穿行的血管强化，CT图像上称为"CT血管造影征"（图5-6）。多见于肺泡癌，也可见于阻塞性和感染性肺炎、淋巴瘤、肺梗死和肺水肿。

3. 瘤（结节）-肺界面　结节边缘向周围伸展的线状影、近结节端略粗的毛刺样改变多见于肺

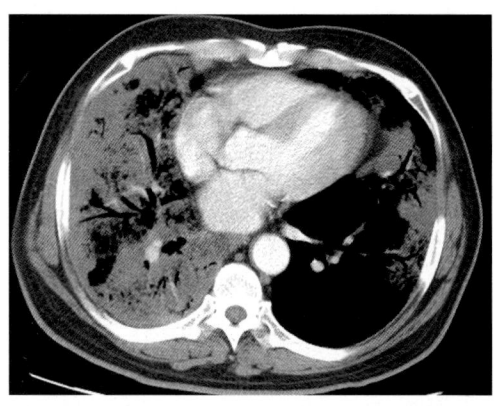

图 5-6　双肺细支气管肺泡癌，弥漫型
CT增强扫描，双肺可见大片实变区，右肺为著，实变的肺组织中可见通气的支气管及增强的血管。病理为细支气管肺泡癌。

癌（图5-7A~C）。厚度＜2mm者称细毛刺，＞2mm者呈粗毛刺。形成毛刺的病理基础为肿瘤侵犯邻近小叶间隔、瘤周肺实质纤维变和（或）伴有炎细胞浸润所致。100% 的小肺癌具有细小毛刺[18]，孤立性转移和良性病变也可有毛刺，但是远较肺癌少见。炎性病变多表现为粗长毛刺。Gurney[19]一组病例研究表明，恶性结节边缘不规则或毛刺的拟然比为5.54，而边缘分叶状或光滑者分别

仅为 0.74 和 0.30。

4. 邻近结构改变

（1）胸膜改变：胸膜尾征或牵曳征是从结节或肿物至胸膜的细线状或条状密度增高影，有时外周呈喇叭口状，大体病变可见局部为胸膜凹陷，主要由肿物内成纤维反应造成的瘢痕收缩牵拉局部胸膜所致，其内可充填有液体或胸膜外脂肪，以肺腺癌最为常见（图5-7A）。上述线状改变较厚或不规则者应考虑有肿瘤沿胸膜浸润的可能。

胸部X线片可见一条或多条细线状影（皱缩位于肿物的前或后方者可呈横行穿越肿物细线影），又称皱缩征，皱缩位于肿物的侧方者呈连向胸廓的条状或喇叭状影，有时上述细线影很长，形成"假性叶间裂"（图 5-8A~C）。CT及HRCT可更清晰地显示位于肿物外周的细条状或喇叭状影。

肿瘤周围尚可见宽基底的胸膜片状增厚，其病理基础可以是反应性炎性纤维化改变，也可以是肿瘤侵达脏、壁层胸膜，甚至胸膜外脂肪。炎性纤维化改变在MRI的T2加权相上常呈低信号，而肿瘤则呈高信号，有助于鉴别[20]。

（2）卫星病灶：瘤周卫星病灶以肺腺癌多见，常可呈结节或小片状，卫星瘤灶与主病灶位于同一肺叶者属T4期。良性病变特别是肺结核也可见卫星（渗出、增殖、钙化性）病变。

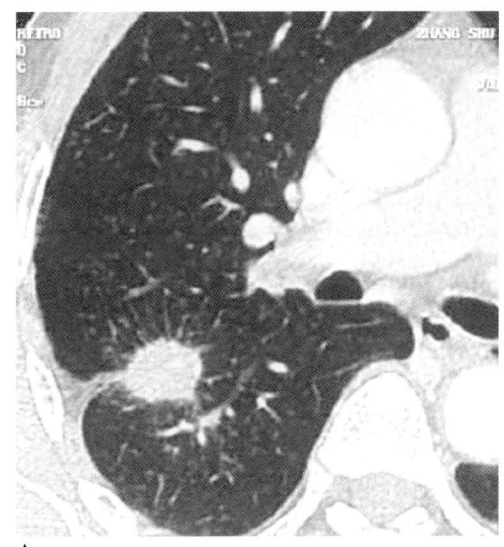

A

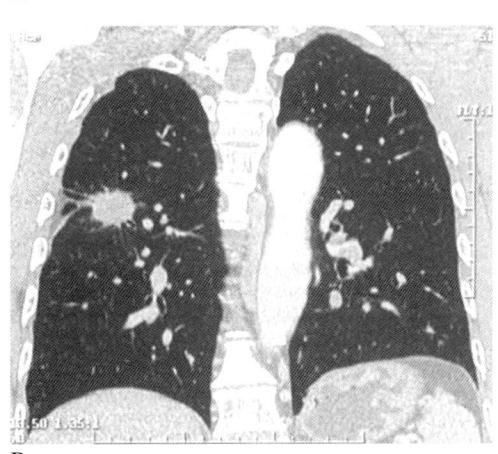

B

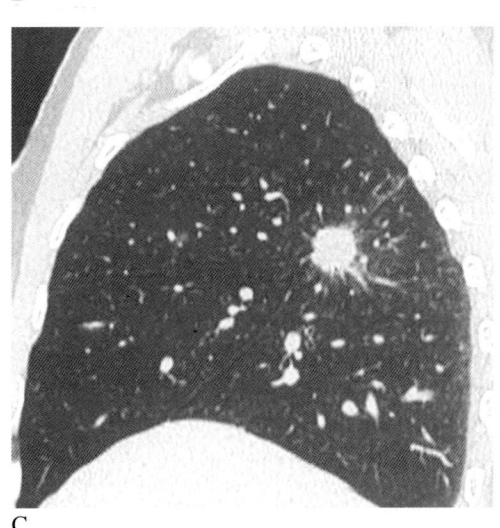

C

图 5-7 右肺下叶背段肺癌，跨叶生长，侵及上叶后段

A 为 CT 横断面图像，B、C 分别为 MPR 冠状位、矢状位图像，显示右肺下叶背段结节，跨上叶后段生长，病变边缘可见多个毛刺，部分为粗长毛刺，病变与侧胸膜间可见胸膜牵拉。术后病理为右肺下叶背段中分化腺癌，累及上叶后段。

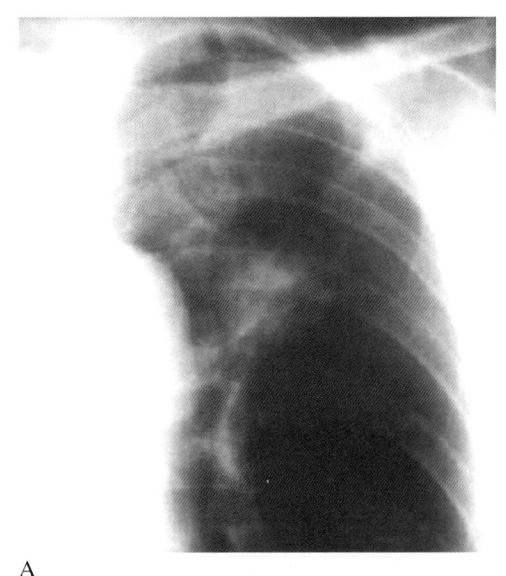

A

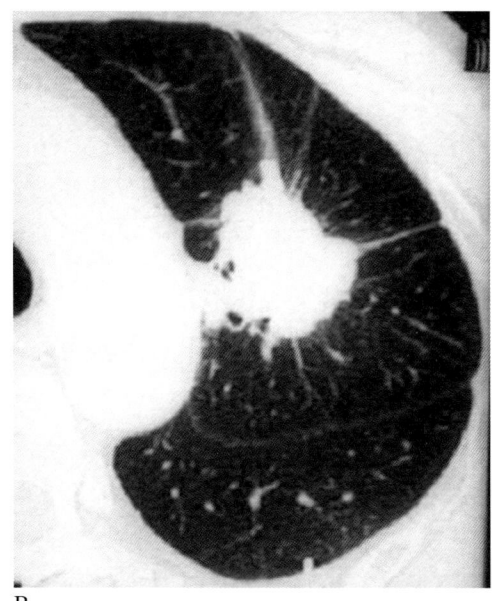

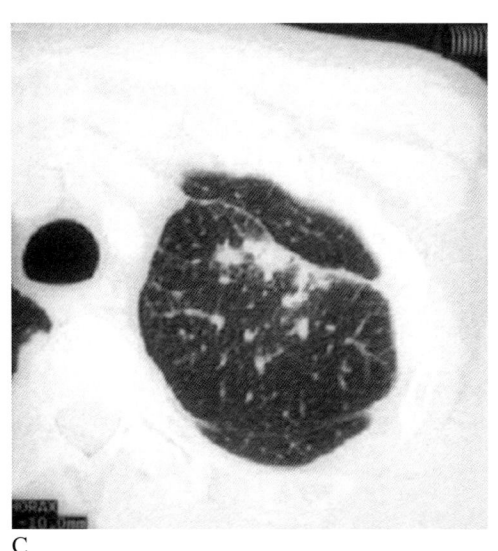

图 5-8 肺癌,"假裂"形成

A 为胸片正位,显示病变位于左肺上叶尖后段,边缘毛糙,其外上方可见条索影;B、C 为 CT 横断面,病变边缘可见多发毛刺及棘突,病变外上方可见"假裂"(图 C)。术后病理为腺癌。

5. 肿物倍增时间 倍增时间是指病变体积增大 1 倍所需的时间。直径增大 1 倍者体积增大 8 倍。直径增大 26% 时体积增大 1 倍。倍增时间介于 30~490 天之间通常为肺癌。而少于 30 天和大于 490 天者考虑为良性病变,结节稳定 2 年不变者仅 65% 为良性,偶尔肺癌在 2 年或更长时间内保持不变或缓慢长大,多为腺癌。倍增时间 < 30 天者多为良性(炎性病变),但大细胞癌可在短期内迅速长大。

单纯根据横断面(2D)测量肿物的径线往往不够精确,如直径 5mm 的结节 6 个月体积倍增一次,其直径仅增至 6.25mm,测量的准确性较差,而三维体积重建(3D)测量更易于精确对比结节大小的变化,不受病人呼吸运动和扫描层面的影响。近年来,由于计算机技术的迅猛发展和不断完善,在高端 CT 扫描机上均有类似的结节体积测量软件推出,结节体积较容易获得(图 5-9A、B)。Yankelevitz 等[21]报道了用三维体积测量技术测量结节体积及估计倍增时间。这项技术利用全部有关结节大小的数据,对结节的体积增长变化非常敏感,能在相对较短的时间间隔内对结节随诊,测量值较为客观、准确,不受操作者主观因素及不同观察者的影响,用于估计结节增长率、鉴别良恶性结节更为可靠。该组 13 例 < 10mm 的肺小结节用三维体积重建,5 例恶性结节的倍增时间 < 177 天,8 例良性结节的倍增时间 ≥ 396 天或显示肿物缩小,有的恶性结节经 3D 测量发现某处局部增大,但在 2D 测量上未发现有变化,其原因是肿瘤往往呈不对称性生长,观察体积的变化较横断面上的直径变化更敏感、更准确。

6. 结节强化

(1)CT:结节强化的程度与结节内的微血管密度和对比剂进入细胞外液的多少有关,恶性病变强化明显高于良性结节。多数学者报道认为增强扫描与平扫比较,以增加 15~20Hu 作为鉴别良恶性病变的阈值比较合适。一组多中心研究 550 个肺结节的结果显示,以 15Hu 为阈值,敏感性、特异性和准确性分别为 98%、58%、77%[22]。增强后的时间-密度曲线(time-attenuation curve,TAC)对鉴别结节的良恶性也有一定帮助,恶性结节的 TAC 在开始时呈中等强度增高,再逐渐升高至峰值,然后出现一平台期;良性结节在增强后 TAC 只显示轻微增高或不升高,而炎性结节的 TAC 在增强后快速升高,达峰值后曲线下降,然后又有升高,呈双峰状[23]。

(2)MRI:静脉注射 Gd-DTPA 后动态 MR 扫描,通过观察结节的信号增高程度鉴别病变的良、恶性。由于 MRI 空间分辨率低,确定钙化困难,而且费用高,故在孤立性肺结节的应用中价值有限。

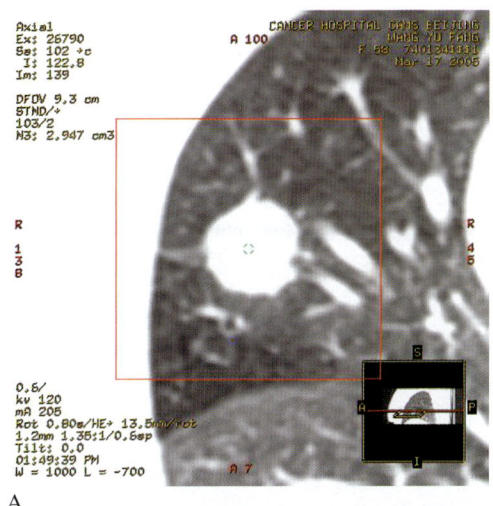

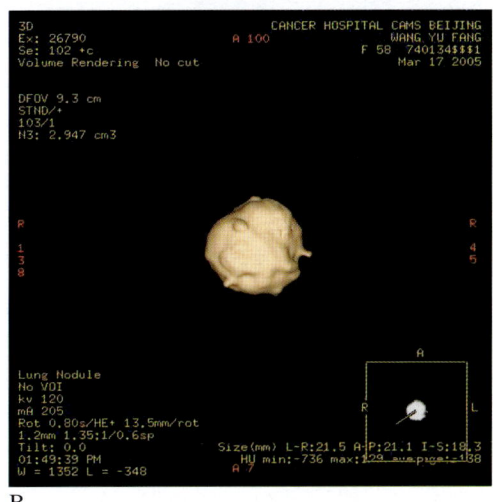

图 5-9 肺类癌，三维体积测量

A 为 CT 横断面图像，显示病变位于右肺中叶，B 为三维体积测量。术后病理为不典型类癌。

（3）^{18}FDG-PET：许多研究用半定量和（或）视觉比较的方法鉴别肺结节的良恶性。常用的半定量方法是标准摄取值（SUV），大多数研究用患者注射^{18}FDG 后约 1 小时进行显像所得到的病灶 SUV 值鉴别肺结节的良恶性，若病灶 SUV 值＞2.5 则认为是恶性，＜2.5 则认为是良性。视觉比较的方法是用病灶的^{18}FDG 摄取程度与胸腔纵隔的摄取程度进行比较，若病灶摄取程度高于纵隔，则认为是恶性，反之则认为是良性。

多个前瞻性研究证实了^{18}F-FDG PET 对孤立性肺部结节良恶性鉴别诊断的临床价值：敏感性 89% 至 100%；特异性 52% 至 100%；准确性 89% 至 100%[24-29]。Gould等[30]学者对 1 474 个孤立性肺部结节行^{18}F-FDG PET 检查的结果进行了 meta 分析，发现其敏感性为 97%，特异性 78%。Shon[31] 回顾性地总结了从 1990 年至 2001 年有关^{18}F-FDG PET 对于肺结节的诊断价值方面的研究结果，共总结了 2 079 个患者的经过病理学或长期随访证实的 2 028 个病灶：敏感性 83% 至 100%，总的敏感性为 95.9%（平均 95.9%，中位 96.75%）；特异性 52% 至 100%，总特异性 78.1%（平均 74.1%，中位 79.5%）；阳性和阴性预测值及诊断准确性分别为 92.6%、87.0%、91.3%。

^{18}FDG-PET 检查存在一些假阳性及假阴性结果。胸部病变假阳性的主要原因是下述病变同样可以摄取^{18}FDG：肉芽肿、组织胞浆菌病、肺结核、神经鞘瘤、慢性炎症（包括与组织细胞和与炭末沉着相关的结节）、曲霉菌感染（包括曲霉病和曲霉肉芽肿）、脓肿、急性芽生菌病、结节病、隐球菌新生物、Wegener肉芽肿病、侵袭性神经纤维瘤、球孢子菌病。而肺恶性结节^{18}FDG-PET 检查假阴性的主要原因有两点：结节太小或分化好的恶性病变。分化好的恶性病变与周围组织相比代谢活性只有轻度升高，所以可以造成假阴性，特别是类癌、分化好的腺癌（尤其是"瘢痕"腺癌）、支气管肺泡细胞癌。此外，PET 的准确性还与结节的大小有关，对＞1.5cm 的结节准确度较高。

（三）肺癌所致的其他胸部改变

1. 肺门增大　单侧肺门增大可以是肺癌最早的 X 线表现（图5-10），可为主支气管或叶支气管原发癌灶所致，但更常见的原因是肺癌转移引起肺门、纵隔淋巴结肿大。

2. 纵隔增宽　纵隔增宽可由于纵隔淋巴结转移或邻近肿瘤直接侵犯所致（图5-11）。Quinn等[12]复习一组 345 例肺癌的胸片表现，发现 86 例小细胞癌中 62%、125 例腺癌中 36%、22 例大细胞癌中 32%、98 例鳞癌中 26% 有纵隔淋巴结肿大。纵隔淋巴结肿大可以是胸片的主要或唯一表现，此种情况通常见于小细胞癌或低分化癌。隆突下和后纵隔淋巴结肿大可使食管移位，出现吞咽困难。

3. 胸膜受累　胸膜受累是肺癌较常见的表现之一，胸腔积液发生率为 8%～15%[32,33]。浆液性渗出可由于阻塞性肺不张、肺炎和淋巴受阻而并

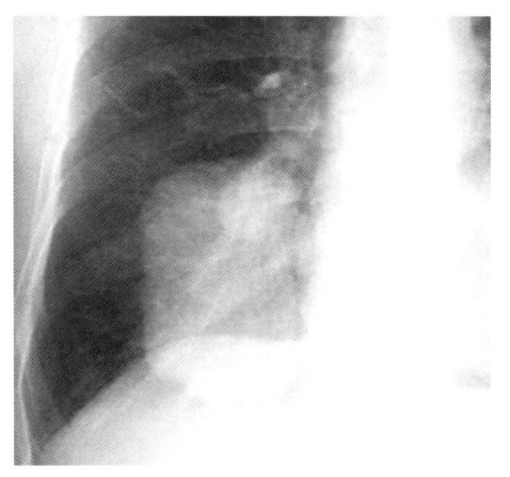

图 5-10　肺癌伴肺门淋巴结转移

胸片正位，显示病变位于右肺下叶后基底段，呈椭圆形，轮廓清楚，右肺门增大。术后病理为大细胞肺癌伴肺门淋巴结转移。

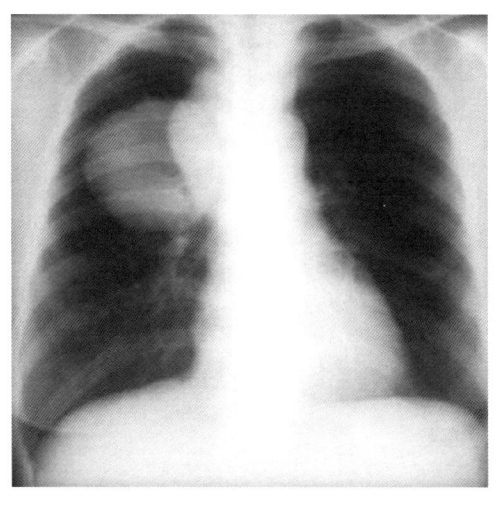

图 5-11　肺癌伴纵隔淋巴结转移

胸片正位，显示病变位于右肺上叶，呈类球形，右上纵隔明显增宽。术后病理为低分化腺癌伴纵隔淋巴结转移。

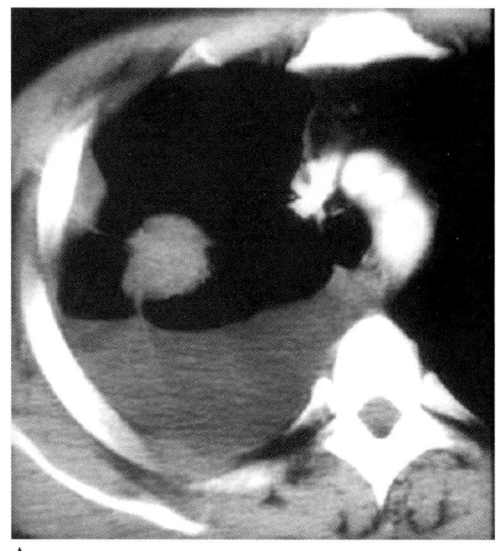

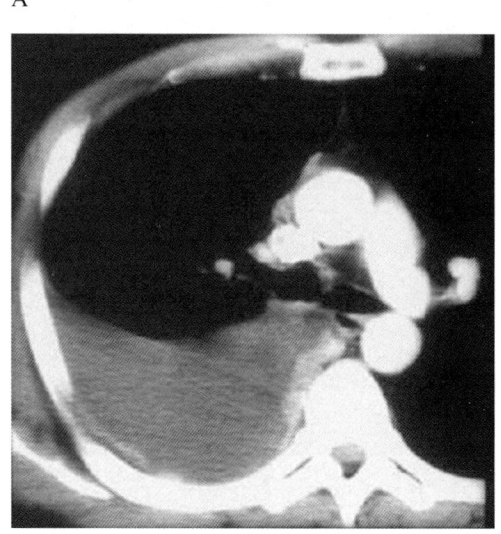

图 5-12　肺癌，胸膜转移，胸水

CT 增强扫描，A 显示右肺上叶结节，边缘可见浅分叶，右侧可见胸腔积液，右侧胸膜可见片状增厚区，形成扁平肿物凸向肺野；B 显示右侧胸膜片状增厚区明显增强，在胸腔积液背景中对比更明显。胸水细胞学找到腺癌细胞。

非一定由肿瘤所致，血性积液几乎均为肿瘤性。胸膜转移也可表现为胸膜斑片状或结节状增厚，注射造影剂后强化，有利于诊断（图 5-12 A、B）。弥漫性胸膜增厚一般见于恶性胸膜间皮瘤，但也可发生于肺癌（多为腺癌）及其他原发肿瘤（如侵袭性胸腺瘤）所致之胸膜转移。结核或其他慢性炎症后的胸膜增厚常可见钙化，对鉴别诊断很有帮助。另外，肿瘤与炎症在 MRI 的 T1 加权相上信号相似，呈中低信号，而 T2 加权相上慢性炎症的信号无增高，肿瘤信号可增高。

自发性气胸偶见于肺癌。可由于肿瘤或阻塞性肺脓肿穿透脏层胸膜到胸膜腔或肺大泡破裂所致，小细胞癌化疗后迅速缩小亦可发生自发性气胸[34]。

4. **胸壁受侵**　胸痛是胸壁受侵比较可靠的临床表现，特异性可达 94%。CT 一旦发现肋骨破坏，可确诊为胸壁受侵，但敏感性低，仅有 20%～40%[35-37]。肿瘤侵入胸膜外脂肪也是胸壁受侵的可靠征象，在薄层CT的检出率明显优于准直为10mm者。人工气胸观察肿物与胸膜是否分离对诊断胸壁受累的敏感性很高，但由于是损伤性检查，临床应用价值不大，既往有陈旧性胸膜病变者也可产生假阳性。超声可较好地观察胸膜面是否连续和肿瘤向胸壁侵犯，Suzuki[38]报道一组120例患者，胸壁受侵的敏感性为100%，特异性98%。局限性胸膜受侵对能否手术切除并不构成明显影响；但术前确定胸壁受侵及范围，对于估计手术难度、是否需准备作胸壁修补术很有意义（图5-13A~C）。

5. 骨受侵或转移　肺癌可侵犯局部肋骨和胸椎，也可以出现其他部位骨转移（图5-14A、B）。晚期患者骨转移发生率为10%~40%[39]，Silvestri等[40]汇总分析了1992年以前的6组文献共633例肺癌，骨转移占21%。以胸椎（70%）、骨盆（40%）、股骨（25%）最常见。骨转移以溶骨性为多，成骨性转移亦不罕见，常见于腺癌和小细胞癌。

6. 其他　单侧膈肌麻痹见于膈神经受侵，需与肺不张后膈升高或肺底积液所致膈假性升高鉴别。

（四）发生在特定部位的肿瘤——肺上沟瘤

胸廓上入口的前缘由第1肋软骨和胸骨柄、外缘由第1肋骨、后缘由第1肋骨头和第1胸椎体组成。在此范围内发生的肺肿瘤称为肺上沟瘤或肺尖癌。典型的临床表现为疼痛、Horner综合征、骨破坏和手肌萎缩。肺上沟瘤在肺癌中占3.5%~5%[12,41]，早期报道以肺鳞癌多见，近期的文献报道腺癌多于鳞癌[41]。

CT对于观察肺尖部病变明显优于平片，可鉴别肿物与胸膜增厚，显示骨破坏、胸壁侵犯范围以及肿瘤是否向颈根部侵犯。但由于胸顶部呈圆顶状，加以CT扫描肩部常见硬化伪影，使CT的应用价值受限。螺旋CT薄层扫描后多平面重建优于传统CT。MRI可行直接冠状面、矢状面和任意斜面扫描，并有很好的软组织分辨率，能很好地观察胸入口和臂丛的解剖细节，对于判断肿瘤侵犯范围和骨髓有无受侵优于CT，CT在判断骨骼受侵方面优于MRI。

（五）多原发肺癌

多原发肺癌可同时或先后发生，在肺癌中占0.52%~3.5%，诊断标准为：①两个肺癌组织学类型不同。②两个肺癌组织学类型相同，符合以

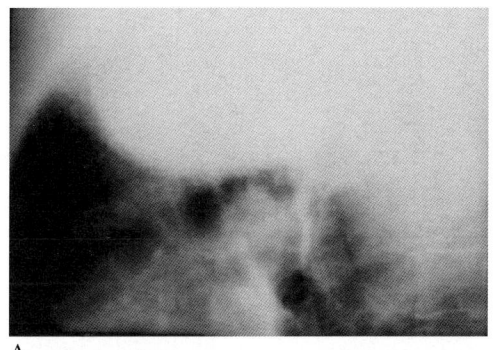

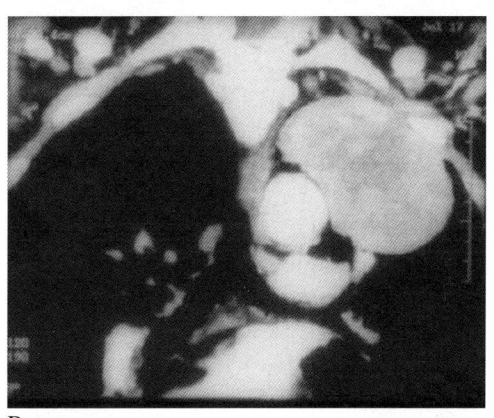

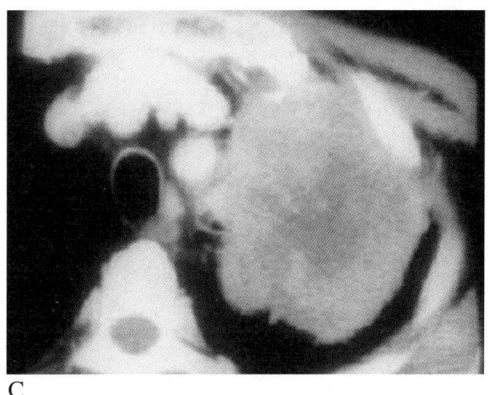

图5-13　肺癌，侵犯胸壁

A为胸片侧位，B为CT增强横断面，C为MPR冠状面，显示病变位于左肺上叶，呈不均匀增强，中央可见不规则低密度区，病变与前胸壁贴邻，局部胸膜外脂肪消失。术后病理为鳞癌，胸壁受侵。

下标准者，可诊断为多原发肺癌：①异时出现者两个肿瘤相隔3年以上；②两个肿瘤位于肺不同的解剖部位，例如位于不同的肺段、肺叶或不同侧肺，在共同的淋巴引流区内无转移瘤，亦无胸外转移瘤；③两个肺癌邻近的支气管有原位癌及支气管上皮重度增生改变。约1/3多原发肺癌同时发生，发现时69.4%~73%为Ⅰ~Ⅱ期，均应争

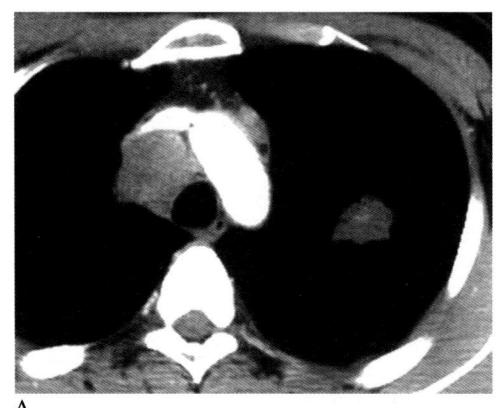

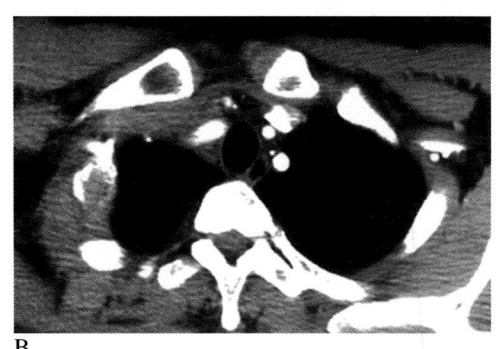

图 5-14 肺癌伴纵隔淋巴结转移及骨转移

A、B均为CT增强扫描，A显示左肺上叶结节，呈分叶状，密度不均。纵隔4R区、6区可见肿大淋巴结，4R区者融和成团。B显示右侧第1肋骨骨质破坏，周围可见软组织肿物，影像诊断为肺癌伴纵隔淋巴结转移及骨转移。病理为小细胞肺癌。

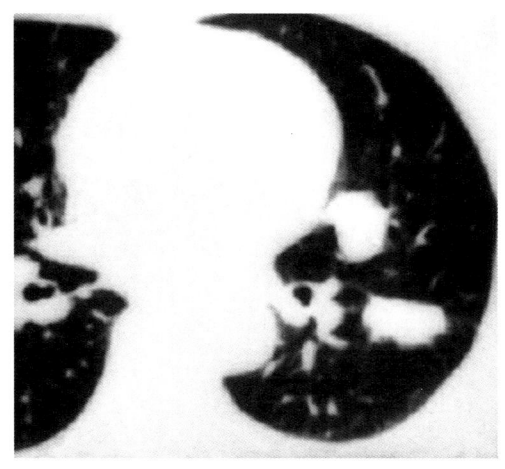

图 5-15 同时双原发肺癌

CT扫描，左肺上叶舌段和下叶前基底段可见2个结节，边缘略不规则，下叶后基底段者与叶间胸膜宽基底贴邻。影像诊断为双原发肺癌。术后病理舌段者为类癌，前基底段者为细支气管肺泡癌。

取手术切除。van Rens 等[42]总结2 764例单发、85例同时多原发非小细胞肺癌，手术切除后5年生存率分别为41%及19%，前者的预后明显优于后者，生存期与组织学类型无关，高于Ⅰ期者生存率下降。在同时多原发肺癌中发生于同肺叶者5年生存率为29%，而发生在不同叶者为16%[42,43]（图5-15）。

黄遥等[44]总结中国医学科学院肿瘤医院1959～1996年18例同时多原发肺癌，同侧10例，其中同叶和不同叶各5例；不同侧8例。2个病变均为周围型者12例24个病灶，组织学类型以鳞癌、腺癌居多，分别占15个（41.67%）、10个（27.78%），其次为肺泡癌4个，腺鳞癌3个，其他各种类型共4个。术前影像检查漏误诊第二原发癌6例，均≤1.5cm，4例误诊为结核；2例肿瘤结节扁平，贴近胸壁，胸部X片漏诊，其中1例CT发现病变，但未引起注意。从漏误诊的病例可以看出，首先应该提高对第二原发癌的警惕性，全面细致地阅片，不能只满足于发现1个主要病变；另外，对发现的肺小结节应行HRCT，进一步观察病变边缘和内部结构。

（六）不同组织学类型肺癌的影像学表现

1. 腺癌　典型的肺腺癌表现为＜4cm的周围型肺结节，约占75%，病周有毛刺和胸膜牵拉，可形成假裂（见图5-8）。有约25%的肺腺癌呈不典型的影像表现。吴宁等[45]报道一组722例肺腺癌，X线表现不典型者185例，主要表现为肺内直径>4cm的肿块（47.0%），直径>1cm的空洞（4.4%），气道阻塞性改变（29.2%），肺门、纵隔淋巴结肿大为主（9.2%），肺炎样改变（2.2%）；其中低分化腺癌占88%。

近年来低分化腺癌在肺腺癌中所占比例有增高趋势，根据中国医学科学院肿瘤医院的资料，1976～1986年间肺腺癌在同期肺癌中占20.8%，与前10年相仿，其中低分化腺癌占7.7%；1989～1999年新收治6 281例肺癌，腺癌所占比例为20.3%，而低分化腺癌（不包括肿瘤中同时有中、低分化成分者）在腺癌中占14.5%，较10年前上升。其中1989～1994年占腺癌的13.1%，1995～1999年占17.0%。根据186例低分化腺癌影像表现分析[46]，仅29%呈典型腺癌的小结节、毛刺等表现，不典型者占77.1%，中央型占22.9%，周围型占

77.1%；有大团融合的纵隔肿大淋巴结占4.5%（见图5-11）；跨叶23.9%，跨2叶者33例，跨3叶者9例。周围型低分化腺癌中≥4cm占62.8%，浸润性病变占4.1%，空洞3.3%。浸润性病变呈节段或非节段性分布，边界模糊，有时可跨叶或沿胸膜面（包括纵隔胸膜）生长，易误诊为炎性病变。侧位胸片可较好地显示肿瘤与叶间裂的关系，而常规层厚（10mm）CT扫描一般难以显示肿瘤与叶间裂的关系。HRCT显示叶间裂清楚，螺旋CT薄层扫描后多平面重建对于显示叶间裂可达100%，绝大多数情况下可准确判定肿瘤是否跨叶，对术前制定手术方案很有帮助[47]（见图5-7A~C）。薄层CT扫描及适当的窗宽、窗位有利于观察病灶的内部结构，以助鉴别诊断。

腺癌空洞表现为偏心，壁厚薄不均，与鳞癌空洞相比其特点是空洞较小，多小于1cm，可多发，无液平，少见典型壁结节。

细支气管肺泡癌是腺癌的一个亚型，近年来发病率有增高趋势，其生长方式是肿瘤沿肺泡壁生长，沿气道播散，可充填肺泡腔，但肺泡的基本构架无破坏（见图5-4、5-5、5-6）。WHO对肺泡癌的病理诊断标准采用优势原则，一般而言，肺泡癌成分>50%者诊断为肺泡癌。肺泡癌的大体病理和影像表现又分为结节型、节段型和弥漫型。结节型在胸片呈圆形、类圆形或淡片状影，密度均匀或不均匀，边缘毛糙有分叶、毛刺及有胸膜凹陷、牵曳表现。胸片上境界不清的淡片状影常被误诊为炎症或结核而延误诊断，应该引起注意。对中、老年患者有上述表现者应及时做CT扫描（包括靶区薄层扫描）进一步明确其内部结构。CT扫描常显示病灶位于外周胸膜下，形态不规则或呈星状、斑片状，但境界较清楚；空泡征出现率高，周边可见细网格状改变或磨玻璃状晕环，常见胸膜皱缩凹陷。节段型病变呈肺段或肺叶分布，但并不一定完全侵犯整个肺叶（段），影像表现为蜂窝状或蜂窝状与实变区混杂存在，是肿瘤沿肺泡间隔生长、肺泡腔部分被充填闭塞、部分仍有残存气影而间质内的血管未被破坏所致，CT可见"血管造影征"（见图5-6）。节段型病变多为单侧，但也可以同时或先后双侧发病。弥漫型病变少见，呈两肺广泛的小结节或片状影。

组织学上肺腺癌又可分为黏液型、非黏液型和混合型等亚型。黏液型有多灶及浸润倾向，预后较差。非黏液型常伴有瘢痕和硬化性改变[48]。肿瘤结节周围的毛玻璃改变主要是由于肿瘤沿肺泡间隔浸润，偶可见于肿瘤远端阻塞性肺炎或黏液型细支气管肺泡癌。Kuriyama等[49]报道一组不同组织学亚型肺腺癌与磨玻璃样改变的关系，发现有细支气管肺泡癌、腺癌伴有沿肺泡结构生长方式和腺癌不伴有沿肺泡结构生长方式三种，这三种亚型发生磨玻璃改变的百分数明显不同，分别为57%，26%，8%。

随着CT的广泛应用，≤1cm的无症状肺小结节检出增多，其中少部分为早期肺癌，诊断与鉴别诊断使放射诊断医师面临着新的挑战。肺非典型腺瘤样增生被认为是腺癌的癌前病变，是细支气管肺泡上皮细胞增生，组织学上类似于非黏液型细支气管肺泡癌，常在肺癌切除的肺标本中偶尔发现，几率可高达20%。通常为<5mm的结节，可呈网状，边界不清。镜下受累肺泡被衬单一的不典型柱状上皮，与周围正常肺泡上皮有移行。不仅在影像学上，在组织学上也很难将非典型腺瘤样增生与肺腺癌（非黏液型细支气管肺泡癌）区别开来（图5-16）[50]。另一鉴别诊断难点是微瘢痕，表现为显著的细支气管肺泡细胞增生和肺泡间隔纤维化而与细支气管肺泡癌相仿[51]。

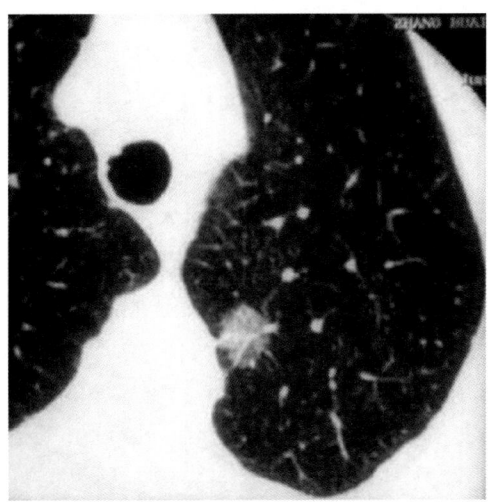

图5-16 肺非典型腺瘤样增生

HRCT，左肺上叶尖后段可见磨玻璃样密度小结节，约8mm，呈浅分叶状，其内有血管走行。术后病理为肺非典型腺瘤样增生。

2. 鳞状细胞癌　鳞癌中约 2/3 为中央型肺癌，肿瘤多为局限性生长，直接侵犯邻近结构，并可引起远端各种不同程度的阻塞性改变。增强扫描肿瘤可有中度强化。早期中央型肺癌表现为支气管偏心性增厚，无阻塞性改变，胸部X线片难以检出。此时如果患者因咯血等症状就医，CT扫描尤其是在主支气管和叶支气管部位的 3～5mm薄层增强扫描可发现管壁增厚，病变可以有强化。肿瘤逐渐增大呈息肉样突入支气管腔内，呈杯口样或截然中断，远端出现阻塞性炎症或肺不张。继发的肺部改变位于原发肿瘤远端相应的部位。有时不张肺的支气管内可充满黏液，CT表现为低密度的分支状阴影。肿瘤进一步向管壁外生长侵犯肺门及纵隔内结构。

约1/3的鳞状细胞癌为周围型，初诊时肿块常已较大，呈圆形或分叶状，也可呈不规则形。边缘清楚或有长的瘤周毛刺，与腺癌的放射状短毛刺有所不同。肿物远端常可见到阻塞性炎症、亚段、亚亚段肺不张。周围型鳞状细胞癌常直接侵犯邻近结构如胸膜、胸壁软组织、肋骨、脊椎、纵隔等，靠近叶间裂者可跨叶生长。薄层CT扫描有助于检出肿瘤侵入胸膜外脂肪或破坏邻近肋骨，MRI显示胸壁软组织受侵优于CT。

鳞状细胞癌常发生角化坏死，CT扫描可显示中央大片低密度（图5-17）。坏死物经支气管排出后形成较大的单发空洞，约占鳞状细胞癌的7%～14%。洞壁厚薄不均，有时洞内可见少量液体。钙化可沉积于坏死组织中，病理检查约为16%，CT检出率约为7%，呈小的散在无定形钙化。原有的肺内钙化被肿瘤吞噬者多呈粗颗粒状，位于肿瘤的外围。

3. 小细胞肺癌　小细胞肺癌在肺癌中占15%～20%，是肺神经内分泌肿瘤中恶性程度最高的亚型，与吸烟明显相关。恶性程度高，生长快，早期广泛转移。也是肺癌中出现伴瘤综合征最多的一种亚型。国外报道好发于老年，发病年龄平均为（66±8）岁。中国医学科学院肿瘤医院资料表明平均年龄49岁，在＜30岁的青年人肺癌中，小细胞肺癌及分化不良的癌占67%[52,53]。

在小细胞肺癌中，中央型占74%～83%（图5-18A~E），周围型占17%～26%（图5-19），以肺内孤立结节就诊者仅占4%。肿瘤在支气管黏膜

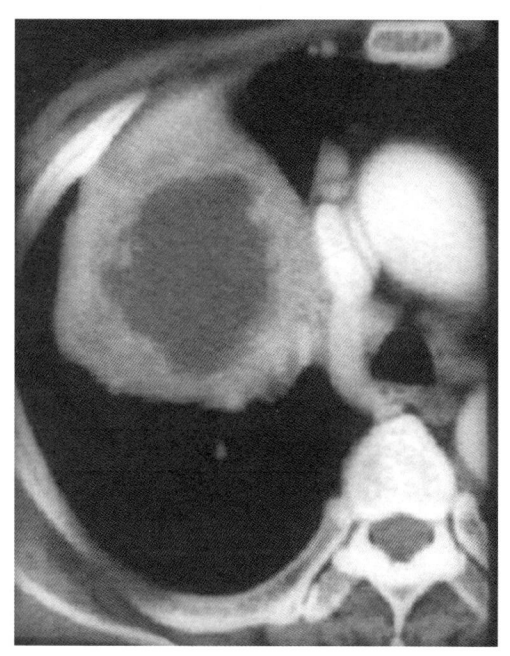

图 5-17　肺鳞癌伴坏死

CT增强扫描显示右肺上叶病变中央可见大片低密度区。术后病理为高分化鳞癌伴大量坏死。

下沿支气管树长轴生长，形成长段鼠尾状狭窄。病变可以沿支气管树多方向生长而引起多发、多方向的阻塞性改变，与鳞状细胞癌有所不同。早期广泛的肺门、纵隔淋巴结转移又可进一步压迫邻近支气管造成不同方向的支气管狭窄或梗阻，并压迫及侵犯纵隔内组织、器官。X线表现主要为单侧或双侧纵隔及（或）肺门肿物（87.5%）。范昆华等[52]报道345例小细胞肺癌的X线表现如下：①以肺门纵隔肿物为主，未发现明显的周围肺实质肿物（46%），其中单侧肺门纵隔肿物占86.6%，47.6%有不同程度的气道阻塞改变。有13例（3.8%）以吞咽困难为主诉就诊，食管造影显示由于纵隔转移淋巴结压迫使食管长段不规则狭窄；②肺实质内的结节或肿物（28%），其中半数也合并有不同程度的肺门或纵隔淋巴结肿大；③以气道阻塞改变（阻塞性肺炎或肺不张）为主（26%），阻塞性改变不一定局限在一叶（段）。周围型小细胞肺癌的肿块无特异性X线征象，可呈浅分叶也可呈梅花瓣状深分叶，边缘多较光整，无明显毛刺，密度均匀。文献报道1.4%的小细胞肺癌内有空洞，根据中国医学科学院肿瘤医院40年的经验未见1例有空洞，仅1例瘤内

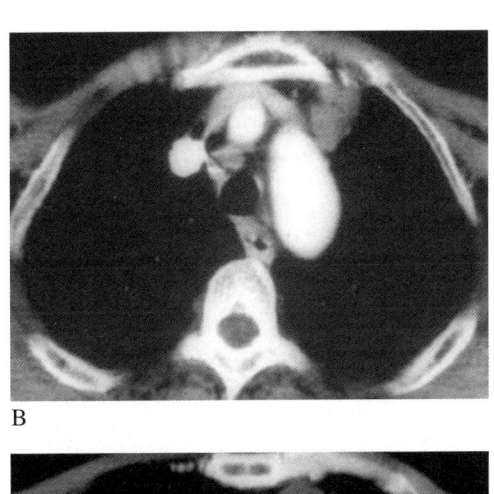

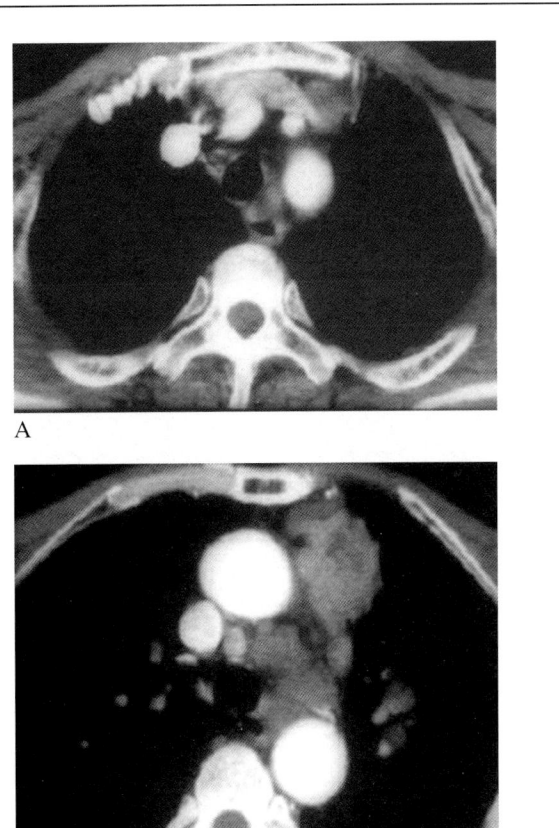

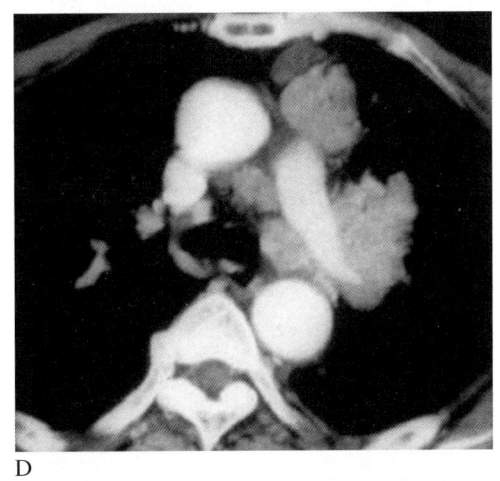

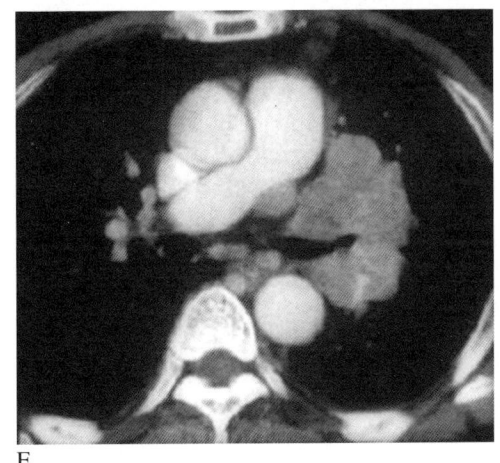

图 5-18 中央型小细胞肺癌伴纵隔广泛淋巴结转移
增强CT扫描，病变侵犯左肺上叶支气管达根部，包绕左肺动脉。纵隔2R、3A、4L、5区、6区及左肺门淋巴结广泛转移。纤维支气管镜活检证实为小细胞肺癌。

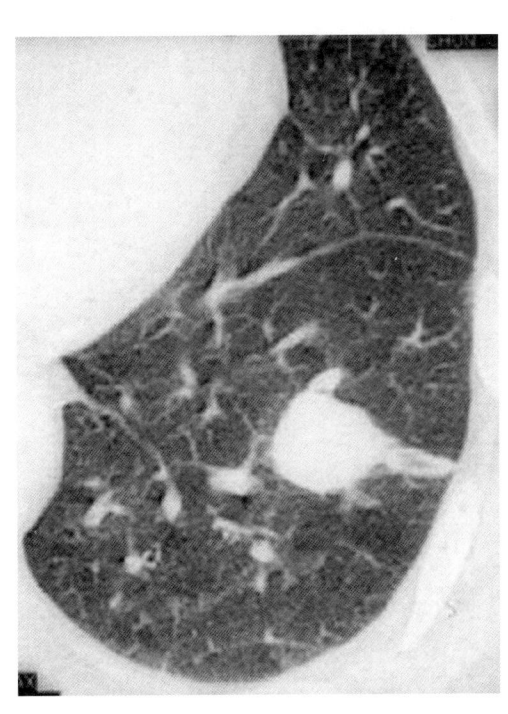

图 5-19 周围型小细胞肺癌
HRCT扫描：左肺下叶肿物，边缘较光滑，病变外缘有片状阻塞性改变，周围肺野未见其他病灶。手术及病理为小细胞未分化癌。

有粗钙化。

CT扫描可以显示支气管管壁增厚，如果肿瘤沿叶及多段支气管浸润而又未出现肺不张时，可呈多环形改变，为较早期的中央型小细胞肺癌特有的征象。周围型病变也可因肿瘤围绕相邻近多支细支气管生长而呈相邻的多个小结节。CT扫描尚可以显示纵隔的广泛淋巴结肿大相互融合，压迫、侵犯纵隔内结构，但与低分化腺癌或低分化鳞癌转移淋巴结所致融合成团的肿物无法鉴别。

小细胞肺癌早期出现远处转移。治疗前腹内转移为30%~59%。最常侵犯肝、肾上腺、胰腺及腹膜后、腹腔淋巴结，尸检资料表明常转移到肝（74%）、肾上腺（55%）、腹内淋巴结（55%）、胰腺（41%）、胃肠道（14%）。CT扫描示肝内低密度或密度不均的肿物，一般较大；肾上腺转移瘤可位于单侧或双侧，肿物大小不等，密度多不均匀，对于较小的肾上腺转移瘤，难以与肾上腺腺瘤区分时，行MR扫描有助于鉴别。腹膜后、腹腔转移淋巴结常较大且多发，密度均匀或不均匀。在各类型肺癌中，小细胞肺癌是最常转移至胰腺的一种亚型，临床可表现为黄疸或急性胰腺炎。受我国经济水平的限制，不能每一例肺癌患者均行胸、腹CT扫描，但在小细胞肺癌患者行胸部CT/MR扫描时可考虑包括肾上腺。

4. 大细胞癌　大细胞癌罕见，在肺癌中占4%。肿瘤生长快，可短期迅速增大。大多数为周围型，就诊时肿瘤往往很大。圆形或卵圆形，边缘分叶，轮廓光整，罕见瘤周毛刺。CT扫描有时可见肿瘤中有斑片状较低密度区（图5-20A~C）。文献报道6%的大细胞癌可发生空洞，但中国医学科学院肿瘤医院的资料无1例大细胞癌肿物中有空洞。

5. 腺鳞癌　肺腺鳞癌是一种少见的肺癌亚型，占原发肺癌的0.4%~4%[54]。吴宁等[55]分析中国医学科学院肿瘤医院经手术切除、有完整影像资料、并经复习病理切片确诊的51例（52个病灶）腺鳞癌（图5-21），发现肺腺鳞癌无特征性影像表现，与Kazerooni等[56]报道的相似，但该组周围型肿物多于Kazerooni组（94.1% vs 80%），且肿物平均直径较大（5.7cm vs 3cm），肿瘤边缘毛刺较少，仅占13.7%，而空洞相对较多，占15.7%，空洞的出现率与鳞癌相仿（7%~14%），而高于腺癌（4%）。Takamori等[57]报道以腺癌为主的腺

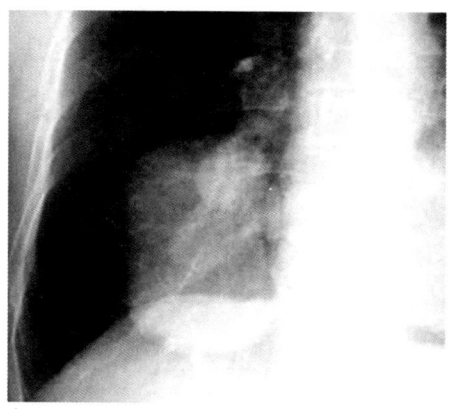

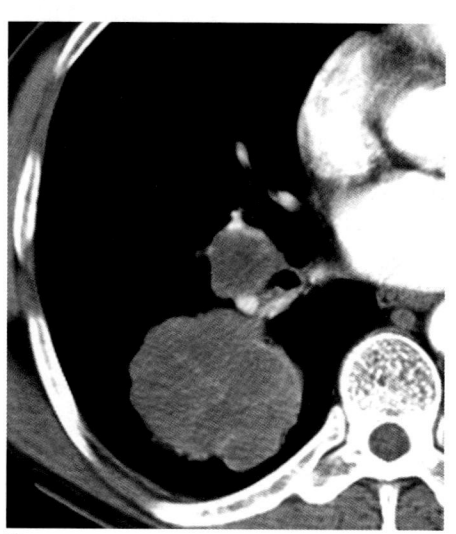

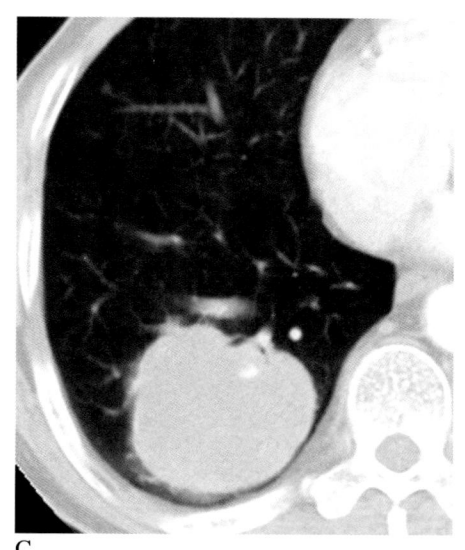

图5-20　大细胞肺癌

A为胸正位片，显示右肺下叶巨大肿物，轮廓清晰，边缘光滑，肺门淋巴结肿大。B、C为增强CT，显示右肺下叶肿物增强不明显，边缘可见分叶，轮廓清晰、光滑，无毛刺，右肺门淋巴结肿大，增强性质与病变相似。手术及病理诊断大细胞肺癌。

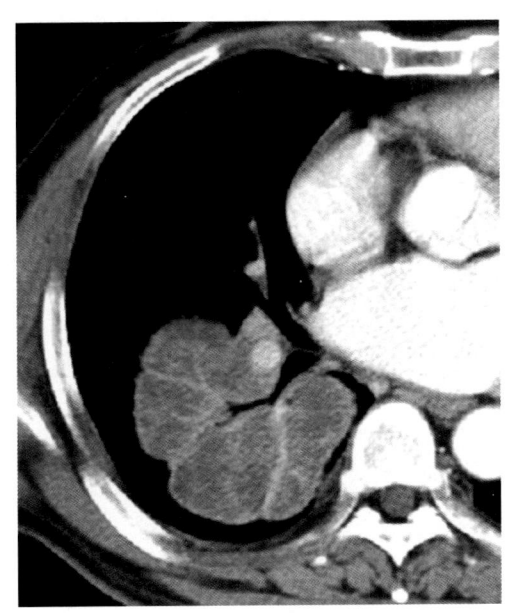

图 5-21 肺腺鳞癌

CT 增强扫描，显示病变位于右肺下叶，边缘较光滑，呈分叶状，其内可见增强的血管影，支气管远端截断。术后病理为低分化腺鳞癌。

鳞癌 X 线表现与腺癌相似，吴宁组未见此现象。肿瘤的大小、形态、边缘、密度等方面均与腺癌成分的多少无明显统计学及临床上的差异。

6. 肺癌伴有多形性、肉瘤样或肉瘤成分 肺的癌肉瘤罕见，病理学特征是肿瘤包括上皮及间叶（或间叶样）成分，间叶成分已有较确切的特征性分化（如骨、软骨或肌肉等）。复习中国医学科学院肿瘤医院资料，癌肉瘤 12 例，男 9 例，女 3 例，年龄 40～70 岁，中位年龄 60 岁[58]。组织学成分可为鳞癌、腺癌、腺鳞癌、小细胞癌与恶性纤维组织细胞瘤（MFH）、纤维肉瘤、软骨肉瘤及骨肉瘤的不同组合；约 40% 有纵隔和肺门淋巴结转移，转移淋巴结可呈单一组织学成分，或为两者兼有。大体病理表现为支气管内息肉样肿物，有或无肺实质内蔓延，继发远端阻塞性病变；也可为周围型肺实质内大肿物。影像学表现与大体病理一致。该组中央型 3 例，周围型 9 例。周围型肿瘤大小 4.5～12.5cm，中位大小 6.4cm，边缘光滑、略分叶 6 例，边缘不光或有毛刺 3 例。1 例在半月内从 7.5cm 增大至 9.5cm。

肺母细胞瘤亦属多形性癌的一种，更为罕见，中国医学科学院肿瘤医院 40 年来仅有 1 例，为一 31 岁男性，左下叶后基底段直径 7cm 的肿物，边缘光整，密度均匀。

7. 类癌 肺类癌属低度恶性肿瘤，较少见，在肺恶性肿瘤中约占 0.5%～2.5%，起源于支气管树黏膜上皮及黏膜下腺体的神经内分泌细胞，与小细胞肺癌属同源而分化程度不同的肿瘤谱。类癌又分典型类癌和不典型类癌两种，后者在肺类癌中占 10%～20%[41]。

典型类癌分为中央型、周围型和微瘤型，后者不能由影像检查发现。中国医学科学院肿瘤医院一组 18 例典型类癌，男 11 例，女 7 例。中位年龄 45 岁。中央型 8 例（其中主支气管 3 例，叶支气管 5 例），周围型 10 例，大小 1.5～5cm。

类癌的影像表现反映其大体病理所见。中央型类癌胸片表现为肺的阻塞性肺炎，但发展缓慢，往往反复发作，在慢性阻塞性炎症或产生慢性肺脓肿时病变肺的体积不缩小，有时反而增大。CT 增强扫描常有明显强化及各种伴随的远端阻塞改变，包括阻塞性肺炎、肺脓肿、支气管扩张或肺不张（图 5-22 A、B）。周围型表现为边缘光滑的结节或肿物，可有明显的浅分叶。

不典型类癌影像表现无特征性，与常见类型肺癌相仿。

8. 肺涎腺型癌 肺涎腺样肿瘤属低度恶性肿瘤，少见，约占所有气管支气管肿瘤的 0.1%～0.2%。主要类型为腺样囊性癌和黏液表皮样癌，腺泡细胞型极少见。由于黏液腺主要分布在气管和近端支气管，涎腺型癌主要发生在这些部位。其中 65% 发生在气管，10%～15% 在肺的外周[59,60]。腺样囊性癌发生于气管者常见于下或上 1/3 段，好发于侧壁或侧后壁邻近软骨与膜部交界处，也常呈环周浸润性生长（图 5-23A~C）。

临床表现常无特异性，遇到成人期发作的"哮喘"，夜间或侧卧位时发生的呼吸困难，长期、反复发作的肺部慢性炎症等患者时应考虑本病的可能性。

由于气管狭窄约达 75% 才会产生呼吸困难，确诊时肿瘤往往已较大。因肿瘤好发于气管后壁和侧后壁，侧位片或侧位断层观察较正位像清楚。CT 对于发现肿瘤和确定病变向腔内、腔外侵犯及环壁浸润性生长的范围明显优于胸部 X 片。

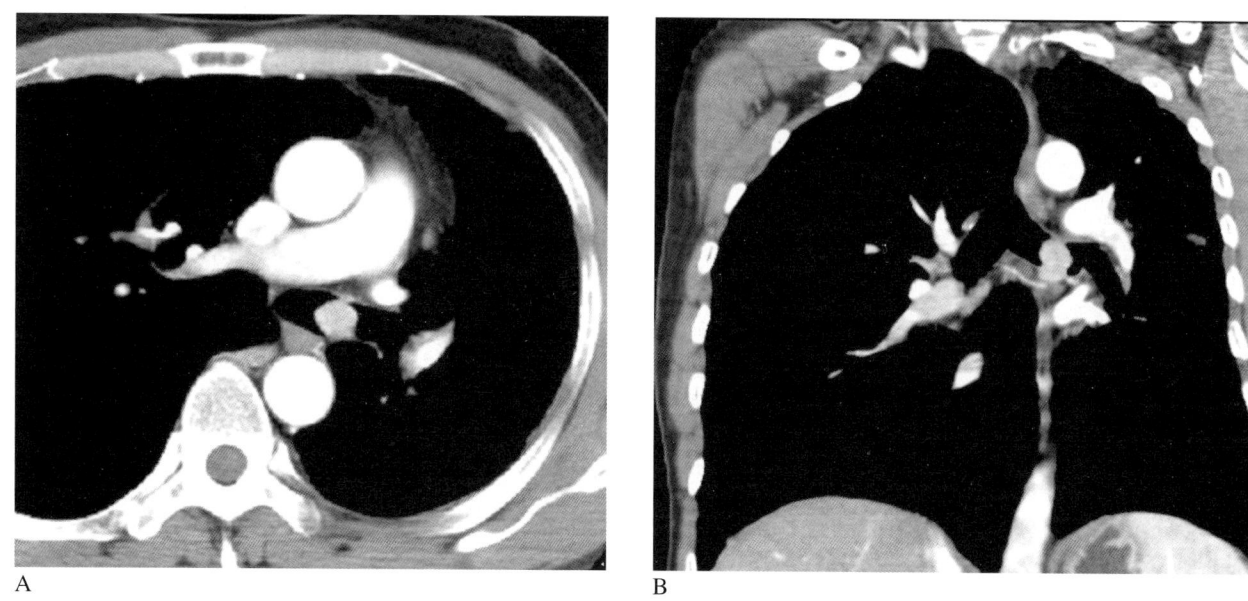

图 5-22 主支气管典型类癌

CT 增强扫描，A 为横断面，B 为冠状面，显示病变位于左主支气管内，明显增强。术后病理为典型类癌。

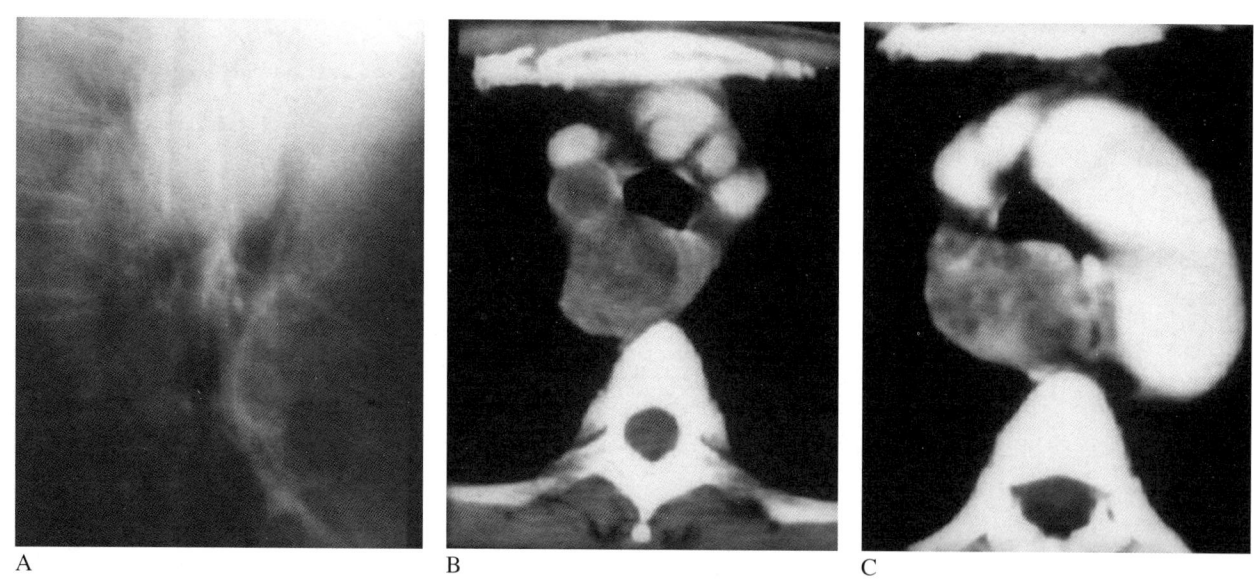

图 5-23 气管腺样囊性癌

A 为胸侧位片，显示气管下段后壁宽基底肿物，向气管腔内突出，病变后界显示不清。B、C 为增强 CT，显示病变位于气管右后壁，主要向腔外生长，呈不均匀增强，可见不规则低密度区，与食管分界不清。手术及病理证实为腺样囊性癌。

由于肿瘤沿黏膜下浸润，横断面CT有低估肿瘤长度的倾向，多平面重建或3D重建有助于显示病变范围。偶尔可见到气管上段肿瘤主要向前生长，而酷似甲状腺肿瘤，约占23%[61, 62]。肿瘤的密度常较低，平扫低于或近等于肌肉，增强后强化不明显，一般低于肌肉。

黏液表皮样癌常见于主支气管及叶支气管，有时骑跨在隆突区，也可有周围型病变。肺气肿出现机会较高度恶性肿瘤多并且持续时间长。青年患者出现肺部慢性阻塞性病变时应考虑黏液表皮样癌的可能性。中国医学科学院肿瘤医院最年轻的1例男性患者16岁时出现右肺下叶部分肺不张，5年后始发展为右下叶完全性肺不张。Wright[63]等也有类似的报道。肿瘤向外生长深入纵隔可包绕食管产生食管狭窄。CT增强扫描病变常明显强化，密度高于肌肉。病变内的钙化出现率高于其他类型肺癌，可达50%[61, 64]。

（七）肺癌 TNM 分期的影像检查表现

1. T分期　CT对发现肿瘤侵犯纵隔及判断肿瘤可切除性都有一定的作用，文献报道T分期的准确性为56%～89%[65]。T1及T2病变几乎完全依赖于CT扫描，结果令人满意，特别是薄层CT图像，但是外科医生最关心的是对T3和T4病变的区分，因为这将直接影响病人能否手术。采用MPR和CTA技术，可以提高T3、T4病变分期的准确性，可由76.0%提高到92.0%[66]（图5-24 A、B）。当原发肿瘤同一肺叶中有其他孤立癌结节灶时属T4，而不同肺叶中有孤立癌结节灶则属M1。对贴近胸壁及纵隔的肿瘤应特别予以注意，常规作CT增强扫描，必要时作局部薄层扫描；MRI对观察胸壁软组织或纵隔受累很有价值，优于CT。由于PET的空间分辨率比CT及MRI差，对于已确诊的非小细胞肺癌，PET用于T分期帮助不大，PET在这方面的主要作用是用于肺内其他病灶性质的诊断、指导穿刺部位、诊断是恶性胸水还是反应性胸水，其诊断的敏感性、特异性和准确性分别为89%，94%和91%[67, 68]。对于有大量胸水和肺不张的病灶，PET可帮助划定肿瘤大小[67-69]。

2. N分期　胸片诊断纵隔淋巴结转移的敏感性为9%～40%，特异性为92%～99%，CT检出纵隔淋巴结转移明显优于胸片已得到公认。但CT

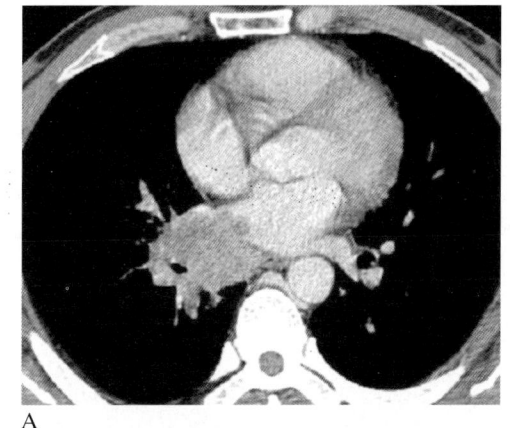

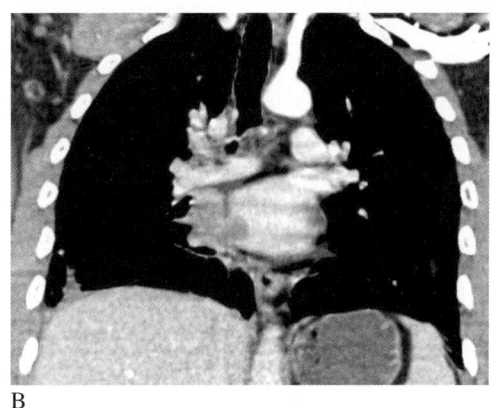

图 5-24　肺癌侵犯心血管

A为CT增强横断面，B为MPR冠状面，显示病变位于右肺下叶根部，侵及右下肺静脉及左心房。

的敏感性较高，大于85%，而特异性偏低，为69%～84%[41]。在CT或MRI图像上首先界定五条假想的水平线，分别与下列器官结构相切：

第1线　头臂静脉弓上缘
第2线　主动脉弓上缘
第3线　右上叶支气管上缘
第4线　左上叶支气管上缘
第5线　隆突角

据上述5线进一步划分纵隔各区淋巴结：

1区　最上纵隔淋巴结。在第1线以上。

2区　上段气管支气管淋巴结（左侧—2L，右侧—2R）。位于第1、2线之间气管两旁。

3区　血管前（3A）及气管后（3P）淋巴结，中线处的淋巴结属同侧。

4区　下段气管旁淋巴结。4R区在第2、3线之间中线右侧，包括奇静脉淋巴结，4L区在第2、4线之间中线左侧。

5区 主－肺动脉窗淋巴结。位于动脉韧带、主动脉、左肺动脉外侧，左肺动脉第1分支的近端。

6区 主动脉旁淋巴结。在第2线以下，升主动脉、主动脉弓或无名动脉外方的淋巴结。

7区 隆突淋巴结。隆突角下淋巴结，但与下叶支气管或动脉无关。

8区 食管旁淋巴结。食管两旁的淋巴结，但需除外7区淋巴结。

9区 肺韧带淋巴结，包括下肺静脉后壁及下方的淋巴结。

一组39例有详尽的CT－病理对照研究，CT显示正常者病理检查有淋巴结转移占7%，以例数计算CT的敏感性为73%，阳性预测值62%，阴性预测值88%，常低估2L、4L、7区、10L区的淋巴结[70]。

观察肺门淋巴结需要增强和螺旋CT扫描。Shimoyama等[71]提出观察肺门血管周围低密度区域的轮廓（边缘）优于测量淋巴结短径的大小。研究结果表明肺门低密度区与相邻肺的交界面呈凹面或平直时，95%的淋巴结为正常；而交界面为凸面，则95%的淋巴结为异常。增强扫描和薄层CT扫描使淋巴结更易识别。Fraser等[41]认为增强CT扫描对鉴别气管周围主－肺动脉窗淋巴结最有帮助。Haramati等[72]报道螺旋CT 5mm准直平扫比准直10mm增强扫描可发现更多的淋巴结。在国内一般常规行10mm扫描，但近期均强调薄层（2～5mm）扫描的重要性，不论对观察支气管、周围型肺癌的内部结构或是淋巴结均优于常规10mm层厚。随着多层螺旋CT应用的迅速发展，使得薄层扫描变得简单易行。

纵隔淋巴结转移的发生率与肺癌T分期有关。随着T分期的增高，淋巴结转移率上升。Primack等[73]报道159例肺癌中T1、T2和T3期肿瘤的纵隔淋巴结转移分别为22%、42%和56%。但随着T分期的增高，阻塞性肺炎和不张发生增加或加重，反应性炎症性淋巴结增多，特异性会有所下降[41]。CT诊断纵隔淋巴结转移的特异性还与肉芽肿性疾病如结核和组织胞浆菌病的感染率呈负相关。

MRI诊断纵隔淋巴结转移的标准与CT相同。主要优点是不用造影剂即可分清血管与淋巴结；可直接行冠状位和矢状位扫描，尤其对主－肺动脉窗和隆突下小的淋巴结在冠状位容易被发现。MRI的限度是难以确定肿大淋巴结中的钙化，可误将肉芽肿性淋巴结诊断为转移性淋巴结。Laissy等[74]报道动态增强MRI有助于鉴别转移与炭末沉着的淋巴结及肉芽肿性淋巴结，前者强化明显，后者仅有轻微强化。

Gould等[75]对2003年5月以前的39组PET研究进行了meta分析，共1 959例NSCLC患者进行PET检查，1 119例NSCLC患者进行CT检查。比较CT和PET对纵隔淋巴结诊断结果，^{18}FDG-PET对NSCLC分期诊断中位敏感性为85%，特异性为90%。CT对NSCLC分期诊断中位敏感性为61%，特异性为79%。CT发现纵隔淋巴结肿大组，^{18}FDG-PET对NSCLC分期诊断中位敏感性为100%，中位特异性为78%，CT未见淋巴结肿大组中位敏感性为82%，但中位特异性为93%，$P=0.002$。Gould等认为，PET比CT对纵隔淋巴结转移的诊断更准确，其诊断的准确性与CT发现的淋巴结大小相关。

^{18}FDG-PET对纵隔淋巴结分期的假阳性主要原因是：支气管扩张，上呼吸道感染和支气管炎，风湿性疾病，纵隔肿瘤，尘肺病，流感疫苗（腋下摄取），炭末沉着症、硅沉着症、淋巴结增生、反应性增生、活跃的炎症、非特异性炎症，曲霉菌并反应性淋巴结，肺结核反应性淋巴结，活跃的肉芽肿性疾病，肺炎后的活跃性炎症，Wegener肉芽肿等。

^{18}FDG-PET对纵隔淋巴结分期的假阴性主要原因有：①转移淋巴结毗邻原发肿瘤，以至于^{18}FDG-PET无法将淋巴结和原发肿瘤分辨开来（特别是原发肿瘤靠近纵隔时）；②几个不同区域的淋巴结紧邻，以至于^{18}FDG-PET无法把它们区分；③淋巴结过小；④若原发肿瘤摄取^{18}FDG较低，^{18}FDG-PET对其纵隔转移淋巴结分期的敏感性亦将大大降低。

CT解剖定位准确，而PET可发现功能改变（摄取增加），两者结合（图像融合）可提高敏感性和特异性[76]。

3. M分期（远处转移） 胸内转移可由胸CT扫描检出。胸外转移最常见的部位为肝、肾上腺、骨骼和脑。发现胸外远处转移最常用的方法是超声、CT、骨扫描及MRI。许多研究对^{18}FDG-PET探测远处转移的能力作出了评估，Shon等[31]总结9组研究的837名患者，发现23%（190/837）有远处转移，^{18}FDG-PET发现了其中94%的病灶，而且其中48%的病灶仅由^{18}FDG-PET发现。虽然PET对于发现远处转移是一个很好的方法，但由于价格昂贵，设备不普遍，目前还不能作为常规使用的检查方法，此外，因为正常脑部的高放射性摄取造成的高本底影响了^{18}FDG-PET对脑部转移灶的探测，对于脑转移瘤，CT、MRI优于^{18}FDG-PET。

（1）肝脏：肝脏超声扫描是肺癌患者的常规检查，发现肝转移或可疑肝转移再行CT增强扫描。应注意的是单纯CT平扫并不能鉴别良性或恶性病变，还常遗漏病变；患者有过敏体质不能行增强CT扫描，有脂肪肝者应选用MR扫描。典型的肺癌肝转移增强CT扫描表现为低密度结节或肿物，可有周边强化或中心低密度区。

（2）肾上腺：尸检发现肾上腺是肺癌的常见转移部位，在国外通常的做法是行胸CT扫描时向下延伸包括肾上腺，但在现行的医疗体制下，会增加医疗费用。Quinn等[112]报道一组348例初诊非小细胞肺癌患者，远处转移占21%，包括脑（47%）、骨（36%）、肝（22%）、肾上腺（15%）。肾上腺转移居第4位，其中腺癌占22%，鳞癌仅5%，由于发生率低，目前对非小细胞肺癌是否将腹部CT扫描（从肝顶扫描至髂棘）作为常规检查方法，尚存在不同意见。

肺癌患者发现肾上腺结节或肿物需与无功能腺瘤、肾上腺增生鉴别。根据平扫CT的密度作出判断是简便易行、有效的办法。根据多组报道[77-79]，由于腺瘤类脂质含量高，平扫CT值≤18Hu，诊断肾上腺良性病变的敏感性和特异性为79%~100%。MRI快速自旋回波和化学位移序列也能有助于鉴别类脂质含量高的肾上腺腺瘤与类脂质含量低的转移瘤。两侧肾上腺所毗邻的器官不同，右侧肾上腺结节易为超声扫描检出，而左侧难以较早发现，常需大于2~3cm才能检出。超声扫描是初筛的检查方法，但对于边缘光整、回声均匀的结节，很难根据超声声像图定性。

（3）脑：增强MRI可发现小的无症状脑转移，但出于对价格效益比的考虑，对无症状的非小细胞肺癌，一般不行常规脑MRI或CT检查。

（4）骨：对于无症状和无生化异常的非小细胞肺癌不常规作骨核素扫描检查。

三、鉴别诊断

（一）气道阻塞性病变

结核、支气管腔内良性肿瘤可引起段、叶或全肺阻塞性改变，需与中央型肺癌鉴别。重点应观察阻塞病变的根部是否有肿物存在、阻塞远端的支气管是否扩张扭曲充气或充盈黏液、纵隔内有无淋巴结肿大及其分布部位。应密切结合临床病史，除咳嗽、血痰外，结核患者常有长期低热、盗汗等结核中毒症状，但常被忽略而于手术后追间病史才被发现。此外应注意了解患者有无糖尿病或结核接触史，对多次支气管镜及活检未发现肿瘤者更应警惕非癌病变的可能性，以减少误诊。

1. 结核 支气管内膜受累，肺门结核性淋巴结肿大压迫、侵犯支气管或肺叶、段干酪性结核病变均可以引起肺叶或肺段实变。

（1）肺：以一段或多段受累多于全叶受累。有时可见不同肺叶或对侧有播散病变。如果全叶均为干酪性病变则该叶体积可增大，叶间裂膨隆，内可有空洞。结核多见于老年人、妊娠期妇女、糖尿病、AIDS患者及酗酒者。肺癌引起的阻塞性改变多为阻塞远端全段或叶或肺不张（或炎症）。

（2）支气管：结核性支气管病变可致支气管扭曲狭窄，也可为不规则支气管扩张充气，病变近端无肿物，是与肺癌的重要鉴别点。有时支气管壁可见到钙化，更支持结核的诊断。罗斗强等[80]总结中国医学科学院肿瘤医院影像表现拟似肺癌而手术后诊断为结核的患者66例，其中叶（段）实变或不张22例，91%呈节段性分布，累及两段或以上但并非全叶受累不张者占59%。体层摄影及CT扫描的病例中半数可见远端肺内支气管充气征（图5-25 A、B），无一例见反"S"征。肺癌的受累支气管呈杯口状或鼠尾状狭窄或中断，局部可见肿物，不张的肺内多无充气支气管。增强CT扫描见肿物密度不均，低于不张肺组织，肿物轮廓不光整。

（3）纵隔内淋巴结：结核所致的肿大淋巴结其

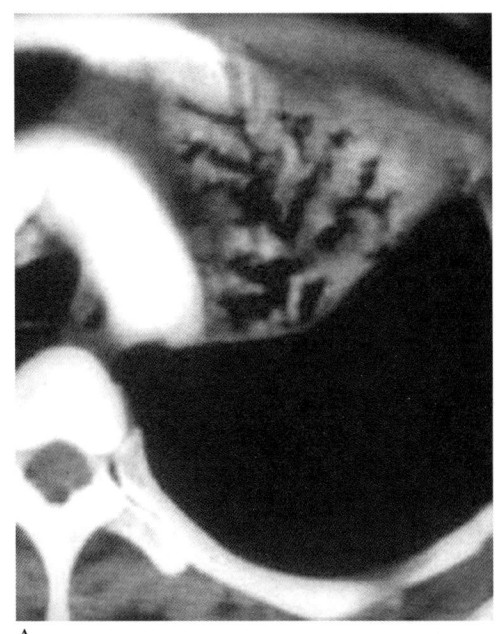

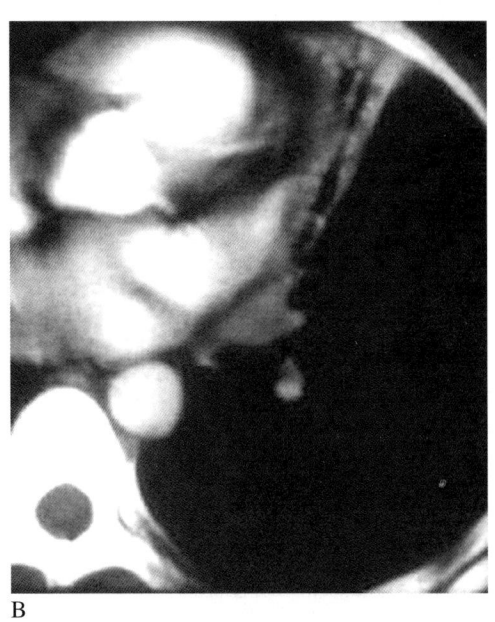

图 5-25 支气管内膜结核

A、B均为CT增强扫描,左肺上叶舌段不规则支气管扩张充气,病变近端无明显肿物。术后病理为支气管内膜结核。

发病部位与淋巴引流区无明显相关,可有钙化或边缘环形强化。肺癌的转移淋巴结与引流区分布有关,淋巴结边缘环形强化偶可见于鳞癌的转移,但罕见于腺癌、小细胞癌。

2. 支气管腔内良性肿瘤　支气管腔内良性肿瘤罕见,多起源于间质组织,例如血管瘤、纤维瘤、脂肪瘤或纤维软骨脂肪瘤(错构瘤)。病变常较小而局限(不向腔外生长)。CT薄层扫描(1～1.5mm)可见瘤内有脂肪(脂肪瘤)或脂肪及钙化(错构瘤),其他肿瘤则呈软组织密度。阻塞的远端可见支气管扩张、阻塞性炎症或远端无阳性发现。罗斗强等[81]总结的17例罕见肺错构瘤中,支气管腔内错构瘤6例,其中4例伴有远端肺阻塞性改变,内均有通气支气管。肺门部无肿物,绝大多数在纵隔内无肿大淋巴结。临床病史较长,与肺中央型鳞癌不难鉴别。但与类癌、黏液表皮样癌的影像表现有时鉴别有一定困难,后者多有较大肿物向腔外侵犯。

(二) **肺实质孤立结节(肿物)**

肺孤立结节的诊断一直是一个难点。由于CT的普遍应用,可以发现很小的结节,使诊断更加困难。在美国每年有130 000例新的肺孤立结节(肿物)(solitary pulmonary nodules,SPNs)被偶然发现,其中30%～50%为恶性[82]。一般而言,肿物(>3cm)比结节(≤3cm)的恶性可能性大。

发现肺孤立性结节(肿物)时首先应与既往胸片比较,如果长期无变化,可考虑为良性病变。其次应观察内部结构,是否有钙化,不能肯定时应行靶区薄层CT扫描。尚需结合年龄、吸烟史、职业史和是否伴随肺门或纵隔淋巴结肿大、肺叶肺段不张等影像表现综合考虑。对于不能作出明确诊断又有恶性可能的病变,应取得组织学诊断。

肿物内有钙化不能排除肺癌。CT图像上肺癌内钙化约占6%～10%,其中约85%的钙化见于3cm以上的肿物内[83,84]。钙化可为斑点状、粗大颗粒状和不规则形。钙化可由于砂粒体、营养不良性钙化、气管支气管软骨钙化或结核肉芽肿钙化所致。在横断面上,弥漫性、分层样、爆玉米花样或中心钙化超过结节的10%者,其恶性的可能性很小,可随诊观察(图5-26)。对于<3cm的结节,增强扫描密度均匀、无增强或增强值<15Hu,99%为良性[41]。在薄层CT横断面上发现脂肪成分,可诊断为良性病变(脂肪瘤或错构瘤);而增强后密度增高>20Hu者多为肺癌,少数为良性活动性结节,如炎性肉芽肿。良恶性结节增强后的时间-密度曲线也有所不同[85,86]。PET或PFT/CT对于肺内孤立性结节的鉴别诊断有较高价值,国外已有很多研究,在美国已进入医疗保险报销范围。

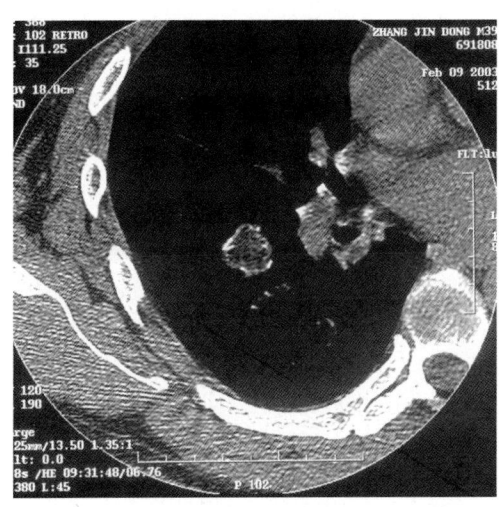

图 5-26　肺错构瘤

HRCT扫描，右肺下叶背段可见小结节灶，边缘可见蛋壳样钙化，其内可测得脂肪成分。术后病理为软骨瘤型错构瘤。

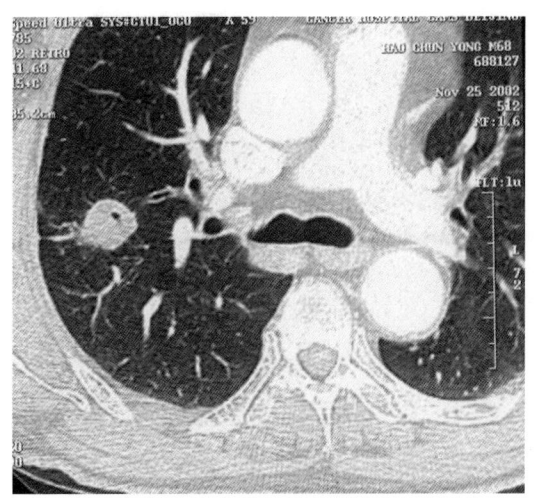

图 5-27　肺结核

CT扫描，右肺上叶后段可见小结节灶，边缘较光滑，其内可见小空洞，近端可见通气的支气管。术后病理为干酪增殖型肺结核。

CT也可漏诊肺的小肿瘤，主要是小于1cm的结节。可为小肿瘤位于支气管腔内、误将小结节诊断为血管断面等，3D重建可能对鉴别血管和结节有所帮助[87]。

1. 结核　结核的干酪病变融合，纤维包裹，常形成边缘光整的类球形结节或肿块。大多数位于上叶后段或下叶背段，但也不乏发生于非典型部位者。外形可规则或不规则，轮廓往往平直成角。基于其炎症的特性，边缘可有长的触角状或索条状影，邻近常有胸膜增厚粘连，与肺癌因成纤维反应或癌细胞沿小叶间隔浸润所致之毛刺和胸膜内陷有所不同，但有时也极难鉴别。结核结节（肿块）的周围常可见斑片状卫星病灶；肺癌虽然也可以有周围瘤灶（T4），但极罕见（<1%）。结核空洞的洞壁多较薄而光整，与肺癌因坏死而致的洞壁结节状增厚有所不同，洞内很少见有液面。结核空洞也可呈新月状或"圈套圈"的怪异状[80]（图5-27）。

结核也可与肺癌同时存在。张定昌等[88]报道28例经手术证实的老年肺结核合并肺癌病例，其中27例大体标本及镜下均见肺癌与干酪坏死性或增殖灶结核灶并发于同一部位、同一肺或同一肺段。对一个肺结核患者出现新的局灶性病变时，应详细询问近期临床症状的变化，作HRCT扫描观察新病灶的内部结构，密切动态观察，以免漏诊肺癌。

2. 局灶性肺炎　需与肺癌鉴别的呈结节或肿块形态的肺炎包括急性肺炎、慢性肺炎和机化性肺炎。李铁一[89]报道25例急性局灶性肺炎，无症状者占52%，痰中带血者占20%，发热占1.2%。炎症病变多发生于两肺下叶背段和基底段，位于肺的外周靠近胸膜（68%），部分可呈扁平形（45.5%）或三角形，可能与周边的病灶引流不畅、吸收不良有关。轮廓也可呈不规则形，CT扫描有时可见不同层面的图像病变形态有明显变化，提示病变不是球形肿物，而是一个吸收过程中不规则的炎性病变所形成的类结节或肿块。病变胸膜面大多光滑，而其余部分模糊或有柔软的毛刺；胸膜线影少见，占0～12%。局灶性慢性肺炎具有长轴贴近胸膜面的特点。病变中央有低密度区或小空洞，内壁常较光滑[89,90]。做HRCT扫描时应注意包括整个病灶，不要只取一两层近中心的层面，以便仔细观察病变全貌。有些球形肺炎影像表现拟似肺癌，但可在短期内发生变化，故对准备行手术切除者，术前应再次复查胸片，必要时行CT扫描复查。仔细询问病史也很重要（图5-28A、B）。

3. 肺隔离症　肺隔离症是由主动脉另外一分支供血到发育不良的肺组织，而不是由支气管动脉供血。肺内隔离肺由肺静脉引流，肺外隔离肺由体静脉引流。发生在成年人的肺隔离症较多为肺内隔离肺，好发生在肺的基底部，发生在左下

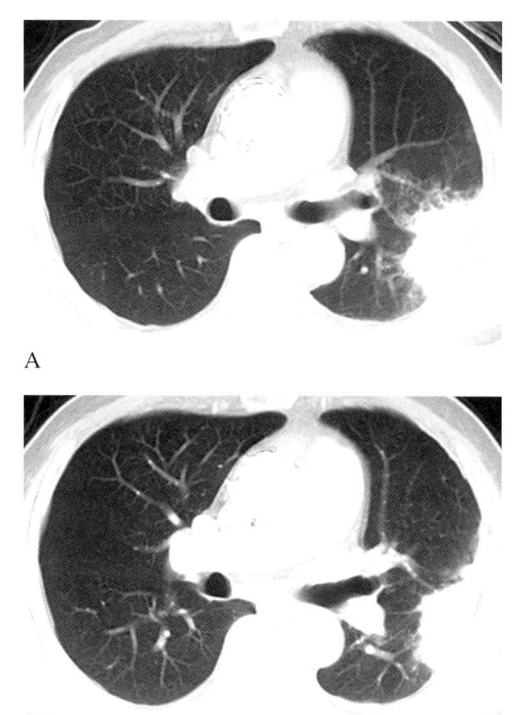

图5-28 局灶性肺炎

A、B均为CT扫描，A显示左肺上叶尖后段可见大片实变，边缘模糊；B为抗感染治疗后10天，病变明显缩小。影像诊断为局灶性肺炎。

叶后基底段者约占75%。表现为贴邻横膈或后胸壁的软组织肿物影，边缘光整，CT扫描可见其内的低密度区。如果已和支气管相通，可有液平。对可疑隔离肺的患者，应作CT增强扫描，观察有无由主动脉分出的供血动脉，螺旋CT扫描三维重建或多平面成像很有帮助，既可观察供血动脉，又可观察引流静脉的去向。对于只有传统CT的单位，增强扫描从肿物及其邻近部位开始，发现从主动脉发出的血管分支，即可明确诊断。

4. 矽肺　Ⅲ期矽肺患者其矽结节融合成团，可在胸膜下或肺实质内形成圆形、楔形或不规则形团块，多位于上肺野，也可发生在中、下肺野，轮廓较光整，邻近常可见粗的纤维索状影及局限性肺气肿或肺大泡。肺门纵隔内可见较广泛的钙化淋巴结，特征性表现为蛋壳状钙化。有典型的职业病史者诊断并不困难，但应注意矽肺患者可以合并肺结核或肺癌。MRI对确定诊断十分有价值，矽肺团块主要为纤维成分所构成，在T1W和T2W像上均表现为低信号，有特征性。矽肺患者肺功能不良，发现矽肺患者肺部团块时应做MRI，以避免不必要的开胸手术。

5. 球形肺不张　球形肺不张常见于胸膜炎及积液吸收后，是由于局部胸膜粘连，限制了肺的扩张所致的特殊类型肺不张。多位于肺底或肺的后部，呈圆形或类圆形边缘清楚的肿物。CT扫描或病灶体层可以显示血管及支气管影呈弧形向肿物中心卷入，有如蜗牛状或彗星尾状，以CT扫描显示病变更为优越。

6. 肺硬化性血管瘤　王建卫等[91]分析了中国医学科学院肿瘤医院1976年1月至2002年12月影像学资料（包括胸部正、侧位X线片和CT）完整的肺硬化性血管瘤（PSH）20例，并与病理进行对照。认为有助于PSH影像诊断的指标为：①40～60岁的女性患者；②胸片上表现为圆形、卵圆形边界清楚的肿物或结节；③CT平扫密度均匀，有时有小低密度区和粗大点状钙化，偶尔可见囊性变；④CT增强后有中度至明显强化。对于增强早期呈明显不均匀强化的圆形、卵圆形边界清楚的肿物或结节，应行延时扫描（图5-29）。

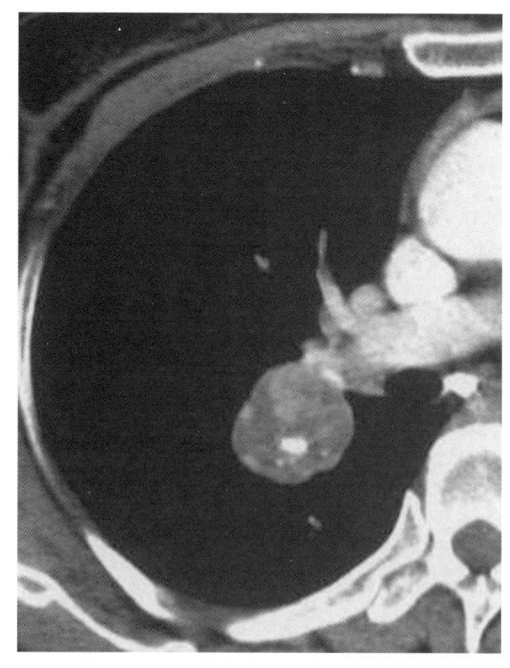

图5-29 肺硬化性血管瘤

CT增强扫描，显示病变位于右肺下叶背段，边界清楚，无分叶及毛刺，病变内可见粗点状钙化灶，不均匀强化。术后病理为肺硬化性血管瘤。

（三）肺弥漫结节性病变

弥漫型肺泡癌罕见，但往往易被误诊为亚急性或慢性血行播散型肺结核。弥漫型肺泡癌呈广泛的密度较高、大小相仿、边缘较清楚的小结节，部分可有融合。患者可有低热。典型症状是每日有大量（以立升计算）的白色泡沫痰，但并不多见。亚急性或慢性血行播散型结核的肺部病变"年龄"不同，渗出、增殖、纤维、空洞性病变常可同时存在。患者有结核中毒症状，无大量泡沫痰，痰中可检出病源菌。

甲状腺癌及其他一些腺癌容易发现两肺弥漫性转移，可酷似弥漫性肺泡癌，但一般病灶较肺泡癌小，必要时应注意查找相关部位有无原发肿瘤。

罕见的肺B细胞非霍奇金淋巴瘤有时也可表现为弥漫的结节病变，边缘较模糊，有时可以融合成片有如肺炎，可以有支气管充气征或空洞，但不一定有胸内肿大淋巴结，同时并有皮肤病变者，活检可获组织学诊断，必要时只能开胸活检以明确诊断。

四、影像学随诊

肺癌的疗后随诊有两个目的，第一是对根治性手术治疗、放射治疗、化学药物治疗以及综合治疗后并发症的随诊，随诊时间相对较短。第二是早期发现肿瘤复发和（或）异时原发肺癌，及早进行相应治疗。

（一）根治性治疗并发症的影像学随诊

肺癌手术后3个月内最常见的并发症是肺部感染，也是病人再次入院治疗的主要原因之一[92]。胸片可以发现肺部炎性病变，并观察对治疗的反应。肺叶切除或全肺切除手术后几周至几个月可有气胸、液气胸，通常并不会带来更多并发症。20世纪60年代的一项尸检证实，37例全肺切除病例有27例胸腔内有气体，尽管一部分手术是多年前进行的[93]。极少情况下，会发生脓胸。此外，由于全肺切除后，纵隔移位、扭曲可能会造成气管阻塞。

在肺癌的根治性放疗中，放射性毒性与放射野的大小、累积剂量和病人体质有关。常规根治性放疗中，患者局部接受的放射剂量一般在50Gy以上。肺部在放射剂量超过35Gy时即会产生放射性肺炎，局部肺泡内充满渗出物，影像表现为与放射野一致的斑片影或大片实变；放射性肺炎的分布有时还与放射方式有关，例如斜野照射时炎症会分布在非常规前后野部位。治疗结束后3个月渗出液逐渐吸收，9～12个月稳定而形成肺部纤维变，肺体积缩小，局部有牵引性支气管扩张。在一项超分割放射治疗研究中[94]，急性毒性大部分是对食管造成损伤，仅有1/3对肺造成损伤。急性放射性肺炎可以采用激素治疗，而晚期放射性肺炎则是不可逆的，可在根治性放疗后的3～24个月内发生，发生率约为8%。

化疗的并发症多在治疗过程中发生，接受化疗的肺癌（非小细胞肺癌和小细胞肺癌）患者影像学随诊一般根据肿瘤内科医师的要求进行。术前诱导化疗或化、放疗同时进行可使非小细胞肺癌的原发肿瘤和纵隔转移淋巴结缩小，降低T、N2分期，从而提高肿瘤的切除率。应注意化疗后仍存在肿物并不一定说明治疗无效，实际上是肿瘤细胞已灭活，仅存留纤维及坏死组织。Lee等[95]报告一组21例经诱导治疗后T分期下降9例（43%），4例（19%）切除肿瘤病理检查已无存活的肿瘤细胞，2例（10%）仅见有少量（≤10%）存活瘤细胞，但影像检查仍可见3.2～5.6cm的肿物，肿物的组织成分基本为坏死组织、慢性炎症、纤维化。PET有望对化疗疗效更准确的评估发挥作用。鳞癌术前诱导化疗的疗效优于腺癌。

（二）肿瘤复发和异时原发肺癌的影像学随诊

中国医学科学院肿瘤医院方德康等[96, 97]复习1961年3月～1993年1月肺癌根治术后1 229例复查病例，结果表明其中确诊为胸内复发75例（6.1%），远处转移333例（27.1%）；原为N0的771例中59例（8.3%）复查确诊有淋巴结转移。术后局部复发率鳞癌高于腺癌（$P<0.05$），其他病理类型之间差异无显著性。袖式肺叶切除术、肺叶切除加邻近肺叶部分切除术的局部复发率高于其他术式（$P<0.05$），淋巴结转移的发生率腺癌高于鳞癌（$P<0.05$），转移部位及发生率分别为锁骨上区42.4%，纵隔37.3%，肺门6.8%，腋下及腹股沟各为1.7%，多部位10.4%。腺癌及大细胞癌的血行转移发生率均高于鳞癌（$P<0.01$），各器官的转移发生频率依次为肺（27.7%）、骨（25.9%）、脑（20.8%）、肝（7.2%）、皮下组织（5.4%）、肾上腺（1.2%）。Martini等[98]报道1973～

1985年598例手术切除的Ⅰ期非小细胞肺癌患者，随诊亦发现复发发生在初次术后2年以内者占60%，发生在初次术后5年或以上者占9%。鳞癌发生局部复发者32%，非鳞癌20%。常见的转移部位为脑、肺、骨，非鳞癌多于鳞癌。原发肿瘤的大小（T分期）与预后明显相关。有淋巴结转移的病人，复发率增高，复发时间也比较短[99]。

非小细胞肺癌根治性治疗后异时原发肺癌的发生率为每个病人每年0.5%～2%[100-102]，通常异时原发肺癌与原发肺癌的病理类型相同[100]，最迟可以发生在原发肺癌治疗后20年[103]。关于异时原发肺癌的发生率随时间推移是升高还是降低，已有的文献报道不一，据Johnson推测这一发生率是升高的[101]。但有一点是明确的，非小细胞肺癌根治性治疗后，其他呼吸道、消化道恶性肿瘤（例如口腔癌和食管癌）的发生率将增加[102]。隐匿性（X线片阴性）异时原发肺癌的发生率比较高，Bechtel等[104]的报道为25.9%（7/27）。中央型肺癌采用袖式肺叶切除的患者，异时原发肺癌的发生率也较高[105]。生存超过2年的小细胞肺癌发生异时肺癌（非小细胞肺癌）的危险也比较高，发生率为12%～15%[106]。据估计，有效治疗后生存超过2年的小细胞肺癌患者，非小细胞异时肺癌的发生率为每个病人每年2%～13%，高于人群数据。Smythe等[107]的研究表明生存超过2年的小细胞肺癌患者最终会有10%发生非小细胞肺癌。

由于肺癌的复发多为远处转移，局部复发者很少采用根治性手术进一步治疗，大部分需要进行放疗。无论治疗方式如何，预后都很差。中国医学科学院肿瘤医院方德康等[97]研究表明，根治手术后出现淋巴结转移者在该院治疗（放疗和化疗）的2年生存率为34.4%，未在该院治疗者2年生存率为3.8%；出现血行转移后在该院治疗者2年生存率为20.2%，未在该院治疗者为8.8%。而异时原发肺癌的手术治疗机会要多于局部复发者，手术后5年生存率为25%～53%[101]。

（三）目前的影像学随诊方案和经验

胸部正、侧位X线片仍为肺癌治疗后的基本检查方法，国外多数方案都不主张将CT作为随诊的常规检查方法，并且不推荐使用其他更进一步的影像学方法如骨扫描、脑CT或MRI[106]。根据中国医学科学院肿瘤医院的经验[108]，推荐手术后2～3个月作首次基线胸片及CT增强扫描，以后2年内每6个月做胸X线片及CT增强扫描，每年全面复查（包括脑CT、MRI及骨核素扫描）。特别强调的是仔细对比术后一系列复查片，提高对微细改变的警惕性至关重要。尽管这些影像学随诊方案和随诊经验有所不同，但总的来说，在治疗后最初的2年内随诊较频繁，在3～5年和5年后随诊次数逐渐减少。目前还没有有力的证据（evidence）表明这些随诊可以延长病人寿命、改善生活质量[106]。Westeel[109]等的一项前瞻性队列研究表明（192例），采用每3个月一次胸片，每6个月一次支气管镜和CT扫描，发现肿瘤复发136/192（71%），其中无症状者36/192（26%），CT检出无症状复发者10/35（28%），15例（43%）胸部复发者接受了根治性治疗，所有病人的3年生存率为13%，而无症状复发者3年生存率为31%。因此，作者认为这一随诊方案是切实可行的，可以提高生存率。Aziz[110]等的一项892例回顾性研究表明，第一次手术后平均（46±14）月内41例（5.7%）发生异时原发肺癌，这些患者总的5年生存率为38%，患异时原发肺癌后的5年生存率为44%。因此，作者认为应对肺癌术后的患者长期随诊，术后3～5年内每6个月拍一次胸片，以后每年拍一次。CT有助于早期发现异时原发肺癌。

（四）PET在肺癌随诊中的应用

一些研究[111-113]表明，^{18}FDG-PET对肿瘤的残留和复发的探查有很高的敏感性（97%～100%）和特异性（61.5%～100%）。Bury等[113]比较了PET和CT在58例患者根治性非小细胞肺癌治疗后肿瘤复发检出中的作用，根治性治疗后3个月复查1次，以后每6个月复查1次，PET检出13例复发者，而CT只检出9例。另有1例两者均为假阳性。但该研究并未指出影像学结果对病人生存率和生活质量的影响。Patz等[114]的研究结果表明非小细胞肺癌治疗后PET扫描阳性的患者生存率明显小于PET阴性的患者。^{18}FDG-PET比CT（对肿瘤的残留和复发常常为非特异性的）检查的敏感性高。^{18}FDG-PET显像假阳性的主要原因是放射性肺炎和肿瘤坏死灶内的巨噬细胞糖酵解，这些情况通常发生在放疗后3～6个月内。因此，至少要等到放疗完成后3个月，最好是6个月再进行^{18}FDG-PET显像检查。因为随着时间的推延，假阳性率会逐渐下降。与CT扫描相比，PET扫描还有助于鉴别良、恶性结节和肺癌确诊病例中是否有纵隔淋巴结转移。

五、肺癌筛查

美国在20世纪70年代开始对肺癌高危人群进行胸部X线片和（或）痰细胞学检查筛查，期望能发现早期肺癌，及时手术切除，达到降低肺癌死亡率的目的，但经过3年筛查及7年随诊，结果表明筛查并不能降低人群中肺癌总的死亡率，受检组与对照组肺癌死亡率相仿。胸部X线片和痰细胞学用于肺癌高危人群筛查基本得到否定答案。

20世纪90年代初随着螺旋CT的出现，一次屏气可以完成全肺扫描，不会遗漏小的病变，使得人们再次聚焦于肺癌的筛查。

1993年开始美国又开展了"早期肺癌行动项目"（Early Lung Cancer Action Program，ELCAP），用螺旋CT低剂量扫描进行筛查。具体方法是首先做基线CT扫描，然后每年复查一次。同时还拍摄胸后前位片[115]。检查对象为≥60岁，已有或曾有吸烟史。其吸烟量至少为10包-年（每日吸烟支数/20支×吸烟年数=包-年），无恶性肿瘤病史，可耐受外科手术。但未设立对照组。共检查1 000位志愿者，首次（基线）检查结果发现233例（23%）肺内有1～6个非钙化结节，胸片仅检出68例（7%）。其中27例为肺癌，15例≤10mm。同期胸片仅检出7例（0.7%）。27例中23例（85%）为Ⅰ期，占总受检人数的2.3%，肿瘤大小6～20mm占20例。胸片仅检出4例，占总受检人数的0.4%。27例中26例手术切除。

日本的抗肺癌协会（Anti-Lung Cancer Association，ALCA）是1975年建立的筛检肺癌的赢利性会员制组织。会员平均年龄62.7岁，92%为重度吸烟者，交纳会费后每2年拍正、侧位胸片及行细胞学检查。1993年开始增加低剂量螺旋CT检查项目。自1993年9月～1998年12月共检查了9 993例，检出肺癌36例（0.36%），Ⅰ期癌29例，在被检出肺癌患者中占81.6%。单纯由CT扫描检出肺癌24例（0.24%），胸片检出12例（0.12%）。而1993年9月以前仅用胸部X线片及痰细胞学筛查的26 338例中，检出肺癌43例（0.16%），Ⅰ期癌23例（53.5%）。提示低剂量CT筛查的优越性[116]。值得注意的是，在日本腺癌（周围型病变）占肺癌的半数，CT扫描对检出小的周围型病变有独特的优越性。日本低剂量CT肺癌筛查的结果还表明吸烟者与不吸烟者在检出的肺癌中各占半数，但吸烟者肿瘤的倍增时间短于不吸烟者，吸烟者肺癌的7次体积倍增时间（肺癌由<3mm增大至15mm倍增7次）为1年，而从不吸烟者为2.5年。因此，他们提出吸烟者应每年做1次CT扫描进行筛检，而从不吸烟者可2～3年做1次[117]。

低剂量螺旋CT扫描筛查肺癌的研究是一项复杂工程，尽管已取得了令人兴奋的结果，但争论依然十分激烈，目前并未被推荐用于肺癌筛查。在低剂量螺旋CT筛查方法被推荐至普通人群之前，其有利及不利因素还需在更大量的人群中做进一步评估。目前由美国国立癌症研究所、美国放射学影像网络联合会发起、多中心合作的随机对照研究正在进行中，不久将会有更加合理的、经过进一步验证的结果。

我国尚未有对全民（population based）的大规模普查肺癌的报告及经验。北京医院、解放军总医院、珠海市医疗中心分别有选择性地对某些人群定期拍胸片和（或）CT扫描（常规剂量或低剂量螺旋CT）筛检，发现了一批早期肺癌。CT检出最小的周围型肺癌的直径为4mm。

第二节 肺其他恶性肿瘤的影像表现

一、肺原发淋巴瘤

原发肺淋巴瘤罕见。其定义为淋巴瘤发生于肺，有或无肺门及纵隔淋巴结受累，在确诊3个月内无肺外淋巴瘤病变。原发肺淋巴瘤多为非霍奇金淋巴瘤（NHL）。在NHL中占1%以下，在原发结外NHL中占1.1%～4%。最常见者为起自黏膜相关组织的低度恶性边缘带B细胞淋巴瘤，约占85%。少数为弥漫型大细胞NHL、淋巴母细胞淋巴瘤、低度恶性B细胞淋巴瘤伴浆样分化、淋巴瘤样肉芽肿病及器官移植后淋巴增殖失调[118, 119]。

原发低度恶性边缘带B细胞淋巴瘤的好发年

龄为55～60岁，无性别差异，约半数无临床症状，在体检时偶被检出。胸部症状包括胸痛、咯血等。大体病理表现为肺外周间质组织内单或多发的结节或局部浸润，病变可融合，甚至占据一侧胸腔。影像表现不一，呈单侧或双侧，单发或多发的结节或局部浸润，边缘清楚或模糊，CT扫描病灶内常有支气管充气征。病变进展缓慢，手术切除后5年生存率可达93.6%。中国医学科学院肿瘤医院有2例手术病理确诊者，均为男性，年龄分别为43岁及45岁，术后均行化疗，已随诊5年和6年，无新病变出现。

二、肺原发恶性间叶组织肿瘤

肺的恶性间叶组织肿瘤极为罕见，在肺恶性肿瘤中占1%以下，包括起源于肌肉、骨、软骨、脂肪、血管及纤维组织的肿瘤。必须有足够的组织学标本排除了癌肉瘤，以及详细检查排除肺外原发病变转移至肺才能作出最终诊断。文献报道最常见的类型依次为纤维肉瘤、平滑肌肉瘤及恶性纤维组织细胞瘤（MFH）[120,121]。中国医学科学院肿瘤医院40年间共有影像、病理资料完整者MFH 8例，纤维肉瘤2例，脂肪肉瘤2例，平滑肌肉瘤、神经纤维肉瘤各1例。

到1995年仅有约50例原发肺MFH的报道[122]。肿瘤由梭形细胞（纤维细胞或成纤维细胞）及细胞较大、形态不一的组织细胞所构成。影像表现为单发，边缘光滑分叶的结节或肿物，偶可呈肺炎状浸润或双侧病变。中国医学科学院肿瘤医院8例MFH均为周围型。肿物较大，分叶状，平均长径6.7cm，边缘毛糙6例，光整2例。跨叶生长5例（62%）。影像表现无法与肺癌鉴别。

纤维肉瘤与平滑肌肉瘤相仿，均可起自气管、支气管、肺实质或肺动脉。纤维肉瘤发病年龄较低，中位年龄32～37岁[123,124]。平滑肌肉瘤发病年龄较大，约60岁左右。起源于肺动脉的平滑肌肉瘤可自肺门向周围沿血管壁生长，有时可有远端肺实变或少血现象，有或无肺梗死。中国医学科学院肿瘤医院7例纤维肉瘤包括中央型1例，伴右中、下叶不张；周围型5例，侵犯全肺1例，余肿瘤大小为6～20cm，中位大小9cm。1例肿瘤贴邻纵隔。手术证实胸膜受侵4例。1例平滑肌肉瘤直径8cm，边缘光滑。

肺脂肪肉瘤极为罕见，至1982年仅有7例报道[125]。CT扫描如发现脂肪成分有助于诊断。中国医学科学院肿瘤医院2例脂肪肉瘤及1例神经纤维肉瘤均为周围型肿物，边缘光滑、锐利，密度均匀。

第三节 肺转移瘤

一、影像学检查

多数肺转移瘤无明显的临床症状（<5%），检出和监测肺转移瘤几乎完全依赖影像学检查。Crow等（1980）对56例因恶性肿瘤死亡者进行尸检研究，将肺大体标本切片（厚度1～2cm）做X线摄片，发现30例（54%）有肺转移瘤。单发转移4例，转移瘤多于100个3例。排除转移瘤多于100个的3例后共发现172个转移灶，瘤径由1～2mm至16cm。大部分位于胸膜及胸膜下（59.3%），瘤径>5mm者占40.7%。胸片难以检出胸膜及胸膜下和<3mm的病灶，由此可见胸片检出肺转移瘤的局限性。CT有助于检出>2mm及外周的病变，但特异性低，所检出的病灶中相当一部分为良性病变。

对第一转移站不是肺，肺转移瘤发生率较低的恶性肿瘤，在原发肿瘤已获根治而无复发的患者，可定期拍胸片复查。对第一转移站是肺，肺转移瘤发生率较高的恶性肿瘤，在原发肿瘤疗后有复发需进一步治疗或胸片表现可疑有肺转移瘤者，有必要行CT扫描进一步明确诊断。Peuchot等（1987）观察了84例原有胸外恶性肿瘤因肺实质内出现新病灶而行肺切除的100个肺，切除237个结节，CT检出73%，漏诊27%。病理诊断207个（87%）为转移瘤，21个（9%）为良性，9个（4%）为肺癌。胸片诊断为孤立结节者65个，仅35个（54%）手术证实为真正的孤立结节，其余30个实际为多发结节。CT诊断为单发结节44个，手术证实35个（84%）为真正的孤立结节。提示CT扫描对拟诊单发肺转移瘤的重要性。即使CT的密度分辨率高，使其检出肺转移瘤的敏感度较胸片大为增加，螺旋CT扫描后处理技术能分辨肺血管和肺实质，使肺结节的检出率进一步提高，但所检出的肺转移瘤往往仍比实际发生者少，其表现也缺乏定性价值。如果是否有肺转移瘤将会从根本上改变治疗方案，而影像表现又不能明确诊断时，最好行活检进一步定性诊断。

二、影像学表现

（一）肺转移瘤的典型表现

1. 胸部X线片　肺转移瘤最常见的胸部X线片表现为双肺单发或多发、圆形、边界清楚的结节，有时亦可为边缘模糊的不规则状片影或结节影。结节的数目、大小、分布与肿瘤播散方式有关。肿瘤细胞一次大量侵入可形成大小相仿、弥漫密集的双肺转移，常见于血供丰富的肿瘤，如甲状腺癌、黑色素瘤等。大小不一、散在分布者则见于多次反复转移的病灶。75%以上的肺转移瘤为多发病灶，多累及双肺，也可仅累及单侧肺。82%~92%的瘤灶位于肺外带，下肺野更为多见。转移结节的生长速度常常与原发肿瘤有关，绒癌的肺转移瘤可能1个月内增大一倍，而甲状腺癌的肺转移瘤可能数年内大小不变。

2. CT　CT检出的双肺多发结节有73%为转移瘤。肿瘤细胞经血行播散在肺内着床后侵入肺血管周围间质，并继续增殖形成结节，大多数表现为边界清楚、光滑的结节，但也可侵入邻近间质和肺泡，破坏肺实质，表现为边缘不规则。Hirakata等[126]对尸检肺标本做高分辨CT扫描并与病理对照观察，发现瘤径为5~20mm者，边缘清晰，轮廓光滑者占38%，组织学示肿瘤呈膨胀型生长，充填在肺泡内；轮廓光滑而边缘不清晰者占16%，组织学示肿瘤细胞沿肺泡壁生长；有30%表现为轮廓不光滑且边缘模糊不清，组织学表现为除肿瘤外尚有间质增生。上述表现与原发肿瘤的种类有一定相关，软组织肉瘤、肝癌、肾癌多表现边界光滑的结节（膨胀型生长），而腺癌转移可表现为边界不规则或有毛刺的结节（沿肺泡壁生长，或并有间质增生）。

（二）肺转移瘤的特殊影像表现

除圆形结节或肿块外，肺转移瘤尚可有各种不典型的影像表现。

1. 结节边界不规则或模糊　瘤内出血（多见于绒癌、黑色素瘤、肾癌、血管肉瘤）、瘤周炎性反应可引起瘤周边界模糊，CT扫描可表现为结节边缘密度较低、呈磨玻璃状的"晕征"。腺癌沿肺泡间隔及间质生长边界也常模糊，化疗过程中瘤结节也可由边缘清楚转变为边缘模糊。

2. 钙化　肺转移瘤出现钙化十分罕见。原发肿瘤多为骨肉瘤、软骨肉瘤、骨巨细胞瘤及滑膜肉瘤，对骨及软骨起源的肉瘤应十分仔细地寻找新出现的肺内或胸膜钙化病灶，不可掉以轻心，轻易地将钙化病变判断为结核病变，以免误诊。乳腺癌、结肠癌及卵巢癌等产生黏液的腺癌，其肝脏的转移瘤可有钙化，但肺转移瘤中钙化极少见，个别病例可在CT扫描时检出细小钙化。偶尔转移瘤的钙化是由于与肺内原有陈旧钙化邂逅所致。原发骨肉瘤的钙化肺转移瘤在化疗后也可消失。

3. 空洞　肺转移瘤发生空洞的几率为4%，原发肺癌为9%。约70%发生空洞的肺转移瘤其原发肿瘤为鳞癌，多为男性头颈部、食管和女性生殖系统鳞癌，可能与鳞状上皮角化脱落的特性以及肿瘤坏死与支气管相通有关。空洞大小不一，直径数毫米至5cm不等，洞壁厚薄各异。在多发的肺转移灶中常仅有部分病灶出现空洞，有时空洞可呈同心圆性增大，其内有时可有液平。偶尔腺癌肺转移也可发生空洞，但少见，原发肿瘤以结肠癌较多。软组织肉瘤肺转移的空洞多呈规则空泡型，可能与气道相通产生活瓣性阻塞有关。转移瘤如果穿破入胸膜腔能发生自发性气胸。空洞也可于化疗或放疗后发生。

4. 气胸　肺部转移瘤极少发生自发性气胸，可能继发于邻近胸膜面的肿瘤或空洞破裂。骨或软组织肉瘤患者发生自发气胸时，即使未见肺转移结节，亦应考虑有肺转移瘤的可能。CT扫描有可能显示潜在的转移结节。

5. "灭活"结节　"灭活"肿瘤指经化疗后肿瘤完全坏死或纤维化、已无存活肿瘤细胞、但影像检查仍可见到的"肿瘤结节"。多见于生殖细胞肿瘤转移化疗后。主要特点为治疗后原有转移灶缩小，边缘光整，随诊长期无变化。影像检查难以肯定其为"灭活"肿瘤结节，需要依靠血清肿瘤标记物检查或活检确诊。

6. 支气管内转移　肿瘤的支气管内转移少见，多为晚期表现。在胸外恶性肿瘤尸检中发现肉眼可见的支气管内转移占2%~5%。可能因肿瘤细胞经支气管动脉播散至支气管黏膜所致。原发肿瘤多为肾癌、结肠癌、黑色素瘤、乳腺癌、甲状腺癌等，影像表现与原发中心型肺癌相仿，以继发性气道阻塞性改变为主要表现。

7. 肺动脉内瘤栓　Fraser[41]转引Winterbauer等复习366例死于恶性肿瘤（乳腺癌、胃癌、肝癌、肾癌、绒癌）的患者尸检结果，发现肺动脉内瘤栓占26%，最常见于乳腺癌、胃癌和肝癌。Libshitz[127]转引Gonzalez-Vitale的报道，肺癌患者中以肺动脉栓塞为直接死因者占3%。约25%的患者胸片表现正常，有时即使用高分辨CT扫描亦难以检出。

8. 癌性淋巴管炎　癌性淋巴管炎指肿瘤细胞在肺的淋巴管内生长，约占35%～55%。常见于乳腺癌、肺癌、胃癌、结肠癌、胰腺癌和前列腺癌。其发生机制可能为：①经血道转移的肿瘤细胞进一步侵入肺内支气管血管束周围的间质及淋巴管，并沿阻力小的淋巴管壁生长，邻近的间质常有水肿及成纤维反应，小动脉内常有瘤栓，肿瘤也可穿破淋巴管进入肺实质。②肺门、纵隔淋巴结转移阻塞淋巴回流，造成肺间质淋巴管扩张、淋巴液淤积，同时伴有肿瘤细胞沿淋巴道逆向播散所致。约半数以上的癌性淋巴管炎并不伴有肺门、纵隔淋巴结肿大，因此前一种机制可能更为合理，也可能两种机制同时存在。由于癌性淋巴管炎常引起肺间质或纤维反应，患者可出现胸闷、憋气、呼吸不畅等症状。约30%～50%可合并不等量的胸腔积液。

癌性淋巴管炎的胸片表现与间质性肺水肿相似，可见KerleyA线和B线以及网状纹理增厚，但常常分布不均，可累及双肺，亦可局限于一侧或一个肺叶。

高分辨CT扫描的表现为小叶间隔增厚，呈肺外周的多角形线影，也可见有小结节。Ren等[128]报道180例尸检的肺标本做高分辨CT扫描的研究结果，32例有肺转移，其中22例（69%）有明显的肺间质性病变，19/22例（86.4%）有小叶间隔串珠样改变，是肿瘤在肺间质、毛细血管和淋巴管内生长所致。与肺水肿、肺间质纤维化所致光滑规则的间隔增厚有所不同。如果恶性肿瘤患者出现渐进性呼吸困难，高分辨CT扫描显示局限或弥漫、单侧或双侧肺小叶间隔不规则结节状增厚、血管支气管束呈串珠状，多发索状影交织呈网状改变，又不伴肺小叶结构破坏或扭曲时，可诊断为癌性淋巴管炎。Stein等[129]报道癌性淋巴管炎约有半数可伴有肺门或纵隔淋巴结肿大。

病理诊断为癌性淋巴管炎者，有30%～50%胸片无阳性发现，高分辨CT扫描诊断癌性淋巴管炎的阳性率可达54%[130-132]。

9. 单发肺转移瘤　单发肺转移瘤在单发肺结节中约占2%～10%。单发转移瘤与其他肺结节的影像表现有时无法鉴别，无原发肿瘤病史的患者肺内检出单发肺结节，转移瘤的几率只有0.4%～9%，而有原发肿瘤病史者为转移瘤的几率上升至25%。Cahan等[133]总结800余例恶性肿瘤患者肺内出现一个新的孤立结节，经病理（手术切除或活检）诊断其中约500例为原发肺癌；196例为转移瘤，其原发肿瘤依次为软组织肉瘤（35例）、黑色素瘤（39例）、乳腺癌（23例）、结、直肠癌（22例）、骨肉瘤（20例）、睾丸恶性肿瘤（12例）、肾癌（7例），其他（38例）。并提出下列原则：①原发肿瘤为鳞癌者肺内新出现的孤立结节（肿物）多为原发肺癌，且多为鳞癌；②原发肿瘤为腺癌者，肺内肿物为原发肺癌或转移瘤的机会各半；③原发肿瘤为软组织或骨肉瘤、黑色素瘤者，肺内肿物多为转移瘤。原发肿瘤与新出现的肺结节（肿物）间隔时间在2年以内者，应多考虑为转移瘤，但结、直肠癌、肾癌、乳腺癌可以发生迟发转移。

单发肺转移瘤手术切除后5年生存率可达25%～40%，在胸片发现单发病变后首先应与过去一系列胸片对照，观察其动态变化，并做CT扫描观察是否有多发转移结节，在确认为单发结节后可以考虑外科手术切除。

单发肺转移瘤多数影像表现为圆形或略有分叶的结节，边缘清楚，密度均匀或不均匀，但也有少数表现为边缘不规则、有毛刺。边缘清楚、光整者需与肉芽肿、错构瘤等肺良性病变鉴别；边缘不规则者需与第二原发肺癌鉴别，只能依靠病理诊断定性。高分辨CT扫描及增强扫描有助于显示肿物的内部结构，发现瘤内有脂肪而原发肿瘤不是脂肪肉瘤者可诊断为错构瘤。吴宁等[134]总结11例（13次）13个结、直肠癌的术后孤立性肺转移，边缘光整者8例（10个），不光整3例（3个），其中有毛刺1个。瘤径1.5～8.5cm（中位值3.4cm）。有CT扫描6例，其中1例有弥漫性细小钙化，有不均匀片状低密度区3例，可能与结、直肠癌含有黏液成分或转移性腺癌中有较多的坏死成分有关。

10. 迟发肺转移 肺外原发恶性肿瘤得到根治之后两年发生的肺转移称为迟发转移，有时甚至在20～30多年以后发生。较常见于肾癌、结、直肠癌、宫颈癌、乳腺癌等。中国医学科学院肿瘤医院结、直肠癌孤立性肺转移手术切除距原发肿瘤切除时间最长的一例为8年；10年以上的迟发转移为1例子宫颈癌（13年6个月），1例直肠癌（12年）及2例肾癌（分别为11年和14年）。迟发的孤立性肺转移仍有积极治疗的价值，对恶性肿瘤患者疗后应终生随诊。

参考文献

1. 王建卫, 吴宁, 黄遥, 等. 螺旋CT及其图像处理技术对中央型肺癌气管、支气管树肿瘤侵犯的评价. 中华放射学杂志, 2002, 36:583-587
2. 王建卫, 吴宁, 黄遥, 等. 螺旋CT血管造影对中央型肺癌纵隔、肺门血管肿瘤侵犯的评价. 中华放射学杂志, 2002, 36: 931-936
3. Itoh S, Koyama S, Iketa M, et al. Further reduction of radiation dose in helical CT for lung cancer screening using small tube current and newly designed filter. *J Thoracic Imaging*, 2001, 16:81-88
4. 徐文坚, 徐爱德. 骨弥漫性病变MRI应用的现状与展望. 中华放射学杂志, 2001, 35: 422-425
5. Hatabu H, Stock KW, Sher S, et al. Magnegnic resonance imaging of thorax. *Radiol Clin North Am*, 2000, 38:593-620
6. Gambhir SS, Czernin J, Schwimmer J, et al. A tabulated summary of the FDG PET literature. *J Nucl Med*, 2001, 42 (5 Suppl):1S-93S
7. Bradley JD, Perez CA, Dehdashti F, Siegel BA. Implementing biologic target volumes in radiation treatment planning for non-small cell lung cancer. *J Nucl Med*, 2004, 45 Suppl 1:96S-101S
8. Kostakoglu L, Goldsmith SJ.18F-FDG PET evaluation of the response to therapy for lymphoma and for breast, lung, and colorectal carcinoma. *J Nucl Med*, 2003, 44(2): 224-239
9. 王辉, 张冀先, 陈中原, 等. 99mTc-tetrofosmin SPECT显像在肺癌和纵隔淋巴结转移的临床研究. 核技术, 1999, 22(5): 275-279
10. Yokoi K, Okuyama A, Mori K et al. Mediastinal lymph node metastasis from lung cancer: Evaluation with Tl-201 SPECT-comparison with CT. *Radiology*, 1994, 192:813-817
11. 聂永康, 蔡祖龙, 赵绍宏. 早期中央型肺癌CT诊断与支气管镜及病理组织学对照. 中华放射学杂志, 2002, 36:588-591
12. Quinn D, Gianlupi A, Broste S. The changing radiographic presentation of bronchogenic carcinoma with reference to cell types. *Chest*, 1996, 10: 1474-1479
13. Khan A, Herman PG, Vorwerk P, et al. Solitary pulmonary nodules: comparison of classification with standard, thin-section, and reference phantom CT. *Radiology*, 1991, 179: 477-481
14. Proto AV, Thomas SR. Pulmonary nodules studied by computed tomography. *Radiology*, 1985, 156:149-153
15. Woodring JH, Fried AM, Chuang VP. Solitary cavities of the lung: diagnostic of implication of cavity thickness. *Am J Roentgenol*, 1980, 135: 1269-1271
16. Yang ZG, Sone S, Talcashima S. High-resolusion CT analysis of small peripheral lung adenocarcinomas revealed on screening helical CT. *Am J Roentgenol*, 2001, 176: 1399-1407
17. Aoki T, Tomada Y, Watanabe H, et al. Peripheral lung adenocarcinoma: correlation of thin-section fndings with histologic factors and survival. *Radiology*, 2001, 220:803-809
18. 蒋涛, 石木兰, 吕宁, 等. 孤立性肺结节的高分辨率CT扫描. 中华肿瘤杂志, 1998, 20: 216-218
19. Gurney JW. Determining the likelihood of malignancy in solitary pulmonary nodules with Bayesian analysis: Part I. Theory. *Radiology*, 1993, 186: 405-413
20. 罗斗强, 石木兰, 吴宁. CT及MRI对评价肺癌局部侵犯范围的价值. 中华肿瘤杂志, 1991, 13: 446-448

21. Yankelevitz DF, Reeves AP, Kostis WJ, *et al*. Small pulmonary nodules: volumetrically determined growth rates based on CT evaluation. *Radiology*, 2000, 217:251-256

22. Swensen SJ, Viggiano RW, Midthun DE, *et al*. Lung nodule enhencement at CT: multicenter study. *Radiology*, 2000, 214: 73-80

23. Zhang MM, Kono M. Solitary pulmonary nodules: Evaluation of blood flow patterns with dynamic CT. *Radiology*, 1997, 205: 471-478

24. Sazon DA, Santiago SM, Soo Hoo GW, *et al*. Fluorodeoxyglucose-positron emission tomography in the detection and staging of lung cancer. *Am J Respir Crit Care Med*, 1996, 153:417-421

25. Lowe VJ, Fletcher JW, Gobar L, *et al*. Prospective investigation of positron emission tomography in lung nodules. *J Clin Oncol*, 1998, 16, 1075-1084

26. Duhaylongsod FG, Lowe VJ, Patz EF Jr, *et al*. Detection of primary and recurrent lung cancer by means of F-18 fluorodeoxyglucose positron emission tomography (FDG PET). *J Thorac Cardiovasc Surg*, 1995, 110:130-139

27. Gupta NC, Maloof J, Gunel E. Probability of malignancy in solitary pulmonary nodules using fluorine-18-FDG and PET. *J Nucl Med*, 1996, 37: 943-948

28. Patz EF Jr, Lowe VJ, Hoffman JM, *et al*. Focal pulmonary abnormalities: evaluation with F-18 fluorodeoxyglucose PET scanning. *Radiology*, 1993, 188:487-490

29. Bury T, Dowlati A, Paulus P, *et al*. Evaluation of the solitary pulmonary nodule by positron emission tomography imaging. *Eur Respir J*, 1996, 9: 410-414

30. Gould MK, Maclean CC, Kuschner WG, *et al*. Accuracy of positron emission tomography for diagnosis of pulmonary nodules and mass lesions: a meta-analysis. *JAMA*, 2001, 285:914-924

31. Shon IH, O'Doherty MJ, Maisey MN. Positron emission tomography in lung cancer. *Semin Nucl Med*, 2002, 32: 240-271

32. Emerson GL, Emerson MS, Sherwood CE. The natural history of carcinoma of the lung. *J Thorac Cardiovasc Surg*, 1959, 37:291-304

33. Cohen S, Hossain SA. Primary carcinoma of the lung: a review of 417 histologically proved cases. *Dis Chest*, 1966, 49:67-74

34. O'Connor BM, Ziegler P, Spaulding MB. Spontaneous pneumothorax in small cell lung cancer. *Chest*, 1992, 102:628-629

35. Scott IR, Muller NL, Miller RR, *et al*. Resectable stage III lung cancer: CT, surgical, and pathologic correlation. *Radiology*, 1988, 166:75-79

36. Glazer HS, Duncan-meyer J, Arnbergn DJ, *et al*. Pleural and chest wall invasion in bronchogenic carcinoma: CT evaluation. *Radiology*, 1985, 157: 191-194

37. Pennes DR, Glazer GM, Wimbish KJ, *et al*. Chest wall invasion by lung cancer: limitations of CT evaluation. *Am J Roentgenol*, 1985, 144: 507-511

38. Suzuki N, Saitoh T, Kitamura S. Tumor invasion of chest wall in lung cancer. *Diagnosis with U.S. Radiology*, 1993, 187:39-42

39. Clain A. Secondary malignant disease of bone. *Br J Cancer*, 1965, 19: 15-29

40. Silvestri GA, Littenberg B, Colice GL. The clinical evaluation for detecting metastatic lung cancer: A meta-analysis. *Am J Respir Crit Care Med*, 1995, 152:225-230

41. Fraser RG, Müller NL, Colman N, *et al. Diagnosis of diseases of the chest*. 4th ed. Philadelphia: Saunders, 1999. 1067-1412

42. van Rens MT, Zanen P, Brutel de la Riviere A, *et al*. Survival in synchoronous vs single lung cancer. *Chest*, 2000, 118: 952-958

43. Ferguson MK. Synchronous primary lung cancers. *Chest*, 1993, 103:398s-400s

44. 黄遥, 石木兰. 同时多原发肺癌. 中华放射杂志, 1997, 31:482-483

45. 吴宁, 石木兰. 原发肺腺癌的不典型X线表现. 中华结核和呼吸杂志, 1989, 12: 353-355

46. Storto ML, Ciccotosto C, Guidotti A, *et al*. Neoplastic extension across pulmonary fissures: value of spiral computed tomography and multiplannar

reformations. *J Thorac Imaging*, 1998, 13:204-210

47. 黄遥, 石木兰, 王爽, 等. 肺低分化腺癌的影像表现. 临床放射学杂志, 2001, 20: 419-423

48. Okubo K, Mark EJ, Flider D, et al. Bronchoalveolar carcinoma: clinical, radiologic, and pathologic factors and survival. *J Thorac and Cardiovasc Surg*, 1999, 118:702-709

49. Kuriyama K, Seto M, Kasugai T. Ground-glass opacity on thin section CT: value in differentiating subtypes of adenocarcinoma of the lung. *Am J Roentgenol*, 1999, 173:465-469

50. Carey FA, Wallace WAH, Fergusson RJ, et al. Alveolar atypical hyperplasia in association with primary pulmonary adenocaecinoma: a clinical pathological study of 10 cases. *Thorax*, 1992, 47: 1041-1043

51. Vazquez N F, Yankelevitz DF. The radiologic appearance of solitary pulmonary nodules and their cytologic-histologic correlation. *Seminars in Ultrasound, CT and MRI*, 2000, 21:149-162

52. 范昆华, 石木兰, 周纯武. 肺小细胞未分化癌X线诊断— 345 例分析. 中华肿瘤杂志, 1985, 7: 119-121

53. 卢光明, 石木兰. 30岁以下青年人肺癌—附135 例分析. 中华肿瘤杂志, 1990, 12：148-149

54. Fitzgibbons PL, Kern WH. Adenosquamous carcinoma of the lung: a clinical and pathologic study of 7 cases. *Hum Pathol*, 1985, 16:463-466

55. 吴宁, 吕宁, 陈雁, 等. 肺腺鳞癌的影像学表现和病理对照研究. 中华肿瘤杂志, 1997, 19：434-436

56. Kazerooni EA, Bhalla M, Shepard Jo-Anne O, et al. Adenosquamous carcinoma of the lung: radiologic appearance. *Am J Roentgenol*, 1994, 163: 301-306

57. Takamori S, Noguchi M, Morinaga, S, et al. Clinicopathologic characteristics of adenosquamous carcinoma of the lung. *Cancer*, 1991, 67: 649-654

58. 吴宁, 李洁, 林冬梅, 等. 肺罕见恶性肿瘤的影像表现. 临床放射学杂志, 2001, 20:137-142

59. 王爽, 石木兰, 吴宁, 等. 肺涎腺样肿瘤的影像表现. 中华放射学杂志, 2002, 36: 127-130

60. Popper HH, el-Shabrawi Y, Wockel W, et al. Prognostic importance of human papillomavirus typing in squamous cell papilloma of bronchus: comparison of on situ hybridizition and the polymerase chain reaction. *Hum Pathol*, 1994, 25: 1191-1197

61. Zirkin HJ, Tovi F. Tracheal carcinoma presenting as a thyroid tumor. *J Surg Oncol*, 1984, 26: 268-271

62. Na DG, Han HM, Kim KH, et al. Primary adenoid cystic carcinoma of the cervical trachea mimicking thyroid tumor. *J Comput Assist Tomogr*, 1995, 19: 559-563

63. Wright CL, Gandhi M, Mitchell CA. Adenoid cystic carcinoma of the left main bronchus mimicking MacLeod's syndrome. *Thorax*, 1996, 51: 451-452

64. Kim TS, Lee KS, Han J, et al. Mucoepidermoid carcinoma of the tracheobronchial tree: radiographic and CT findings in 12 patients. *Radiology*, 1999, 212: 643-648

65. Quint LE, Francis IR, Wahl RL, et al. Imaging. In: Pass HI, Mitchell JB, Johnson DH, et al. *Lung cancer: principles and practice*. 2th ed. Philadelphia: Lippincott Williams & Wilkins. 2000. 535-578

66. 王建卫, 吴宁, 朱强, 等. 螺旋CT及其图像后处理技术在中央型肺癌分期中的应用. 中华肿瘤杂志, 2003, 25:74-77

67. Gupta NC, Rogers JS, Graeber GM, et al. Clinical role of F-18 fluorodeoxyglucose positron emission tomography imaging in patients with lung cancer and suspected malignant pleural effusion. *Chest*, 2002, 122: 1918-1924

68. Erasmus JJ, McAdams HP, Rossi SE, et al. FDG-PET of pleural effusions in patients with nonsmall cell lung cancer. *AJR Am J Roentgenol*, 2000, 175: 245-249

69. Nestle U, Walter K, Schmidt S, et al. 18F-deoxyglucose positron emission tomography (FDG-PET) for the planning of radiotherapy in

lung cancer: high impact in patients with atelectasis. *Int J Radiat Oncol Biol Phys*, 1999, 44:593-597

70. Gross BH, Glazer GM, Oringer MB, *et al*. Bronchogenic carcinoma metastatic to normal-sized lymph nodes: frequency and significance. *Radiology*, 1988, 166: 71-74

71. Shimoyama K, Murata K, Takahashi M *et al*. Pumonary lymph nodes metastases from lung cancer. Evaluation based on morphology at thin-section, incremental, dynamic CT. *Radiology*, 1997, 203:187-195

72. Haramati LB, Cartagena AM, Austin JHM. CT evaluation of mediastinal lymphadenopathy: non-contrast 5-mm versus post contrast 10-mm sections. *J Comput Assist Tomogr*, 1995, 19:375-378

73. Primack SL, Lee KS, Logan PM, *et al*. Brongenic carcinoma: utility of CT in the evaluation of the patients with suspected lesions. *Radiology*, 1994, 193: 795-800

74. Laissy JP, Gay-Depassier P, Soyer P, *et al*. Enlarged mediastinal lymph nodes in bronchogenic cancinoma: Assessment with dynamic contrast-enhanced MR imaging. *Radiology*,1994, 191:263-267

75. Gould MK, Kuschner WG, Rydzak CE, *et al*. Test performance of positron emission tomography and computed tomography for mediastinal staging in patients with non-small-cell lung cancer: a meta-analysis. *Ann Intern Med*, 2003, 139: 879-892

76. Vansteenkiste JF, Stroobansts SG, De Leyn PR, *et al*. Mediasttinal lymph nodes staging with FDG-PET scan in patients with potentially operable non-small cell lung cancer: a prospective analysis of 50 cases. *Chest*, 1997, 112:1480-1486

77. Dunnick NR, Korobkin M, Francis I. Adrenal radiology: distinguishing benign from malignant adrenal masses. *Am J Roentgenol*, 1996, 167:861-867

78. Lee MJ, Hahn PF, Papanicolaou N, *et al*. Benign and malignant adrenal masses: CT distinction with attenuation coefficients, size, and observer analysis. *Radiology*, 1991, 179: 415-418

79. Boland GW, Lee MJ, Gazelle GS, *et al*. Characterization of adrenal masses using unehanced CT: an analysis of the CT literature. *Am J Roentgenol*, 1998, 171: 201-204

80. 罗斗强, 石木兰, 吴宁. 拟似肺癌的不典型肺结核. 临床放射学杂志, 1993, 12: 158-160

81. 罗斗强, 石木兰. 罕见的肺错构瘤. 临床放射学杂志, 1997, 16: 210-212

82. Goldsmith SJ, Kostakoglu L. Role of nuclear medicine in the evaluation of solitary pulmonary nodule. *Seminars in Ultrasound, CT, and MRI*, 2000, 21:129-138

83. Mahoney MC, Shipley RT, Corcoran HL, *et al*. CT demonstration of calcification in carcinoma of the lung. *Am J Roentgenol*, 1990, 154:255-258

84. Grewal RG, Austin JHM. CT demonstration of calcification in carcinoma of the lung. *J Comput Assist Tomogr*, 1994, 18: 867-871

85. 王春泉, 朱珊珊, 邱运荣. 动态CT对肺内孤立性结节诊断价值的探讨. 实用放射学杂志,1999, 15: 224-227

86. 邓克学, 曹东兴, 李世青. 增强后薄层动态CT对孤立性肺结节病变的评价: 附45例病例分析. 实用放射学杂志,1999, 15: 144-147

87. Naidich DP, Rusinek H, McGuinness G, *et al*. Variables affecting pulmonary nodule detection with computed tomography: Evaluation with three-dimensional computer simulation. *J Thorac Imaging*, 1993, 8:291-299

88. 张定昌, 许佩舜. 老年肺结核合并肺癌临床病理分析. 老年医学与保健, 1999, 5: 76-77

89. 李铁一. 急性单发局灶肺炎的CT诊断. 中华放射学杂志, 1999, 33:368

90. 黄遥, 石木兰, 林冬梅, 等. 慢性肺炎的影像学表现. 临床放射学杂志, 2001, 20: 500-503

91. 王建卫, 林冬梅, 石木兰. 肺硬化性血管瘤：影像与病理学对照研究. 中华放射学杂志, 2004, 38: 962-966

92. Handsy JR, Child AL, Grunkmeier GL, *et al*. Hospital readmissions after pulmonary resections: prevalence, patterns and predisposing characteristics. *Ann Thoracic Surg*, 2001, 72:1855-1860

93. Suarez J, Clagett OT, Brown AL Jr. The postpneumonectomy space: factors influencing obliteration. *J Thorac Cardiovasc Srug*, 1969, 57: 539-542
94. Cox JD, Azarnia N, Byhardt RW, *et al*. A randomized phase I / II trail of hyperfractionated radiation therapy with total dose of 60.0 Gy to 79.2 Gy. *J Clin Oncol*, 1990, 8:1543-1555
95. Lee KS, Shim YM, Han J, *et al*. Primary tumors and mediastinal lymph nodes after neoadjuvant concurrent chemoradiotherapy of lung cancer: serial CT findings with pathologic correlation. *J Comput Assist Tomogr*, 2001, 24:35-40
96. 方德康, 张大为, 张汝刚. 肺癌根治术后复发转移的探讨. 中华肿瘤杂志. 1999, 21:284-286
97. 方德康, 汪良骏, 张大为, 等. 1 471 例肺癌根治切除术的治疗结果分析. 癌症, 1999, 18:435-436
98. Martini N, Brain MS, Burt ME, *et al*. Incidence of local recurrence and second primary tumors in resected stage I lung cancer. *Thorac Cardiovcasc Surg*, 1995, 109:120-129
99. Baldini EH, DeCamp MM, Katz MS, *et al*. Patterns of recurrence and outcome for patient with clinical stage II non-small-cell lung cancer. *Am J Clin Oncol*, 1999, 22:8-14
100. Poon RB. Lightening can strike twice: second primary lung cancers. *Chest*, 2000, 118:1526-1529
101. Johnson BE. Second lung cancer in patients after treatment for an initial lung cancer. *J Natl Cancer Inst*, 1998, 90:1335-1345
102. Levi F, Randimbison L, Te VC, *et al*. Second primary cancers with lung cancer. *Cancer*, 1999, 86:186-190
103. Rosengart TK, Martini N, Ghosn P, *et al*. Multiple primary lung carcinomas. *Ann Thorac Surg*, 1991, 52:773-779
104. Bechtel JJ, Petty TL, Saccomanno G. Five year survival and later outcome of patient with x-ray occult lung cancer detected by sputum cytology. *Lung Cancer*, 2000, 30:1-7
105. Van Schil PEY, Brutel de la Riviere A, Knaepen PJ, *et al*. Second primary cancers lung cancer after bronchial resection. *Thorac Cardiovasc Surg*, 1992, 104:1451-1455
106. Colice GL, Rubins J, Unger M. Follow-up and surveillance of lung cancer patient following curative-intent therapy. *Chest*, 2003, 123:272s-283s
107. Smythe WR, Estrera AL, Swisher SG, *et al*. Surgical resection of non-small cell carcinoma after treatment for small-cell lung cancer. *Ann Thorac Surg*, 2001, 71:962-966
108. 石木兰主编. 肿瘤影像学. 北京: 科学出版社, 2003. 274-275
109. Westeel V, Choma D, Clement F, *et al*. Relevance of an intensive postoperative follow-up after surgery for non-smsll cell lung cancer. *Ann Thorac Surg*, 2000, 70:1585-1190
110. Aziz TM, Saad RA, Glasser J, *et al*. The management of sencond primary lung cancers. A single center experience in 15 years. *Eur J Cardiothorac Surg*, 2002, 21:527-533
111. Inoue T, Kim EE, Komaki R, *et al*. Detecting recurrent or residual lung cancer with FDG-PET. *J Nucl Med*, 1995, 36: 788-793
112. Patz EF Jr, Lowe VJ, Hoffman JM, *et al*. Persistent or recurrent bronchogenic carcinoma: detection with PET and 2-[F-18]-2-deoxy-D-glucose. *Radiology*, 1994, 191: 379-382
113. Bury T, Corhay JL, Duysinx B, *et al*. Value of FDG-PET in detecting residual or recurrent nonsmall cell lung cancer. *Eur Respir J*, 1999, 14:1376-1380
114. Patz EF, Connolly J, Herndon J. Prognostic value of thoracic FDG PET imaging after treatment for non-small cell lung cancer. *Am J Roentgenol*, 2000, 174:769-774
115. Henschke CI, Yankelevitz DF. CT screening for lung cancer. *Radiol ClinN Am*, 2000, 38:487-495
116. Kaneko M, Kusumoto M, Kobayashi T, *et al*. Computed tomography screening for lung carcinoma in Japan. *Cancer*, 2000, 89:2485-2488
117. Sone S, Li F, Yang Z-G, *et al*. Results of three

118. 王雪蕾, 吴宁, 吕宁. 肺非霍奇金淋巴瘤一例. 中华放射学杂志, 1998, 32:866

119. Habermann TM, Ryu JH, Inwards DJ, et al. Primary pulmonary lymphoma. *Seminars in Oncol*, 1999, 26:307-315

120. Dahlin DC, Unni KK, Matsuno T, et al. Malignant fibrous histiocytoma of bone. *Cancer*, 1977, 39:1508-1516

121. Guccino JG, Rosen SH. Bronchopulmonary leiomyosarcoma an fibrosarcoma. *Cancer*, 1972, 30:836-847

122. Halyard MY, Camoriano JK, Culligan JA, et al. Malignant fibrous histiocytoma of the lung: Report of four cases and review the literature. *Cancer*, 1996, 78: 2492-2497

123. Miller DL, Allen MS. Rare pulmonary neoplasms. *Mayo Clin Proc*, 1993, 68:492-498

124. 吴宁, 李洁, 林冬梅, 等. 肺罕见恶性肿瘤的影像表现. 临床放射学杂志, 2001, 20:137-142

125. Sawamura K, Hashimoto T, Nanjo S et al. Primary liposarcoma of the lung: report of a case. *J Surg Oncol*, 1982, 19:243-246

126. Hirakata K, Nakata H, Haratake J. Appearance of pulmonary metastases on high-resolution CT scans: comparison with histopathologic findings from autopsy specimens. *Am J Roentgenol*, 1993, 161:37-43

127. Libshitz HI, North LB. Pulmonary metastases. *Radiol Clin N Am*, 1982, 20：437-451

128. Ren H, Hruban RH, Kuhlman JE, et al. Computed tomography of inflation-fixed lungs: the beaded septum sign of pulmonary metastases. *J Comput Assist Tomogr*, 1989, 13:411-416

129. Stein MG, Mayo J, Müller NL, et al. Pulmonary lymphangitic spread of carcinoma: appearance on CT scans. *Radiology*, 1987, 162:371-375

130. Munk PL, Müller NL, Miller RR, et al. Pulmonary lymphangitic carcinomatosis: CT and pathologic findings. *Radiology*, 1988, 166:705-709

131. Murata K, Khan A, Herman PG. Pulmonary parenchymal disease: evaluation with high-resolution CT. *Radiology*, 1989, 170:629-635

132. Webb WR, Müller NL, Naidich DP. *High-resolution CT of the lung*. New York: Raven Press, 1992. 71-76

133. Cahen WG, Catro EB, Steven IH. The Significance of a solitary lung shadow in patients with colon carcinoma. *Cancer*, 1974, 33:414-421

134. 吴宁, 石木兰, 陈雁, 等. 结、直肠癌术后孤立性肺转移. 临床放射学杂志, 1997, 16:274-276

第六章 肺癌标志物

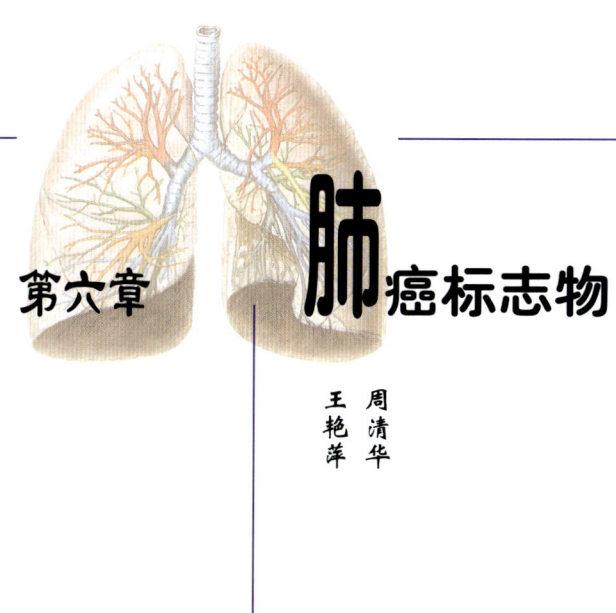

周清华
王艳萍

第一节 肺癌标志物的分类

肺癌是发病率和死亡率增长最快，对人类健康和生命威胁最大的恶性肿瘤。目前，在我国肺癌发病率和死亡率均占各种恶性肿瘤的首位，并已成为因癌症死亡的首要原因。约有70%的肺癌患者就诊时已属中晚期，失去了外科手术治疗机会。因此，肺癌的早期诊断至关重要。随着肿瘤细胞生物学和分子生物学技术的迅速发展，近年来在肺癌标志物方面的研究相当活跃，新的标志物特别是分子标志物的发现，使肺癌标志物的检测在肺癌的诊断、疗效评估、监测复发和预后中起着越来重要的作用，并受到广泛关注。

自从1848年在多发性骨髓瘤患者中发现第一个用于多发性骨髓瘤诊断的肿瘤标志物——Bence Jones蛋白以来，有关肿瘤标志物的研究不断发展，新的肿瘤标志物不断被发现。从AFP、CEA等癌胚性抗原的检测到糖类抗原标志物的发现，目前肿瘤标志物研究已从蛋白质水平进入到基因水平。肺癌也从早期传统的CEA、CA199检测发展到CYFRA 21-1、NSE的应用，再到今天的K-ras基因、p53基因、端粒酶等分子标志物的研究。分子标志物的检测及临床应用已成为肺癌标志物研究的热点。

根据中华医学会检验医学分会肿瘤标志物专家委员会2004年建议，肿瘤标志物（tumor marker, TM）是指在恶性肿瘤发生和增殖过程中，由肿瘤细胞的基因表达而合成分泌的或是由机体对肿瘤反应而异常产生和（或）升高的，反映肿瘤存在和生长的一类物质，包括蛋白质、激素、酶（同工酶）、多胺及癌基因产物等[1]。TM存在于病人的血液、体液、细胞或组织中，可用生物化学、免疫学及分子生物学等方法测定，检测肺癌标志物对肺癌的辅助诊断、鉴别诊断、观察疗效、监测复发，以及预后评价等均具有一定的临床价值。

一个理想的肿瘤标志应具备下面几个特点：①敏感度高：应主要由肿瘤细胞产生，并能稳定地在体液中检测到。②特异性强：不存在于正常或良性疾病中。③组织特异性强：只存在于某一种肿瘤中，而不存在于其他肿瘤中。④与肿瘤分型和病程有关。⑤与预后相关。⑥可靠的检测值。虽然对肺癌的基础和临床研究已取得不少进展，但肺癌标志物的研究离上述目标尚有一段距离。

目前，肺癌标志物尚无统一的分类和命名方式。本章根据作者以前的分类方法，参考李红、许凯黎[2]和Buccheri[3]等对肺癌标志物的分类，将肺癌标志物分为7类。前6类是肺癌血清标志物，指存在于肺癌患者的血清、小便、胸腔积液等体液中的蛋白质、多肽等肿瘤相关抗原，而第 7 类是肺癌的分子标志物，是指应用分子生物学技术可以检测到的肺癌的某些基因异常，在一定程度上可以反映细胞的癌前病变、肿瘤的恶性程度、复发和转移，以及肿瘤患者的生存期。表 6-1 为肺癌标志物的分类及主要标志物。

表 6-1 肺癌标志物的分类

1. 癌胚性蛋白质	oncofetal proteins
癌胚抗原	carcinoembryonic antigen（CEA）
2. 结构性蛋白质	structural proteins
细胞角蛋白 19 片段	cytoketarin 19 fragment（CK19）
组织多肽抗原	tissue polypeptide antigen（TPA）
组织多肽特异性抗原	tissue polypeptid-specific antigen（TPS）
鳞癌抗原	squamouse cell carcinoma antigen（SSCg）
3. 糖链抗原	carbohydrate antigen
CA19-9	CA19-9
CA125	CA125
CA242	CA242
4. 膜抗原	membrane antigen
神经细胞黏附分子	neural cell adhersion molecule（NCAM）
白细胞分化抗原 CD44	CD44
E- 钙黏素	E-cadherin（E-cd）
可溶性白介素 2 受体	soluble interleukin-2-receptors（sIL2-R）
5. 激素	hormones
HTCA	HTCA
人绒毛膜促性腺激素	human chorionic gonadotropin（HCG）
血清胃泌素多肽激素	serum gastrin-polypeptide hormone
前胃泌素释放肽	progastrin-releasing peptide
6. 酶	enzymes
神经元特异性烯醇化酶	neuron-specific enolase（NSE）
乳酸脱氢酶	lactate dehydrogenase（LDH）
谷胱甘肽 -S- 转硫酶	glutathion-S-transferase（GSTs）
7. 癌基因、抑癌基因、癌相关基因及其产物	oncogen, tumor suppressor gene, tumor-related gene and their products
（1）癌基因	oncogen
myc	*myc*
K-*ras*	k-*ras*
c-*erb*B-2	c-*erb*B-2
bcl-2	*bcl*-2
（2）抑癌基因	tumor suppressor gene
*p*53	*p*53
Rb	*Rb*
*p*16（MTS）	*p*16（MTS、CDKN2）
（3）端粒酶	telomerase
（4）耐药基因	drug resistant gene
多药耐药基因	multidrug resistarnt gene（MDR1）
多药耐药相关蛋白基因	multidrug resistant associated protein gene（MRP）
（5）血管形成及转移相关基因	angiogenesis and metastasis associated gene
血管内皮细胞生长因子	vascular endothelial growth factor（VEGF）

续表

碱性成纤维细胞生成因子	basic fibroblat growth factor
转移抑制基因（nm23）	metastasis inhibition gene（nm23）
纤溶酶原激活因子及其抑制剂	plasminogen activator（PA）/plasminogen activator inhibitor（PAI）
基质金属蛋白酶及其抑制剂	matrix metalloproteinase（MMP）and its tissue inhibitor（TIMP）
（6）其他	others
循环 DNA	circulating DNA
DNA 甲基化	DNA methylation
核内不均一核糖核蛋白 A2/B1	heterogeneous nuclear ribonucleoprotein A2/B1（hnRNPB1）

第二节 肺癌血清标志物

肺癌血清标志物的研究较多，一些血清标志物已在临床上广泛用于肺癌的诊断、疗效评估，监测肺癌复发和判断预后[4-15]。

一、癌胚抗原

癌胚抗原（CEA）是一种含有人类胚胎抗原决定簇的酸性糖蛋白。较早期的研究表明，健康吸烟者血中以及15%～20%的感染性疾病如肝炎、肺炎患者血中可检测到CEA轻到中度升高。已有研究结果表明，CEA用于肺癌筛查、诊断的敏感性和特异性均不高。肺癌细胞能直接产生CEA，诊断肺癌的阳性率在40%～51%。CEA在肺腺癌中的阳性率及特异性较高，在其他组织学类型阳性率和特异性均较低。2/3的NSCLC和1/3的SCLC患者血清CEA水平升高，但多在肺癌晚期才升高。因此，CEA对确定肺癌的诊断和组织学分型意义有限。

近15年的研究表明CEA与肺癌的分期有关，随着分期的增加血清CEA水平升高。原发灶经手术切除后，CEA水平应降至正常，否则可能有残留病灶。若肺癌复发或有远处转移，则血清CEA水平再度升高。

总之，CEA对肺癌的疗效判断、病情发展监测和预后评估是一个较好的肿瘤标志物，但特异性及灵敏度不高，对早期诊断作用不明显。

二、细胞角蛋白片段抗原 21-1

细胞角蛋白片段抗原21-1（CYFRA 21-1）是细胞角蛋白19片段（CK19）。CYFRA 21-1是一种新的细胞骨架标志，是分子量为40 000的酸性多肽，在多种正常上皮细胞及癌上皮细胞胞浆内均有表达，当细胞溶解和死亡时，以溶解片段的形式释放于血清内。由于可用两种单克隆抗体 KS19.1 和 BM19.21检测到，因此被命名为CYFRA 21-1[5]。

CYFRA21-1在肺癌细胞中含量较高，是最好的肺癌标志物之一。在各种细胞类型的肺癌中均发现 CYFRA 21-1 水平增高，阳性率为 57.5%；鳞癌的敏感性（76.5%）显著高于腺癌（47.89%）和 SCLC（42.1%）。CYFRA 21-1 的血清水平与 NSCLC 病程进展相关。随临床分期增加，CYFRA21-1 水平也增加。Nisman 等[9]报道CYFRA21-1在肺鳞癌的敏感性，I期为47%，II期为60%，IIIa 期为 62%，IIIb 期为 91%，IV 期为 80%。Pujol 等[13]的结果显示Ⅰ～Ⅳ期血清CYFRA21-1水平逐步增加，差异显著（$P<0.05$）。I、II期肺癌CYFRA21-1均值低于界值3.6ng/ml，IV期均值大于7ng/ml，因而他们认为CYFRA21-1血清水平增加提示病程进展，有远处转移的患者CYFRA21-1 可以明显增高，故 CYFRA21-1 无助于NSCLC的早期诊断。Plebani等[7]报道对鳞癌而言，CYRFA21-1 的敏感性显著高于鳞癌抗原（SCCAg），因此在肺鳞癌的检测中CYFRA21-1被定为首选标志物，可替代SCCAg。CYFRA 21-1不仅是肺癌诊断中敏感的标志物，检测CYFRA21-1有助于判断肺癌病期、监测预后。Takei等[5]的研究发现，肺癌患者化疗后血清中 CYFRA 21-1 水平显著下降，生存期与 CYFRA 21-1 水平显著相关。Bates 等[8]报道检测87例肺癌及93例肺良性疾病血清肿瘤标志物，发现与CEA、NSE、TPS、TPA比较，CYFRA21-1是区别肺部良、恶性疾病

最有效的标志物。

综上，CYFRA21-1是有助于诊断NSCLC，尤其是肺鳞癌的最佳肿瘤标志物，在肺鳞癌的诊断、鉴别诊断、监测疗效、预测预后等方面有特殊作用。

三、组织多肽抗原

组织多肽抗原（tissue polypeptide antigen，TPA）由4个亚单位组成，分子量为20 000～45 000，是一种不含糖脂的单链多肽蛋白质，其结构与细胞角质蛋白具有很高的同源性，是角质蛋白8、18、19片段的复合物。当细胞处于增殖分化时其浓度高，在细胞周期的S期和M期合成，因此是反应肿瘤细胞增殖分化程度及肿瘤侵犯程度的标志物。TPA在肺癌中的敏感性为51%～85%，但与肺癌组织学类型无关。Trevison等报道测定19例肺癌患者支气管冲洗液中TPA等标志物，其敏感性和特异性分别为68.4%和66.6%。绝大多数研究结果显示，未经治疗的肺癌患者血清TPA水平与原发癌肿、淋巴结转移及远处转移程度有一定相关性。TPA浓度高于130U/L者生存期短，平均生存期均为5.5个月，治疗后TPA变化与肿瘤临床缓解程度一致。8个研究小组对数百例病例的研究结果表明TPA与临床预后的相关性好，是有效的疗效和预后判断标志物，连续检测TPA对判断肺癌的扩散和复发有较好的临床参考价值。

四、神经元特异性烯醇化酶

神经元特异性烯醇化酶（neuron-specific enolase，NSE）是由两个γ亚单位组成的烯醇化酶，属糖醇解酶，仅存在于正常神经细胞、神经内分泌组织及APUD肿瘤细胞中。肺癌组织中NSE含量是正常肺组织的3～5倍，与SCLC的关系密切，敏感性为55%～57.7%，被确认为是SCLC的首选标志物。当以10～15ng/ml浓度作为血清中NSE的正常阈值时对SCLC诊断的特异性为75%～95%。Paone等[11]检测261例肺癌患者血清NSE水平发现，NSE水平的高低有助于判断肺癌的组织学类型。NSE的价值在于能估计肿瘤扩散、预测病理分型。由于NSE是细胞内酶，因此血清中的NSE水平能反应肿瘤化疗后细胞变化和死亡的情况。NSE水平与肿块大小呈正相关，化疗后下降，进展和复发时上升。多因素相关性分析显示，NSE是SCLC独立的预后判断因素。Satoh等报道若患者的NSE血清浓度超过70μg/L，则可确定为SCLC。

综上，NSE对SCLC的诊断特异性、灵敏度均高，是诊断SCLC的首选标记物。NSE是评价临床疗效、预测预后有用的肺癌标志物。

五、糖链抗原242

糖链抗原242（carbohydrate antigen 242，CA242）是一种肿瘤糖链相关抗原，也是粘蛋白相关标志物。据报道，CA242的表达与肿瘤有密切关系。Pujol等[13]测定102例NSCLC患者血清中CA242水平，结果其敏感性和特异性分别为28.5%和95.6%，非鳞癌（腺癌和大细胞肺癌）患者的CA242水平升高较鳞癌患者明显，且与远处转移相关。检测血清CA242水平有助于判断肺癌化疗的临床疗效。从整体角度看血清CA242水平与生存不相关，但在不能手术切除的NSCLC中，CA242浓度升高者生存期短。由于CA242敏感性低，对NSCLC的诊断和预测预后的意义均不大，但检测血清CA242有助于判断肺癌化疗疗效。

六、糖链抗原125

1990年，Kimura等首先提出血清糖链抗原125（CA125）抗原水平可预测肺癌患者预后，研究表明几乎所有血清CA125浓度升高者均为晚期肺癌，其生存期较CA125水平正常者短。Diez等[14]对137例NSCLC患者血清CA125测定结果表明，CA125水平高于15U/ml者复发可能性升高4.25倍，治疗后的36个月生存率及无瘤生存期显著降低（67% vs 20%；64% vs 13%），多元分析显示CA125水平是预测NSCLC患者预后的独立因素。在SCLC中，CA125有60%的阳性率，且随分期升高而升高。由于CA125在提示肺癌预后时，不依赖其他因素（年龄、性别、分期、体力状况），可作为独立的预后因子，因而是一种比较好的肺癌标志物。

七、鳞癌抗原

鳞癌抗原（squamouse cell carcinoma antigen，

SCCAg）是一种分子量为 45 000 的肿瘤标志物，是肿瘤抗原TA-4的一个组分。研究发现59%的肺鳞癌患者血清SCCAg增高，而其他类型肺癌仅2%升高。肺鳞癌患者血清SCCAg水平是健康人和肺良性疾病患者的36倍，故检测肺鳞癌患者血清SCCAg对评价肺鳞癌意义较大。同 CEA 比较，SCCAg对鳞癌的敏感性低但特异性高，对于区别SCLC与NSLLC，尤其是鳞癌有较好的临床意义。

第三节 肺癌分子标志物及其在临床研究中的应用

大量的研究结果表明，细胞的癌变是一个多因素、多基因参与调控，多阶段、多步骤渐进演化的复杂过程。癌基因的激活和抑癌基因的失活是肺癌发生、发展中最常见的基因异常（与肺癌有关的基因改变见表6-2）。某些基因结构和（或）功能的改变可能是肺癌的早期事件，PCR分析与新的敏感基因诊断技术结合对痰液、支气管肺泡灌洗液（BALF）、血及癌组织中这些基因及表达异常的检测不仅对诊断、预后评估、疗效监视有重要临床意义，而且可为高危人群提供可能的早期诊断和筛选手段，使这些基因成为重要的肺癌分子标志物[16-50]。

一、肺癌中基因异常

（一）癌基因

癌基因在原发性肺癌和肺癌细胞系中的突变、扩增及过度表达已得到证实，提示癌基因的异常与肺癌的发生、发展有关。SCLC主要表现为 *myc* 基因扩增和过度表达[20]，而 NSCLC 则以 *ras* 基因单碱基突变、*erb*B-2 基因扩增和过度表达为主[17-19]。

表 6-2 肺癌中发现的基因异常类型

癌基因
　　点突变（*ras*）
　　基因扩增（*myc* 家族，Her2/neu 亦称 *erb*-B2）
　　不明原因的失调性过度表达（*bcl*-2，*myc*，*erb*-B2，*kit*）
抑癌基因（与野生型等位基因缺失有关）
　　引起单个氨基酸替代的点突变（*p53*）
　　引起终止密码子和蛋白合成中断的点突变和少数碱基对的缺失或插入（*p53*，*Rb*）
　　引起大量氨基酸序列改变的剪接错误（*p53*，*Rb*，*FHIT*）
　　基因内的缺失（*Rb*，*p16*）
　　大片段缺失（*Rb*，*p16*，*FHIT*和其他3p隐性癌基因）
　　引起基因不表达的过度甲基化（*p16*）
其他改变
　　微卫星或基因组改变（机制及靶基因不明）
　　端粒酶的表达失调（机制不明）
　　染色体缺失，非交互易位
　　引起基因扩增的双微体和均染区异常（机制及若干靶基因不明）
　　特异性等位基因丢失（机制不明）

1. K-*ras* 基因　*ras* 基因家族是由 H-*ras*、N-*ras* 和 K-*ras* 三种基因组成，分子量为 21 000 称为p21，为细胞内膜蛋白。在肺癌中，*ras* 基因突变主要在 NSCLC，其中大多数为肺腺癌，而在 SCLC 则罕见。已发现约 20%～30% 的腺癌和 15%～20% 的 NSCLC 中有 *ras* 基因的突变。K-*ras* 是 *ras* 家族中最常见的基因突变，在肺腺癌中 K-*ras* 基因突变占 *ras* 基因突变的 90%～100%，其中85%的 K-*ras* 基因突变累及第12位密码子。具有特征性的是 70% 的 K-*ras* 突变为 G-T 颠换，导致正常的甘氨酸（GGT）被半胱氨酸（TGT）或缬氨酸（GTT）替换。这种高发于肺腺癌中的K-*ras*基因突变的G-T颠换不同于其他肿瘤如结肠癌中常见的G-A转换，这种差异可能反应了不同肿瘤之间致癌机制的差异。

G-T 颠换也是烟草中多环芳烃和亚硝胺引起

大量DNA的加合物而造成基因损伤的常见类型，这表明K-ras 12位点可能是烟草诱变激活的特异性分子靶点。许多研究表明ras突变与吸烟有关，近期吸烟和曾有吸烟史的肺腺癌患者K-ras的点突变率分别为32%和30%，明显高于未吸烟的肺癌患者（7%），但K-ras基因突变的频率与戒烟史的长短无关。这些结果提示ras基因突变是肺腺癌发生的早期事件，而且是不可逆的过程。K-ras突变还是NSCLC各期的一个重要的负性预后因素。已有临床资料表明有K-ras基因突变的肺腺癌患者预后不良。周清华等报道K-ras基因突变的25例NSCLC术后生存率为24%，而无K-ras基因突变的35例患者为40.4%。

肺癌K-ras基因突变常发生在临床症状出现之前，因此可用于早期诊断。多项研究均报道在原发性肺癌患者痰液中发现K-ras基因突变。美国Johns Hopkins肺癌研究中心建立了一种适宜于人群普查的方法，即对常规细胞学检查阴性的肺癌患者再检测其痰液脱落细胞中K-ras基因状态，结果发现10例病人中的8例有K-ras及p53突变，随访提示阳性的8例后来均发生腺癌，采用痰液脱落细胞的K-ras基因突变分析可比临床诊断肺癌提前一年，因而认为该检测方法也许可作为肺癌的临床前期或早期诊断的有效方法[21]。1999年，Adrendt报道用K-ras突变Ligation实验技术分析肺癌患者支气管肺泡灌洗液（BALF）中K-ras的突变率，在腺癌虽然检出率为组织中的50%，这种K-ras突变的筛选对肺腺癌的早期诊断仍有意义。因为在Johns Hopking肺癌总体研究中，常规的癌细胞学检查所发现的肺癌均为鳞癌细胞，而这种分子生物学方法检测的K-ras突变敏感性较高，在所有肺腺癌患者的BALF中即使只有不到1%的癌细胞也能被发现。因此，较常规细胞学涂片，该方法更利于腺癌的发现。

综上，这些研究表明，K-ras基因突变是肺癌的一种有意义的肺癌基因标志物，特别在肺腺癌中有较高的阳性率。从肺癌患者痰液标本或支气管肺泡冲洗液中检测出K-ras突变这一事实，可认为这些方法在肺癌的诊断中可作为细胞学的一种重要辅助手段。这些方法的临床应用对某些肺癌病人无疑具有早期诊断价值，并能避免应用某些创伤性诊断技术。这些方法的限制在于非特异性扩增、假阳性突变和仅30%左右的肺腺癌患者有活化的K-ras基因。

2. myc　myc家族包括c-myc、N-myc和L-myc几种类型，属核内癌基因。c-myc基因的活化包括基因过度表达、扩增及易位，均与人肺癌发生发展有关。

c-myc常在SCLC及NSCLC活化，而N-myc及L-myc的异常往往仅在SCLC中发现。在NSCLC患者中，8%～10%存在c-myc的扩增。在SCLC中myc基因主要通过基因扩增而活化，18%的肿瘤和31%的细胞系有c-myc的扩增。研究表明c-myc基因扩增仅见于"变异型SCLC"，此型细胞系表现为增殖快，对化疗和放疗更具抗性。而不具备上述特征的"经典型SCLC"则缺乏c-myc过度表达。c-myc基因扩增与肺癌患者生存期呈负相关，在化疗后复发的肿瘤中比未经治疗患者的肿瘤敏感。原位杂交显示，50%以上的NSCLC存在myc基因过度表达，后者与增生性癌前病变的程度呈正相关。

3. c-erbB基因　c-erbB基因属于生长因子受体类癌基因，包括c-erbB-2及c-erbB-1，并具有酪氨酸激酶活性，在细胞的信号传递中起重要作用。c-erbB基因扩增涉及肺癌的发生发展过程。

c-erbB-1编码具有酪氨酸激酶活性的EGFR，由c-erbB-1编码的EGFR在NSCLC（特别是鳞癌）中较在SCLC中更常发生过度表达。90%的鳞癌和75%的腺癌中有c-ErbB-1蛋白过度表达，20%肺鳞癌可见该基因的扩增。c-ErbB-1的过度表达常被认为是该基因的激活，而非通过突变，其过度表达可能与肺癌的分期、分化及预后有关。Fujino等报告检测41例Ⅰ期NSCLC中EGFR高表达与患者生存有关。EGFR阳性者5年生存率为66.7%，EGFR阴性者为83.3%。

c-erbB-2（HER2/neu）基因产物p185[neu]与EGF受体（EGFR）同源，在肺癌中，c-eabB-2基因扩增并不多见，但约30%～60%的NSCLC存在c-erbB-2基因的过度表达，尤其在肺腺癌更为明显，但在SCLC中则未发现有c-erbB-2基因的扩增和过度表达。c-erbB-2的过度表达与NSCLC特别是肺腺癌患者预后密切相关，伴有c-erbB-2过度表达的肺癌，患者存活期短，并易发生浸润和产生耐药性，可以作为NSCLC细胞中的一种内源性多药耐药性的标志。Selvaggi等报道120例NSCLC切除癌标本，免疫组化染色检测HER2/neu的表达，结果阳性率为16%（21/120），阳性肿瘤患者5年生存率为6%，阴性肿瘤患者为43%。

NSCLC中p185^{neu}的过度表达与患者尤其是腺癌患者预后密切相关。报道用免疫组化检测42例Ⅰ期肺癌石蜡标本中p185^{neu}的表达情况，阳性率为50%，高表达的患者较之阴性的患者具有明显的早期复发现象（$P<0.01$），存活时间短（$P=0.0047$），提示c-erbB-2与预后相关，特别是提示肿瘤的早期复发。因此有人建议可根据肿瘤细胞HER-2/neu的表达水平来制定个体的治疗计划。Thomas对Ⅲ期NSCLC纵隔淋巴结p185^{neu}表达进行检测，33例转移淋巴结中，8例阳性，其中的7例（88%）均发生远处转移，而p185^{neu}阴性者远处转移仅7/25（28%）。p185^{neu}阳性患者的无进展生存期为11个月，阴性者为19个月；无转移2～3年存活率，前者为13%～0，后者为40%～32%，提示p185^{neu}与NSCLC存活率有关，并能预测远处转移。

由于p185^{neu}主要定位于细胞，易脱落入血，而且p185^{neu}过度表达在NSCLC尤其是腺癌中阳性率高，故对高度怀疑肺癌尤其是周围性肺癌者，可测其血中p185^{neu}含量以确定诊断。研究表明用增高p185^{neu}血清水平预测p185^{neu}过表达的特异性为93%。

由于c-erbB-2与NSCLC转移、MDR、生存期密切相关，因此，p185^{neu}过表达的NSCLC细胞，尤其是肺腺癌患者，生存期短，易复发，预后极差。p185^{neu}可作为NSCLC可靠的预后指标。由于SCLC不表达p185^{neu}，检测p185^{neu}还有助于区别SCLC和NSCLC。

（二）抑癌基因

抑癌基因是对细胞增殖起负调控作用的抑制肿瘤形成的一类基因，基因的突变导致某些重要蛋白质功能完全丧失或仅有无活性蛋白质，结果使细胞生长和分化失控，引起肿瘤。

1. *p53*基因 *p53*基因编码一种核磷蛋白，通过调节DNA转录而发挥作用。当细胞由于理化、电离辐射等因素发生DNA损伤时，野生型*p53*（WTp53）积聚，细胞周期发生G1期停滞，进行DNA修复，如修复失败，则WTp53通过启动细胞凋亡使细胞死亡，从而阻止具有癌变倾向的基因突变细胞继续存活。

*p53*基因的突变或缺失是目前发现的各种类型肺癌中最常见的抑癌基因改变。*p53*基因突变率在SCLC中为80%左右，在NSCLC中约占50%，说明*p53*突变在肺癌中是一个频发事件。

检测肺癌癌前病变组织*p53*突变，发现*p53*突变发生于肺癌形成的早期阶段，是促发肿瘤形成的重要因素。应用免疫组化法检测p53蛋白，正常支气管上皮组织黏膜阳性率为0，鳞状上皮化生为6.7%，轻度非典型增生为29.5%，中度非典型增生为26.9%，重度非典型增生为59.7%，原位癌为58.5%，微浸润癌为67.5%，浸润癌为79.5%，结果提示：①p53蛋白在正常或化生组织中出现率低；②在30%肺癌癌前病变中可检测到p53蛋白；③随着肿瘤的发展，p53的阳性率不断提高。这表明*p53*突变可在支气管上皮的癌前病变中检出，发生在肺癌发生早期的微浸润之前，可作为早期诊断的标志，这与*p53*突变在结肠癌、卵巢癌及甲状腺癌等发生中属晚期事件不同[22, 23]。约50%的肺癌可见*p53*基因定位的染色体17q13上等位基因丢失。

Slebos等[22]报道用免疫组化法检测37例非典型性肺泡增生（AAH）及其相应肺癌患者癌组织及其周围正常组织中p53蛋白表达，并对p53阳性的病例进行DNA测序，将AAH分为低分化、高分化、AAH样癌三组。在高分化AAH组，p53阳性率为0，低分化组为9%，AAH样癌组为50%，p53的表达阳性率随AAH分级的增加而增加，p53在AAH样癌中的高阳性率提示*p53*基因的改变可能与肺上皮细胞由良性向恶性增生改变有关。这说明体细胞基因改变可能发生于肺癌形成的早期，*p53*的突变可用于支气管黏膜癌前病变的早期诊断，并可用纤维支气管镜获取的少量组织进行分析。

*p53*基因的突变也是肺癌不良预后的标志。岳文涛等报道155例肺癌中*p53*基因突变分析（PCR-SSCP方法）结果，SCLC *p53*基因突变率为80%，NSCLC为53.8%，认为*p53*基因与肺癌关系密切。在NSCLC中，*p53*突变与性别、病理类型无关，但p53阴性组1年存活率远高于阳性组（97.7% *vs*

68.6%，$P<0.05$），阳性组2年复发率远高于阴性组，表明 p53 基因突变的患者术后存活期短，易复发转移。SCLC中 p53 突变与预后是否相关尚无定论。

很多研究报道异常的 p53 表达与生存率低在统计学上呈显著性相关。但 p53 基因异常能否成为肺癌预后的基因标志，以往的研究结果是矛盾的。Mitsudomi 等[26]综合了43篇有关肺癌 p53 基因异常和预后关系的报告，肺癌中 p53 基因异常率为46%（2143/4664），腺癌为34%，鳞癌为52%，p53 异常与无异常患者5年生存率的差异为12%，而在肺腺癌中 p53 异常更能预示预后不良，其异常与否的5年生存率的差异为30%,，而鳞癌 p53 异常则不能预示预后不良。Paesmans在通过对56项研究结果进行综合评价的基础上，归纳各家研究中条件相近的与预后有关的11项因素，总结p53异常对判断预后的意义，结果11项中仅 p53 异常与预后不良相关，相关危险度>2.24，而其余各项，相关危险度均在2以下。

Kohno 最近在103例I期NSCLC组织中研究了 p53 基因从2～11外显子的突变率，发现突变率为48%，而 p53 蛋白表达阳性率为40%，二者之间的符合率仅60%，p53 突变特别是点突变与生存期短及不良预后相关，而 p53 蛋白表达则与预后无关，作者认为 p53 基因突变而非蛋白表达可用作I期NSCLC的预后判断的分子标志。Levesque等[25]用免疫荧光法定量分析86例原发性NSCLC癌组织提取液中p53蛋白的浓度，结果p53的表达虽与分期、组织学分型、分级、淋巴结状态、吸烟史、放化疗无关，但那些超过平均p53浓度水平的肿瘤患者其复发和死亡的危险性较低浓度p53患者高3倍。由于 p53 基因在判断肺癌预后中的重要作用，美国临床肿瘤协会在1997年颁布的《NSCLC非手术治疗临床指南》中规定，由于组织学类型不是判断NSCLC预后良好的指标，应将基因标志如 p53 突变作为判断预后的指标。

采用免疫血清学技术对42例肺癌血清中p53自身抗体进行检测，结果发现10例有高水平的p53抗体，且p53抗体高水平总是出现在早期和死亡前6个月的患者。Komiya用ELISA方法分析140例NSCLC中p53抗体的阳性率为12.1%，鳞癌为17.6%，无论是p53蛋白还是p53抗体单独均与生存率无关，但二者均为阳性的患者则较p53或p53抗体一种阳性的患者存活时间长。多因素分析结果显示二者联合在肺鳞癌中具有预后判断价值。Schlichtholz最近对107例肺癌p53抗体测定后，选择16例阳性和16例阴性患者追踪研究30个月，结果16例阳性患者经化疗后部分或完全缓解者p53抗体滴度下降，p53抗体滴度特异性变化与化疗反应间良好的相关性提示，p53抗体是监测化疗反应及在临床发现前监测复发的有用方法。

综上，检测及分析肺组织、痰液标本、支气管肺泡灌洗液（BALF）、血清中的p53基因突变、p53蛋白或p53蛋白抗体有助于早期诊断和早期治疗肺癌，特别是最近 Ahrendt 报道了以PCR为基础的分子生物学方法空斑杂交（plaqe hybridization）法检测NSCLC患者BALF中的 p53 基因突变，BALF中的突变检出与组织中的检出率符合为39%，其中鳞癌32%，腺癌50%，周围型肺癌31%，而中心型肺癌可达100%；IA期9%，IB期60%，IIA期100%，IIB期57%，III期50%，因而该方法对患者的BALF中 p53 等基因标志的检测可提供一个早期诊断方法，因为IB期的诊断符合率高达60%。随着更敏感的检测方法的建立，p53最终可能成为一种理想的检查早期肺癌及判断预后的肺癌标志基因。

2. Rb基因　Rb基因与 p53 基因互相作用调节细胞核内基因的表达。Rb蛋白产物与细胞分化过程有关，具有抑制细胞转化的能力。肺癌中 Rb 基因的异常多表现为缺失，少数为点突变。通过对Rb的DNA、RNA和蛋白质分析，发现 Rb 基因各水平的异常发生在95%以上的SCLC及20%的NSCLC。Higashiyama等应用免疫组化检测108例肺癌组织中 Rb 基因的表达，发现88%的SCLC Rb蛋白缺失，100例NSCLC中仅17例（17%）Rb蛋白表达低下，6例缺失。这些结果提示 Rb 基因失活可能在SCLC发生和发展中起重要作用。应用PCR扩增技术和核苷酸序列分析或免疫组化方法可检出极少量组织中 Rb 基因的突变，但是这种 Rb 突变主要发生于SCLC中。采用 p53 和 Rb 两种抑癌基因检测对早期肺癌患者具有监视预后的协同作用。

3. p16基因　p16基因编码16 000的蛋白质，p16蛋白是CDK4或CDK6的抑制因子，通过与

CDK4-cyclinD 复合物结合，阻碍细胞从 G1 期到 S 期的过渡，抑制细胞生长，对细胞周期的运转进行负调控。p16 基因的缺失、突变可促使细胞无限制地进入 G1/S 期并加快分裂，最终导致细胞癌变。

p16 在 30%～40% 的 NSCLC 中失活，在 NSCLC 细胞系中甚至高达 70%，但在 SCLC 中却很少失活，这可能因为 p16 影响细胞分裂的功能主要是通过 Rb 基因，而 SCLC 中 Rb 基因均出现突变型，因而 SCLC 的演变有可能与 p16 基因缺失无关。p16 基因失活的机制包括纯合性缺失和（或）点突变，以及基因启动子 CpG 岛的过度甲基化。纯合性缺失是该基因失活的优势方式，而基因内几个或单个碱基的改变并不是主要的。p16 基因的失活是 NSCLC 中导致 Rb-p16-cyclin D1 生长调控途径失活的最普遍机制。因此，肺癌的特征是大多数 SCLC 有 Rb 突变，而大多数 NSCLC 有 p16 失活或 cyclin D1 的过表达。在肺癌细胞系和转移病灶中发现有比原发肺癌组织更高频率的 p16 基因缺失或突变；在 NSCLC 中还发现 p16 基因的缺失频率与临床分期有关，分期越高，缺失率越高，因此 p16 的失活可能与肺癌的进展有关[28, 29]。

原发性 NSCLC 中 p16 基因缺失或突变频率为 7%～21%，但其 p16 蛋白表达缺乏的频率则为 50%～67%，这种 p16 基因的缺失或突变频率明显低于 p16 蛋白表达缺乏频率，提示除 p16 基因缺失或突变外，p16 蛋白缺乏或低水平的表达还存在其他机制。其中最重要的是 p16 基因启动子的甲基化。Belinsky 等[30]在致癌剂 NNK 诱发的大鼠肺腺癌模型及人肺鳞癌中观察到 p16 基因启动子从癌前病变到肿瘤均有频繁的过度甲基化，而肺鳞癌中 p16 基因甲基化的频率随病程进展而升高，支气管上皮细胞增生为 17%、鳞状化生为 24%、原位癌为 50%。在该研究中，43%（3/7）的肺癌患者痰脱落细胞有 p16 的异常甲基化，而 19%（5/26）的无癌高危人群中也检测到同样的变化。这一研究表明，p16 基因异常甲基化，是肺癌发生的早期事件，可作为早期诊断的肺癌标志基因。Ahrendt 检测 NSCLC 患者 BALF 及其相应肿瘤组织中 p16 基因的甲基化，组织中检出为阳性的患者其 BALF 中 p16 突变检出阳性率为 63%，其中 IA 期为 63%，IB 期为 50%，IIA 期为 100%，III 期为 63%，周围型肺癌为 63%，中心型为 75%，说明对 BALF 中 p16 基因甲基化的检测可用于 NSCLC 的早期诊断，特别是周围型肺癌有较高的检出率，可大大改善常规细胞学涂片对周围型肺癌诊断不力的缺陷。Palmisano 在 100% 的肺鳞癌患者痰液中可检测出 p16 或 MGMT（O^6烷基-鸟嘌呤 DNA 甲基转移酶）基因的甲基化，而且部分患者在临床肿瘤诊断前 5～35 个月就可检出，故认为 p16 基因异常甲基化是肺癌的早期及常发事件，有助于肺癌的早期诊断和肺癌高危人群的筛查。

4. 染色体 3p 缺失　早在 1982 年 Wang pen 就发现染色体 3p 缺失与肺癌关系密切。用染色体显带技术证明了 3p14-23 是肺癌所共有的最小缺失区，随着从 3p 上克隆的基因探针的增多及 RFLP 分析技术的应用，研究 3p 缺失区更为明确。大量的 RFLP 分析表明几乎 100% 的 SCLC 和 70%～80% 的 NSCLC 发现染色体 3p 的缺失，甚至在癌前病变（增生、非典型增生和原位癌）中也已存在 38% 的 3p 缺失。因此在 3p 区域极有可能存在一个或多个肺癌相关的抑癌基因。等位基因定型分析证实至少有 3 个确切的 3p 区域，包括 3p25-26，3p21.3-22，3p14-23 存在等位基因的缺失。一些作者已研究了在 3p 上的抑癌基因，目前仅在 3p14.2 克隆了 FHIT/FRA3b，在 3p12-13 克隆了 U2020/DUTTI。在肺癌癌前病变中发现 3p 缺失，引起人们的极大关注，研究也较多，大多数学者认为，3p 异常是与肺癌早期有关的事件。对 3p 缺失与肺癌癌前病变关系的研究是目前 3p 研究的重点。

5. FIHT 基因　1996 年，Ohta 等在染色体 3p14.2 区的脆性位点（fragile site）FRA3B，鉴定出一个抑癌基因，与组氨酸三联体基因（histtidine triad，HIT）蛋白具有高度的同源性，而称为脆性组氨酸三联体基因（fragile histidine triad，FHIT）。

FHIT 基因在 80% 的 SCLC 和 42% 的 NSCLC 中存在 FHIT 基因的转录异常[31, 32]。异常转录产物的 DNA 序列分析显示外显子 4 或 5～8 缺失是最常见的异常。最近有人用 RT-PCR 分析 59 例肺癌的 FHIT mRNA，出现 80% SCLC 及 40% NSCLC 有 FHIT 的 RNA 转录物异常，76% 的肿瘤呈现 FHIT

等位基因缺失。在32个肺癌细胞株中发现高频率的 3p14.2 等位基因（即 FHIT 基因座）缺失（包括 100% 的 SCLC 和 88% 的 NSCLC），在 108 例原发性 NSCLC 中 45% 有 FHIT 缺失，并在 NSCLC 患者的癌前病变中也有类似发现，但在肺腺癌中较少见。此外，在 88% 目前吸烟者和 45% 以往吸烟者组织学正常或轻度改变的支气管上皮中也发现染色体 3p14 的 LOH。分析 FHIT 基因和 FRA3B 内的微卫星改变发现，80% 吸烟者的肺癌中有 FHIT 基因的 LOH，而在非吸烟者的肺癌中仅 22% 有 LOH（$P=0.0001$）。这些资料提示，FHIT 基因在吸烟引起肺癌的发生中起关键作用，可能是烟草中所含致癌物作用的分子靶点，其等位基因的缺失可能是最早的分子变化，随后才有 9p（CDKN2）、17p（p53）及 ras 等基因的变化，故 3p 或 FHIT 基因被看做肺癌发病过程的"守门员"（gatekeeper）。这有可能解释吸烟与肺癌之间的关系：为何有的人吸烟会患肺癌，而有的人却不发生肺癌，可能与 FHIT 基因的易感性有关。

（三）其他

1. 染色体异常和微卫星不稳定性　在肺癌中已发现染色体 1p、3p（FHIT，U2020/DUTTI）、4p、4q、5q、8p、9p（p16）、9q、10p、10q、13q（Rb）、15q、17p（p53）、1q、1qp、xp 和 xqa 的杂合性缺失，而且 NSCLC 和 SCLC 缺失区不同。肺癌中存在如此众多的染色体缺失区，说明肺癌中仍有许多未被发现的抑癌基因定位于这些染色体缺失区上，参与肺癌的发生。从这些染色体缺失区克隆新的基因，对于阐明肺癌发生发展的分子机制以及肺癌诊断和治疗都有着重要意义。

微卫星（microsatellite，MS）是广泛存在于基因组中、编码不确定、数目可变、具有高度多态性的核苷酸重复序列。微卫星DNA的功能可能与基因重排和编译、基因表达调控、维持基因组稳定等多种生命活动有关。肿瘤中的微卫星异常主要表现为微卫星不稳定性（microsatellite instability，MSI）和微卫星的杂合性缺失（loss of heterozygosity，LOH）。微卫星不稳定性是指由于错误复制引起重复序列的增加或丢失。在DNA电泳时出现位带移动、带强度增强或获得额外带型。错配修复（mis-match repair，MMR）缺陷是MSI产生的主要原因。微卫星的杂合性缺失是指来自父亲和母亲的两个等位基因中的一个等位基因丢失。在DNA电泳时表现为多态性条带的缺失或带强度减弱。LOH产生的原因是肿瘤细胞单条染色体中的一个等位基因缺失。微卫星的缺失是相应区域DNA缺失的标志。应激诱导的而非DNA损伤造成的持续的遗传不稳定性状态，可导致正常细胞多个染色体位点出现突变。由于这一状态可保持数代，这种突变最终可导致细胞癌变。因此，遗传不稳定性可能与肿瘤的发展有关。因此，用适当的引物、扩增DNA片段可以作为微卫星的标志物，从而检测出肿瘤。

微卫星异常可在包括肺癌在内的多种肿瘤中检测到。Field 等对 90 例疑有肺癌的支气管灌洗液标本用 12 个微卫星标记进行分析，35%（15/43）的肺癌和 23% 的（11/47）细胞株影像学不支持肺癌的病例中出现 MSI。并且发现，有细胞学证据支持的恶性病变以 LOH 为主，无细胞学支持的病变以 MSI 为主，提示 MSI 具有辅助诊断的意义。应用 54 个高度多态性微卫星位点分析肺腺癌组织，发现不吸烟患者微卫星异常发生率明显低于吸烟者，且发生于 3p、9p 的 LOH 在长期吸烟者的癌前病变甚至正常支气管上皮中均可检测到。1996 年，Chen 等第一次检测了 21 例 SCLC 的血浆 DNA 微卫星改变，发现原发灶存在 MSI 的患者中，93%（15/16）在其血浆中存在 MSI。Takabe 等报道利用 4 个微卫星标记探针（D3S1228，D3S1286，D9S171，IFNA）甲基化特殊 PCR 探针研究 7 例 NSCLC 患者血浆 DNA 中至少一个位点有微卫星改变，发生率为 71%。Cha 等用 20 个微卫星标记探针研究 28 例 NSCLC 标本和相应的淋巴细胞 DNA MSI 和 LOH，甲基化特殊 PCR 和 PCR-SSCP 检测错配修复基因突变和甲基化，结果显示 54% 的 NSCLC 存在 MSI，但错配修复基因 hMSH1 的甲基化在 MSI 阳性和 MSI 阴性的肿瘤中没有差异，提示 DNA 错配修复在 NSCLC 发生中可能不起重要作用。上述结果表明微卫星异常可作为肺癌早期诊断的分子标记，用特异性的微卫星 DNA 序列来检测痰、血清（血浆）或外周血淋巴细胞中微卫星异常，可能有助于肺癌的早期诊断。

2. DNA 甲基化改变　DNA 甲基化（DNA methylation）是指 DNA 复制后，由甲基化酶将 S-腺苷酸 -L- 甲硫氨酸上的甲基转移到特定碱基位上，完成对碱基修饰的过程。DNA甲基化是转录水平的DNA修饰方式之一，DNA的甲基化状态对基因的转录活性有明显影响。在甲基化位置上可阻止转录因子的结合，因此DNA甲基化与基因转录阻遏有关，在调控基因转录和维持细胞正常分化的机制中起重要作用。这种甲基化常发生在某些基因5'连接区的CpG序列位点（又称CpG岛）的胞嘧啶残基。它们倾向聚集在许多管家基因（housekeeping genes）的5'端周围CpG岛。大量研究已证明DNA启动子CpG岛过度甲基化是抑癌基因失活或表达降低的另一机制。例如，Rb基因的5'端的高度甲基化与某些肿瘤的"转录沉默"（transcriptional silence）有关。用一种甲基化特异性的PCR技术可以检测出其甲基化变化。研究DNA-染色体结构的改变如CpG序列中胞嘧啶的甲基化、去甲基化，以及这些改变对细胞尤其是肿瘤细胞生物学性状的影响属于新近兴起的表遗传学（epigenetics）范畴。

近年来，对肺癌表遗传学改变有了更多新的认识，是肺癌分子生物学研究的热点。Muller等报告在107例NSCLC和相应正常组织中，发现9个基因有异常甲基化，86% NSCLC至少有一个基因过度甲基化，RARβ（维A酸受体）有40%甲基化，TIMP-3（基质金属蛋白酶组织抑制剂）有26%，MGMT（O^6烷基-鸟嘌呤-DNA甲基转移酶）有25%，FHIT有20%，DAPK（死亡相关蛋白激酶）有19%，ECAD有18%，F14ARF有8%，谷胱苷肽-S-转移酶（GSTP）有17%。正常组织中未检测到这些基因的甲基化。在107例NSCLC中，1个基因甲基化的占35%，2个的占23%，3个的占13%，4个的占13%，5个的占2%，说明NSCLC中存在频繁的甲基化。Minna等报道87例SCLC标本中，72%存在RARβ基因启动子过度甲基化。Mao等报道在肺癌患者和曾吸烟者的支气管刷检细胞中，p16、GSTP、DAPK过度甲基化率从8%～20%不等。Esteller等检测22例NSCLC患者组织中p16、DAPK、GSTP的甲基化率分别为41%、23%、9%，在血浆DNA中甲基化率分别为33%（3/9）、80%（4/5）、50%（1/2）。

因此，肺癌中抑癌基因以及能抑制肿瘤发生发展的相关基因CpG岛过度甲基化引起的这些基因的失活或表达降低，是肺癌发生发展早期的重要分子事件。

3. 端粒酶 端粒酶是一种特殊的逆转录酶，能以其自身含有的RNA为模板合成具有重复DNA序列（5'-TTGGG-3'）的染色体末端的端粒DNA，从而保持端粒的长度，使体细胞得以无限地分裂。正常情况下，大部分体细胞及良性组织中的端粒酶活性低，检出率仅4%左右，但在恶性肿瘤中的检出率则高达84%～95%[34-38]。

同其他肿瘤一样，端粒酶在肺癌中具有较高的阳性率。赖百塘[34]总结国外Hiyama、Albane、Wu、Sarvesvaran、Xinarianos、Marchetti等6位作者的6篇文献，575例肺癌标本中端粒酶阳性461例，占80.2%，而在癌旁的正常组织中端粒酶阳性率很低，从0～7.7%不等。不同组织学类型肺癌端粒酶活性有所不同，在SCLC中端粒酶阳性率高达98%～100%，而且表达强阳性水平的端粒酶活性；在NSCLC中，端粒酶活性从无到高都存在，而大约80%NSCLC表达较高水平的端粒酶活性。Yashima等[37]研究发现，在肺鳞癌的发病过程中，大量异常上皮均可检测到端粒酶活性，包括增生（71%）、转化（80%）、发育不良（82%）及原位癌（100%），提示肺鳞癌早期可能存在端粒酶的异常调节，并随肺癌的发展而进行性升高；而在腺癌端粒酶活化是一个晚期或偶发事件。关于肺癌组织中端粒酶活性的高低与病理组织类型、分化程度和预后的关系尚无明确的定论。肺癌中存在频繁的3p丢失，有研究显示在染色体3p上的缺失处可能存在着端粒酶的活性的抑制基因，肺癌组织中3p遗传物质的丢失是否包含端粒酶活性抑制因子还须进一步研究。

很多作者报道了肺癌患者支气管刷落细胞或支气管肺泡灌洗（BALF）细胞中端粒酶活性检测。Yahata等[37]提取肺癌支气管冲洗液中的细胞，用TRAP方法测定细胞提取液中的端粒酶活性，22例肺癌中18例阳性（82.9%），而在冲洗液的细胞学涂片分析中仅9例阳性（41%），二者间有显著性差异（P=0.0061）。其中周围型肺癌79%，中心型肺癌88%，二者间无显著差异（P=0.5349）。因此使用原位TRAP法检测支气管冲洗液中的端粒酶活性可提高肺癌的检出率，结合细胞学检查结果会更可靠。陈鲁琦等[35]用银染-PCR方法检测肺癌患者及支气管良性疾病患者各

30例的BALF中细胞端粒酶活性，结果肺癌患者BALF中端粒酶活性阳性率为83%，良性疾病表达均为阴性。Arai等的报道也表明，肺癌BALF细胞及支气管镜刷检细胞端粒酶检出率明显高于同期进行的脱落细胞学诊断肺癌的阳性率。

由于端粒酶在肺癌组织及肺癌患者肺刷落细胞、BALF中具有很高的阳性检出率，对BALF及支气管肺刷落细胞端粒酶活性的检测，结合常规细胞检查，将有助于提高肺癌的检出率，从而使端粒酶作为新的肺癌标志物应用于临床肺癌的早期诊断。美国国家癌症研究所最近成立了一个专门机构"端粒酶癌症早期诊断应用研究国际工作组"，专门进行这方面的研究。

4. 核内不均一核糖核蛋白B1（hnRNPB1）核内不均一核糖核蛋白（hnRNP）是一类RNA连接蛋白，由近30种与核酸结合的蛋白质构成。核内不均一核糖核蛋白A2/B1（hnRNPA2/B1）被认为与RNA成熟和mRNA从细胞核转运到细胞质等过程有关。研究表明，hnRNPA2/B1在肺癌患者及吸烟者的气道黏膜（从正常组织、非典型增生到肿瘤细胞）均有高度表达。对痰脱落细胞的免疫组化染色显示，hnRNPA2/B1染色阳性可以早于临床诊断肺癌2年，其敏感性达91%，而特异性为88%。hnRNPB1 mRNA在癌组织中过表达，明显高于hnRNPA2 mRNA的表达。国外研究显示，hnRNPB1过表达在肺癌特别是鳞癌中表达较常见，并在I期肺癌中，呈100%的表达，在肺癌及支气管非典型性增生中都有阳性表达，而在正常支气管上皮中没有阳性表达。扩增的hnRNPB1 mRNA也可在肺癌患者血清中检测到。因此hnRNPB1可以作为肺鳞癌的很早期阶段的分子标志物[40-42]。

二、肺癌分子标志物的临床应用

肺癌癌变的分子生物学研究表明肺癌的发生发展是多阶段、多基因调控的过程，存在多种分子异常和积累。肺癌的发生发展过程大致可以分为不可逆的启动（initiation）、可逆的促进（promotion）、进展（progression）和不可逆的侵袭转移等几个阶段。启动阶段是环境致癌物引起DNA突变的阶段，是快速、不可逆的过程。启动是致癌过程的关键性阶段，是癌基因的激活和（或）抑癌基因的失活的结果，是肺癌发生的早期事件。促进阶段是一个漫长的发展过程，可长达10年。促进阶段同样受某些生长因子基因、癌基因和抑癌基因的调控，这些因素的改变促进细胞的分裂增殖。促进阶段是可逆的，可因施加某些因素而受到抑制。如果促癌阶段未能被阻止，这些细胞继续发展下去成为癌细胞，即进入进展期。该期是已形成的肿瘤细胞恶性程度进一步增加阶段，其中包括获得侵袭和转移能力等恶性特征的过程，也涉及一系列基因的变化。在肺癌发生发展过程中所涉及的各种分子生物学的变化可能作为肺癌的分子标志物从基因水平为肺癌的早期诊断、预后判断提供帮助。

（一）早期诊断

20世纪70年代以来美国国立癌症研究院（NCI）组织了大规模临床试验，对X线片加痰细胞学检查作为肺癌普查手段进行了评价，结果表明虽然有助于发现有切除可能的早期肺癌，但肺癌死亡率并未降低。因此如何将肺癌分子生物学的知识和技术用于肺癌的早期诊断成为当今研究的热点。

肺癌癌变的多阶段学说在临床上的表现是癌症尚未发现以前往往有一个相当漫长的癌前期过程。在鳞癌中，发生于支气管上皮的癌前病变是指癌细胞浸润气管上皮组织之前的变化，包括增生、化生、发育异常和原位癌；在周围型肺腺癌，则为非典型性腺样增生（atypical adenomatous hyperplasia，AAH）；SCLC尚未发现癌前病变。癌前病变是支气管上皮细胞中分子生物学异常的形态学表现。这些癌前病变的细胞和邻近肿瘤的支气管上皮细胞中包含了癌基因的激活和（或）抑癌基因的失活，并伴有其他许多遗传学的改变，这些改变同肺癌细胞中存在的基因异常相一致，这说明癌前病变分子异常的不可逆性和延续性。1998年，Minna通过前瞻性地对肺癌发生发展过程中分子病理学研究，提出一整套基因变化模式：即3p基因丢失（*FHIT*基因转录缺失）→9p基因丢失（*p16*基因甲基化或缺失）→*ras*基因突变→原癌基因（*p53*，17q13.3基因突变）→肺癌侵袭和转移（*p15*，*p16*，*c-erb*B-2，*EGFR*基因突变）。因此，运用分子生物学的方法去检测早期基因及分子的改变，从而发现癌前病变或早期癌已有可能变为现实。

目前研究发现，可能的肺癌早期分子改变包括：①染色体3p、9p、17p等位基因的丢失和微卫星改变，尤其是3p、9p的杂合性缺失及微卫星异常是肺癌癌变的早期事件，在长期吸烟的癌前病变甚至正常支气管上皮中即可检测到。②与肺癌发生相关的抑癌基因或凋亡基因或烟草代谢酶基因的高度甲基化，如p16、RARβ、TIMP-3、MGMT、FHIT、DAPK、ECAD、F14ARF、GSTP等，特别是p16基因的甲基化异常在NSCLC的早期发现。③抑癌基因p53、FHIT基因、Rb的失活：p53基因突变是肺癌中最常见的分子事件，50%以上的肺鳞癌癌前病变中有p53蛋白的表达，并随病变进展而增强，是肺鳞癌早期改变。虽然在癌前AAH（非典型性腺瘤样增生）中也可检测到p53蛋白，但比率和强度较低，不是周围性肺腺癌的早期事件；近期的研究显示FHIT基因功能和结构异常可能是肺癌发生的最早期事件，正是由于FHIT基因功能和结构异常，才导致下游基因K-ras、myc、p53、TIMP和nm23等基因功能的丧失和结构的异常。一项研究显示，93%的支气管上皮癌前病变和100%的原位支气管肺癌存在FHIT蛋白表达丧失；吸烟者FHIT基因的微卫星LOH及蛋白质表达降低的比率均高于未吸烟者，FHIT基因可能是烟草致肺癌的靶点，是肺癌患者吸烟致癌的重要分子标志[51, 52]。④癌基因的异常：K-ras基因的12位密码子G-T的点突变在NSCLC特别是肺腺癌中有较高的发生率，在AAH中的发生率为30%，而鳞癌的癌前病变中发生率低。因此，K-ras突变在气管上皮来源的鳞癌发生中不起作用，吸烟者的K-ras突变率明显高于不吸烟者；更有报告证明检测肺癌高危人群的痰标本时，检测出具有ras基因突变的人中，在1年后才在临床影像学诊断中发现肺癌的存在。也有研究显示myc基因过度表达与肺癌增生性癌前病变的程度呈正相关，这说明myc基因表达失调也可能是肺癌发生的早期事件。⑤hnRNPA2/B1：hnRNPA2/B1在痰脱落细胞中具有很高的阳性率。⑥端粒酶：端粒酶在肺癌组织及肺癌患者肺刷检细胞、BALF中具有很高的阳性检出率，有助于提高肺癌的检出率，极有希望作为新的肺癌分子标志物应用于临床肺癌的早期诊断。

目前，随着分子生物学技术如荧光原位杂交（FISH）、聚合酶链反应（PCR）及逆转录酶聚合酶链反应（RT-PCR）等高度敏度方法的应用，已使我们从痰、BALF、外周血、支气管毛刷、组织活检（经纤维支气管镜或穿刺活检）等标本中，从染色体、DNA或mRNA及蛋白质分子水平检测肺癌早期分子标志物具备了可能性，能发现极少量的癌细胞（能在1000万至1亿个背景细胞中检测出1个表达肿瘤标志的细胞）。支气管肺癌的始发部位为支气管黏膜上皮，而癌变后脱落的上皮细胞可随呼吸道的黏液分泌物在纤毛运动下排出体外。因此，加强对痰液脱落细胞的上述肺癌相关分子生物学检测，应该是肺癌最有希望的早期诊断和监测高危人群的措施。而肺癌细胞的DNA也可以释放到外周血中，因此肺癌DNA的畸变也可以在外周血中检测出来，而且血液标本较其他标本更容易获得，所以从外周血寻找分子标志物也具有重要的意义。在外周血中不仅可早期检测到微卫星不稳定性改变、基因的异常甲基化，还可在早期肺癌患者血清中检测自主性p53抗体，所用方法简单，对于监测高危人群和早期发现肺癌均具有较好的应用价值。

因此，应用分子生物学的理论和技术检测痰脱落细胞、支气管镜刷片细胞、外周血等标本中的某些在肺癌早期就出现的异常分子标志物，用于常规方法不能准确诊断的早期肺癌或癌前病变的方法称为肺癌的分子诊断（molecular diagnosis）。通过对肺癌早期分子改变的检测，还可以确定肺癌高危人群，根据所发现癌前病变的基因改变，对癌前病变或早期癌给予药物预防干预治疗并力劝其戒烟，或进行早期选择性病变切除治疗。

（二）判断预后

运用现代分子生物学理论和技术的研究成果对肺癌患者手术切除的肿瘤组织、淋巴结、手术切缘组织及支气管灌洗液、痰、外周血、骨髓标本检测某些肺癌分子生物学标志物，来估计和判断肺癌的恶性程度、转移复发的危险度、疗效的判断，以补充病理学组织分型和TNM分期的不足，更准确进行TNM分期和判断患者的预后，这称为肺癌的分子分期（molecular staging）和分子预后（molecular prognosis）。如果肿瘤患者具有提示不良预后的分子特征，那么这些患者就是进行辅助或新辅助化疗及生物治疗试验的合适对象。对手术切缘检测某些分子标志物，可发现局部隐匿性癌灶，准确判断浸润的边界，是为肺癌的分子定界（molecular assessment），分子定界能更准确预测手术效果和局部复发情况。目前研究发现的可用于判断预后的肺癌分子改变包括：①K-ras 基因：K-ras基因活化可作为判断肺腺癌患者预后的标志或作为肺腺癌中最恶性的亚型分型的标志，已有不少临床资料表明K-ras基因突变的肺腺癌患者预后不良，即便是进行了早期合理手术的患者也不例外；②myc 基因：c-myc和L-myc基因的扩增可能与SCLC的预后有关，并与化疗后复发有关；③p53基因：p53基因异常（缺失或突变）在肺癌中有很高的发生率（NSCLC为50%，SCLC为90%），大量研究显示p53的异常与预后不良（生存期短、复发转移率高）相关；支气管切缘p53基因突变能早期预测部分肺癌的术后残端癌复发；还有研究认为外周血中p53抗体的检测可能对估计预后、判断化疗疗效有一定意义；④Rb基因：Rb的缺失与肺癌特别是SCLC的不良预后有关；⑤EGFR：EGFR过度表达可能与NSCLC肺癌的分期、分化及预后有关；⑥c-erbB-2：过度表达与NSCLC特别是肺腺癌患者预后密切相关，当表达增高时，肺癌患者存活期短，并易发生浸润和产生耐药性，可以作为NSCLC细胞中的一种内源性多药耐药性的标志；⑦端粒酶：端粒酶活性改变是在肺癌最显著的标志，不少研究证明它能反映肺癌的发生发展及其预后；⑧联合检测多个基因异常：肺癌的发生发展为多阶段和多基因共同作用的结果，联合检测多个基因异常作为肺癌预后的指标可能更准确。

第四节 展 望

在细胞癌变过程中，癌细胞生物学主要特征是无限增殖能力及浸润、转移，即分化不良并获得永生性的癌细胞可向周围正常组织浸润、扩散，并远处转移，这些均是由于靶细胞基因表达和调控异常的结果。在肺癌细胞产生异常的酶和同工酶（如LDH、NSE），胚胎性蛋白（如CEA）重新出现，异位性蛋白质及激素产生（如hCG），多种抗原物质（如CYFRA21-1、CA242、TPA）异常增加，这些均是肺癌的表型标志物，它们可以释放或随肿瘤细胞的脱落进入外周血或体液，成为血清标志物。但肺癌的癌变过程是多基因、多因素参与调控和多阶段、多步骤发生过程，血清学标志往往出现于基因突变后，细胞已转化和到了临床进展期，即出现时间晚，可作为一般临床诊断、判断疗效、观察复发、鉴别诊断的指标，但存在特异性和灵敏性不高、临界状态及早期诊断困难等缺点，更不能反应癌前病变。因此寻找肿瘤的分子标志物即基因标志就成为提高临床诊断学水平的重要课题。核型、染色体、核内DNA含量等指标对临床有很大帮助，但由于测定的往往是总体数值，存在盲目性。

肺癌分子标志物是与肺癌相关联的基因的异常，它能反应肺癌细胞处于癌变早期（启动）阶段的变化，可用于早期诊断。应用分子生物学方法检测肺癌相关基因的存在与否、分析基因的缺陷和类型及其表达功能是否正常，以帮助肺癌的诊断、分型、监视病情、判断预后，均为肺癌分子标志物及基因诊断研究的内容。基因的异常表现可分别由DNA、RNA及蛋白质三个水平测知。肺癌分子标志物特异性及灵敏性好，可直接提供基因水平变异的信息，但其检测方法较为复杂，临床使用可行性不如肺癌血清标志物，目前只是血清标志物的补充，不能替代血清标志物的检测。但如联合应用可全面评价肺癌发生、发展及提高诊断效率。

在各种肺癌标志物中，适用于NSCLC的有CYFRA 21-1、SSCAg、CA125、CA242、CD44、K-ras基因、c-erbB-2基因、p16基因；适用于SCLC的有NSE、NCAM、myc基因、Rb基因；不分病理类型，适用于所有肺癌的有CEA、bcl-2基因、p53基因、端粒酶、VEGF等。这些标记物分别对肺癌的诊断、疗效评估、监测复发和预后具有一定临床价值。在肺癌血清学标记物中，对于NSCLC首选CEA、CYFRA21-1、其中鳞癌首选CYFRA 21-1、SCCAg；腺癌首选CEA、c-erbB-2；CA125能单独提示NSCLC预后，但均不能有效预测化疗疗效，价值相当有限。对于SCLC首选NSE，对分期、监测治疗反应、提示早期复发等具有较大价值。

尽管已发现数十种与肺癌有关的标记物，但

还没有一种有足够的敏感性和特异性，能满足早期诊断的需要，也无较好的适合于大规模人群普查的肺癌标志物。就肺癌而言，目前期待治愈的唯一方法是在早期诊断的基础上进行手术治疗。因此，今后的研究方向一是继续探索新的肺癌标记物，特别是肺癌分子标志物。后基因组时代尤其是蛋白质质谱技术（SELDI）的应用为早期检测血清中肿瘤特异性的蛋白质谱系和更多、更特异肿瘤标志物提供了技术手段。二是因为目前无论哪一种标记物单项检测都存在一定局限性，而肺癌的组织类型复杂，如何优化组合，研究已有肺癌血清标志物的有效联合检测，从而提高敏感性和特异性。三是对现有标记物研究不同取材途径，改进检测方法，提高实验方法本身的敏感性、适用性、普及性，采用基因芯片和蛋白质芯片等高通量的检测方法进行大样本、多个标志物的联合检测。总之，肺癌标记物，特别是肺癌分子标志物的测定，对肺癌的诊断，特别是早期诊断、治疗效果监测、复发及预后的预测有重要意义。

参考文献

1. 中华医学会检验医学分会肿瘤标志物专家委员会. 肿瘤标志物临床检测的基本原则. 中华检验医学杂志, 2004, 27(6): 393
2. 李红, 许凯黎. 肺癌标志物研究进展. 实用肿瘤杂志, 2002, 17(5): 295-297
3. Buccheri G. Tumor Markers:Clinical Meaning and Use. In:Brambilla C, Brambilla E. *Lung Tumors*. New York: Marcel Dekker 1999: 435-452
4. Pujol JL, Grenier J, Daures JP, *et al*. Serum fragment of cytokeratin subunit 19 measured by CYFRA 21-1 immunoradiometric assay as a marker of lung cancer. *Cancer Res*, 1993, 53(1):61-66
5. Takei Y, Minato K, Tsuchiya S ,*et al*. CYFRA 21-1: an indicator of survival and therapeutic effect in lung cancer. *Oncology*, 1997, 54(1):43-47
6. Takada M, Masuda N, Masuura E, *et al*. Measurment of cytokeratin 19 frgments as a marker of lung cancer by CYFRS21-1 enzyme immunoassay. *Br J Cancer*, 1995, 71:169-165
7. Plebani M, Basso D, Navaglia F, *et al* Clinical evaluation of seven tumor markers in lung cancer diagnosis: Can any combination improve the results? *Br J Cancer*, 1995, 72:170-137
8. Bates J, Rutherford. R, Divilly M, *et al*. Clinical value of CYFRA21-1, carcinomoembryonic antigen, neurone-sepecific enolase, tissue polypeptide. specific antigen and tissue polypeptide antigen in the diagnosis of lung cancer. *Eur Respir J*, 1997, 10(11):2535-2538
9. Nisman B, Lafair J, Heching N, *et al*. Evaluation of tissue specific antigen, CYFRA21-1, and carcinoembryonic antigen in non-small cell lung carcinoma : does the combined use of cytokeratin markers give any addition information. *Cancer*, 1998,82(10):1850-1859
10. Trevison L, Putinati S, Sartori S. *et al*. Cytokeration tumor marker levels in bronchial washing in the diagnosis of lung cancer . *Chest*, 1996, 109(1): 104-108
11. Paone G, De Angelis G, Portalone L, *et al*. Validation of an algorithm able to differentiate small-cell lung cancer (SCLC) from non-small-cell lung cancer (NSCLC) patients by means of a tumour marker panel: analysis of the errors. *Br. J Cancer*, 1997, 75:448-450
12. Fizazi K, Cojean I, Pignon JP, *et al*. Normal serum neuron specific enolase (NSE) value after the first cycle of chemotherapy: an early predictor of complete response and survival in patients with small-cell lung carcinoma. *Cancer*, 1998, 82(6):1049-1055
13. Pujol TL, Cooper EH, Lehmann M, *et al*. Clinical evaluation of serum tumour marker CA 242 in non-small cell lung cancer. *Br. J cancer*, 1993, 67(6):1423-1421
14. Diez M, Torres A, Pollan M ,*et al*. Prognostic significance of serum CA 125 antigen assay in patients with non-small cell lung cancer. *Cancer*, 1994, 73:1368-1376
15. De Vita VT 主编. 癌—肿瘤学原理和实践. 第5版. 徐从高, 张茂宏, 杨兴季, 等主译. 济南: 山东科学出版社, 2001. 878-887
16. Salgia R, Skarin AT, Molecular abnormalities in

lung cancer. *J Clin Oncol*, 1998, 16(3):1207-1217

17. Playioye MA, Neve RM, Lane HA, *et al*. The erbB signaling network:receptor heterodimerization in development and cancer. *EMBO J*, 2000, 19(13): 3159-3167

18. 赵元军, 张世明, 刘思令, 等. ras 和 erbB-2 基因在肺癌中的表达及意义. 癌症, 1998, 17(2):99-161

19. Keohavong P, Demichele MA, Melocrinos AC, *et al*. Detection of K-*ras* mutations in lung carcinomas: relations to prognosis. *Clin Cancer Res*, 1996, 2(21):411-418

20. Yamamoto A, Shimizu E, Sumitomo K, *et al*. L-myc overexpression and detection of auto-antibodies against L-myc in both the serum and pleural effusion from a patients with non-Small cell lung cancer, *Intern Med*, 1997, 36(10):724-727

21. Huang CL, Taki T, Adachi M, *et al*. Mutation of p53 and K-ras genes as prognostic factors for non-small cell lung cancer. *Cancer*, 1998, 12(3):553-563

22. Slebos RJ, Basio, Clement MJ, *et al*. p53 alterations in atypical alveolar hyperplasia of the human lung. *Hum Pathol*, 1998, 29(8):801-808

23. Orfanidou D, Kalomenidis J, Rasidakis A, *et al*. Immunohistochemical detection of p53 protein in neoplastic, preneoplastic and normal bronchial mucosa specimens obtained during diagnostic bronchoscopy. *Oncol Rep*, 1998, 5(3):753-759

24. Kandioler Eckersberger D, Kappel S, *et al*. The pTP53 genotype but not immunohistochemical result is predictive of response to cisplatin-based neoadjuvant therapy in stage III non-small cell lung cancer. *J Thorac Cardiaovase Surg*, 1999, 117(4):744-750

25. Levesque MA, Costa M D, Spratt EH, *et al*. Quantitative analysis of p53 protein in non-small lung cancer and its prognostic value. *Int J cancer*, 1998, 79(5):494-501

26. Mitsudomi T, Shimizu S, HAmajiama N, *et al*. Targeting p53 in diagnosis and therapy of lung cancer. *Lung Cancer*, 2000, 29(1): 62

27. 岳文涛, 赖百塘, 汪惠, 等. 155 例肺癌中 p53 基因突变的研究. 中华肿瘤杂志, 1999, 21(2):141

28. 彭猛青, 王绪, 刘德林, 等. 非小细胞肺癌 p16 基因甲基化及缺失的研究. 中国肺癌杂志, 2002, 5(4): 250-253

29. Kawabuchi B, Moriyama S, Hirohaka M. P16 inactivition in small-sized lung adenocarcinoma: its association with poor prognosis. *Int J Cancer*, 1999, 84(1):49-53

30. Belinsky SA, Nikula KJ, Palmisano WA, *et al*. Aberrant methylation of p16 (INK4a) is an early event in lung cancer and a potential biomarker for carly diagnosis. *Proc Natl Acad Sci USA*, 1998, 95 (20):11891-11896

31. 王兴元, 孙燕, 李亚东, 等. 肺癌组织和转移性肺门淋巴结中 FHIT 基因和 p16 基因的变化. 中华肿瘤杂志, 1999, 21(2): 108-111

32. 王允, 周清华, 张尚福, 等. 人肺癌中 FHIT 基因表达的临床病理生理意义及与预后的关系研究. 中国肺癌杂志, 2002, 5(1): 6-9

33. Liloglou T, Maloney P, Xinarianos G, *et al*. Cancer-specific genomic instability in bronchial lavage: A molecular tool for lung cancer detection. *Cancer Res*, 2001, 61(4): 1624-1628

34. 赖百塘. 端粒酶在肺癌诊断和治疗中的价值. 中国肺癌杂志, 2000, 3(2): 81-83

35. 陈鲁琦, 陈鲁豫, 王宁, 等. 肺癌支气管肺泡灌洗液细胞端粒酶测定的临床意义. 中华结核和呼吸杂志, 1998, 21(12):730-732

36. 王金亮, 王嘉祺, 安真光, 等. 端粒酶活性在肺癌患者痰脱落细胞中表达的临床价值. 中国肺癌杂志, 2002, 5(1): 38-40

37. Yahata N, ohyashiki K, Ohyashiki JH, *et al*. Telomerase activity in lung cancer cells obtained from bronchial washings. *J Nalt Cancer Inst*, 1998, 90(9):84-90

38. Tockman MS. Advances in sputum analysis for screening and early detection of lung cancer. *Cancer Control*, 2000, 7(11): 19-24

39. Sueoka E, Sueoka N, Goto Y, *et al*. Heterogeneous nuclear ribonucleoprotein B1 as early cancer biomarker for occult cancer of human lungs and

bronchial dysplasia. *Cancer Res*, 2001 Mar 1, 61 (5): 1896-902

40. 周美宏, 张尚福, 王艳萍, 等. 核内不均一核糖核蛋白 A_2/B_1 在非小细胞肺癌中的表达及其临床意义. 中国肺癌杂志, 2004, 7(2):99-103

41. Adi FG, John DM. Molecular detection of early lung cancer. *J Natl Cancer Inst*, 1999, 91(4):17-19

42. Ahrendt SA, Chow TT, Xu LH, *et al*. Molecular detection of tumor cells in bronchoalvelar lavage fluid from patients with early stage lung cancer. *J Natl Cancer Inst*, 1999, 91(4):332-339

43. Ahrendt SA, Yang SE, Wu L, *et al*. Comparison of oncogene mutation detection and telomerase activity for the molecular staging of non-small lung cancer. *Clin Cancer Res*, 1997, 3(7):1207-1214

44. 王鹏, 蒋国亮. 痰标本中肺癌相关基因检测用于肺癌早期诊断的研究进展. 中国肺癌杂志, 2000, 3(3):239-240

45. 张贺龙, 王文亮. 检测外周血中 p53 基因突变诊断肺癌微转移的临床意义. 中国肺癌杂志, 2002, 5(1):25-27

46. 钟声, 杨明明, Philip J Johnson. 血液循环中的肿瘤DNA及其在肿瘤研究中的应用. 中国肺癌杂志, 2001, 4(2): 112-114

47. Kennedy TC, Hirsch FR. Using molecular markers in sputum for the early detection of lung cancer: a review. *Lung Cancer*, 2004, 45 (2):S21-27

48. Zalcman G, Schlicnthol B, Tredaniel J, *et al*. Monitoring of p53 autoantibodies in lung cancer during therapy: relationship to response to treatment. *Clin Cancer Res*, 1998, 4(6):1359-1361

49. 姜润德, 李春海. 2004亚太地区国际肿瘤生物学和医学暨第21届国际肿瘤标志物学术会议. 中华检验医学杂志, 2004, 27(11): 807

50. Muller-Tidow C, Diederichs S, Thomas M. Genome-wide screening for prognosis-predicting genes in early-stage non-small-cell lung cancer. 2004, 45 Suppl 2: 145-150

51. 周清华, 陈军, 刘伦旭, 等. 人肺癌中 FHIT 等位基因异常的研究. 中国肺癌杂志, 2002, 5(2):6-12

52. 周清华, 陈军, 刘伦旭, 等. 人非小细胞肺癌中 FHIT等位基因缺失和突变研究. 中国肺癌杂志, 2001, 4(1): 10-14

第七章 诊断与鉴别诊断

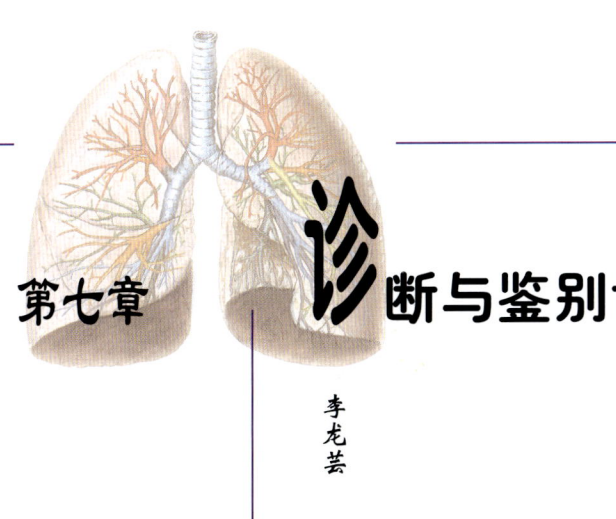

李龙芸

第一节 诊 断

肺癌已成为本世纪发病率和死亡率增长最快,严重危害人类健康和生命的恶性肿瘤。2002年报告每年全世界新增肺癌病例达135万,每年死亡病例为118万。我国肺癌病死率在城市已居肿瘤死亡首位,尤其青年和女性人群发病率和死亡率迅速增长。吸烟在我国广泛流行,给我们提出了一个紧迫的挑战。肺癌的早期诊断是提高治愈率的前提,早发现、早诊断、早治疗是能获得较好预后的三个条件,但目前肺癌仍缺乏早期有效的特殊实验诊断方法。早期肺癌可以无症状或临床表现多样,为早期诊断带来困难。北京协和医院分析肺癌延误诊断大于3~6个月为24.6%,超过6个月为17.8%,超过12个月为13.6%。病人自己延误为48.4%,市级、地方及区级医院延误诊断均达34%[1]。门诊临床医生若能熟悉肺癌的各种临床表现,及时进行全面体检、X线、CT、痰细胞学及支气管镜检查,约70%~95%的肺癌病人可得到确诊;配合一些特殊的实验室检查,明确病理类型、原发肿瘤位置、侵犯范围、转移情况等,将有利于肺癌的分期、治疗方案选择及预后的估计。但按上述方法诊断的病例约80%以上是晚期病人,临床上常见患者就诊时肿瘤已有侵犯和转移,2005年报告发展中国家肺癌5年生存率仅为8.4%。即使先进的CT、PET最小阳性分辨率为6mm左右的肿瘤,但较小而无外侵的肿瘤常无临床症状和体征,不易得到病理诊断,为早期诊断带来困难。对高危人群的早诊断是目前关注的热点。

一、临床表现

多数肺癌病人在就诊时已有症状,仅5%无症状。肺癌初次就诊症状多样,北京协和医院对肺癌患者首发症状分析:体检发现24.7%,咳嗽30.6%,咯血18.7%,胸痛9.1%,胸闷5.02%,发热3.19%,其他胸外症状如声音嘶哑、呛咳、双下肢乏力、头痛、视物不清等仅占8.2%[2]。肺癌病人的常见症状如下:

(一)原发肿瘤引起的症状[3]

1. 咳嗽 为最常见的症状。早期常表现刺激性咳嗽,极易误认为呼吸道感染。当中央气道内肿物引起气道狭窄,咳嗽为持续性,呈高音调的金属音。当气管内肿瘤增大,影响到气道引流,可继发肺部感染,痰量增多,呈黏液脓性。肺泡癌病人常有的特点为咳大量黏液痰,有些病人每日黏液痰可达2 000ml。

2. 咯血 由于癌组织血管丰富,易发生组织坏死,因此约21%以上病人有咯血,多为痰中带血丝，或间断血痰，有时仅有1~2次，不易引起患者重视。如侵蚀大血管，可引起大咯血。

3. 其他　由于肿瘤造成较大气道的阻塞，病人可出现不同程度的阻塞症状如喘鸣、胸闷、气促、胸痛和发热等。

（二）肿瘤胸内蔓延

如胸痛、呼吸困难、胸闷、声音嘶哑、上腔静脉综合征、膈肌麻痹、食管受压、胸腔积液、心包积液等症状。肺尖部肺癌，亦称Pancost肿瘤，可以侵入纵隔和压迫位于胸廓上口的器官或组织，如第1肋骨、锁骨下动脉和静脉、臂丛神经、颈交感神经等，产生剧烈的胸肩痛、上肢静脉怒张、水肿、臂痛和上肢运动障碍，同侧上眼睑下垂、瞳孔缩小、眼球内陷、面部无汗等交感神经综合征。

（三）远处转移

锁骨上、颈部等淋巴结肿大。出现中枢神经系统症状，如头痛、呕吐、眩晕、复视、共济失调、偏瘫及癫痫发作等，往往是颅内转移表现。肩背痛、下肢无力、膀胱或肠道功能失调，应高度怀疑脊髓束受压迫。肝转移时约28%~33%患者有肝肿大和疼痛。骨转移时表现为骨痛、骨折等。

（四）肺癌的肺外表现[3-7]

某些肺癌病人可出现一些少见症状或体征，这些表现不是肿瘤的直接作用或转移引起的，它可出现于肺癌发现之前或之后，也可同时发生。这类症状和体征表现于胸部以外的脏器，故称为肺癌的肺外表现（paraneoplastic syndrome）。肺癌的肺外表现多为肺癌细胞产生的某些特殊激素、抗原、酶或代谢产物所引起的临床表现。不同病理类型肺癌细胞产生的异位激素发生率不同（见表7-1）。

北京协和医院1 048例肺癌病人中，104例有肺外表现（9.9%），其中99例（95.2%）延误诊断。常见的肺外表现如下（见表7-2）。

1. 全身性改变　发热占10%~34%，可出现于较早阶段，少数长期持续高热，手术切除病灶后体温才恢复正常。厌食、恶病质（31%），常见于进展期肺癌患者中。

2. 异位内分泌综合征　肺癌分泌的激素或生物活性物质达20余种，从而引起内分泌腺体功能的亢进症状，诊断异位内分泌综合征应符合以下几个条件：伴某个内分泌腺体功能增强的症状；血浆内某种内分泌激素水平增高；存在跨肿瘤的动静脉某激素浓度差；切除肿瘤后血浆内某激素水平恢复，复发时又上升；肿瘤内激素高于周围组织；肿瘤组织的培养液或移植于动物体内的肿瘤能释放某激素；切除某有关内分泌腺后，血浆激素浓度不下降。北京协和医院总结异位内分泌综合征22例，其中SIADH发生率高。其他有库欣综合征、高钙血症、类癌综合征、高血糖、低血糖等。

表7-1　肺癌患者血中常见增高的异位肽类激素

激素种类	血中激素显著增高的百分率（%）				临床症状发生率（%）
	小细胞癌	鳞癌	腺癌	大细胞癌	
促肾上腺皮质激素（ACTH）	30~69	0~80	17~75	26	0~6
促脂素（LPH）	54	33	20	—	
降钙素（calcitonin）	48~64	9	0	11	
抗利尿激素（ADH）	32	—	—	—	0.9~9
甲状旁腺激素（PTH）	27	32	0	17	1.0~1.5
β-人绒毛膜促性腺激素（β-HCG）	1~32	19	17	26	
生长激素（GH）	0	3	0	0	
胃泌素释放肽（GRP）	74	17	20	7	
生长激素释放抑制因子样免疫反应（SLI）	27	11	—	—	
神经元特殊性烯醇化酶（NSE）	58~92	11~16	9~48	22	
神经垂体激素运载蛋白（neurophysins）	65	14	29	20	

表 7-2　肺癌肺外表现

内分泌异常
　　抗利尿激素分泌失常（SIADH）
　　异位 ACTH 分泌（Cushing 综合征）
　　异位副甲状腺素及高钙血症
　　黑色素细胞刺激素、绒毛膜促性激素
　　生长激素、胰岛素原样物质
神经肌病
　　肌无力综合征（Lambert-Eaton 综合征）
　　多发性肌炎、癌性神经肌病、肌萎缩侧索硬化
神经病变
　　混合型感觉神经病变、感觉运动性神经病变
　　自主神经功能障碍：胃肠道功能障碍、神经根脊髓病
脑病
　　脊髓病、栓塞性脑梗死、痴呆、精神病、亚急性小脑变性、
　　脑脊髓炎、僵人综合征、颅神经麻痹、深感觉性共济失调
皮肤病变
　　色素沉着、瘙痒、掌趾皮肤过度角化症、多毛症、黑棘皮病
　　微黑环形红斑
血管
　　游走性血栓性静脉炎、无菌性心内膜炎、心内膜炎、动脉栓塞
血液
　　贫血、溶血性贫血、红细胞发育不全、血小板减少性紫癜、
　　弥漫性血管内凝血、纤维蛋白原低下血症、嗜伊红细胞增多症
结缔组织病
　　杵状指、肺性肥大性骨关节病、厚皮骨膜病
免疫性疾病
　　皮肌炎、系统性硬化、膜性肾小球肾炎、佝偻病、腹膜后纤维化、
　　慢性甲状腺炎
蛋白病
　　低蛋白血症、高γ球蛋白症
淀粉样病
全身性症状
　　厌食、恶液质、发热、味觉功能丧失

（1）抗利尿激素分泌异常综合征（SIADH）：已证明SIADH与恶性肿瘤相关，最常见为小细胞肺癌，其与SIADH的相关性达75%。除小细胞肺癌外，还包括支气管类癌、食道癌、十二指肠癌和胰腺癌等。临床主要表现为低钠血症及中枢神经系统紊乱。厌食、恶心、呕吐，严重或快速进展者可引起脑水肿、人格变化、意识模糊、昏迷，也可有癫痫发作、呼吸停止。SIADH症状可出现于肺癌症状前2~3个月，或肺癌症状出现后12~16个月，或同时出现。医生们应对具有SIADH症状者排除肿瘤，由于肿瘤细胞分泌ADH异常增多，使肾远曲小管及集合管抑制钠吸收，促使水再吸收，使尿渗透压、水容量及尿浓缩功能改变。其诊断要点：①持续性低钠血症，血清钠低于120mmol/L；②血浆渗透压下降；③尿呈反常的高渗压；④尿钠浓度增高；⑤内生肌酐清除率和肾小球滤过率正常；⑥临床失水及水肿；⑦垂体肾上腺和甲状腺功能正常；⑧限水摄入可纠正低钠血症；⑨水负荷试验示水排泄障碍。经治疗88%SIADH症状缓解，当肺癌复发时，SIADH也可能复发。

（2）异位促肾上腺皮质激素综合征（异位

ACTH）：约15%～20%的库欣综合征病人是由异位ACTH或促皮质素释放激素（CRH）产生的，常见于小细胞肺癌和支气管类癌。有文献报告500例SCLC病人中24例（4.5%）有库欣综合征表现[8]。其中13例在肺癌诊断时即有，10例于化疗后再次复发时产生。多数病人因肺癌恶化迅速，生存期短，因此不易见到库欣综合征，仅表现为体重减轻、水肿、近端肌无力和高血压，有时可产生低钾性碱中毒和葡萄糖耐量试验阳性。确定本病主要是测定24小时尿中皮质醇的含量或小剂量地塞米松抑制试验阴性，当 ACTH 水平 > 275μmol/24h，应考虑异位ACTH。约有一半的异位ACTH或CRH需用大剂量地塞米松抑制。异位ACTH引起的库欣综合征应用美替拉酮（metyrapone）及酮康唑（ketoconatole）可阻断胆固醇侧链，抑制皮质醇的产生，使病人在1～2周内发生急性肾上腺皮质功能减退，因此开始用 800mg/d，以后减量，维持正常皮质醇水平，以免复发。如是小细胞肺癌应进行有效的化疗及 ketoconatole 治疗。

3. 肌肉与骨骼改变　杵状指（趾）常常是肺癌早期的唯一症状。由于远端指（趾）软组织增生致指（趾）甲变圆，呈对称性指（趾）膨大，甲床和甲床上皮之间角度变小。也可发生于遗传性疾病、非肺或肺部疾病。常见于鳞癌、腺癌及小细胞肺癌，男女均可发生。多数出现于肺癌确诊前，少数在确诊后发生。经化疗或手术后94.4%好转，常并有肥大性肺性骨关节病。

肥大性肺性骨关节病（HPO）是对称性关节痛，以踝关节、膝、腕及肘关节受累最常见。HPO也可显示骨膜增生，不仅累及长骨，也累及掌骨、跖骨和指（趾）骨。长骨X线检查显示胫腓骨有新骨骨膜形成，核素显像骨膜表面摄取量高。推测可能与体液抗原有关。也有报告推测由于肺癌病人瘤体分泌生长激素（PTH）、长效甲状腺刺激物（LATS）、血管扩张物质等有关。曾报告1 879例开胸证实的病例中179例（9%）有HPO[9]，其中88%由肺癌引起，12%为肺转移瘤，大细胞癌、腺癌与HPO相关性较密切，SCLC发生率为5%，可发生于肺癌确诊前1～36个月。易误诊为类风湿关节病，有的甚至误诊长达3年之久。X线关节像均未见关节腔狭窄、关节面唇样增生及骨赘形成。经化疗及手术HPO均好转，复发时症状又可出现。上述特点可作为与类风湿关节炎的鉴别。

4. 神经副癌综合征　目前推测其发生与自身免疫机制有关，神经副癌综合征包括感觉性、感觉运动性、自主性脑脊髓炎、斜视、眼阵挛及视网膜病变。脑脊髓炎症状又包括痴呆（边缘性脑炎）、小脑变性、脑干炎和脊髓炎，感觉性神经病与脑脊髓炎常一起伴发，多见于SCLC，神经症状往往可先于恶性肿瘤诊断前数月至几年出现，据报告60%～80%神经副癌综合征出现于SCLC症状之前。

已有文献报告小细胞肺癌并神经副癌综合征者有自身抗体产生，如抗神经细胞核抗体（ANNA-I）及抗Hu抗体（anti-Hu-antibody），它们均为抗核抗体。可出现于神经组织及SCLC细胞株中。抗Hu抗体为蛋白，与抗浦肯野细胞质抗体或抗Y0抗体是不同的。约15%SCLC病人可能有 ANNA-I 和抗 Hu 抗体。ANNA-I 可在肺癌病人中存在数月至数年，SCLC病人如 ANNA-I 阳性伴副癌综合征时，其预后较好。抗Hu抗体阳性的病人，95%病变可得到缓解。目前已发现更多有关抗体如 YO 抗体、Tr 抗体、Ri 抗体、抗 amphiphysin 抗体、抗 VGCC 抗体、抗 CV2 抗体、Ta 抗体和 CAR 抗体。

多数神经副癌综合征是由肿瘤坏死等释放出肿瘤蛋白及DNA，作为始动抗原激活辅助T淋巴细胞，刺激机体产生大分子蛋白为自身抗体。致神经系统表达蛋白发生自身免疫交叉反应，而产生一系列症状。HuD蛋白是一种mRNA结合蛋白，当被转录后，可调节神经元特异基因表达（HuD基因），Hu抗体主要与神经元核蛋白结合发生自身免疫交叉反应。如小细胞肺癌伴发副癌综合征时，70%～100%体内存在 Hu 抗体。

抗神经元细胞核抗体（ANNA）诊断神经副癌综合征敏感性为82%，特异性为95%～100%，当病人出现神经系统症状时，1/2原发性肺癌尚处于可根治阶段，因此对临床早期诊断至关重要。

副癌综合征的诊断主要依赖于病史和影像学，漏诊及误诊明显。神经系统的检测对早期发现及诊断副癌综合征有重要帮助，可及时抗肿瘤及应用免疫抑制剂（环磷酰胺、甲泼尼龙、免疫球蛋白）治疗，保护神经功能。

（1）肌无力综合征（Lambert-Eaton, myasthenic syndrome)：1956年Lambert-Eaton和Rooke报告了胸部肿瘤伴肌无力综合征的肌电图变化，称LEMS。临床表现下肢近端肌无力，反射减弱和自主功能障碍。受累肌群多为四肢近端，持续活动后肌力可暂时改善。由于肌肉的活动障碍，以致病人不能上楼、洗澡、蹲下起立困难，较少发生构音障碍、吞咽困难、复视及上眼睑下垂。LEMS多数见于SCLC，偶发生于非小细胞肺癌或其他恶性肿瘤。约在SCLC确诊前2～4年即可有LEMS。肌电图显示高频连续电刺激引起的动作电位幅度增高。LEMS主要是胆碱能神经末梢乙酰胆碱（ACh）量释放的减少，经化疗后LEMS有缓解，但一旦肺癌复发LEMS也加重。神经节头超微结构已显示（突触囊泡释放部位）突出前膜活化带耗竭，活化带膜内颗粒缺乏，排列紊乱，颗粒聚集成簇状。正常活化带颗粒带有P/Q型电压依赖性钙通道（VGCC），由于该通道介导神经冲动，能定量释放ACh。在SCLC病人表达有异型电压依赖性钙通道及抗VGCC抗体，已证明血清中有IgG可抑制钾离子激发的钙离子向SCLC病人钙通道内流，从而使运动终板电位振幅降低。在SCLC也发现有VGOC抗体，为58 000～60 000的突触结合蛋白（synaptotagmin），与钙通道相连接，也参与ACh释放机制。LEMS患者中已测到突触结合蛋白抗体。可能多种自身抗体的作用导致LEMS。

免疫抑制剂对LEMS的治疗提供了一定的希望。乙酰胆碱酯酶抑制剂如3,4-二氨基吡啶能增强乙酰胆碱的释放，溴吡斯的明可强化3,4-二氨基吡啶的作用。已有血浆置换缓解症状报告。对抗胆碱酯酶药物反应欠佳，对箭毒类药物敏感。

（2）亚急性小脑变性（paraneoplastic cerebellar degeneration, PCD）：包括由小脑皮质变性、小脑弥漫性或局灶性炎症浸润。当出现全小脑变性时呈亚急性发病，最初表现为步态不稳，对称性小脑共济失调步态，构音障碍和眼颤。许多病人累及脑脊髓，此时表现嗜睡、痴呆、延髓性麻痹和肢体无力。有上述表现者，潜在副癌综合征的几率达50%。

早期病变时，头颅MRI扫描正常，以后可呈现弥漫性小脑萎缩。2/3病人CSF有轻度蛋白质增加。淋巴细胞增多，IgG增高，或有寡克隆区带。Tr抗体有助PCD的早期诊断。但本病预后很差，神经系统症状难以改善。

（3）脑脊髓炎-亚急性感觉神经病（paraneoplastic encephalomyelitis subacute sensory neuropathy, PEM-SSN）：本综合征中77%发生于肺癌，SCLC最常见与PEM相关。病例特征性改变为大脑半球、边缘系统、小脑、脑干、脊髓等呈弥漫性或区域性神经原缺失。血管周有CD4淋巴细胞浸润，脑实质为CD8细胞浸润。临床表现为肿瘤确诊后数月面部、躯干或四肢斑片状、非对称性麻木和感觉异常，如烧灼感、剧痛或撕裂样疼痛。查体可发现严重感觉性共济失调，振动觉及本体感觉减退，也可显示假性手足综合征，多数患者不能行走。Hu抗体阳性。

（4）边缘叶脑炎（paraneoplastic limbic encephalitis, PLE）：2/3病人为SCLC，MRI扫描可发现病变在海马旁回、扣带回、钩回、颞叶眶面、杏仁核等深部灰质结构，严重者波及周围白质。病人表现为幻觉、性格及行为改变，近记忆丧失、精神错乱和癫痫发作。脑电图可正常，也可有单侧、双侧颞叶慢波或尖波病灶。

（5）斜视眼阵挛-肌阵挛（paraneoplastic opsoclonus-myoclonus, POM）当脑桥中央网状结构内中止细胞受累时，可出现斜视眼阵挛-肌阵挛，临床表现突然发病，眼肌、躯干、四肢、头腭和膈肌阵挛。50%在出现神经症状后才发现肿瘤。血清Hu抗体、Ri抗体可呈阳性。

（6）僵人综合征（paraneoplastic stiff-man syndrome, SMS）：Garcia-Merino[10]报告SCLC及胸腺瘤病人表现为弥漫性肌强直和痛性痉挛，大量出汗和肌肉延迟弛缓，苯妥英钠可缓解症状。严重时可引起肢体变形和骨折。肌肉电生理显示：右运动电位暴发性、奇特的高频放电。即使在睡眠中、全麻下和周围神经阻滞时，肌肉仍在活动。仅肌肉神经接头阻滞剂才能终止肌肉活动。僵人综合征多数amphiphysin抗体阳性。抗肿瘤治疗及免疫抑制治疗可改善症状。

5. 其他副癌综合征　Trousseau首先报告了深静脉血栓、肺动脉血栓栓塞与恶性肿瘤的关系密切。因此对于既往健康者，出现不明原因的深静脉血栓或肺动脉栓塞时，应警惕有隐匿恶性肿瘤的可能。不管有无呼吸道症状和体征，均应作胸部 X 线或 CT 检查，无异常者也应定期随访观察。

非细菌性血栓性心内膜炎病人（NBTE）尸检可发现在心脏瓣膜上有赘生物形成，纤维素及血小板聚集，但无炎症及细菌存在的证据。Memorial 医院 7 840 例尸检中 75 例有 NBTE，其中肺癌发生率最高，约占 7.7%，而肺腺癌为 7.1%，推测腺癌有黏液分泌，癌性的黏液或蛋白质使心脏瓣膜发生变态反应，易形成赘生物。86 例 NBTE 病人中 42 例发生脑梗死，其中 NSCLC 最常见。

多发性肌炎、皮肌炎与肺癌的关系已有许多报告，在 396 例多发性肌炎及皮肌炎病人中与肺癌的相关危险指数是 1.8（95%CI 1.1～2.7），男性肺癌危险指数更高，为 5.6。皮肌炎严重危险指数 2.4，女性为 3.4。复发性肌炎和肺癌间相关性尚有争论。皮肌炎的症状均出现于肺癌确诊前。故对有皮肌炎的病人也应寻找隐匿性恶性肿瘤。硬皮病与恶性肿瘤的共同发病率为 3%～7%，恶性肿瘤多发生于硬皮病之后，也可出现于硬皮病之前或与其同时发生。肺癌大多发生于患硬皮病 10 年之后，常见为腺癌或肺泡癌。引起腺癌的原因推测可能是硬皮病使肺组织纤维化及接受免疫抑制剂治疗有关。

二、诊断方法

肺癌的诊断包括病史、症状、体征、影像学、内窥镜、同位素、肺癌标志物、病理学、经皮肺穿刺、胸腔镜等多学科的多种方法，由于病人个体差异的存在，需要综合病史症状、实验室检查等多种方法进行综合诊断。

（一）病史和体格检查

凡 40 岁以上，长期吸烟，患有慢性呼吸道疾病，具有肿瘤家族史及致癌职业接触史者，有下述临床表现应考虑除外肺癌，如不明原因的刺激性咳嗽、隐约胸痛、血丝痰；原有慢性肺疾病，近期症状加重，持续 2～3 周不愈；肺结核病人经正规抗结核治疗无效，病灶有增大；有非特异性全身性皮肤、神经、内分泌表现者；体检有单侧局限性哮鸣音或湿啰音。锁骨上窝触及淋巴结等。

（二）胸部 X 线检查

胸部 X 线检查[11-13]较普及，价格便宜，是诊断肺癌最基本的方法。配合支气管体层相、左（右）后斜位体层相及病灶体层相可更明确病灶部位。

1. 中心型肺癌 X 线表现　肿瘤常发生于主支气管、叶和段支气管。

（1）直接征象　常见为气管壁不规则增厚、狭窄及中断，管内有肿物。当肿物增大，侵犯肺实质时，肿物边缘有切迹、分叶及毛刺。肿物与肺不张、阻塞性肺炎并存时，可呈现横 S 型的 X 线征象。

（2）间接征象　由于肿物在气道内生长，可引起气道狭窄，X 线有局限性肺气肿、肺不张、阻塞性肺炎和继发性肺脓疡的征象。

2. 周围型肺癌　肿瘤发生于段和段以下支气管。早期周边型肺癌直径小于 2cm。肿瘤呈结节状、球形、淡片或网状阴影，肿块周边也具有毛刺、切迹及分叶。结节内可见 1～2mm 透亮小泡。常有胸膜被牵曳，也称胸膜皱缩征。经动态观察肿物可逐渐增大，引流的肺门淋巴结肿大、肺段阻塞性肺炎、胸腔积液、肋骨受侵。

3. 细支气管肺泡癌　X 线可表现为孤立球形阴影，肺炎型、双肺弥漫的小结节型或呈弥漫粟粒型。肺炎型可显示一侧肺野有散在团絮状浸润阴影，以后发展为双侧性。

4. 空洞型病灶　空洞出现率为 6%～10%，常见于鳞癌，可呈现厚壁空洞，明显偏心，内壁常不规则，有形态不规则结节，空洞外壁呈分叶状。偶有薄壁样空洞，但洞壁也多不规则。腺癌也可偶见空洞性病灶。

5. 肺癌转移的胸部 X 线表现　可见肺内出现多发结节，肺门、纵隔淋巴结增大、胸腔积液、心包积液等征象。淋巴管转移时，呈现自肺门向肺野行走的索条状阴影，肺野呈网状阴影。

6. 胸膜改变　周围型肺癌临近胸壁时，易侵犯胸膜，引起胸膜改变。鳞癌侵犯胸膜多引起胸膜增厚，或呈结节样增厚。腺癌侵犯胸膜多引起胸膜凹陷，指胸膜与病灶间的条束状影，似兔耳征。

7. 肺部多发结节、斑片浸润　一侧或两侧肺呈弥漫性粟粒型病变，并沿支气管呈索条阴影向肺门集中，常见于支气管肺泡癌。弥漫炎性浸润：两侧肺野散在片状或团絮状浸润阴影，在临近肺门处或下肺野可融合成大片实变状阴影，多见于肺腺癌。局限性浸润：病初为局部有多个小斑片或斑点状，较淡模糊浸润阴影，以后密度逐渐增高，融合成肿块。

胸部X线在诊断早期肺癌时，极易发生漏诊，如双上肺癌位于第二肋软骨与胸锁关节交界处，不规则肋软骨钙化极易掩盖原发肺癌；又如隐蔽在心腔后、脊柱旁沟、肺肋膈窦处等的肺癌病灶，胸部X线检查常不能清晰显示，易误诊。Quint[12]报告已确诊的50例周围型肺癌中，45例在回顾阅片时可见到病灶，其中18例1年前即有阴影，4例2年前已有病变，1例早在53个月前即显示。因此胸部X线报告应经两位经过严格专业训练的医师阅片，并与以往胸片比较，进行详细对比。如病人有可疑肺癌症状，应进一步行胸部CT检查。协和医院某一年轻女病人，主诉夜间胸痛难以入睡，X线胸片检查阴性，胸部CT发现右下叶后段有小结节，经2年观察，症状不缓解，行开胸探查，肿物仅0.8cm×0.4cm×0.6cm，病理为细支气管肺泡癌，术后5年未见复发。

（三）胸部CT

1. 胸部CT具有更高的分辨率，比胸部正侧位片更能清晰显示肺癌的形态、边缘及内涵，能查明被胸片隐蔽的肺内病灶及转移灶，明确肺癌分期，明确手术后肺癌有无复发。肺癌肿块的影像特征如分叶、毛刺、胸膜牵曳、空泡、密度均匀度等均可清晰显示。中心型肺癌胸部CT表现为支气管内小结节，管腔狭窄、阻塞，管壁增厚，同时可伴有肺门淋巴结增大及阻塞性肺炎或肺不张。周围型肺癌CT表现为肺外周或胸膜下结节或肿块性病变，其内部密度不均匀，可伴有小空泡、小空洞或小点状钙化，其外形为分叶状或星状，边缘不规则，有小棘状突起。了解病灶对周围脏器、组织侵犯程度，如胸膜受累时伴随着胸水形成，沿胸膜表面有多发软组织结节，胸膜增厚，常认为此时肺癌已不可切除。胸壁受侵犯时，CT显示为肿块侵入胸壁造成骨质破坏、胸膜外脂消失等。肿瘤与胸膜接触面的长度与肿瘤直径的比值等于0.9为界，CT薄层扫描和骨窗更有助于判断。胸部CT诊断敏感性为83%，特异性80%。

肺门纵隔淋巴结受侵时，CT表现为纵隔、肺门出现增大的淋巴结，结节密度、大小、形态及边缘异常。肺门淋巴结轮廓膨出。转移性淋巴结常位于隆突前、隆突下及主、肺动脉窗区域。常以原发肿瘤的同侧及对侧淋巴结评价淋巴结转移。CT诊断淋巴结转移特异性58%，准确性59%～82%。CT有利于肺癌的临床分期。对诊断肺癌T0～T2，T3～T4的准确性为56%～89%，诊断纵隔脂肪或纵隔结构受累有时是不可靠的。淋巴结的短径为淋巴结真实体积的最佳预测指标，目前多数认为正常淋巴结短径的阈值通常为1cm。当纵隔淋巴结直径达10～15mm，恶性度为25%，当PET显示阴性，恶性度为5%。若淋巴结直径>20mm，恶性度为67%，PET显示阴性时恶性度为35%。临床研究已显示某些肺癌病人增大的纵隔或肺门淋巴结往往可能是反应性增生、炭末沉积、炎症感染而致；而保持正常大小的淋巴结，在术后病理可显示为镜下转移，不过镜下转移的淋巴结往往较增大的恶性淋巴结预后好。必要时应进行纵隔镜或经支气管针吸活检，以利正确分期。

CT也可作为远处转移评估，显示胸外转移的证据达25%。胸部CT还可以为病灶穿刺作定位和导向。

2. 胸部CT扫描包括常规平扫、高分辨CT、增强CT、低剂量CT、螺旋CT三维重建、CT仿真内窥镜等。

（1）胸部CT常规平扫：常规选用10mm层距进行扫描。

（2）高分辨CT（HRCT）：选用1.5mm或2mm的层厚进行扫描，可以优化显示肺内微细结构。

（3）增强CT：静脉快速注入碘对比剂后再做连续扫描的方法，以提高病灶的检出率，也可以清晰显示纵隔内病灶，如鉴别肺动脉扩张、实质性结节或肿块；确定纵隔淋巴结转移。增强扫描可观察肿瘤的微血管和肿块在不同时间内增强曲线的变化，肿瘤在增强后CT值迅速增高，在注射对比剂后的60～100s形成高峰，以后逐渐下降，增强与平扫的CT差值在30Hu。对CT差值的测量要遵循以下原则：同一天进行平扫及增强，选择比较病灶的平扫与增强层面必须是同一层面，增强前后病灶的大小形态必须相同，CT值测量的方位必须相同，测定平均CT值时增强前后两个面积必须相同。

（4）低剂量螺旋CT（low-dose spiral CT，

LDCT）：可在20～30秒内通过一两次屏气扫描整个胸部，消除了呼吸相不一致的层面不连续，避免了漏诊和重复扫描，减少心脏及大血管搏动产生的伪影，能精确显示肺内小结节的细微结构和边缘特征。LDCT（采用30～50mA管电流）放射剂量小，仅仅是传统CT的1/6。已有报告对高危人群经LDCT的随访筛查能提高Ⅰ期肺癌的诊断率，并已证实肺癌的死亡率有明显下降。目前美国ELCAP正在进行临床实验，评价螺旋CT对筛查周围型肺癌的作用，初步认为LDCT对肺的检出敏感性高于X线胸片及传统CT。对于肺内孤立性小结节，可行放射系追踪，高度疑似恶性病灶时，宜2或3个月复查一次，如保持稳定，延至6个月复查，如两年内病灶一直稳定，证明良性病变可能性大。但也有病人患肺内孤立性小结节，追踪两年余，影像无改变，手术切除结节病理诊断为肺泡癌。CT64行排扫描仪的发展，可以在不到3秒钟的时间完成整个胸腔0.625mm层厚的扫描，能更好地了解结节病灶的特征，也提高了中央气道内的肿瘤诊断率。

（5）螺旋式CT图像三维重建：螺旋式CT连续性扫描速度快，对比介质容积小，可更好地进行图像三维重建，显示直径小于5mm的小结节、中央气管内病变及第6～7级支气管及小血管、明确病灶与周围气道、血管关系。采用矢状位、冠状位和其他非轴位的图像重建，将更有助于检出肿瘤对邻近脏器的侵犯。但螺旋CT能否提高纵隔淋巴结转移的诊断，目前还不清。根据肿瘤CT值可判断治疗后肿瘤细胞灭活情况，有助于疗效的评定。

（6）CT仿真内窥镜（CTVE）：与纤维内窥镜相比，CT仿真内窥镜具有安全、无创的特点，能从不同角度和从狭窄或阻塞远端观察病灶，能观察到纤维内镜无法达到的隐蔽部位，与纤维内镜结合，可提高黏膜下病变的检出率及明确肿瘤的TNM分期。

3. 胸部CT扫描仍有其局限性，如不能显示较小的病灶和特殊部位的病灶。在临床上患者已有明显的肺癌症状如咯血及锁骨上淋巴结肿大等，可行淋巴结活检，病理确诊为鳞癌，但多次胸部CT无异常，应行支气管镜检查，可发现支气管腔内有肿物，故胸部CT正常不能除外肺癌诊断。

（四）核磁共振成像（MRI）

MRI检查在肺癌诊断中具有一定的分辨意义。但它对肺内病灶分辨率不如CT高。MRI比CT具有更好的组织对比、更多的各方位成像的优点。当CT不能分辨纵隔、肺门淋巴结或血管时，MRI检查具有一定的分辨意义；MRI能发现肺尖部肿瘤、肺不张、肺门肿块及纵隔、心包、大血管淋巴结受累情况。一般肿瘤信号较低。在高分辨显像设备和电视监测装置下，肺内或纵隔内病灶显像更清楚，定位正确，有利于细针进行肺、肺门和纵隔淋巴结穿刺，取得合适标本，进行病理检查。但MRI对诊断周围型肺癌灶内结构、癌周情况及局部侵犯程度、肋骨破坏与否、淋巴结有无钙化都有一定限度。CT适用于早期周围型小肺癌，MRI更适用于中晚期的中心型肺癌或手术后、放疗后的患者检查。

MRI有助于区分中心型肺癌及其相伴的肺炎、肺不张等肺实质改变，阻塞后肺炎在T2加权像上由于含水量高而呈现高信号，67%中心型肺癌信号比肺不张低，18%中心型肿瘤信号比肺不张高，肿瘤趋向于逐渐强化，而肺不张显示快速强化，在3分钟后达到峰值。在显示肺尖的解剖关系时，矢状位和冠状位MRI图像通常比轴位图像更清楚。

MRI可显示肺上沟瘤，当肿瘤侵犯肺尖外结构时，MRI的准确性为94%，而CT检出肿瘤对胸壁的侵犯能力有限，准确性仅为63%。

MRI在显示细微胸壁侵犯上具有潜在的能力，肿瘤累及胸壁时，MRI T1加权像上可清楚显示胸壁软组织中等信号，T2加权像上呈高信号。T1加权像可以显示肿瘤蔓侵进入胸壁组织，有研究报告MRI对肿瘤胸壁侵犯阳性预测值为100%。

（五）痰脱落细胞学检查

痰脱落细胞学检查[14,15]是诊断肺癌的重要方法。此法简便，且不给病人带来任何痛苦，可反复检查，诊断肺癌阳性率达80%以上。其中诊断小细胞肺癌阳性率90%、鳞癌82.2%、腺癌69.4%、未分化癌71.4%，诊断假阳性率1.8%。中心型肺癌阳性率高于周边型肺癌，分别为82.9%和62.8%。痰细胞学检查也可作为判断疗效或早期复发的指标之一。但传统的痰细胞学检查易受取材、保存、制片、染色及检查人员素质等因素的影响，灵敏度仅为20%～30%，因此改进痰细胞学的检查方法是非常重要和必须的。

1. 痰标本采集　要求患者清晨收集肺深部咳出的痰。医务人员必须认真指导患者如何从肺深部咳痰，咳痰前不能吃任何东西，最好先用清水漱口3次，以去除口腔杂物。之后作2～3次深呼吸，再用力咳嗽，将肺深部的痰咳出，遗弃第1口痰，留第2、3、4口痰作标本。如患者咳痰困难，可用3%～5%氯化钠溶液雾化吸入，诱导痰液排出。目前多数医院将痰留置于干净的玻璃器皿内，或置于95%酒精内。留于器皿内的痰应于1～2小时内立即送化验室。如不能立即送检，必须保存在4℃冰箱内。涂片要由有经验的技术员进行，选择带血丝的痰或灰白色痰块涂片，涂片要均匀，并立即置于固定液内，以后用巴氏或HE染色。置于酒精的痰标本可送病理科，进行石蜡包埋后染色。

2. 痰液收集方法的进展　1963年Saccomanno建立的保存痰液的方法已被广泛应用于临床及肺癌筛查中。2000年北京协和医院对Saccomanno法进行了相应改良，加入了解粘剂（DTT），使细胞学的阳性检出率有明显提高。但长期保存有17.7%标本受损。

北京协和医院痰储存固定常用50%乙醇和2%多聚乙醇的混合液。每个收集管内置固定液20ml，可留取7～8口痰，便于进行多项检查。已留痰的收集管应立即保存于4℃冰箱。解粘处理这一步非常重要，否则将收集不到纯脱落细胞，进行细胞形态及痰基因分析，目前解粘处理常用美国PROMEGA公司生产的DTT（DL-Dithio-threitol），工作浓度为5%，DTT可打断粘蛋白之间的二硫键连接，而不损伤细胞。

20世纪90年代中期发展的液基细胞学与计算机辅助细胞学诊断系统（CCT）的应用，使痰细胞学检出的阳性率达97.1%。液基细胞学包括薄层细胞学检测系统（TCT）和自动细胞学检测系统（LCT），均已获美国FDA批准，应用于临床。可将痰标本中的黏液、血液和炎性细胞分离，收集痰脱落细胞制成薄片，用于细胞学检测，使痰的采集、制片、染色等步骤实现标准化和自动化，并应用计算机技术，对痰涂片进行分析，提高了诊断的精确度。

3. 留取痰次数　一般认为送检4～6次，据报告1、2、3、4次的阳性率分别为47.2%、72.7%、84.5%、91.5%。当晚期中心型肺癌支气管完全阻塞或合并气道感染时，肿物表面有多量坏死物及脓痂，痰细胞学检查往往呈阴性，待抗炎、化学治疗或放疗后，气道稍通畅，继续多次留痰，有可能细胞学检查阳性。

4. 痰检肺癌相关基因的分子生物学　痰脱落细胞分子生物学检查目前有广阔的发展前途，北京协和医院已对免疫标记技术在肺癌筛查中的应用进行如下研究：

（1）不均一核糖蛋白（hnRNP）A_2/B_1是一种RNA结合蛋白，在肺癌组织中表达增高，痰脱落细胞阳性者表达为57%。肺癌高危人群监测中已证实痰脱落细胞呈鳞状化生和非典型增生时有过度表达。国外报告肺癌病人在临床确诊前两年收集的痰标本中已有hnRNPA_2/B_1阳性表现。

（2）痰$p53$基因突变测定：①应用聚合酶链反应（PCR）—单链多肽性SSCP-银染，肺癌者痰检出阳性率55.5%，诊断灵敏度55.56%，特异性98.25%。有1例病人于临床诊断肺癌前1年，痰脱落细胞p53点突变已呈阳性。②变性高压液相色谱法（DHPLC）可检测痰细胞Rb2/p130及p53突变，两者结合特异性100%，灵敏度51.43%。

（六）支气管镜检查

支气管镜检查[13-15]是诊断中心型肺癌的主要方法，病灶活组织检查及刮片阳性率达80%～90%。经支气管镜可行肺活组织检查（TBLB）、肺泡灌洗等，故对周围型肺癌也有一定的诊断价值。1983年Wang等开展了经支气管针吸活组织检查(transbronchial needle aspiration，TBNA)，可通过支气管镜对隆突、纵隔及肺门区域淋巴结或肿物进行穿刺活组织检查，有利于肺癌诊断及分期。北京协和医院已对44例肺部肿物患者进行TBNA，穿刺成功率99.3%。其中22例肺癌病例19例结果阳性。11例SCLC患者阳性率100%。NSCLC 11例，阳性8例（72.7%）。不良反应小，仅有穿刺部位少量出血，能自行停止。未观察到有纵隔气肿、纵隔感染等。患者均能耐受本操作。操作时间为5.2min±3.6min，安全性好。TBNA配合EBUS（endoscopic bronchinal ultrasound）诊断肺癌淋巴结转移的阳性率达86%，敏感性89%，特异性100%，正确性94%。EBUS加针吸活组织检查检查方便，不需住院，无并发症，是了解纵隔是否异常的最好方法，尤其是左侧纵隔有病变时，此种方法是最佳方案，优于纵隔镜。

目前有肺成像荧光内镜（laser-induced fluorescence endoscope，LIFE）。原位癌和非典型增生的支气管黏膜对氦-镉激光（波长442nm）所激发的荧光强度显著低于正常黏膜，这种差别可被多通道光学探头测出，利用LIFE可以分辨出支气管黏膜内的原位癌和癌前病变，以便进行病变部位活组织检查，使原位癌的检出率较传统支气管镜提高了50%，有利于发现多个原位癌病灶及了解肺癌浸润范围，以便更好地选择手术切除范围。Onco-LIFE将荧光光源及传统内窥镜白光光源合二为一，能正确发现早期肺癌及癌前病变的自体荧光特性。

（七）病理学检查

经支气管镜直视下采取活检外，也可经皮肺活检（PTNB）、经支气管镜肺活检（TBLB）、经纵隔镜及电视胸腔镜（VATS）活检、锁骨上肿大淋巴结和胸膜活检、超声引导下行肺病灶或转移灶针吸、活检等，均可取得病变部位组织，进行病理检查，对诊断有决定性意义。必要时进行剖胸探察。经皮肺穿刺行细胞或病理学检查，阳性预测值可达99%。结合各种细菌学染色和培养，如有阳性结果，对恶性肿瘤的阴性预测很高。但活检结果为非特异性炎症时，阴性预测就很低，阴性预测范围为52%～84%。鉴于上述结果，经皮肺活检阴性时，并非十分可信。在北京协和医院临床实践中，已有报告个别病人于经皮肺活检1周后行手术切除肺内肿瘤时，发现穿刺道上的淋巴管已发生转移，因此对孤立性可切除病灶，术前活检并非必需。但如病人体弱，已有转移证据，或不宜手术时，为明确肺癌病理类型，选择有效治疗方案时，可行经皮肺穿刺。病理诊断时加用免疫组化、FISH、测序等方法将有助于确诊及了解基因的改变。

（八）核素闪烁显像

1.骨γ闪烁显像（ECT） 通过病灶及周围反应性骨组织对^{99m}Tc-MDP的摄取，确定骨的转移病灶,特别是多发骨转移。其敏感性、特异性和准确性分别为91%、88%、89%。骨转移病灶在骨显像上并没有特征性表现，骨骼的创伤、关节退行性疾病、感染性疾病等因素引起的骨骼对^{99m}Tc-MDP的暂时或持续摄取增高，导致^{99m}Tc-MDP骨扫描对骨转移诊断假阳性率增高，特异性降低。阳性摄取也可见于关节炎、骨髓炎、手术创伤、外伤等。不过结合临床及实验室检查，作出正确判断并不十分困难。虽然^{99m}Tc-MDP骨显像对肿瘤骨转移的检测有很高的敏感性，但特异性较差，尤其是对于单发病灶判断有一定困难，^{18}F-FDGPET能有效鉴别肿瘤的良恶性，弥补^{99m}Tc-MDP骨显像特异性低的缺点。由于^{18}F-FDGPET检查费用较高，^{99m}Tc-MDP骨显像仍是骨转移瘤探测的首选方法。

2.正电子发射断层显像（positron emission tomography，PET）[16] 放射性核素标记的具有特殊功能的分子注入人体后，在体内呈现生理和生化的分布，并随时间的变化，可显示人体内部组织与器官的功能，因此PET是生化显像。生化的异常检测能更早期、更准确地反应肿瘤的代谢，且出现于形态学改变之前，利于肿瘤早期诊断、了解疾病的转移及复发、分期及准确的疗效评定。本检查符合生理改变，可作定量分析，示踪核素为天然代谢物的主要元素，半衰期短，如^{18}F标记的脱氧葡萄糖（^{18}F 2-脱氧D-葡萄糖，FDG）是目前最常用的放射性核素标记物。FDG较葡萄糖缺少一个羟基，通过葡萄糖转运蛋白到细胞内，在己糖激酶作用下，转化为FDG-6磷酸，因缺少一个羟基，不能进一步转化为果糖-6-磷酸或糖原，使FDG在组织中堆积。由于肺癌细胞的代谢及增殖快于正常细胞，因此对葡萄糖的摄取相对增多，FDG在肿瘤细胞内迅速积聚，因此FDG-PET可作为肺癌的定性诊断，当FDG的标准摄入比值SUR＞2.5即为恶性病变。PET为无创、安全的显像技术，放射剂量小于常规CT检查，可一次性获得三维的全身图像。对肺部＞1.0cm的恶性肿瘤诊断敏感性为93.6%，特异性为80%，准确率为90%。对肺癌远处转移诊断的敏感性为93%，特异性为88%，假阴性8%，假阳性10%。PET对手术、化疗及放疗后病人可进行监测，当^{18}FDG显像范围缩小、SUV值下降及肿瘤中央呈环状，均有利于对疗效的判断。同时也可作为肿瘤复发的信号。放疗后1个月至更长的时间内不应行PET检查，因其难以确定放射性浓聚的性质。一些慢性炎症性病变如结核、肉芽肿、炎症、曲霉菌病等可出现假阳性。如能采用衰减校正对阳性病变进行标准摄取值（SUV）半定量分析和进行双时相显像，有可能将假阳性控制在最低程度。而代谢相对较低的肿瘤，如类癌、肺泡细胞癌或直径<5mm病灶易造成假阴性。约10%隐匿转移灶未能检出。近年发展的PET-CT对广泛期SCLC及肺癌转移性病灶的检出是目前最准确的检查工具。

3. 核素标记促生长素抑制素类似物（somatostatin analogues）显像将更有利于SCLC的分期诊断。同位素标记的抗CEA抗体静脉注射后的显像，也可提高胸腔内淋巴结转移的检出率。

（九）肺癌标志物的检测[17]

肿瘤标记物（tumor marker）又称肿瘤标志物，能反映肿瘤发生及发展。肿瘤标记物来源于肿瘤细胞的代谢产物、分化紊乱的细胞基因产物、肿瘤细胞坏死崩解释放进入血液循环的物质、肿瘤宿主细胞的细胞反应性产物等。肿瘤标志物对肿瘤的诊断、转移复发的监察、疗效判断、预后估计等有重要意义。

1. 癌胚抗原（carcinoembryonic antigen，CEA）CEA在中晚期肿瘤中的阳性率：胰腺癌为88%~91%，肺癌为76%，结肠癌为73%，乳腺癌和卵巢癌为73%，在膀胱癌、宫颈癌和子宫内膜癌中也有升高，肺癌中以腺癌为最高，CEA对SCLC的敏感性较NSCLC差，阳性率约30%。CEA的局限性为仅在肿瘤的中晚期才有较显著的升高，且不只局限于某一类肿瘤，因此对多数肿瘤的早期发现与鉴别诊断并无帮助。CEA具有较高的假阳性和假阴性，并不适合用于肿瘤的普查。某些良性疾病也伴CEA升高，如吸烟者、溃疡性结肠炎、胰腺炎、结肠息肉。

2. 组织多肽抗原（tissue polypeptide antigen，TPA）TPA分子结构和细胞骨架蛋白相类似。增殖活跃的细胞，包括正常细胞和癌细胞，均能分泌这种蛋白，因此TPA不仅可作为一种细胞增殖的指标，也可视为一种肿瘤标记物。TPA是鳞状上皮细胞的标记物，在基底细胞中无表达；可反映肿瘤患者体内肿瘤细胞的增殖及凋亡状况，在消化道肿瘤、乳腺癌、肺癌、宫颈癌、前列腺癌、胃癌、卵巢癌及膀胱癌中均可出现异常升高，其中肺癌的阳性率可达60%，胃肠道肿瘤的阳性率为54%。其特点是体现了肿瘤共有的增殖特性，器官特异性较差，为广谱肿瘤标志物。

3. 鳞状细胞癌相关抗原（squamous cell carcinoma associated antigen，SCCAg）SCCAg在子宫颈癌、非小细胞肺癌、皮肤癌、头颈部癌、消化道癌、卵巢癌和泌尿道肿瘤中都可升高。牛皮癣、肾功能不全或肺、肝、乳腺的良性疾病病人中，也可出现非特异性升高。早期肿瘤SCCAg很少升高，不适用于肿瘤的普查。SCCAg在小细胞肺癌中并不升高，而在肺鳞癌中常出现异常升高，SCCAg的检测有助于鉴别小细胞肺癌和非小细胞肺癌，敏感性比CYFRA21-1低。

4. 细胞角蛋白21-1片段（CYFRA21-1）CYFRA21-1为分子量为4 000的酸性蛋白质，是上皮细胞骨架的一种中间丝状物，分布于单层上皮细胞中，当上皮细胞突变时，激活的蛋白酶加速细胞角蛋白的降解，大量CYFRA21-1释放入血。血清中CYFRA21-1的含量与肺鳞癌患者的病程呈正相关，根据肺癌的TNM分期，Ⅰ~Ⅳ期患者的敏感性分别为60.0%、88.8%、80%和100%。CYFRA21-1与CA19-9联合对肺癌诊断的敏感性为76%、特异性为96%。

5. 糖类抗原 肿瘤细胞内糖基化过程发生变异，从而导致细胞分泌性或细胞膜上的糖蛋白或糖脂中的糖基序列发生改变，形成了一种和正常糖蛋白不同的特殊抗原，可利用单克隆抗体技术检测这些抗原，结果诞生了糖蛋白类抗原。作为新一代的肿瘤标志物，远较酶和激素类标志物敏感、特异。糖类抗原包括糖类抗原125（CA125）、糖类抗原153（CA15-3）、糖类抗原19-9（CA19-9）、糖类抗原242（CA242）、糖类抗原50（CA50）、糖类抗原15-3（CA15-3）及糖类抗原724（CA724）等。

CA125：80%~90%的卵巢上皮癌中CA125可明显升高，子宫内膜癌、透明细胞癌、输卵管癌及未分化卵巢癌患者中CA125含量也可明显升高；黏液性卵巢癌患者的阳性率则较低。非卵巢癌类的恶性肿瘤，如胰腺、肝、肺、胃、肠、子宫和乳腺癌患者中CA125也可以升高。然而CA125

血清浓度轻微上升还可见于1%的健康妇女，3%~6%的良性卵巢疾患或非肿瘤患者，包括妊娠3个月、行经期、子宫内膜异位症、子宫纤维变性、子宫肌瘤、良性卵巢瘤、急性输卵管炎、急性胰腺炎、肝病、胸腹膜和心包感染等。

CA15-3可作为乳腺癌的主要标志物，23%的原发性乳腺癌和69%转移性乳腺癌可有CA15-3的升高。80%的胰腺癌、71%的肺癌、68%的乳腺癌、64%的卵巢癌、63%的直肠癌、28%的肝癌中也可见到CA15-3的升高。

CA19-9在胰腺癌中的阳性率最高，常被认为是针对胰腺癌的一种肿瘤标志物。CA19-9的器官特异性不强，在各种腺癌特别是消化系统的恶性肿瘤、肺癌及乳腺癌的CA19-9都有升高，在急性胰腺炎、胆汁淤积性胆管炎、胆道结石和肝脏疾患中CA19-9也有可能升高，但很少超过120kU/L，往往呈一过性升高。

6. 神经元特异性烯醇化酶（neuron specific enolase，NSE） NSE在小细胞肺癌和神经母细胞瘤中常有异常过量的表达，在Whims瘤、乳腺癌、胃癌、淋巴瘤中也可有表达。NSE用于小细胞肺癌患者的疗效观察、复发预测和预后评估。NSE对小细胞肺癌的敏感度为80%，特异性为80%~90%。

迄今尚无一种可靠的血清癌标志物用于诊断或普查肺癌。目前已用于临床测定的如CEA、TPA、SSC-Ag、CYFRA21-1、CA125、CA15-3、CA19-9等对NSCLC的诊断有一定意义。NSE、蛙皮素（BN）、肌酸磷酸同工酶BB（CPK-BB）、胃泌肽（GRPC）等测定对SCLC诊断有利。如采用多个指标联合检测，有可能提高肺癌检出率。

（十）分子生物学方法

分子生物方法已应用于临床，如通过分子生物学方法来检测外周血中肿瘤细胞释放的异常DNA，即DNA微卫星改变及基因的异常甲基化。随着20世纪80年代基因芯片技术的广泛应用，肿瘤相关蛋白即能通过芯片更快速地对肺癌患者多基因扩增、缺失及点突变进行检测，以了解疾病的预后及对某些药物的敏感性等。

（十一）胸腔镜检查

胸腔镜已经成为呼吸系统疾病诊断和治疗的重要手段。胸腔镜检查具有操作简单、创伤性小、可在局麻条件下进行等优点。目前EVIS细径电子内科胸腔镜（LTF-240型）操作简易、方便，安全度大。宜内科医师操作。由于插入部电子内镜纤细，有弯曲功能，可明显减轻对肋间的刺激，并有高清晰的图像。镜视角为120°，在宽大的胸腔内可定向观察。能对位于膈面及脏层胸膜的病变进行观察，可直视下行活检，取得足够的组织标本，有助诊断。

胸腔积液患者当使用常规方法无法确诊时，需行胸腔镜检查。必要时可在胸腔镜下进行胸膜粘连术治疗。

三、诊断标准

（一）病理学诊断

无明显可确认的肺外原发癌灶时，必须符合下列各项之一者，方能确立病理学诊断。

1. 肺手术标本经病理、组织学证实者。
2. 行开胸探查、细针穿刺或经纤维支气管镜所得肺或支气管组织标本，经组织学诊断为原发性支气管肺癌者。
3. 锁骨上、颈和腋下淋巴结、胸壁或皮下结节等转移灶活检，组织学符合原发性支气管肺癌，且肺或支气管壁内疑有肺癌存在，临床上又能排除其他器官原发癌者。
4. 尸检发现肺内有癌灶，组织学诊断符合原发性支气管肺癌者。

（二）细胞学诊断

痰液、纤维支气管镜毛刷、抽吸、冲洗及刮匙等获得的细胞学标本，显微镜下所见符合肺癌细胞学标准，诊断即可确立。但需注意除外呼吸道其他癌肿及食管癌肿。

（三）临床诊断

符合下列各项之一者，可以确立临床诊断

1. X线胸片或CT见肺部有孤立性结节或肿块阴影，有周围型肺癌特征表现，如分叶、细毛刺状、胸膜牵拉和小空泡征，并在短期内（2~3个月）逐渐增大，尤其经过短期的药物治疗，可排除非特异性炎性病变，临床上无结核病特征。
2. 段性肺炎在短期内（2~3个月）发展为肺叶不张，或肺叶不张短期内发展为全肺不张者，或在其相应部位的肺根部出现肿块，特别是呈生长性肿块。
3. 上述肺部病灶伴远处转移、邻近器官受侵或压迫症状表现者,如邻近骨破坏、肺门和(或)纵隔淋巴结明显增大,短期内发展的腔静脉压迫症。同侧喉返神经麻痹(排除手术创伤后)、臂丛神经、膈神经受侵犯等。

四、肺癌分期

对每位肺癌病人必须进行正确的分期,被确诊为肺癌的病人中80%以上已为晚期进展期疾病,难于手术切除,故多数文献报告肺癌病人5年生存率仅为7%～13%。近年国际多中心研究报告,按2005年肺癌会议报告NSCLC的临床及术后病理分期显示ⅠA期(T1N0M0)术后5年生存率分别为61%及67%;ⅠB期(T2N0M0)为38%及57%;ⅡA期(T1N1M0)为34%及55%;ⅡB期(T2N1M0)为24%及39%;ⅡB期(T3N0M0)为22%及38%;ⅢA期(T3N1M0)为9%及25%;ⅢA期(T1-3N2M0)为13%及23%。以上显示早期肺癌最有效的治疗方法是手术切除,有可能使病人达治愈。因此正确的分期将对肺癌病人的治疗方案制定起有重要的指导意义。

(一)分期类型

目前对肺癌的分期依据不同,结果可能有区别,主要有以下几种:

1. 临床诊断分期(CTNM) 指非手术或非组织学证实者。
2. 外科评价分期(STNM) 指外科开胸探查和(或)活检。
3. 手术后病理分期(PTNM) 指有完整的切除标本及病理检查结果。
4. 再治分期(RTNM) 治疗失败后再分期。
5. 尸检分期(ATNM) 分期依据来自尸检。

肺癌远处转移发生率高达93%,累及部位主要为肝脏30%～40%、肾上腺18%～38%、脑15%～43%、骨骼19%～33%、肾脏16%～23%以及腹腔淋巴结29%。Salvatierra报告95例NSCLC,CT分期为N0期的24例中,出现胸外肿瘤转移为25%,其中脑转移10例,骨骼转移8例,肝转移6例,肾上腺转移6例,软组织转移2例。

为了正确分期应作如下检查:

1. 详细询问病史和全面体检,注意有无可疑的转移征象。
2. 胸部CT、MRI、支气管镜、纵隔镜检查对分期有重要意义。
3. 骨髓穿刺和活检、γ骨闪烁显像等检查。SCLC骨髓转移率很高,一旦发现骨转移,提示已有多器官转移。
4. 脑、腹部CT及同位素显像,对发现转移灶有一定的意义。

(二)肺癌的TNM分期标准

1996年AJCC和国际抗癌协会(UICC)的分期委员会分别在各自的年会上通过了修订后的肺癌国际分期,1997年正式公布。NCCN于2005年对肺癌分期及治疗指南又进行了修改,需进一步注意。尤其对Ⅳ期NSCLC肺癌分期,又可分为两部分,即非孤立性病灶和孤立性病灶。对孤立性肺部病灶按原分期治疗,而对肺外孤立性转移病灶可行切除术,这将有利于延长病人的生存期。对于双侧肺癌的孤立病灶,原分期属M1,目前认为可分别按左、右病灶分期进行治疗。详见第八章。

第二节 鉴别诊断

一、中心型肺癌的鉴别

多数鳞癌及小细胞癌为中心型肺癌。发生于大支气管内的病变也可有支气管内膜结核、支气管腺瘤、转移瘤、支气管内肉芽肿病、淋巴瘤、淀粉样变性、韦氏肉芽肿、复发性多软骨炎等,需加以鉴别[19-21]。

(一)支气管内膜结核

气管支气管内膜结核(endobronchial tuberculosis, EBTB)界定为气管支气管树存在微生物学和组织病理学依据的结核菌感染,由于结核杆菌侵袭气管支气管黏膜、黏膜下层或进一步深入损坏弹力纤维网和肌层,最终瘢痕愈合,导致气管支气管狭窄。EBTB通常不是一个独立的疾病,为肺结核的一部分,属于呼吸器官结核的范畴。起病可为急性、隐匿性或首次抗结核治疗后迟发。本病的病程和预后变异较大,可以是完全无症状到严重的支气管狭窄伴肺不张和支气管扩张。EBTB在有效抗结核治疗之前相当常见。近年来因HIV感染率的急剧升高,结核感染的发生有所增加,EBTB又引起了人们的高度重视。

支气管内膜结核时支气管黏膜充血、水肿、

溃疡、肉芽组织增生和瘢痕形成，可引起支气管狭窄和阻塞，导致远端炎症和肺不张，常规胸片与肺癌鉴别一般较困难。胸部X线改变包括肺不张、闭塞性空洞、播散性结核病灶。甚至当病变仅局限于大气管或支气管，可无X线改变。一般以下肺野（42%～90%）为多见。Rose观察抗结核治疗12个月后，支气管造影改变主要表现为支气管扩张、支气管狭窄、局部肺含气不全、纤维化及支气管扭曲和聚集。Snuh研究显示伴肺炎样或斑片状渗出为25.3%，肺不张为19.9%，纤维硬结为16.3%，空洞为13.9%，瘤样病灶为7.2%，支气管扩张为4.2%，纵隔增宽为10.8%，正常X线表现为12.7%。

支气管内膜结核CT具有一定特征：支气管内膜结核不同于肺癌，如病变范围较广，可有多个支气管受累；支气管常见狭窄和扩张相间；支气管壁增厚主要由于黏膜病变造成，故可见内径狭窄和阻塞，气管外径不增大，局部无肿块；由于肺结核常伴有支气管播散，病变不局限于肺叶或肺段，并可伴发结节性病变和空洞形成。上述特点有可能区别于肺癌。痰涂片、支气管镜检查是诊断结核的主要方法。

支气管镜检查常可确立EBTB诊断，对每一位可疑病人均应实施支气管镜检查。支气管镜下可显示支气管腔内有白色凝胶状物质（伪膜）、支气管黏膜溃疡、息肉性炎症变化、支气管狭窄和狭窄后扩张。通过毛刷涂片、结核菌培养、活组织检查可以明确诊断。

结合临床、痰涂片、痰结核菌培养，通过支气管镜进行细胞学、细菌学检查、肺或支气管组织病理学检查，可以对二者进行鉴别。

（二）肺门纵隔淋巴结结核

肺门纵隔淋巴结结核是原发综合征的主要组成之一，一般发生于儿童及青年，中年以上也可发生，大多数病人有结核接触史、发热、乏力、盗汗等结核中毒症状，PPD试验常呈强阳性，胸片表现易与中央型肺癌相混淆。

胸部CT可显示多组淋巴结受侵并融合，肿大淋巴结周围常有浸润阴影，淋巴结可液化或部分钙化。支气管镜及TBNA有助诊断，如诊断仍不能确诊，可行纵隔镜、胸腔镜检查或开胸肺活组织检查以明确诊断。必要时也可考虑诊断性抗结核治疗。个别病人抗结核治疗3个月，体温仍未能得到控制，应积极进行组织病理学、细菌学诊断。

纵隔肺癌多见于中年以后，有长期吸烟史，病情进展快，呼吸道症状明显，痰脱落细胞学检查和支气管镜检查有助于诊断。

（三）结节病

结节病是一个多系统受累的肉芽肿性疾病，其病因和发病机制尚不清楚。多年来，结核杆菌、非典型分枝杆菌、病毒、支原体、螺旋体等均被怀疑为结节病的病原体，但均未找到直接证据。因此，有人认为，结节病很可能是在某种致病因子的作用下，机体免疫功能低下和局部免疫反应过强的结果。结节病肉芽肿主要由上皮细胞、巨噬细胞和其他炎性细胞（T、B淋巴细胞，成纤维细胞）等构成，肺泡内T淋巴细胞和巨噬细胞在一系列淋巴因子的作用下，又可释放白介素-1，2、单核细胞趋化因子、单核细胞移行因子等，促使多种炎性细胞在肺泡内聚集与增生，形成早期肺泡炎阶段，进而使肺泡上皮细胞、间质细胞增生，形成肉芽肿和肺间质纤维变。由于X线影像学常表现为双侧肺门及纵隔淋巴结肿大，易误诊为中心型肺癌。

结节病是一种全身性疾病，可累及肺（90%）、淋巴结（75%～90%）、肝（60%～90%）、脾（50%～60%）、关节（25%～50%）、骨髓（15%～40%）、皮肤（25%）、眼（25%）、鼻黏膜（20%）、腮腺（10%）等，少数累及喉部、神经系统、骨、心脏、胸膜、肾、内分泌腺及胃肠系统。

结节病确诊标准为：①临床和（或）影像学表现；②病理表现为非干酪性肉芽肿；③组织病理、痰和其他体液中未发现细菌、真菌或肿瘤细胞。

X线显示双侧肺门、纵隔淋巴结对称性增大，是结节病最常见的表现，以中纵隔淋巴结增大最常见，如上腔静脉后、升主动脉旁、隆突部及隆突下淋巴结肿大，淋巴结直径1.15～3.15 cm。中纵隔肿大的淋巴结有的可很大，甚至占据半个胸腔。淋巴结呈土豆状，互不融合，不侵犯血管或支气管，极少出现肺不张，可自行消失或缩小。肺内病变分为肺泡结节型、肉芽肿结节及肺纤维化。①肺泡结节型：为肺泡内浸润性病变，表现为边缘模糊的斑片状病灶，其中见含气支气管像，可发生于两肺各叶，但以两肺上叶病变多，也可局限于一侧肺上叶。②肉芽肿结节：病灶呈规则的结节状，散在分布于两肺各叶，结节似转移瘤，常见多发；结节沿支气管血管束分布，表现为支气管血管束增粗，呈串珠状；较大的单发结节呈肿块状病灶，与肺癌较难鉴别。③肺纤维化：肺纤维化多发生于肺泡结节病变的部位，纤维化的范围决定于肺泡结节的范围。病变广泛时达两肺外围部，从肺尖到横膈。

结节病PET显像的特征性表现：为多个结节呈串珠状，分布于双侧肺门及纵隔，PET不仅可显示病灶部位和分布情况，而且可通过SUV值的变化，对结节病灶的代谢进行半定量分析进行分期。活动期有症状患者结节病灶SUV值明显高于非活动期无症状者，PET显像可为评估结节病疗效提供有效的监测手段。而PET不能区分结节病或肺癌。

结节病诊断的必须依赖于组织病理学。应首选支气管镜检查。支气管镜下见到较广泛的支气管黏膜下多发的淡黄色小结节，或呈鹅卵石样改变，对结节病诊断很有帮助，应进行多次病变黏膜活检，结节在光镜下常可见到非干酪性肉芽肿存在。BAL F的细胞成分和T淋巴细胞亚群的分析对结节病的诊断、活动性判断及预后均有一定的价值，活动性结节病患者BAL F中T淋巴细胞百分数增高，辅助性T淋巴细胞CD4/活动性与抑制性T淋巴细胞比值可升高。经支气管镜毛刷和肺泡灌洗液可排除细菌、结核、瘤细胞或真菌等感染情况。纤维支气管镜联合TBLB，可了解肺组织有无受到结节病的累及。经上述检查多数结节病患者能得到组织病理学确诊。当采取上述方法仍不能确诊时，可考虑作纵隔镜、胸腔镜、开胸肺活组织检查等进一步进行检查。

进展期结节病常伴血沉、血清钙、γ球蛋白、碱性磷酸酶、免疫球蛋白、血清血管紧张素转换酶（SACE）及尿钙增高。结核菌素试验多呈阴性，甚至1：100 PPD（100U 0.1ml）皮试也呈阴性。Kveim试验阳性。

（四）气管、支气管良性肿瘤

本组疾病早期常无症状，可存在假性哮喘性哮鸣音（pseudoasthtic wheezing）或伴有咳嗽、呼吸困难及咯血等。随着支气管内良性肿瘤的增大，支气管部分或完全阻塞，可引起反复发作性肺炎、肺不张、阻塞性肺炎等，与中心型肺癌不易鉴别。仔细观察标准胸片，往往发现大气管内有肿瘤存在，为进一步证实，可行气管体层像及胸部CT。支气管镜检查可显示肿瘤及病变部位，其特点之一是肿瘤周围黏膜显示正常，肿瘤表面光滑。纤维支气管镜检查或开胸肺活组织检查有助于诊断。

（五）纵隔肿瘤及囊肿

有时纵隔肿瘤及囊肿应与肿块型肺癌鉴别。首先应从肿物所在的部位推测肿瘤的起源和性质，一般上纵隔肿物常见于胸腺肿瘤、主动脉瘤、胸骨后甲状腺。前纵隔为皮样囊肿。中纵隔为心包囊肿、支气管囊肿、恶性淋巴瘤。后纵隔为神经源性肿瘤、脂肪瘤、膈疝及食道病变。

要确定上述各类肿瘤诊断，CT扫描非常重要，可了解病灶与纵隔、邻近器官的关系，也可显示肿瘤的密度，如肿物密度与水一致，可能为支气管囊肿。增强CT或血管造影可清楚显示主动脉瘤等。当肿物内有脂肪及钙化成分时应考虑畸胎瘤。

（六）纵隔淋巴瘤

纵隔淋巴源性肿瘤常为全身淋巴瘤的一部分，不到10%原发纵隔，早期缺乏典型的临床表现，需与中心型肺癌鉴别，临床表现、胸部影像学及病理是鉴别的主要依据。淋巴瘤常有明显发热、皮疹等全身症状，刺激性咳嗽不明显，病情进展快，恶性程度高。X线显示纵隔内有肿大淋巴结影，以前纵隔和支气管旁组最常见，其次是气管与支气管组和隆突下组，肺门淋巴结也可受累。纵隔淋巴瘤颇似中心型肺癌，但淋巴瘤病灶特点为对称性的双侧肺门、纵隔淋巴结肿大，边缘不清晰，淋巴结相互融合。肿瘤向周边组织如血管、气管、肺、血管外脂肪层侵犯，可以直接侵犯胸膜，形成胸膜下小结节影；也可以侵犯胸壁形成软组织肿块；较早易出现胸膜下转移和胸腔积液。纵隔内的病变大都与周身淋巴结病变同时发现，也可单独发生于纵隔。

纵隔淋巴瘤的诊断依据为淋巴结穿刺涂片或活检发现恶性淋巴瘤细胞。纵隔淋巴瘤的发现主要依据影像学检查,其中CT发现纵隔淋巴瘤较胸片敏感,约10%的病人胸片阴性,但CT检查发现肿大淋巴结,并且CT对淋巴瘤的定位与分组明显优于胸片,也可为放疗提供可靠的放射野。

(七)复发性多软骨炎

复发性多软骨炎(relapsing polychondritis, RP)是一种少见的风湿病,为反复发作的潜在性破坏性疾病,常发生于耳、鼻、咽喉、气管、支气管和关节等软骨组织。RP的软骨组织病理表现为软骨变性、坏死、溶解及炎症反应。本病极易误诊,严重的呼吸道软骨病变可导致中央气道狭窄或气管塌陷致肺不张、肺部感染,甚至窒息死亡。不少病人被误诊为支气管肺癌,由于极度呼吸困难行气管插管术,并予放、化疗治疗,不但延误治疗,还给病人带来痛苦。结合临床表现及查体应该能考虑到本疾病,因多数病例存在耳、鼻及关节等软骨病变。本病多见于中年人,女性略多于男性。

实验室检查无特异,常见血沉增快和白细胞升高,可随病情缓解而好转。目前有文献报告抗中性粒细胞胞浆抗体(ANCA)及Ⅱ型胶原抗体阳性。特征性CT表现为气管、支气管管腔狭窄、管壁增厚或伴钙化,以及全身如耳、鼻、喉等诸多部位软骨破坏、钙化、软组织肿胀。γ骨显像显示全部肋软骨端呈串珠状骨质代谢异常活跃。支气管镜检查发现气管和左、右主支气管管腔明显狭窄,直径仅3~4mm,气管软骨结构不清,管壁增厚,管腔变形。CT为本病快速诊断方法之一,能及早发现喉、气管及支气管的狭窄,提示本病存在可能。

(八)肺炎

新近出现的咳嗽、咳痰、发热、肺实变体征或湿性啰音,WBC > 10×10^9/L 或 < 4×10^9/L,胸片出现片状、斑片状阴影或间质改变,能及早确诊为肺炎。

明确病原学检查非常重要,包括痰涂片革兰染色检查,痰培养,血、胸腔渗出液和支气管肺泡灌洗液多种病原菌培养,及血清学试验。痰涂片革兰染色检查具有早期诊断价值,特别是能区别肺炎链球菌、葡萄球菌与革兰阴性杆菌,但其他一些常见病原体,如肺炎支原体、肺炎衣原体、病毒等无法检测出,军团菌、肺炎支原体及肺炎衣原体常规痰培养难以生长,检出率偏低,准确性也仅达40%~50%。虽然如此,痰涂片检查和痰培养(特别是支气管镜防污染毛刷标本)仍然是获取病原学诊断的重要手段。血培养准确性高,因此开始治疗前应常规留取血标本作培养,但阳性率仅达6%~10%(最常见于肺炎链球菌),限制了其临床应用价值。胸腔渗出液、支气管肺泡灌洗液培养(尤其是采用防污染技术)能敏感检查常见病原体,但仅适用于少数感染患者。肺炎支原体、肺炎衣原体和军团菌的病原诊断较困难,血清学抗体试验在感染初期呈阴性反应,对临床诊断、治疗无指导价值。军团菌培养虽然敏感性和特异性均很高,但需特殊培养基和技术。尿液抗原放免测定敏感性和特异性也很高,有待开展。肺炎支原体抗原快速测定已在国外广泛应用,对早期快速诊断有一定帮助。无论是社区获得性肺炎或医院获得性肺炎应特别注意与阻塞性肺炎鉴别。病人有反复同一部位肺炎,抗感染治疗疗效差,结合X线检查发现肺体积缩小,有膨胀不全,气管或支气管管腔壁增厚,有不规则狭窄,局部僵硬,或成锥形梗阻,气管腔内有软组织影,则有利于阻塞性肺炎的诊断,但要警惕肺癌的可能。

二、周围型肺癌的鉴别

影像学检查对周围型肺癌的诊断具有重要作用,尤其是CT检查的意义更不容忽视。但对周围型肺癌的诊断仍会遇到许多问题。影像学检查往往可以提示结节的良、恶性,但由于有些征象在良、恶性病变中可交叉出现,给诊断的正确性造成困难。影像学在鉴别方面有意义的有以下几点:

1. 结节或肿块的形态 肺癌结节多数有分叶,良性肿物仅11.5%呈分叶,且分叶较浅。

2. 边缘特征 肺癌结节多数边缘清楚而不规则,周边毛糙或呈毛刺。一些生长缓慢、分化较好、低度恶性肿瘤可有此表现,但11.5%良性肿瘤及肉芽肿炎性病变也有上述表现。

3. 结节内部结构 < 2cm 肺癌结节密度偏低不均匀。良性结节密度均匀一致。结节内出现弧形、环形、爆米花样、同心圆或普遍均匀的钙化,多数是良性。但并非所有的钙化都是良性,特别是偏心性钙化很难支持良性。胸透及低千伏X线

片对肺野的钙化诊断较好。由于当前广泛使用高千伏技术，对钙化的诊断会有一定困难。薄层CT密度测量法也有可能漏掉钙化的检测。如结节中发现脂肪密度，错构瘤诊断无疑。

4. 支气管及血管受累情况　结节邻近的支气管有截断、阻塞等狭窄，管壁局部增厚，血管受侵，恶性可能大。如结节相邻、支气管扩张与狭窄相间出现，管壁局部无增厚，为良性。螺旋CT可评价肺孤立结节对血管的侵犯，Strunk曾报告18例肺孤立恶性结节中静脉受累18例，但11例良性病灶中有4例静脉受累。动脉受累见于肺癌9/9例，转移癌5/9例及良性肺结节2/11例。因此根据血管受累情况不能绝对区分良恶性肺部结节。

5. 淋巴结受累以恶性为主。

6. 胸膜凹陷征提示为肺癌。

7. CT值在结节定性诊断中价值不一。早期认为高CT值（>164Hu）支持良性病变，近期研究认为利用某一绝对CT值作为良恶性结节鉴别标准不可靠，因其受到很多因素的影响。目前一般利用增强扫描CT值净增数，即ΔCT值，恶性结节增强幅度为30.23Hu，良性结节平均仅增强（9.8±7.2）Hu，故对良恶性有一定价值，有明显强化者，恶性可能性大，无强化倾向者一般为良性。但恶性病变与良性炎性病变在强化上有重叠，故特异性低。MRI有助于结核瘤与肺癌的鉴别，Sakai等报告当注射Gd-DTPA后MRI显示结核瘤病灶中心为低信号，周围有一薄层边缘强化，而肺癌无此表现。若采用动态增强MRI，对结节的信号强度进行测量，有可能提供有关结节性质的信号。同样行CT增强，可显示结核性纵隔淋巴结与上述相类似的特点。

在胸部影像学分析中，应注意综合分析，往往良、恶性征象同时存在，要考虑关键的征象。若不能确定时，有赖于组织学检查。

周边型肺癌应注意与肺脓肿、肺结核球、球型干酪肺炎、炎性假瘤、机化性肺炎、肺肉瘤、肺错构瘤、支气管囊肿、肺动静脉瘤、肺内纤维瘤、畸胎瘤等鉴别。

三、癌性空洞的鉴别

引起空洞的肺部疾病较多，除癌性空洞外，最常见的有肺结核、肺脓肿、肺囊肿和肺曲菌球等。文献报道X线胸片检查空洞性病变3%～16%为肺癌。

癌性空洞多见于体弱和年龄偏大的患者，咳血痰和刺激性咳嗽尤其是顽固性刺激性咳嗽，一般镇咳药常不能缓解，是肺癌的较典型症状。当癌症空洞继发感染时，咳嗽加剧，脓痰增多，有时难与肺脓肿鉴别。肺癌空洞常见于肺鳞癌，空洞往往有特征性表现：空洞壁较厚，大于3mm，如大于15mm恶性可能性更大；空洞直径大于3cm肿瘤可能性大。空洞外壁不规则，或呈分叶状，内缘不光整，呈结节状；空洞小时多呈偏心性，空洞大时也可为中心性；注意也有少数癌性空洞呈薄壁空洞，但其内壁有小结节；偏心空洞是肺癌较具特征性的X线表现。影像学动态观察，空洞体积如果短期内增大，则有助于癌性空洞的诊断。

CT检查对肺癌癌性空洞的发现和诊断具有重要作用，CT检查可见肿块内不规则空腔区。支气管镜检查发现，即使管腔被肿物完全阻塞，影像学显示空洞依然存在。偏心空洞的形成可能是肿块缺血性坏死和液化的结果。腺癌发生空洞较鳞癌少，其空洞形态也不尽相同，常呈圆形或椭圆形薄壁空洞，可见分叶或短细毛刺，周围边界线清楚。

原发性肺脓肿起病急，中毒症状严重，常有寒战、高热、咳嗽及咳大量脓臭痰，胸部X线片呈密度均匀的大片炎性阴影，伴有薄壁空洞，壁<3mm，空洞多呈中心性，液平多见，脓肿一般位于上叶肺后段及下叶背段。在急性期也可呈厚壁空洞，内壁可不规则，与癌性空洞易发生混淆，但结合上述特点仍可鉴别。

四、转移性肺癌的鉴别

人体其他脏器的恶性肿瘤，经过血液、淋巴管可转移至肺部，X线显示肺内多发结节或孤立结节。常见发生肺转移的原发肿瘤为肾癌、甲状腺癌、前列腺癌、肺癌、肾上腺癌等，其次为乳腺癌、食管癌、胰腺癌、胃癌、膀胱癌、结肠癌、绒毛膜上皮癌等。转移癌呈结节状癌细胞增殖，当侵犯支气管时在痰中可找到癌细胞。有时原发病灶较难确定。早期肺转移癌临床症状可不明显。转移癌的X线影像学形态多样，有孤立大结节型、多发大结节型、多发小结节型、淋巴管炎型、肺门纵隔淋巴结转移型等。

多发小结节型双肺可见多数小结节，约3～5mm，边界清晰，圆形或椭圆形，密度稍高。需与肺部真菌感染、淋巴瘤样肉芽肿病、韦格纳肉芽肿病及肺奴卡菌病等鉴别，特别需与肺泡癌鉴别。肺泡癌常可经气道播散，肺泡腔内脱落的瘤细胞可形成多发病灶，呈弥漫粟粒状及小斑点状阴影，沿支气管分布，中下肺野较多，进展迅速，继之结节融合成斑片状。

转移性肺癌与粟粒性肺结核有时也非常难以鉴别。一般粟粒性肺结核病人具有明确的中毒症状，高热、咳嗽、气短，约50%病人痰结核菌涂片阳性。X线影像学粟粒影有三均特点：大小一致，病灶分布均匀，形态一致，相互不融合，边缘清晰。在临床实践中有时也需与肺部真菌感染、韦格纳肉芽肿病、特发性肺含铁血黄素沉积症及肺奴卡菌病等鉴别。总之弥漫性多发小结节或粟粒性病变病理及细菌学诊断非常重要。必要时应作TBNA或经皮肺活组织检查，行组织学、细胞学、病原菌涂片及培养等检查。

五、胸腔积液的鉴别

肺癌病人在首次诊断时，约15%已有恶性胸腔积液，随着病情进展，约50%最终有恶性胸腔积液。各种病理类型的肺癌都可能有恶性胸腔积液，其中肺腺癌最多见，约70%发展为胸腔积液。因此肺癌的恶性胸腔积液需与以下疾病鉴别。

（一）其他脏器的转移恶性胸腔积液

如乳腺癌（25%）、淋巴瘤（8%）、卵巢癌（4%）、胃癌（3%）等，均易发生胸腔转移，产生恶性胸腔积液。恶性胸腔积液产生的机制常见为胸膜上的转移瘤增加了胸腔内渗出、胸膜淋巴管的阻塞、纵隔肺门淋巴肿大至淋巴液回流受阻及胸导管阻塞等多种原因。一般恶性胸腔积液为血性时，诊断即可确定，但还需寻找原发癌。

（二）结核性渗出性胸膜炎

我国结核性胸膜炎为常见病、多发病，据国内报告胸腔积液中，结核性胸膜炎占54.8%。结核性胸腔积液为典型的渗出液，有时与恶性胸腔积液难以鉴别，由于本病是可治愈性疾病，因此鉴别诊断必须十分谨慎。结核性胸膜炎有一定的临床特点，以青壮年发病居多，近年来中老年发病有增加趋势。多数病人伴有结核中毒症状，如发热、盗汗、乏力等。胸腔积液为中等量，肺野内常有结核病灶。积液呈透明，草黄色，少数为血性（1.5%～2%），老年人血性胸腔积液发生率可达23.8%。胸腔积液涂片找结核菌是快速诊断方法。结核菌培养也是必需的，传统的改良罗氏培养基法需4～6周的时间，难以满足临床急需。20世纪80年代Bactec系统-460系统培养，于1～3周内可获培养结果，缩短了培养所需时间。胸腔积液中腺苷脱氨酶（ADA）及溶菌酶升高有利于结核诊断。患癌症时，胸腔中T淋巴细胞增殖受抑制，因此ADA活性降低，患结核时，细胞免疫功能升高，淋巴细胞明显增多，故ADA在胸腔积液中含量明显升高，阳性率达70%，故对结核性胸腔积液的诊断具有重要意义。胸膜活检，阳性率可达30.4%～80%。病人接受正规的抗结核治疗并及时抽液，一般1～2个月胸腔积液即可消失。

肺癌合并胸膜转移颇为常见，但易被误诊为结核性渗出性胸膜炎，使病人失去治疗机会。一般癌性胸腔积液病人也有一定临床特点，多数无发热等中毒症状，胸腔积液多数呈血性，生长迅速。胸腔积液中抗酸菌涂片阴性，癌肿阻塞性肺炎引起的胸腔积液可呈草黄色，癌肿阻塞性淋巴管引起的胸腔积液为漏出液。恶性胸腔积液中癌胚抗原（CEA）对诊断肺恶性肿瘤的特异性较高，敏感性为61%。CYFRA21-1在癌性胸腔积液中也明显升高，敏感性为65%。几项指标联合适用于非结核性良性胸腔积液、结核性胸腔积液及恶性胸腔积液的鉴别诊断。肺癌胸膜转移时，胸腔积液中癌细胞的阳性率60%，胸膜活组织检查阳性率39%～75%，必要时行支气管镜、胸腔镜或开胸活组织检查。抽胸液后再行肺CT检查非常重要，可发现胸腔积液掩盖的新生物，胸膜表面的软组织结节等，均有助诊断。

（三）弥漫性恶性胸膜间皮瘤

胸膜间皮瘤是一种少见的胸膜原发性肿瘤，可发生于任何年龄，来源于胸膜间皮细胞。可发生于胸腔任何部位的脏、壁层胸膜，分良性与恶性两种，后者常为弥漫性并伴大量胸腔积液，与癌性胸腔积液不易区分。恶性胸膜间皮瘤并胸腔积液有如下特点：常有石棉接触史，但需仔细询问病史；剧烈胸痛（88.9%），咳嗽、进行性气短伴恶病质；胸片显示患者胸廓呈大片状浓密阴影，纵隔向健侧移位不明显，肋间隙变窄，胸膜广泛不规则增厚和结节状突出的致密模糊阴影；胸部CT能清晰显示恶性间皮瘤的病变部位、形态、病变范围、与胸膜表面有弥漫性或分叶样不规则肿块。病变沿肋膈角伸展，逐渐包围肺组织，也可伸入肺叶间裂扩散到纵隔及心包，甚至对侧胸腔。胸腔积液常为中到大量，单侧积液多，血性多见，较为黏稠，抽液困难。胸腔积液抽出后又迅速出现明显的胸膜增厚，多次穿刺局部出现郫县结节。胸腔积液持续诊断不明或久治不愈。胸液的比重较高，1.020～1.028，镜下可见大量增生型间皮细胞或间皮细胞，有时可找到间皮瘤细胞，此时恶性间皮瘤即可确诊。由于胸水细胞学阳性率仅14.3%，因此给诊断带来了困难，需反复多次作胸膜活组织检查行组织学检查，但因取材较少，可导致假阴性，阳性率仅57.4%。必要时需行胸腔镜或开胸探查，行胸膜活检组织检查，本方法对病变范围观察完整，能获取足够的组织标本，确诊率达100%。在病理方面恶性间皮瘤可分为恶性上皮型间皮瘤、肉瘤样间皮瘤及双相型间皮瘤等。

恶性间皮瘤往往与肺腺癌不易鉴别，需通过组织学、免疫组化及电镜鉴别。①组织病理学检查：组织化学方面，间皮瘤细胞能产生高酸性黏液物质如透明质酸，用奥辛兰及Hela胶体铁染色阳性；而65%～70%肺腺癌细胞内含有中性或弱酸性黏液物质，因此显示PAS及黏液卡红染色阳性。②免疫组化：间皮瘤显示间皮细胞相关抗原阳性，如AMAD-2呈阳性，一般着色在胞浆。血栓调节素（thrombodulin）及钙网膜蛋白（calretinin）阳性，而肺腺癌为阴性或极少表达。此外间皮瘤的间皮瘤细胞角蛋白、EMA、S100蛋白、波形蛋白（vimentin）免疫组化及单克隆抗体k1阳性，而肺腺癌为阴性。而癌胚抗原CEA、Leu M1、BerEp4和AUA1仅腺癌为阳性。肉瘤样间皮瘤除上述免疫组化阳性外，MSA及CK呈阳性。据此可对肺腺癌及恶性间皮瘤进行鉴别。③超微结构检查也有助于二者的鉴别，恶性间皮瘤表面有无数的微绒毛，细长而迂曲，长宽之比为15.7～11.4∶1，细胞桥粒大，较多的界面张力丝及细胞核周张力丝丰富。而腺癌细胞表面仅有短而直的微绒毛，表面附有多糖蛋白物质，细胞间桥粒较小，胞浆内包涵物多，如多囊小体、板层体及较多黏液颗粒和多糖蛋白复合小体。

参考文献

1. 李龙芸, 高延, 祖娜, 等. 847例肺癌延误诊断分析. 中华内科杂志, 2000, 34: 270-271
2. 王孟昭, 霍志荣, 张力, 等. 219例肺癌就诊原因分析. 中华肿瘤, 2003, 12:86-88
3. Kraut M, Wozniak A. Clinical presentation. In: Pass HI, Mitchell JB, Johnson DH, et al. 7eds. *Lung cancer principles and practice*. Philadelphia: Lippincott Williams and Wilkins, 2000, 521-534
4. 李龙芸, 高延, 崔潮勃, 等. 肺癌副癌综合征104例. 中华内科杂志, 2000, 39: 449-453
5. Brdwell AR. Paraneoplastic neurological syndromes associated with YO, HU, and Ri autoantiodies. *Clin Rev Allergy Immunol*, 2000, 19(1):19-29
6. Vanda AL, Thomas JK, Guy EG, et al. Calcium channel antibodies in the lambert-Eaton Syndrome and other paraneoplastic syndromes. *N Engl J Med*, 1995, 332: 1467-1474
7. Dalmau J, Graus G, cheung NK, et al. Major histocompatibility proteins, anti-Hu antibodies and paraneoplastic encephalomyelitis in neuroblastoma and small cell lung cancer. *Cancer*, 1995, 75: 99-109
8. Shepherd FA, Laskey J, Evans WK, et al. Cushing's syndrome associated with ectopiccorticotropin production and small-cell lung cancer. *J Clin Oncol*, 1992, 10: 21-27
9. Midthum DM, Jett JR. Clinical presentation of lung cancer. In: Pass HI, Mitchell JB, Johnson DH, et al. eds. *Lung Cancer Principles and Practice*. Philadelphia: Lippincott-Raven, 1996. 421-435
10. Garcia-Merino A, Cabello A, Mora JS, et al. Continuous muscli fiber activity, peripheral neuropathy, and thymoma. *Ann Neurol*, 1991, 29: 215-218
11. 谢宝玙主编. 胸部X线诊断基础. 第2版. 北京: 人民卫生出版社, 2002. 245-267
12. Quint LE, Francis IR, Wahl RL, et al. Imaging. In: Pass HI, Mitchell JB, Johnson DH, et al. 7eds.

Lung cancer principles and practice. Philadelphia: Lippincott Williams and wilkins, 2000. 535-578

13. Diederich S, Wormanns D, Semik M, *et al*. Screening for early lung cancer with low-dose spiral CT: Prevalence in 817 asymptomatic smokers. *Radiology*, 2002, 222:775-781

14. 李龙芸, 汪斌超, 陈勇, 等. 改良 Saccomanno 法用于肺癌患者痰标本处理的应用体会. 中国肺癌杂志, 2000, 3:280-283

15. 汪斌超, 李龙芸, 程书钧, 等. 变性高压液相色谱法分析肺癌患者痰标本Rb2/P130、p53基因突变. 中华内科杂志, 2004, 43: 449-501

16. 王孟昭, 李龙芸, 郑力, 等. 正电子发射体层成像在肺癌诊治中的作用. 中华内科杂志, 2001, 40: 150-153

17. 张力, 李龙芸, 李槐, 等. 肿瘤标记物在肺癌诊断中的意义. 中国肺癌杂志, 2002, 5: 214-216

18. Ikeda N, Honda H, Hayashi A, *et al*. Advances in endoscopic diagnosis of early lesions of the bronchus. *Lung cancer*, 2005. 49 (S3): 52-53

19. 蔡伯蔷主编. 协和呼吸病学. 北京: 中国协和医科大学出版社, 2005. 915-951

20. 陆慰萱主编. 呼吸系统疾病诊断与诊断评析. 上海: 上海科学技术出版社. 2002, 435-466

21. 李维华主编. 肺及胸膜肿瘤病理诊断图谱. 北京: 科学技术文献出版社. 2003, 350-364

第八章 TNM 分类及临床分期

王惠杰
张湘茹

第一节 肺癌的 UICC/AJCC TNM 分类及临床分期

肺癌的分期对于制定治疗策略、判断预后、各研究中心之间比较研究资料和临床试验结果起着至关重要的作用。在这个意义上，分期系统为临床医师提供了一种相互交流的共同语言。因此分期系统应具备准确性和可重复性。分期系统的主要原则是各 TNM 分期的治疗策略和预测生存期相似[1,2]。

国际抗癌联盟（Union Internationale Contre le Cancer, UICC）制定的恶性肿瘤的 TNM（tumor-node-metastasis）分期系统已在临床上广泛应用。TNM 系统内容包括 T（primary tumor）、N（regional lymph nodes）、M（distant metastasis）分期系统，原发肿瘤（T）根据大小、部位及局部累及范围分为不同级别，区域淋巴结转移（N）根据累及范围分为不同级别，远处转移（M）分为 Mx（不能评价）、M0（无远处转移）和 M1（有远处转移）3 个不同级别。根据 TNM 分类情况分为 Ⅰ、Ⅱ、Ⅲ 或 Ⅳ 期。该系统的主要作用包括：帮助临床医师制订治疗计划；提供预后分析；评价治疗效果；便于各个治疗中心之间交换信息；有助于人类研究肿瘤的连续性[1,2]。

1946 年，法国的 Denoix 首先提出并发展了恶性肿瘤的 TNM 分类系统。1958 年 UICC 首次推荐了乳腺癌和喉癌的 TNM 分类系统，1968 年 UICC 发布了第一版恶性肿瘤 TNM 分期系统，其中包括了肺癌。此后 TNM 分期系统每 4~10 年修订 1 次：1974 年第 2 版，1978 年第 3 版，1987 年第 4 版，1997 年第 5 版，2002 年第 6 版。1973 年的 AJCC（American Joint Committee on Cancer）肺癌会议上，Mountain 等总结 2 155 例肺癌治疗后生存资料并提出了新的分期系统，随后为 1974 年第 2 版采纳。一般认为第 2 版是现代肺癌的 TNM 定义分期系统的开始，第 3、4、5 版也相继对肺癌的分期进行了修订。1985 年 AJCC、UICC、JCC（Japanese Cancer Committee）共同通过了非小细胞肺癌（NSCLC）的 TNM 分期系统，原发肿瘤（T）根据大小、部位及局部累及范围分为 Tx、T0、Tis、T1、T2、T3 和 T4 共 7 个不同级别，区域淋巴结转移（N）分为 Nx、N0、N1（支气管肺门）、N2（同侧纵隔）、N3（对侧纵隔肺门及锁骨上）共 5 个不同级别，远处转移（M）分为 Mx、M0（无远处转移）和 M1（有远处转移）3 个不同级别。根据 TNM 情况 NSCLC 分为 Ⅰ、Ⅱ、Ⅲ、Ⅳ 期，诊断时各分期之间的 5 年生存率有显著差异。

为了增加各分期间的特异性、减少各分期内的异质性，1996 年 Mountain 等对 NSCLC 的国际

TNM 分期系统进行修订，同时在 Naruke 等及 American Thracic Sociaty、the North American Lung Cancer Study Group 等区域淋巴结分区系统基础上提出了新的区域淋巴结分类，修订的TNM分期系统在同年被UICC、AJCC会议所采纳，并成为1997年版新的TNM分期系统[3]。详细的TNM定义见表8-1，区域淋巴结定义见表8-2，新的TNM分期系统见表8-3[1,2,4]。Mountain[5]对1975～1988年共5 319例原发性肺癌根据修订分期进行回顾性分析，其中外科切除病例较少接受辅助治疗，因而能更准确地反应外科治疗效果。结果显示各分期之间5年生存期存在显著差异（表8-4）。AJCC对美国国家癌症数据库（National Cancer Data Base）中1992～1993年新诊断肺癌病例按TNM分期进行生存分析，其中NSCLC包括Ⅰ期30 260例、Ⅱ期8 893例、Ⅲ期38 498例、Ⅳ期44 410例，Ⅰ～Ⅳ期的5年生存率分别为46.9%、26.1%、8.4%和1.6%，各期的生存率存在显著差异（图8-1），其结果支持目前的TNM分期系统；而小细胞肺癌（SCLC）包括Ⅰ期2 389例、Ⅱ期1 031例、Ⅲ期8 569例、Ⅳ期16 568例，Ⅰ～Ⅳ期的5年生存率分别为20.3%、14.7%、8.2%和1.3%，各分期之间的差别不如NSCLC明显（图8-2），显然需要更合适的分期系统（详见第二节）[1]。1997年分期的新特点：①Ⅰ期分为ⅠA（T1N0M0）和ⅠB（T2N0M0）；②Ⅱ期分为ⅡA和ⅡB期；③T3N0M0与T2N1M0的5年生存率相近，分别为24%和22%，因此均归于ⅡB期；④同侧胸腔不同肺叶转移视为M1，而同叶内转移则视为T4。与1997年版相比，2002年第六版TNM分期未行修改。

一、TNM 系统存在的问题与争议

尽管1997年版与前一版本相比有了较大修改，但是临床应用中T、N、M的定义以及TNM分期的归类仍存在一些争议（各版本的定义及分期见表8-5～8-8）[6]。

二、原发肿瘤的定义（T）

T1和T2的定义：1968年第一版TNM分期中，T1定义为肿瘤位于段支气管或肺叶中的一个肺段；T2指肿瘤限于叶支气管或一个肺叶内；T3定义为肿瘤侵犯主支气管或超过一个肺叶；T4定义为肿瘤超过肺。显然这样的定义不够准确。1974年根据Mountain的研究，把3cm作为T1和T2的分界线，在随后的30年这个标准从未作修改。1997年的分期显示T1N0M0与T2N0M0的生存期有显著差异，故据此相应分为ⅠA和ⅠB期，但3cm是否就是肿瘤T1、T2的最佳分界线呢？肺癌的肿瘤大小是否有更准确的分级呢？Watanabe等[7]的研究显示T2N0M0中，肿瘤3～5cm者与＞5cm者的生存期存在显著差异，5年生存率分别为61%和46%[7]。Carbone等[8]的研究也证实T2肿瘤＞5cm者预后差，因此建议＞5cm者应上升归为T3。1996年，IASLC（International Association for the Study of Lung Cancer）的分期会议认为4cm或5cm作为T1和T2的分界更为合适。西班牙的一项研究（GCCB-S）中，按肿瘤大小分为0～2cm、2.1～4cm、4.1～7cm和＞7cm四组，结果各组之间的生存期存在显著差别。另一方面的问题是T1（＜3cm者）是否需要再划分[9]。最近的一些研究显示肿瘤小于1cm或2cm者的预后较好。多项临床研究证实T1N0M0者，肿瘤＜2cm者和2.1～3.0cm者的生存期存在显著差别。因此需要更多的临床研究来确定T1和T2的分界应维持在目前的3cm，或变为更小的2cm，或者更大的4cm或5cm，以及更大的肿瘤是否重新分类。

1997年版T2的定义包括肿瘤最大径＞3cm者、累及主支气管但距隆突＞2cm者、累及脏层胸膜者、或肿瘤扩展到肺门区伴肺不张或阻塞性肺炎，但不累及全肺者。Padilla等[10]对637例T2N0M0进行分析显示，ⅠB期中不同T2之间的5年生存率存在差异，显然ⅠB期并不是一系列相同预后的疾病组合。一些研究显示T2侵犯脏层胸膜者是预后差的因子，与纵隔淋巴结转移相关，常见于非鳞癌和肿瘤＞5cm者。Iwasaki等[11]对268例T2进行分析显示，肿瘤位于左下叶是独立的预后影响因子，左下叶和其他叶的5年生存率分别为38.8%和61.6%（$P=0.0266$），其原因考虑与淋巴引流有关。

1997年版分期系统中，T3指任何大小的肿瘤直接侵犯了下述部位之一者：胸壁（包括上沟瘤）、膈肌、纵隔胸膜、壁层心包；肿瘤位于距隆突2cm以内的支气管，但未侵及隆突；全肺的肺不张或阻塞性炎症。T3N0M0归为ⅡB期，但显然

表 8-1 2002 年 AJCC/UICC 肺癌第Ⅵ版 TNM 定义

原发肿瘤（T）
- Tx　原发肿瘤不能评价；或痰、支气管灌洗液找到癌细胞，但影像学或支气管镜没有可视肿瘤
- T0　没有原发性肿瘤的证据
- Tis　原位癌
- T1　肿瘤最大径≤3cm，周围为肺或脏层胸膜包绕，气管镜检查肿瘤没有累及叶支气管近端以上位置（即没有累及主支气管）
- T2　肿瘤的大小或累及范围符合以下任何一点：
  - 肿瘤最大径＞3cm
  - 累及主支气管、但距隆突≥2cm
  - 累及脏层胸膜
  - 肿瘤扩展到肺门区伴肺不张或阻塞性肺炎，但不累及全肺
- T3　任何大小的肿瘤直接侵犯了下述部位之一者：胸壁（包括上沟瘤）、膈肌、纵隔胸膜、壁层心包；肿瘤位于距隆突2cm以内的支气管，但未侵及隆突；全肺的肺不张或阻塞性炎症
- T4　任何大小的肿瘤直接侵犯了下述部位之一者：纵隔、心脏、大血管、气管、食管、椎体、隆突；恶性胸腔积液或恶性心包积液；原发肿瘤的同一肺叶内出现单个或多个肿瘤卫星结节

区域淋巴结（N）
- Nx　区域淋巴结不能评价
- N0　没有区域淋巴结转移
- N1　转移至同侧支气管淋巴结和（或）同侧肺门淋巴结；肿瘤直接侵犯肺内淋巴结
- N2　转移至同侧纵隔和（或）隆突下淋巴结
- N3　转移至对侧纵隔、肺门淋巴结，同侧或对侧斜角肌或锁骨上淋巴结转移

远处转移（M）
- Mx　远处转移不能评价
- M0　没有远处转移
- M1　有远处转移

补充说明[3]：
1) 任何大小的、少见的表浅性肿瘤，只要局限于支气管壁，即使累及主支气管，也定义为T1。
2) 绝大多数肺癌患者的胸腔积液是由肿瘤引起的，但如果胸液经多次细胞学检查未能查到肿瘤细胞，而胸液又是非血性和非渗出性的，临床判断该胸液与肿瘤无关，这种类型的胸液不影响分期；心包积液的分类相同；同侧胸腔发生的非原发肺叶发生的转移性肿瘤结节属于M1。
3) 肿瘤跨叶间裂生长、胸膜外被膜表面无肿瘤者，归T2。
4) 侵犯膈神经为T3。
5) 原发肿瘤直接侵犯导致声带麻痹（侵犯喉返神经）、上腔静脉阻塞、气管食管压迫者，定义为T4。
6) T4"大血管"包括：主动脉、上腔静脉、下腔静脉、肺动脉干、心包内左右肺动脉部分、心包内左右上下肺静脉部分。
7) 直接侵犯壁层心包为T3、脏层心包为T4。
8) 与原发肿瘤直接侵犯胸膜病灶不连续的壁层和脏层胸膜肿瘤病灶为T4；而位于胸壁、膈肌等壁层胸膜之外组织的孤立性结节（与原发肿瘤不连续者）则定义为M1。
9) T2侵犯脏层胸膜包括同时侵犯间皮层和固有浆膜层。
10) 直接侵犯肋骨为T3。
11) "卫星结节"定义为原发肿瘤同一叶内另外小结节，指CT等影像检查或剖胸术后大体标本肉眼可见的结节，而仅在病理检查时发现者则不称为卫星结节。
12) 同叶内组织类型相同的多个肿瘤结节为T4。
13) 同叶内或不同叶内组织类型不同的多个肿瘤结节，归为多原发肿瘤，各自按T1-4分类。
14) "Pancoast"肿瘤指肺上沟瘤侵犯臂丛神经下支[C8和（或）T1]、交感神经干（包括星状神经节）引起症状或综合征者。有些位置靠前的上沟瘤可在伴明显局部侵犯、包绕锁骨下血管时，仍较少见神经系统的症状。上沟瘤肿瘤侵犯椎体、椎管、包绕锁骨下血管、明确侵犯臂丛上支（C8或更上者）时定义为T4；不符合T4者，为T3。
15) 同时多原发肿瘤的诊断标准（根据Martini和Melamed）：各个肿瘤的组织类型不同；或肿瘤组织类型相同、位于不同叶内，但无胸外转移、无纵隔淋巴结转移、无共同引流处淋巴转移（例如上叶和下叶结节者，无叶间淋巴结转移）。

表 8-2 区域淋巴结站的定义

N2 淋巴结—所有纵隔淋巴结均位于纵隔胸膜内。

上纵隔淋巴结（1-4 区）：
- 1 区： 最上纵隔淋巴结，位于左头臂静脉横过气管中线上缘水平线以上区域；
- 2 区： 上气管旁淋巴结，位于 1 区淋巴结下缘以下，主动脉弓上缘水平线以上区域；
- 3 区： 包括血管前和气管后淋巴结，位于中线的淋巴结归为同侧淋巴结：
  - 3A 血管前淋巴结：位于主动脉弓上缘水平线以上、大血管分叉前方；
  - 3P 气管后淋巴结：位于胸腔入口处水平以下、奇静脉下缘水平以上的气管后方；
- 4 区： 下气管旁淋巴结，分 4R、4L，均位于纵隔胸膜内；
  - 4R：位于气管中线右侧，主动脉弓上缘水平以下、右上叶支气管上缘水平以上区域；
  - 4L：位于气管中线左侧，主动脉弓上缘水平以下、左上叶支气管上缘水平以上区域（动脉韧带内侧）；
  - 4 区以奇静脉弓上缘水平线为界可进一步分为上、下两区；

主动脉淋巴结（5、6 区）：
- 5 区： 主动脉弓下或主肺动脉窗淋巴结，位于动脉韧带外侧、左肺动脉第一分叉内侧，并且在纵隔胸膜之内；
- 6 区： 主动脉（升主动脉或膈神经旁）旁淋巴结，位于主动脉弓上缘水平以下的升主动脉和主动脉弓或头臂动脉的侧面、前面区域；

下纵隔淋巴结（7-9 区）：
- 7 区： 隆突下淋巴结，气管隆突下、两个主支气管之间的区域，但不包括下叶支气管或肺内动脉旁淋巴结；
- 8 区： 食管旁淋巴结，与食管壁相邻、气管中线的左侧或右侧；
  - 前食管旁淋巴结位于 7 区的下方，但没有明确的界线；
- 9 区： 肺韧带淋巴结，位于肺韧带内，包括位于下肺静脉后壁和下段的淋巴结；

N1 淋巴结—所有的 N1 淋巴结均位于纵隔胸膜折返的外侧、脏层胸膜之内：
- 10 区： 肺门淋巴结，近端肺叶淋巴结，位于纵隔胸膜折返外侧最接近肺叶的淋巴结，右侧包括毗邻中间支气管的淋巴结；影像学上肺门阴影可由肺门和叶间淋巴结共同组成；
  - 10R 位于右上叶支气管上缘水平以下、毗邻右主支气管和右侧支气管中间部；
  - 10L 位于左上叶支气管上缘水平以下、毗邻左主支气管；
- 11 区： 叶间淋巴结，位于叶支气管之间，毗邻近端叶支气管；
- 12 区： 叶内淋巴结，毗邻远端叶支气管；
- 13 区： 段淋巴结，毗邻段支气管；
- 14 区： 亚段淋巴结，位于肺实质内、毗邻亚段支气管。

注：pN0 组织病理学诊断时，肺门和纵隔的淋巴结切除至少应包括 6 枚以上淋巴结

表 8-3　2002 年 AJCC/UICC 肺癌第 Ⅵ 版 TNM 分期

分期	TNM
隐性肺癌	TxN0M0
原位癌 0 期	TisN0M0
Ⅰ 期 Ⅰ A 期	T1N0M0
Ⅰ B 期	T2N0M0
Ⅱ 期 Ⅱ A 期	T1N1M0
Ⅱ B 期	T2N1M0
	T3N0M0
Ⅲ 期 Ⅲ A 期	T3N1M0
	T1N2M0
	T2N2M0
	T3N2M0
Ⅲ B 期	T4，任何 N，M0
	任何 T，N3，M0
Ⅳ 期	任何 T，任何 N，M1

表 8-4 临床分期与外科病理分期的生存状况[5]

	1年（%）	2年（%）	3年（%）	4年（%）	5年（%）
临床分期 cTNM *					
cIA (*n*=687)	91	79	71	67	61
cIB (*n*=1 189)	72	54	46	41	38
cIIA (*n*=29)	79	49	38	34	34
cIIB (*n*=357)	59	41	33	26	24
cIIIA (*n*=511)	50	25	18	14	13
cIIIB (*n*=1 030)	34	13	7	6	5
cIV (*n*=1 427)	19	6	2	2	1
病理分期 pTNM **					
pIA (*n*=511)	94	86	80	73	67
pIB (*n*=549)	87	76	67	62	57
pIIA (*n*=76)	89	70	66	61	55
pIIB (*n*=375)	73	56	46	42	39
pIIIA (*n*=399)	64	40	32	26	23

*细胞类型分布：腺癌 47.2%（2466/5230），鳞癌 33.9%（1773/5230），大细胞癌 3.1%（163/5230），小细胞癌 11.9%（624/5230），未特指的癌（carcinoma not specified, NOS）3.9%(204/5230)

**均为非小细胞肺癌：腺癌 53.0%（1012/1910），鳞癌 41.6%（794/1910），大细胞癌 3.6%（68/1910），未特指的癌 1.9%（36/1910）

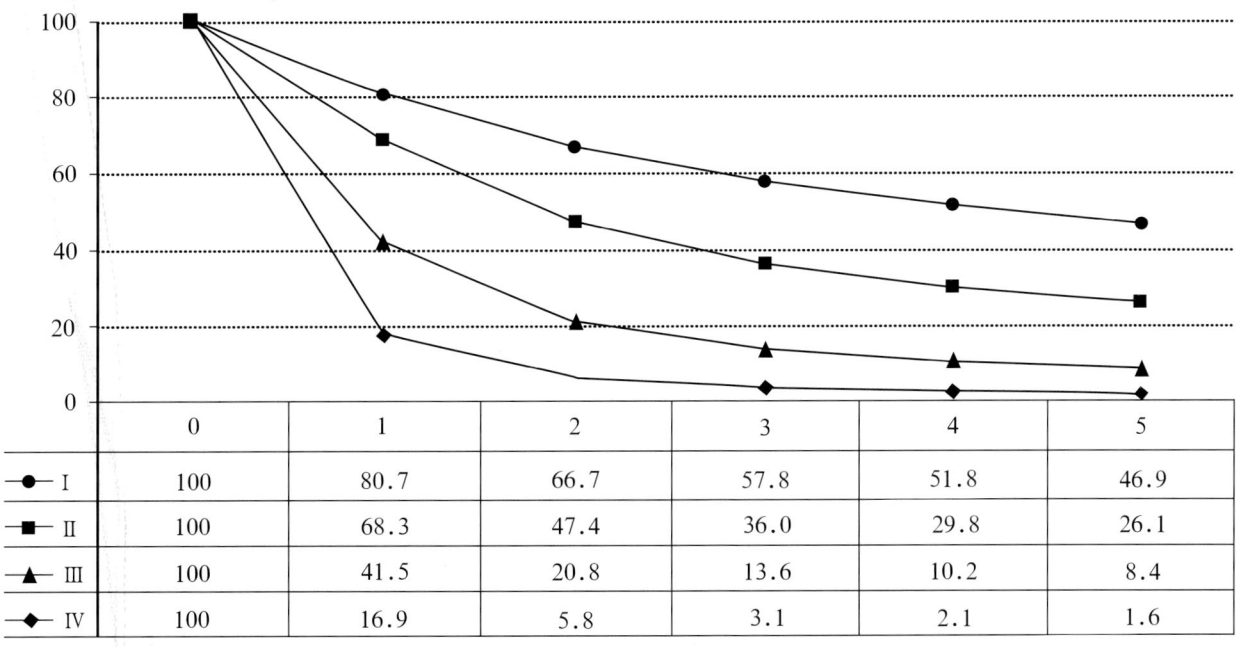

	0	1	2	3	4	5
I	100	80.7	66.7	57.8	51.8	46.9
II	100	68.3	47.4	36.0	29.8	26.1
III	100	41.5	20.8	13.6	10.2	8.4
IV	100	16.9	5.8	3.1	2.1	1.6

图 8-1 NSCLC 诊断时各分期的 5 年生存曲线[1]

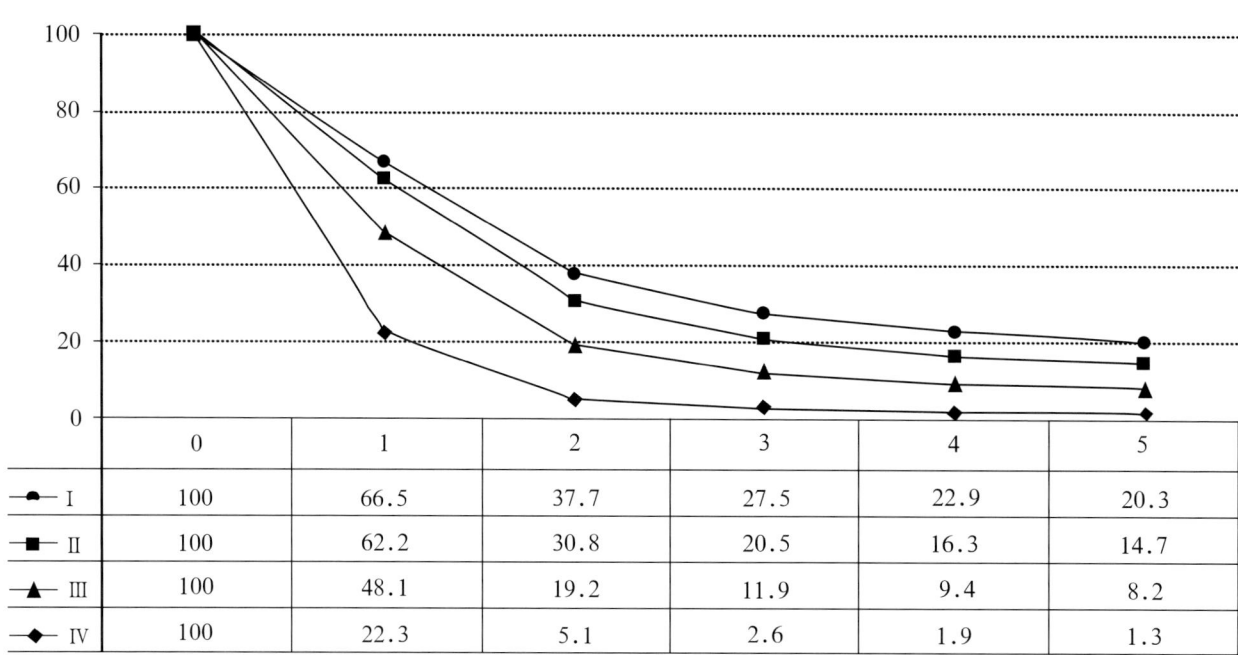

图 8-2 SCLC 诊断时各分期的 5 年生存曲线[1]

表 8-5 各版本的原发肿瘤（T）定义

	1974 年	1986 年	1997 年
Tx	痰、支气管灌洗液找到癌细胞，但影像学或支气管镜没有可视肿瘤	同 1974 年版 + 原发肿瘤不能评价	同 1986 年版
T0	没有原发性肿瘤的证据	同 1974 年版	同 1974 年版
Tis	——	原位癌	同 1986 年版
T1	肿瘤最大径≤ 3cm，周围为肺或脏层胸膜包绕，气管镜检查肿瘤没有累及叶支气管近端以上位置	同 1974 年版	同 1974 年版
T2	肿瘤的大小或累及范围符合以下任何一点：肿瘤最大径＞ 3cm；累及主支气管但距隆突≥ 2cm；累及脏层胸膜肿瘤扩展到肺门区伴肺不张或阻塞性肺炎，但不累及全肺	同 1974 年版	同 1974 年版
T3	肿瘤侵犯所有的邻近结构（包括纵隔及其内组织）；位于距隆突 2cm 以内；全肺的肺不张或阻塞性炎症；胸腔积液	任何大小的肿瘤直接侵犯了下述部位之一者：胸壁（包括上沟瘤）、膈肌、纵隔胸膜、壁层心包；肿瘤位于距隆突 2cm 以内的支气管，但未侵及隆突；全肺的肺不张或阻塞性炎症	同 1986 年版
T4	——	任何大小的肿瘤直接侵犯了下述部位之一者：纵隔、心脏、大血管、气管、食管、椎体、隆突；恶性胸腔积液或恶性心包积液	同 1986 年版 原发肿瘤的同一肺叶内出现单个或多个肿瘤卫星结节

表 8-6 各版本的区域淋巴结（N）定义

	1974 年	1986 年	1997 年
Nx	——	区域淋巴结不能评价	同 1986 年
N0	没有区域淋巴结转移	同 1974 年	同 1974 年
N1	转移至同侧肺门淋巴结	转移至同侧支气管淋巴结和（或）同侧肺门淋巴结	同 1986 年
N2	转移至纵隔淋巴结	转移至同侧纵隔和（或）隆突下淋巴结	同 1986 年
N3	——	转移至对侧纵隔、肺门淋巴结，同侧或对侧斜角肌或锁骨上淋巴结转移	同 1986 年

表 8-7 各版本的远处转移（M）定义

	1974 年	1986 年	1997 年
Mx	——	远处转移不能评价	同 1986 年
M0	没有远处转移	同 1974 年	同 1974 年
M1	有远处转移 包括斜角肌、颈部、对侧肺门淋巴结转移	有远处转移	同 1986 年

表 8-8 肺癌 UICC TNM 分期系统的修订史

1974 年		1978 年		1987 年		1997 年	
隐性癌	TxN0M0	隐性癌	TxN0M0	隐性癌	TxN0M0	隐性癌	TxN0M0
				0 期	TisN0M0	0 期	TisN0M0
Ⅰ 期	T1N0M0	ⅠA 期	T1N0M0	Ⅰ 期	T1N0M0	ⅠA 期	T1N0M0
	T1N1M0		T2N0M0		T2N0M0	ⅠB 期	T2N0M0
	T2N0M0	ⅠB 期	T1N1M0				
Ⅱ 期	T2N1M0	Ⅱ 期	T2N1M0	Ⅱ 期	T1N1M0	ⅡA 期	T1N1M0
					T2N1M0	ⅡB 期	T2N1M0
							T3N0M0
Ⅲ 期	T3anyN/M	Ⅲ 期	T3N0-1M0	ⅢA 期	T1N2M0	ⅢA 期	T1N2M0
	N2anyT/M		anyTN2M0		T2N2M0		T2N2M0
	M1anyT/M				T3N0-2M0		T3N1-2M0
				ⅢB 期	anyTN3M0	ⅢB 期	anyTN3M0
					T4anyNM0		T4anyNM0
		Ⅳ期 anyTanyNM1		Ⅳ期 anyTanyNM1		Ⅳ期 anyTanyNM1	
主要变化		Ⅰ 期分为 ⅠA 和 ⅠB M1 定义为Ⅳ期		T1N1M0 为 Ⅱ 期 N3、T4 为 ⅢB 期		Ⅰ 期分为 ⅠA 和 ⅠB Ⅱ 期分为 ⅡA 和 ⅡB	

T3包括了异质性组合，是否所有的T3N0M0预后相似？Green和Lilenbaum对三个大型临床研究进行分析，支持T3N0~1M0应与N2分开，归于ⅡB期。但这些临床资料主要针对T3侵犯胸壁者，而T3还包括侵犯纵隔和距隆突2cm以内的主支气管以及肺上沟瘤等。Detterbeck等[12]的研究显示T3N0-1侵犯胸壁者外科切除后预后较好，但中心型T3（侵犯纵隔和主支气管）的预后与N2ⅢA期相似。即使在T3侵犯胸壁者，侵犯范围不同，预后仍存在差异。Oda等[13]对53例T3N0M0侵犯胸壁者进行分析，肿瘤侵犯壁层胸膜、软组织和破坏肋骨者5年生存率分别为39%、47%和9%，研究者认为T3N0M0伴骨破坏者应归于ⅢA期或ⅢB期。Ginsberg[14]报道肿瘤仅侵犯壁层胸膜者完全切除术后的5年生存率约为50%，其预后明显比侵犯胸内筋膜、胸壁肌肉和肋骨者好，因此肿瘤仅侵犯壁层胸膜者可归为T2，而其他更深侵犯者仍属T3，肿瘤侵犯纵隔和上沟瘤者应重新归为ⅢA期。Yokoi等[15]总结55例T3N0M0侵犯膈肌者，完全切除术后5年生存率22.6%，其中侵犯较浅者（侵及壁层胸膜及胸膜下组织者）和较深者（侵及肌层和腹膜者）的5年生存率分别为33.0%和14.3%（$P=0.036$）。研究者认为侵犯膈肌肌层和腹膜者虽然从技术上可完全切除，但大部分属不可治愈，故不适于归为T3，而应为T4。

1986年分期定义中，恶性胸腔积液指胸液经细胞学检查找到肿瘤细胞和（或）血性和渗出性的胸液。肺癌伴恶性胸腔积液者预后差。Naruke等对肺癌术后者进行回顾性分析，无胸腔积液者1 298例、非恶性积液者112例、恶性积液者48例，5年生存率分别为40%、39.2%和10.7%，而其他T4者术后的5年生存率8.4%，与48例伴恶性积液者术后生存率相似，因此1986年版TNM分类将恶性胸腔积液定义为T4。但随着对局部晚期NSCLC多学科治疗进展，化放疗联合已成为ⅢB期的标准治疗，其生存期也相应提高。而T4胸腔积液者由于疾病在胸膜腔内广泛播散，限制了治愈性放疗和（或）外科治疗的应用，其治疗原则与转移性疾病相同，即以联合化疗为标准治疗，因此将恶性胸腔积液者定义为T4不能有效地指导制定治疗策略和判断预后。最近的研究显示恶性胸腔积液者的生存期与Ⅳ期者相似。Sugiura等[16]的研究对179例ⅢB、Ⅳ期NSCLC进行生存分析，ⅢB无积液者、ⅢB伴恶性积液者和Ⅳ期者的中位生存期分别为15.3个月、7.5个月和5.5个月。ⅢB无积液者的生存期明显优于伴积液者，而后者与Ⅳ期者则无显著差异。Mountain等也得出相同的结论。这些研究表明，T4恶性胸腔积液者应该归于Ⅳ期，但或许可归为ⅣA期，而伴有远处转移者归为ⅣB期。

三、区域淋巴结（N）的划分

至今为止，共有三个版本对区域淋巴结（N）进行定义：日本肺癌协会系统（Japan Lung Cancer Society，JLCS map，Naruke-map）、美国胸科协会系统（American Throcic Society，ATS map）以及Mountain-map系统。JLCS系统主要以支气管树解剖结构、剖胸时情况和切除标本为基础，而ATS系统主要根据大体解剖结构和纵隔镜检查为基础，Mountain-map系统的定义则基于纵隔胸膜和纵隔镜检查[7]。目前广泛应用的是Mountain-map系统。与前两个系统相比，Mountain-map系统在7区（隆突下）和10区（肺门）的范围作了修改。JLCS系统中，7区定义为与隆突下相连的淋巴结，而Mountain-map系统定义为胸膜折返内所有隆突下区淋巴结，包括了JLCS系统中部分10区淋巴结。ATS的10L/10R定义为左/右支气管周围淋巴结，JLCS系统中则相当于10区（定义为肺门淋巴结）和4区（下支气管旁淋巴结），而Mountain-map系统中10区位于纵隔胸膜折返以外（10R位于右上叶支气管上缘水平以下、毗邻右主支气管和右侧支气管中间部；10L位于左上叶支气管上缘水平以下、毗邻左主支气管者）。7区淋巴结转移为N2，而10区为N1，新的划分可能对N1和N2病变的生存曲线造成影响。Asamura等[17]对180例N1者进行回顾性分析，N1无累及10区者（N1$^-$，$n=145$）、N1累及10区者（N1$^+$，$n=135$）和N2者（$n=166$）的5年生存率分别为70%、54%和37%，N1$^+$和N2之间存在显著差异，而N1$^+$和N1$^-$之间则无明显差异。但66例单个N2淋巴结转移者和N1$^+$者的生存曲线却出现重叠，这表明将胸膜折返作为N1、N2的分界线并不完全合适。

孤立性肺结节（separate tumor nodule，STN）

位于原发肿瘤同一叶内为T4，而不同叶内则为M1。ⅢB期T4为同叶内结节者的预后优于其他T4者，ⅢB期患者的预后也由于T4为同叶内结节者的存在而受到影响，因此有研究者认为同叶内结节者应归为T3。Urschel等[18]检索11项研究共包括568例T4为同叶内结节者，5年生存率为20%。其中5个研究对比同叶或同侧但不同叶的STN，结果均显示同叶内结节预后较好。1993年AJCC的TNM分期对同叶内STN者进行补充规定，采取在原发肿瘤T分类上升一级的方法，即T1升级为T2、T2升级为T3、T3升级为T4，该分类似乎更合理。Deslauriers等提出另一种分类，即同叶STN为T3，而同侧不同叶者仍为M1。但也有研究者认为同叶STN的预后与其他T4者相当。

在各分期方面，尽管1997年版的分期系统已经作了较大修改，但其中仍有部分存在争议。Ⅰ期分为ⅠA（T1N0M0）和ⅠB（T2N0M0）期，目前对于这个分类并没有争议。Mountain等[5]的报道中，病理分期为ⅠB和ⅡA期者的生存期非常接近，其5年生存率分别为57%和55%。其他的一些研究也显示术后病理分期ⅠB和ⅡA期者的生存期未存在明显差别。因此Inoue等提议把T2N0M0与T1N1M0放在同一期别中。另外一些研究也报道ⅡA和ⅡB期的生存率接近，其中的主要原因是T1N1M0者的病例数太少。最近Asamura[19]的报道中，对6 644例术后NSCLC进行生存分析，总体5年生存率52.6%，各分期的5年生存率分别为ⅠA期79.5%、ⅠB期60.1%、ⅡA期59.9%、ⅡB期42.2%、ⅢA期29.8%，其中ⅠB和ⅡA期的生存期相似，建议这两个期别可合二为一。Mountain等[5]的报道中，pT3N0M0的5年生存率38%，与pT2N1M0的39%相近，而pT3N1M0和pT1~3N2M0者分别为25%和23%，因此pT3N0M0和T2N1M0同归为ⅡB期。但目前有研究显示一些选择性T3N1M0者的生存期与T3N0M0相似，可考虑归入ⅡB期。Saito等和Inoue等的报道均表明T3N2M0者预后较差，因此提议归入ⅢB期。Grunenwal和Le Chevalier[20]提出对分期进行修改的意见：①将N2分为mN2（m: minimal）和cN2，mN2定义为临床考虑为N0-1者，但术后病理分期为N2；cN2则指治疗前分期诊断时组织学确认N2转移。②将T4分为T_1和T_2，T4-1包括肿瘤侵犯上腔静脉、左心房、隆突、气管和大血管，即在选择性病例可考虑进行切除者；T4-2包括肿瘤侵犯心脏（左心房除外）、食管、椎体、恶性胸腔积液心包积液，即不可切除者。③将Ⅲ期分为ⅢA期、ⅢB期和ⅢC期，ⅢA期包括T3N1、T1-3mN2者，ⅢB期包括T1-3cN2、$T_4$1N0-2者，ⅢC期则包括$T_4$2anyN和anyTN3者。

目前的TNM分期系统中，对于N1或N2中累计淋巴结的数量、级站，一直未被视为评价预后的因素，而在其他实体瘤如乳腺癌、胃癌和结肠癌，转移淋巴结的数目在分期中占有重要作用。另外一些影响预后的因子如血管、淋巴管和神经侵犯，以及其他分子生物学指标在分期系统中的价值也应该得到评价。

总之，国际TNM分期系统是肿瘤诊断和治疗的"国际通用语言"，1997年版本肺癌TNM分期系统已经被临床接受并得以广泛应用，但其中仍然存在一些争议，其分期方法虽不尽完美，但仍为国际统一的权威分期标准。2007年UICC和AJCC的第7版修订可能对这些争议作出回答。

第二节 小细胞肺癌的临床分期

2002年版AJCC肺癌分期引用的27 626例SCLC中，Ⅰ、Ⅱ期仅占12.38%，Ⅲ期和Ⅳ期分别占30%和58.1%，绝大部分病例在诊断时已属Ⅲ、Ⅳ期，故TNM分期系统在SCLC中的预测价值不如NSCLC重要。目前TNM分期在SCLC主要应用于极少数需要外科切除的早期病例。美国退伍军人医院的肺癌研究组（veterans administration lung cancer study group, VALG）制定了一个比较简便的二期方法：局限期（limited disease, LD）和广泛期（extensive disease, ED）[21]。局限期定义为肿瘤局限于一侧胸腔和区域淋巴结包括同侧肺门、纵隔、同侧斜角肌锁骨上和对侧肺门淋巴结，这些区域容易被包括于一个可耐受的放射野里。广泛期定义为超过局限期的病变。根据这个定义，同侧胸腔积液、左喉返神经累及、上腔静脉压迫综合征也属于局限期。显然VALG分期的目的是指导临床在制定治疗策略时选择放疗，30多年来放射治疗技术得到了巨大的发展，放疗也更广泛地应用于SCLC治疗中，但VALG

分期却一直延续下来。另外由于VALG的定义不够精确，目前临床对局限期的理解仍存在一些分歧，主要的争议包括同侧胸腔积液、对侧纵隔淋巴结转移、锁骨上淋巴结转移的归属。有的研究者认为对侧纵隔淋巴结应归为ED，但有的研究者对LD的定义更为广泛，包括了对侧纵隔和对侧锁骨上淋巴结。有的研究者将Ⅰ～Ⅲ期（除外恶性胸腔积液、心包积液者）定义为局限期。对侧胸腔积液归为ED，但同侧胸腔积液的分期仍存在争议，有些研究者把同侧胸腔积液、同侧锁骨上淋巴结转移归为ED。SWOG的回顾性分析显示仅有同侧胸腔积液而无明显全身转移者的生存期与局限期SCLC相似。1989年IASLC的分期共识中，LD包括肺门、同侧对侧纵隔、同侧对侧锁骨上淋巴结区，同时也包括同侧胸腔积液（细胞学阳性或阴性）者，即TNM分期中的ⅠA～ⅢB期[23]。其分期的主要依据是对侧锁骨上淋巴结转移和同侧胸腔积液者的预后优于有远处转移者，与其他局限期者的预后相似。Micke等[24]对VALG和IASLC系统的LD期定义标准进行研究，VALG分期系统中，LD和ED期的中位生存期分别为358天和253天（$P=0.011$），IASLC分期则显示LD和ED的中位生存期分别为375天和208天（$P<0.001$）。VALG定义为ED、IASLC定义为LD者的中位生存期为291天，与VALG分期为LD者的差异无显著意义（$P=0.422$）。VALG定义为ED、IASLC定义为LD者的生存期则优于IASLC定义为ED者（$P=0.050$）。COX回归多因素分析显示IASLC分期为独立的预后影响因子。

NCCN肿瘤临床指南中局限期包括了对侧纵隔淋巴结、同侧锁骨上淋巴结，而对侧肺门淋巴结、对侧锁骨上淋巴结、恶性心包积液和恶性胸腔积液则归于广泛期[25]。目前国内临床应用的局限期定义为：病变局限于一侧胸腔、纵隔、前斜角肌及锁骨上淋巴结，但不能有明显的上腔静脉压迫、声带麻痹和胸腔积液[26]。

参考文献

1. AJCC. *Cancer stage manual*. 6th ed. New York: Springer-Verlag, 2002
2. LH Sobin, CH Wittekind. *UICC TNM Classification of Malignant Tumours*. 6th ed. New York: Wiley-Liss, 2002
3. Mountain CF, Dresler CM. Regional lymph node classification for lung cancer stage. *Chest*, 1997, 111(6): 1718-1723
4. CH Wittekind, Henderson DE, Hutter RVP, Sobin LH. *UICC TNM Supplement*. 2nd Edition. A Commentary on Uniform Use. New York: Wiley-Liss, 2002
5. Mountain CF. Revisions in the international system for staging lung cancer. *Chest*, 1997, 111(6): 1710-1717
6. Movsas B, Langer CJ, Golgberg M. *Controversies in Iung cancer: amultidisciplinary approach*. New York: Marcel Dekker, 2001. 1-6
7. Watanabe Y. TNM classification for lung cancer. *Ann Thorac Cardiovasc Surg*, 2003, 9(6):343-350
8. Carbone E, Asamura H, Kondo H, et al. T2 tumor larger than five centimeters in diameter can be upgraded to T3 in non-small cell lung cancer. *J Thorac Cardiovasc Surg*, 2001, 122: 907-912
9. Ronchogenic Carcinoma Cooperative Group of the Spanish Society of Pneumology and Thoracic Surgery (GCCB-S). Clinical tumor size and prognosis in lung cancer. *Eur Respir J*, 1999, 14: 812-816
10. Padilla J, Calvo V, Penalver JC, et al. Survival and risk model for stage IB non-small cell lung cancer. *Lung Cancer*, 2002, 36: 43-48
11. Iwasaki A, Shirakusa T, Enatsu S, et al. Is T2 non-small cell lung cancer located in left lower lobe appropriate to upstage? Interactive CardioVascular and Thoracic Surgery, 2005, 4(2): 126-129
12. Detterbeck FC, Socinski MA. IIB or not IIB: the current question in staging non-small cell lung cancer. *Chest*, 1997, 112:229-234
13. Oda M, Knamori T, Marukawa Y, et al. Evaluation of new TNM classification for lung cancer, especially T3N0M0, stage IIIA, stage IIB, and pm. *Kyobu Geka*, 2000, 53: 905-909
14. Ginsberg R. Continuing controversies in staging NSCLC: an analysis of the revised 1997 staging system. *Oncology*, 1998, 12 (Suppl 2):51-54
15. Yokoi K, Tsuchiya R, Mori T, et al. Results of

surgical treatment of lung cancer involving diaphragm. *J Thorac Cardiovasc Surg*, 2000, 120: 799-805

16. Sugiura S, Ando Y, Minami H, *et al*. Prognostic value of pleura effusion in patients with non-small cell lung cancer. *Clin Cancer Res*, 1997, 3:47-50

17. Asamura H, Nakayama H, Kondo H, *et al*. Where is the boundary between N1 and N2 stations in lung cancer? *Ann Thorac Surg*, 2000, 70: 1839-1846

18. Urschel JD, Urschel DM, Anderson TM, *et al*. Prognostic implications of pulmonary satellite nodules: are 1997 staging revisions appropriate? *Lung Cancer*, 1998, 21(1): 83-87

19. Asamura H. The IASLC staging project: A surgeon's perspective. *Lung Cancer*, 2005, 49 (3):S9

20. Grunenwald D, Le Chevalier T. Stage IIIA category of non-small cell lung cancer: a new proposal. *J Ntl Cancer Inst*, 1997, 89(1): 88-89

21. Zelen M. Keynote. Address on biostatistics and data retrieval.*Cancer Chemother Rep*, 1973; 4:31-42

22. Livingston RB, McCracken JD, Trauth CJ, et al. Isolated pleural effusion in small cell lung carcinoma: favorable prognosis. A review of the Southwest Oncology Group experience. Chest, 1982, 81: 208-211

23. Stahel RA, Ginsberg R, Havemann K, *et al*. Staging and prognostic factors in small cell lung cancer; a consensus report. *Lung Cancer*, 1989, 5: 119-126

24. Micke P, Faldum A, Metz T, *et al*. Staging small cell lung cancer: Veterans Administration Lung Study Group versus International Association for the Study of Lung Cancer: what limits limited disease? *Lung Cancer,* 2002, 37: 271-276

25. National Comprehensive Cancer Network (NCCN) Clinical Practice Guideline in Oncology: Small Cell Lung Cancer Version 1, 2007

26. 孙燕, 周际昌, 主编. 临床肿瘤内科手册. 第 4 版. 北京: 人民卫生出版社, 2003. 264-287

第九章 肺癌手术治疗

王欣 吴一龙

肺癌的外科治疗开始于19世纪末，1895年Macewen采用非解剖性方法，先把肿瘤外置，再把壁层胸膜和脏层胸膜缝合在一起，然后把肿瘤烧灼切除。Macewen用这种热凝固法分期完成了世界上第一例全肺切除术，也开始了人类用外科方法治疗肺癌的历史。1908年，德国医生Sauerbruch首次采用肺叶切除方法治疗肺癌。1912年，Davis报告了经肺门结扎血管的肺叶切除方法，但患者在术后第8天死于脓胸。水封瓶胸膜腔引流的出现和X线技术的提高使胸外科步入快速发展时代。1929年Brunn描述了一期肺叶切除术，接着Allan和Smith描述了二期肺叶切除术，但到1931年全世界只有6例肺癌通过外科切除治疗成功的报道。1933年Graham和Singer报道了历史上首例左全肺切除术治疗肺癌，患者术后生存29年。与此同时，Rienhoff发展了肺门三条血管分别结扎、主支气管缝合的技术，从而建立了肺切除的现代技术。1939年Churchill描述了血管和支气管分别处理的肺叶切除和肺段切除。1946年，Allison首次提出了连同纵隔淋巴结整块切除的根治性全肺切除术，在随后的10年中，全肺切除术成了非小细胞肺癌的标准治疗。但随着时间的推移，这一概念受到挑战，外科技术的提高以及解剖肺门的肺叶切除术变得可行，X线技术的进步发现了更早期和外周的病灶，慢性阻塞性肺病的患者不能耐受全肺切除，这些因素促使了全肺切除术向次广泛切除手术的转变，1948年Nenhof Overholt在比较了全肺切除和肺叶切除的治疗效果后，认为对于病变局限于肺叶内的肺癌，肺叶切除的效果优于全肺切除。随后，有人又对肺段切除和楔形切除对肺癌的治疗作用进行了深入探讨。美国肺癌研究协作组通过多年的回顾性研究，发现即使是对T1N0的部分早期肺癌，采用肺段切除和楔形切除，术后复发的风险也是肺叶切除的3倍以上，并认为肺叶切除是最佳的肺癌外科治疗中切除范围最小的基本术式，这样肺叶切除术顺应潮流逐渐成为早期肺癌的标准治疗模式[1]。

1947年Thomas进行了第1例支气管袖状切除术，切除了位于右主支气管内的腺瘤。1952年Allison进行了第1例治疗肺癌的支气管袖状切除术。1955年Paulson和Shaw最先提出了支气管成形术这一术语，并报道了16例患者的治疗结果，其中包括7例支气管肺癌。随后Johnston和Jones、Paulson和Shaw分别报道了支气管袖状切除术和肺叶切除治疗支气管肺癌的长期结果。1954年Allison讨论了血管成形术，1967年Wurning描述了肺动脉切线切除。随后联合支气管血管成形术的报道陆续出现，1971年Pichlmaier和Spelsberg报道了支气管血管成形术获得成功，1985年

Toomes 和 Vogt-Moykopf[2]首先描述了肺叶移行，在完成了上中叶切除后，把下叶移行到上叶位置。

1959 年 Chamberlain 提出了"扩大切除"（extended resection）一词以区别于"标准切除"（心包外全肺切除术和肺叶切除术），主要针对肿瘤侵犯胸壁、纵隔或膈肌等结构时，为达到完全切除（complete resection）目的而采用的手术方式，包括胸壁切除、肺上沟瘤切除、隆突切除、袖状全肺切除、上腔静脉部分切除或置换、气管支气管血管成形术等。

在过去的70年里，可切除非小细胞肺癌的总生存率并没有较大的提高。累计5年生存率从20世纪60年代的23%提高到90年代的40%左右[3]。但这一提高并非由于外科技术的改进，而是由于更准确的术前评估和手术适应证的正确选择。自20世纪60年代开始手术死亡率显著降低，当时肺切除的手术死亡率在10%～25%，80年代初期降至4%，1994年降至略高于1%。尽管有这些进步，肺癌与其他实体瘤相比仍然是最致命的恶性肿瘤，外科切除对局限的非小细胞肺癌仍然是最好的治疗选择。

第一节 肺癌的外科诊断与分期

一、肺癌的术前分期

肺癌的诊断除了从询问病史和体格检查获得临床线索外，影像学是主要的诊断措施，尤其是对无特殊症状和体征的早期患者。X线胸片是最常用和最经济的检查方法。系列胸片的对比是区别良恶性疾病的一种简单而有效的方法，所以又有"一张旧X线片始终是好X线片"一说。病灶间隔2年无变化往往是良性病变的特征。但X线胸片在诊断纵隔淋巴结上有极大的局限性。目前用于临床分期的影像学手段主要包括CT、MRI以及近年出现的PET和CT/PET。CT通常以淋巴结的短径>1cm来判断有无转移。在一项包括4 793例可评价的肺癌患者中，CT对肺癌纵隔分期的诊断敏感性为0.60（95%CI0.51～0.68），特异性为0.81（95%CI0.74～0.86），总的阳性预测值53%（范围26%～100%），总的阴性预测值82%（范围63%～85%）[4]。一般情况下MRI并不优于CT，因此，除了脑转移或某些特殊的要求外，胸部检查一般不主张将MRI作为常规使用。

PET（positron emission tomography）借助正常细胞和肺癌细胞对^{18}F-脱氧葡萄糖的不同生物代谢活动的差异进行肺癌的诊断和分期，准确性较高[5]。在一项包括1 111例可评价的肺癌患者中，PET对肺癌纵隔分期的诊断敏感性为0.85（95%CI0.79～0.89），特异性为0.88（95% CI 0.82～0.92），总的阳性预测值78%（范围40%～100%），总的阴性预测值93%（范围75%～100%）[4]。PET的假阳性见于炎症、结核或真菌感染，假阴性见于<5mm的肺癌、细支气管肺泡癌或糖尿病等。

美国外科学院肿瘤组主持的 Z0050 临床随机对照试验，入组了303例可手术的非小细胞肺癌，使用PET进行再分期。结果发现，PET在发现N1和N2、N3上比CT的敏感性和特异性均要好，使1/5的患者避免了不必要的开胸探查（表9-1）。

表 9-1　Z0050研究中PET和CT诊断纵隔淋巴结（N2/N3）的正确性

	敏感性(%)	特异性(%)	阴性预测值(%)	阳性预测值(%)
PET	61	84	87	56
CT	37	91	81	58

显然，PET的阳性预测值仍不令人满意，因此，对于PET显示的孤立性病变，仍需活组织检查，以病理学为最后诊断[6]。

为了进一步提高分期的准确性，达到病理分期水平，术前有创分期手段正备受重视并广泛应用。手术前分期主要通过纵隔镜进行，敏感度和特异度分别能达到90%和100%，阴性预测值大于90%，是目前手术前分期最准确的手段。另外经支气管穿刺细胞学和经食管超声引导穿刺细胞学或者胸腔镜技术有时也被采用。尽管有些外科医师认为"反正都要做手术"而不重视组织学或细胞学证据，但术前明确的组织学诊断能够指导对病变的进一步评估，能让手术医师与患者及其亲属明确地讨论手术方案的选择和制定，评价手术价值与风险的比例（benefit/risk），并且客观地预计疗效和预后，一般而言，出于诊断和治疗目的可以酌情选择肺段切除或肺叶切除，但缺乏病理诊断的全肺切除是不可取的。近年来电视辅助胸腔镜在肺癌的诊断上得到了广泛应用，不仅提高了诊断的准确性，而且能让外科医生直接观察胸膜腔、肺和纵隔。

目前国际上广泛应用的肺癌TNM分期为Moutain提出的97分期[7]，见表9-2。

表9-2 肺癌国际分期

分期		TNM
隐匿性癌		TXN0M0
0		TisN0M0
Ⅰ	ⅠA	T1N0M0
	ⅠB	T2N0M0
Ⅱ	ⅡA	T1N1M0
	ⅡB	T2N1M0
		T3N0M0
Ⅲ	ⅢA	T3N1M0
		T1N2M0
		T2N2M0
		T3N2M0
	ⅢB	T4N0M0
		T4N1M0
		T4N2M0
		T1N3M0
		T2N3M0
		T3N3M0
		T4N3M0
Ⅳ		任何T任何N，M1

二、肺癌的手术中分期——系统性纵隔淋巴结取样和系统性纵隔淋巴结清扫术

手术中纵隔淋巴结分期应视为肺癌外科手术的组成部分。病理分期的结果完全取决于手术中所获得的淋巴结标本，因此外科医生必须准确地辨认淋巴结的位置并标记所获得的淋巴结标本。目前对纵隔淋巴结的外科处理有两种方式：①纵隔淋巴结采样（mediastinal lymph node sampling，MLS）是指常规对指定位置的纵隔淋巴结进行系统的取样活组织检查。②系统性纵隔淋巴结清扫术（systematic node dissection，SND）是指对纵隔淋巴结及其周围组织进行连续整块切除。

尽管对纵隔淋巴结清扫术能否提高患者生存率仍然存在不同看法，但越来越多的证据支持肺癌的手术应常规进行系统性纵隔淋巴结清扫术。这样不但提高了分期准确性，同时也提高了长期生存率。

吴一龙等[8]研究了肺癌术前CTNM分期和术后PTNM分期的一致性。CTNM分期的主要诊断手段为CT扫描，PTNM的分期手段则分为两组，一组采用的是纵隔淋巴结采样术，一组为纵隔淋巴结清扫术。结果发现，纵隔淋巴结采样术与CTNM分期的一致性为60%，而在纵隔淋巴结清扫的条件下，两者的一致性仅有45%，换句话说，采用纵隔淋巴结采样术，40%的患者术前分期是不准确的，而采用纵隔淋巴结清扫术，分期不准确的比例升高到55%（$P<0.05$）。影响CTNM和PTNM分期不一致的因素，主要在于对淋巴结的判断上，TNM中N的因素占了78%。在55%分期不一致的病人中，43%表现为分期升高，12%表现为分期下降。也就是说，利用目前常规影像学诊断方法甚至是术中的纵隔淋巴结采样术，往往低估了肺癌患者的分期。Izbicki等[9]报道有关纵隔淋巴结采样术与纵隔淋巴结清扫术的前瞻性随机对照研究，182例可手术的非小细胞肺癌随机分为纵隔淋巴结采样或系统性纵隔淋巴结清扫术，结果显示两组病例N1或N2的比例无显著性差异，但系统性纵隔淋巴结清扫术发现更多水平的N2病变，有助于识别高危患者。

当然也有部分早期研究认为纵隔淋巴结采样能够达到与系统性纵隔淋巴结清扫术同样的分期准确性[10]，但其证据强度不如上述的随机对照研究。

三、淋巴结取样和清扫的技术要点

（一）右胸纵隔淋巴结清扫术

采用后外侧切口或保留胸壁肌肉的直切口经第Ⅴ肋间进胸。一般在完成肺切除后开始清扫淋巴结，必要时也可在肺切除之前。麻醉用双腔气管导管插管或支气管阻断气囊使肺组织萎陷后，可以使纵隔淋巴结的清扫更方便。将右肺向前下方牵拉，暴露右上纵隔，其边界为气管、上

腔静脉和奇静脉。可见膈神经行于上腔静脉前方。透过纵隔胸膜可以看到迷走神经横过上纵隔。在奇静脉上方、气管和上腔静脉之间打开纵隔胸膜至无名动脉水平，向两侧提起纵隔胸膜切缘，沿气管表面分离从奇静脉到无名动脉之间的气管前淋巴脂肪组织。沿上腔静脉后缘分离奇静脉以上到无名动脉之间的淋巴脂肪组织。偶尔可以看到从纵隔脂肪组织直接汇入到上腔静脉的小血管，应将其结扎防止出血。

用淋巴结钳或圈钳夹住并提起纵隔脂肪组织，将气管前方、上腔静脉后方、奇静脉下方到左无名静脉近端下方的纵隔淋巴脂肪组织一起清扫。必要时可放置非磁性金属夹标记（避免以后的CT扫描伪影）。主动脉弓上缘到左无名静脉之间的淋巴结标记为上气管旁（2站）淋巴结。主动脉弓上缘到奇静脉之间的淋巴结标记为下气管旁（4站）上组淋巴结。

用静脉钩提起奇静脉，清扫奇静脉到右上叶支气管开口之间的淋巴结，标记为下气管旁（4站）下组淋巴结，注意不要误伤右肺动脉。

继续清扫气管后方位于食管和气管膜部之间的气管后（3P站）组淋巴结。清扫上腔静脉前方和内侧、位于奇静脉汇入水平的淋巴结，标记为血管前（3A）组淋巴结（图9-1）。

右肺门（10站）淋巴结位于右中间支气管前方到胸膜返折处（图9-2）。叶间（11站）淋巴结位于Borrie淋巴池，将肺拉向前方可将其清扫。因为前面即为肺动脉，因此必须直视下解剖。叶（12站）淋巴结位于叶支气管开口远端，连同肺叶标本一起切除。

将肺拉向前方可暴露隆突下（7站）淋巴结。打开该区纵隔胸膜并提起切缘，暴露食管并将食管拉向后方，将隆突下淋巴结向前分离，发现小血管则结扎或电凝。用淋巴结钳或圈钳夹住隆突下淋巴脂肪组织并提离心包，在切断与左、右主支气管的附着之前应先钳夹，因为这些淋巴结的供应血管包括行于气管前方的血管从隆突进入淋巴结，一旦切断容易回缩，很难再找到。

肺韧带（9站）淋巴结位于下肺韧带很容易辨认，可用圈嵌夹住，用电刀或剪刀切除。食管旁淋巴结（8站）有时也可看到，切除较容易。

（二）左胸纵隔淋巴结清扫术

经第5肋间开胸可以很好地暴露主动脉、肺动脉（5站）淋巴结和隆突下（7站）淋巴结。将肺拉向下方，在膈神经和迷走神经之间切开纵隔胸膜，从主动脉肺动脉窗向主动脉弓上方延伸。动脉韧带很容易被触及但不一定能够直接看到。提起靠近膈神经一侧的纵隔胸膜，暴露主动脉旁（6站）淋巴结，连同周围脂肪组织一起清扫。该区域的清扫建议采用钝性分离，小血管最好用血管夹或丝线结扎，以免电刀损伤附近的神经。一定要注意辨认膈神经，以免造成医源性膈肌麻痹。将纵隔胸膜的后切缘提向后方，钝性分离并清扫动脉韧带后方的淋巴脂肪组织。为防止发生声带麻痹，要保护好喉返神经和迷走神经近端。

将肺拉向前方暴露隆突下淋巴结（7站）。在

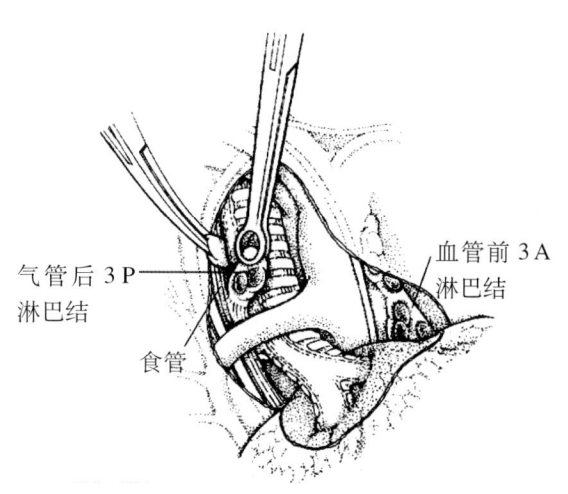

图9-1　气管后和血管前纵隔淋巴结

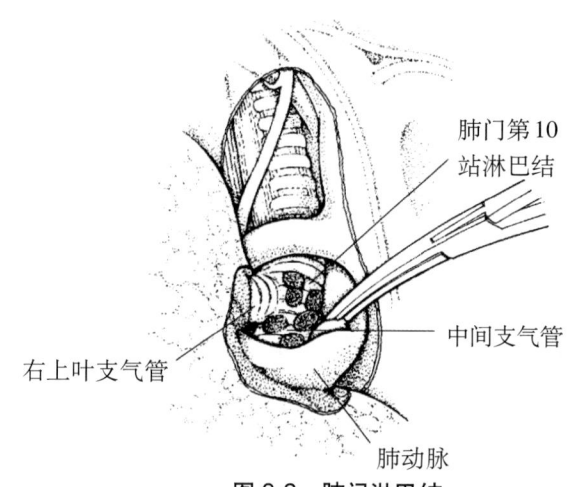

图9-2　肺门淋巴结

左主支气管水平，与主动脉平行切开纵隔胸膜。用圈钳夹住淋巴结，在切除淋巴结前用血管夹或丝线结扎小血管。隆突部位常有一条小血管进入淋巴结，应注意结扎以免术后出血。

将肺向前牵拉暴露11站叶间淋巴结，肺动脉在此处靠前应注意保护。12站淋巴结位于叶支气管开口远端。下肺韧带淋巴结（9站）位于该下肺韧带结构内，用电刀或剪刀切除。应注意避免损伤食管。

清扫术后各个水平的淋巴结应分开标记，然后送病理检查，以保证手术中分期的准确性[11]。

四、纵隔淋巴结清扫术的合并症

有关系统性纵隔淋巴结清扫术增加手术的并发症问题，Bollen等[10]比较了155例非小细胞肺癌手术后的合并症，其中无纵隔淋巴结清扫或采样70例，系统性纵隔淋巴结清扫术65例，纵隔淋巴结采样20例。术中出血三组无显著性差异。系统性纵隔淋巴结清扫术组，3例喉返神经损伤，2例乳糜胸，1例再次开胸止血，但出血原因与淋巴结清扫术无关。2例支气管残端瘘发生在无纵隔淋巴结清扫或采样组。Izbicki等[9]纵隔淋巴结采样与清扫的前瞻性随机对照研究182例，纵隔淋巴结清扫术增加手术时间约20min，但出血量、死亡率和再次开胸两组无显著性差异。每组都有1例乳糜胸；喉返神经损伤6例在纵隔淋巴结采样组，5例在纵隔淋巴结清扫组；胸管拔除时间和住院时间两组均无差异。

第二节 I期和II期（非T3N0）非小细胞肺癌的外科治疗

一、肿瘤外科治疗原则

非小细胞肺癌外科切除的目的，是完全切除原发肿瘤，肉眼无肿瘤残留并取得镜下无瘤的边界。这种情况称为肺癌的完全性切除（complete resection）。手术切除是早期非小细胞肺癌的主要治疗手段，而是否达到完全切除是决定预后的主要因素。不完全切除（incomplete resection）几乎不能给患者生存带来好处，因此只有肿瘤能够完全切除的患者才适合择期手术治疗，这包括T1-4N0-1和选择性的N2病变。

在外科手术过程中必须遵循无瘤原则，以达到完全性切除，并完成最终的TNM分期。其基本原则包括：

1. 肿瘤及其肺内的淋巴引流通道应尽可能一同切除。
2. 肿瘤必须完整切除，应避免横断肿瘤和防止癌细胞溢出。
3. 受侵的邻近结构应连同肿瘤整块（Enblock）切除并取得无瘤的手术边界。
4. 所有患者必须进行同侧纵隔淋巴结的系统性清扫（systematic node dissection）。

二、I期非小细胞肺癌（T1-2N0）

按照Mountain[7]1997年修订的国际肺癌分期，I期非小细胞肺癌是指原发肿瘤没有累及胸壁、膈肌、纵隔胸膜和心包，肿瘤侵及主支气管但距隆突2cm以上，没有引起全肺不张或阻塞性炎症，没有肺内卫星结节，没有恶性胸腔积液。其最大特点是没有肺门和纵隔淋巴结的转移。I期非小细胞肺癌进一步分为IA（T1N0M0）和IB（T2N0M0），T1定义为肿瘤最大径≤3cm，周围被肺实质或脏层胸膜包绕，肿瘤没有累及主支气管，T2定义为以下任何一点：肿瘤最大径＞3cm，或累及主支气管但距隆突≥2cm，或累及脏层胸膜，或扩展到肺门的肺不张或阻塞性炎症，但不累及全肺。

中山医科大学肿瘤医院连续1 757例肺癌手术病例[12]，I期（N0）非小细胞肺癌428例，占24.4%，其中T1N0M0（IA）25例，占1.4%，T2N0M0（IB）403例，占22.9%。Mountain[7]报告5 319例肺癌，I期（N0）非小细胞肺癌1 060例，占19.9%，其中T1N0M0（IA）511例，占9.6%，T2N0M0（IB）549例，占10.3%。

外科治疗是该期肺癌治疗的首选手段。肺叶切除术是该期外科治疗的标准术式。对高龄或肺功能受损患者，有的外科医生主张采用局限性切除。袖状肺叶切除术在特定情形下能够代替全肺切除术，达到既完全切除肿瘤又保存患者肺组织的目的，该期肺癌较少采用全肺切除术。

这一期肺癌的外科治疗疗效较满意。国内报道5年生存率55.9%，其中IA期高达91.7%，IB

期为54.2%[12]，Mountain借以97分期的大宗病例为>60%[7]。来自Mayo Clinic的报道（2005）[13]，5 628例中IA期肺癌的5年生存率达66%；IB期53%。预后因素分析显示，T分期（T1 vs T2）、手术时患者的年龄（<70 vs ≥70）、性别和手术方式（局限性切除和肺叶切除vs全肺切除）是决定预后的因素，但与组织学类型无关。Thomas和Rubinstein[14]回顾了LCSG（The North American Lung Cancer Study Group）907例T1N0患者，中位生存期为8年，中位复发时间包括第二原发癌为7.5年。最常见的转移部位依次为脑、骨和纵隔。复发率随时间递减而第二原发癌发生率随时间增加。如何防止和及时发现复发和第二原发癌是临床医生所面临的问题。

在这一期肺癌中，有时会采用肺的局限性切除。其原因大致可分为两大类：①患者肺功能受损不能耐受标准肺叶切除术（妥协性手术）；②外科医生认为局限性切除对早期小病灶已经足够（意向性手术）。局限性切除包括肺段切除、楔型切除、精确的电切除（precision-cautery dissection）和电视胸腔镜下局限性切除。其疗效报道见表9-3[15]。

表9-3　不同性质肺癌局限性切除的长期生存率

妥协性手术			意向性手术		
作者（年）	病人数	5年生存率（%）	作者（年）	病人数	5年生存率（%）
Bennett（1979）	31（段切除）	36	Read（1990）	113	85
Hoffman（1980）	33（楔形）	25	Pastorino（1991）	61	55
Kntschera（1984）	57	23	Kodama（1997）	63	93
Errett（1985）	100（楔形）	69			
Miller（1987）	32	31			

有3篇文献对局限性切除的疗效评价有参考价值。一篇是Warren等173例I期非小细胞肺癌的回顾性研究[16]，其中肺叶切除105例，肺段切除68例。局部复发率肺叶切除4.9%，肺段切除22.7%；5年生存率肺叶切除63%，肺段切除45%（$P<0.035$）。另一篇是LCSG 1995年发表的247例T1N0非小细胞肺癌的前瞻性对照研究[11]，其中肺叶切除125例，肺段切除82例，楔形切除40例。局部复发率肺叶切除5%，局限性切除17%，复发率后者是前者的2.4倍（$P=0.016$）。局限性切除组总的死亡率增加30%，肿瘤死亡率增加50%，而且没有显示出远期（12~18个月）肺功能优势和围手术期合并症的减少。5年生存率肺叶切除组优于局限性切除组，但未能达到统计学显著性差异（$P=0.062$）。最强的证据来自2005年发表在Cochran的系统评估[17]：局限性切除比肺叶切除增加了I期NSCLC的术后局部复发率。

Macchiarini[18]在完全切除的T1N0非小细胞肺癌多因素分析中指出，肿瘤大小与预后无明显相关，血管侵犯和有丝分裂指数是重要的预后指标。Ishida[19]报道≤3cm（T1）的非小细胞肺癌221例，5年生存率随肿瘤大小的增加而减少，原因归咎于淋巴结的隐性转移，肿瘤≤1.0cm，淋巴结转移率为零；肿瘤1.1~2.0cm，N1占5%，N2占12%；肿瘤2.1~3.0cm，N1占12%，N2占25%。在63例区域淋巴结转移的患者中，28.6%出现跳跃转移（skipping metastasis）。因而为了达到完全切除的目的，肺叶切除术及淋巴结的系统清扫应作为I期非小细胞肺癌外科治疗的标准术式。

关于这一期非小细胞肺癌是否需要进行完全纵隔淋巴结清扫存在争论，但越来越多的证据认为系统性淋巴结清扫术能提高这一期非小细胞肺癌的长期生存率。吴一龙等[20]的研究显示，I期非小细胞肺癌淋巴清扫组的5年生存率82.2%，高于采样组的57.5%（$P=0.023\,4$）。Manser的系统评价包括了1 910例早期肺癌病例，系统性淋巴结清扫与采样术相比的危害比HR=0.78（95% CI 0.65~0.93，$P=0.005$）[17]。目前American College of Surgeons Oncology Group（ACOSOG）已完成一项I期和II期肺癌淋巴结采样术与系统性淋巴结清扫术疗效比较的前瞻性随机对照研究，结果尚未公布。

三、Ⅱ期（非 T3N0）非小细胞肺癌

该期肺癌的特点是肺内或肺门淋巴结发生转移但不累及纵隔淋巴结，外科疗效较Ⅰ期显著降低，总生存率40%～60%[7, 11]。中山医科大学肿瘤医院连续1 757例肺癌手术病例[11]，Ⅱ期（N1）非小细胞肺癌419例，占23.8%，其中T1N1M0（ⅡA）2例，占0.1%，T2N1M0（ⅡB）138例，占7.9%。Mountain[7]报告5 319例肺癌，Ⅱ期（N1）非小细胞肺癌451例，占8.4%，其中T1N1M0（ⅡA）76例，占1.4%，T2N1M0（ⅡB）288例，占5.4%。修订后的1997国际肺癌分期将T3N0M0归入ⅡB期。

为了达到完全切除的目的，该期非小细胞肺癌患者全肺切除术的比例明显增加。Martini[21]报道，25%的Ⅱ期（N1）肺癌需要全肺切除是因为原发肿瘤的位置、大小或者是肺门淋巴结受累。在一些情况下，支气管成形术能够取代全肺切除术。当淋巴结累及支气管或邻近的肺动脉时，支气管袖状肺叶切除或加上肺动脉的袖状切除不但能够完全切除肿瘤，而且还可保存肺组织。许多文献显示支气管成形术的疗效与全肺切除的疗效一致[22, 23]。如果右下肺叶肿瘤累及位于中叶开口的淋巴结或者上下叶的肿瘤侵犯中叶，往往需要双肺叶切除。对叶间淋巴结（interlobar lymph node）发生转移的患者，许多外科医生采用全肺切除术，目的是防止肿瘤残留在肺内。但也有一些外科医生为了保护患者的肺功能以及减少手术死亡率和合并症，如果病灶允许，主张采用支气管成形术。手术应保证无肿瘤残留，是否完全切除与预后有直接的关系。术中手术切缘的冰冻切片（如支气管切缘或肿瘤跨叶侵犯的切缘）有助于防止肿瘤残留，一旦报告阳性，应及时扩大切除范围。

这一期的病变尤其是肺门淋巴结受累时应进行纵隔淋巴结的清扫，因为该期肺癌纵隔淋巴结的隐性转移率达25%。Martini[24]认为与淋巴结采样术相比系统性纵隔淋巴结清扫术提高了完全切除的机会，极少发生并发症，手术时间只增加20～30min。Keller[25]报道了东部肿瘤协作组（ECOG, Eastern Cooperative Oncology Group）的非随机研究，淋巴结采样术与系统性纵隔淋巴结清扫术在肺癌分期中具有一样的效用，但完全纵隔淋巴结清扫术发现更多水平的N2病变，而且对Ⅱ和ⅢA期右肺癌有提高生存率的价值。Izbicki[26]的前瞻性随机对照研究显示，对N1或单一水平受累的N2病变，纵隔淋巴结清扫术提高无复发生存率（relapse-free survival），但对总生存率无影响。吴一龙等[17, 20]的研究则肯定了纵隔淋巴结清扫术对总生存率的积极作用。

这一期非小细胞肺癌由于肺门淋巴结受累，预后明显较Ⅰ期差，说明淋巴结受累是影响预后的最主要因素。Izbicki等报道[27]，生存率不仅与肺门淋巴结转移有关，而且与淋巴结受累的数目也有关系。随着肺癌分子生物学研究的深入，一些肿瘤标记物如Ras癌基因、Her-2/neu、p53等对预后的预测作用也受到关注[28]，其临床应用价值有待进一步的研究。

四、几个特殊问题的讨论

（一）孤立性肺部结节

孤立性肺部结节（solitary pulmonary nodule）通常定义为<3cm肺实质内孤立的圆形或卵圆形结节，不伴有支气管阻塞。大多数患者无症状，经常在体格检查时发现。其诊断和治疗常使临床医生进退两难。详细的病史询问包括吸烟史和既往肿瘤史以及系统的体格检查能给诊断提供线索。应该强调对比既往的X线胸片，如果病灶间隔2年无变化常提示良性病变。CT和PET对鉴别良恶性疾病极具价值，致密的结节、爆米花样或薄片状钙化灶是良性病变的影像特征。PET的SUV>7常提示恶性病变，但对细支气管肺泡癌的诊断较差。CT引导的经皮穿刺或经支气管穿刺能够取得组织学或细胞学的证据。如果诊断仍有疑问，可进行开胸或者是胸腔镜下的活检，必要时还可行楔形切除、肺段切除甚至肺叶切除以达到诊断和治疗的目的。

（二）隐性肺癌

隐性肺癌（occult lung cancer）是指X线胸片无异常但痰细胞学阳性的肺癌，所占比例不到所有肺癌的1%[29]。患者通常在普查中发现，或者是有血痰但无异常X线表现而在痰中查出鳞癌细胞。治疗前应该彻底检查呼吸道和消化道，1/3的患者实际上患有头颈癌。完成头颈检查后应行纤

维支气管镜仔细检查近端和远端气道，如果有病灶应行活组织检查。如果支气管内无肿物，应行段支气管冲洗和刷检。新近的技术可以帮助检测隐性肺癌，这些技术包括薄层CT增强扫描、荧光支气管镜检测非典型性增生（dysplasia）和早期肺癌[30]。据报道这些技术比常规纤维支气管镜多检出50%的早期肿瘤。除原位癌或者微小的浅表浸润癌（<1cm^2）可考虑用光动力学治疗外，隐性肺癌首选外科治疗，这种情形通常适合采用保留肺实质的支气管成形技术，因为肿瘤经常发生在大的气道。隐性肺癌外科切除的长期生存报道接近100%，尽管复发很少见，但是45%的病人会在呼吸道或消化道出现新的原发癌，所以术后应进行内窥镜的追踪复查。

（三）第二原发癌（second primary cancer）

肺癌切除术后大约每年有1%出现第二原发癌的危险，尤其是早期肺癌。英国的一项研究提示[31]，1985～1999年间892例非小细胞肺癌术后51例出现第二原发性肺癌，发生率为5.7%，其中39%出现在术后第3年，15%在第5年，2%在第10年。第二原发癌的术后5年生存率38%，中位生存40个月。Feld等[32]报道390例手术切除Ⅰ或Ⅱ期非小细胞肺癌，首次复发部位13%在同侧，26%在对侧。非鳞癌的复发率几乎是鳞癌的2倍。DNA流式细胞检查和DNA指数有助于判断是复发还是新的原发癌。

80%的第二原发癌没有症状，大多数在随访中发现，从而体现了术后定期随诊的必要性。吸烟增加第二原发癌的危险性。第二原发癌的评估和治疗与首发肿瘤相似。如果病灶局限应积极手术治疗。大约1/3的第二原发癌有机会再次手术，肺功能储备是影响手术的主要原因。手术方式包括楔形切除、肺段切除、肺叶切除或残余肺切除，视患者肺功能而定。区域淋巴结取样或清扫应予考虑。

第二原发癌术后30天死亡率有所增高，术后合并症有报道超过30%，术后死亡率4.5%～9.3%，5年生存率和10年生存率分别为30%和20%。局限性切除预后较差。可能与肿瘤残余、肺功能差、高龄等因素有关，因此应权衡保存肺组织与肿瘤复发危险的关系。一些作者报道，间隔时间超过2年的第二原发癌预后较好。

（四）辅助治疗和新辅助治疗

尽管手术完全切除能使患者长期生存，但一部分患者术后还存在着复发和转移的机会。大约1/3的Ⅰ期非小细胞肺癌治疗失败，在失败模式中，绝大部分为远处转移，常见部位依次为脑、骨、同侧或对侧肺、肝和肾上腺。局部复发不到10%。80%的复发转移发生在术后2年内。Ⅱ期非小细胞肺癌术后复发或转移超过50%，同样以远处转移为主。腺癌较鳞癌更易远处转移。因此术后辅助性的全身治疗理应受到重视，尤其是淋巴结受累时。近年来的研究显示，采用第三代化疗方案的术后辅助化疗可提高完全切除术后NSCLC患者的总生存率和无疾病生存率，如采用长春瑞滨联合顺铂为辅助化疗方案的JBR10和ANITA研究，均显示第三代化疗药物可以进一步提高非小细胞肺癌完全性切除术后的长期生存率。从2005年开始，非小细胞肺癌术后辅助化疗已成为标准的治疗模式[33]。

20世纪90年代发表的2个小样本量的随机对照研究显示术前化疗可以提高ⅢA（N2）期患者的长期生存。2000年Depierre等[34]发表了第一个研究临床早期NSCLC术前化疗的多中心Ⅲ期临床试验。结果显示，术前化疗组对肺癌病人的生存期有利，特别是对没有纵隔淋巴结转移的N0～1病人，术前化疗的意义更大。这是第一个发现诱导化疗能提高早期非小细胞肺癌生存率的随机对照研究。研究提示在ⅠB期和Ⅱ期的患者更有可能从术前化疗中获益。2005年的S9900研究，再一次提示术前化疗有可能使肺癌患者获益。

（五）改良开胸手术切口的临床应用

胸部肿瘤切除术中常规使用的传统后外侧切口至少要横断胸壁两块主要肌肉——背阔肌和前锯肌。这样的大切口往往与术后切口感染、伤口疼痛以及肩部、上肢的活动功能受限有直接关系，延长患者术后住院时间和恢复时间，并且影响到患者术后的生活质量和功能状态。随着高科技影像技术的进步和外科分期的应用（如纵隔镜技术在肺癌手术前分期的应用），术前病变范围已得到充分的估计；同时麻醉管理技术（如双腔通气导管的使用）和外科工具的改进，使得对手术操作空间的要求减少，尤其对早期肺癌并非所有患者都需要大切口的手术模式。近年出现的微创外科概念包括电视辅助胸腔镜手术反映了临床医师和患者对减少手术创伤的要求，但这类手术对恶性肿瘤远期生存率的影响还有待进一步的研究来证实。实际上，根据患者病情和局部解剖知识对手术切口进行合理的设计，能够大为减轻切口的创伤程度。美国胸部肿瘤的外科治疗已经广泛采用改良的手术切口，国内学者也在这方面作了探讨和报道。

常用改良开胸手术切口的方式有：

1. 前外侧切口　患者45°侧卧位，同侧上肢固定于手术床头架上。沿第5前肋间作弧形切口，长约15cm（女性沿乳房下皱褶），内至胸骨旁2cm，外至腋前线。切开皮肤、皮下组织，切断胸大肌在肋骨上的附着纤维，外侧至前锯肌前缘，于锯齿状头之间将前锯肌纤维与胸壁分离，用拉钩将前锯肌向后外牵拉，暴露肋间肌，经4或5肋间进胸。剪断4或5肋软骨以增加切口的暴露程度，用一肋骨牵开器于肋间隙纵向牵开肋间，再用另一肋骨牵开器或自动拉钩横向牵开切口。关胸前用可吸收缝线将剪断的肋软骨对齐缝合。

2. 腋下直切口——保留胸壁肌肉的切口（muscle sparing thoracotomy），患者90°侧卧位，同侧上肢固定于手术床头架上，以腋中线与所取肋间（5或6）的交点为中点分别向上和向下各延长5cm做皮肤切口约10cm，切开皮下及筋膜组织。分别于背阔肌前缘和前锯肌后下缘将两块肌肉与胸壁作部分分离，并用拉钩将这两块肌肉分别向后和向前拉开，暴露肋间肌，经5或6肋间进胸。

3. 保留前锯肌的后外侧切口　患者90°侧卧位（同传统后外侧切口），自腋后线起沿肩胛骨下1～2cm做皮肤切口13～15cm，切开皮下组织，切断背阔肌后外部分，暴露其下的背部筋膜及前锯肌后部，切开背部筋膜，于前锯肌后缘将该肌肉与胸壁分离，暴露肋间肌，经第5或6肋间进胸。可剪断一根后肋以增加切口的暴露程度，关胸前用可吸收缝线将剪断的肋骨对齐缝合。

改良的胸部切口要求术者熟悉术野局部解剖，切口大小应合理，必须保证足够的探查和操作空间。切口长度一般为10～15cm，切口面积至少保证手术者单手进胸彻底探查。麻醉管理技术是保证手术顺利完成的重要条件，建议采用双腔通气导管气管插管，术中健侧通气，患侧肺萎陷，以腾出操作空间。手术者应佩戴头灯增加照明。手术操作要求动作轻柔，避免误伤。一旦出现大出血，应及时延长切口控制出血。我们的经验，这类切口能够顺利地完成常规的肺叶切除术和区域淋巴结的清扫。还可进行支气管成形手术和胸段食管癌的游离及其淋巴结清扫。乳房下前外侧切口尤其适用于女性，具有隐蔽切口和保护外观的优点。与传统后外侧切口相比，改良切口拆线时间和术后住院时间明显缩短，切口疼痛程度大为减轻，上肢和肩部的活动功能改善。疼痛的减轻和胸壁辅助呼吸肌的保护有利于患者术后咳痰和早期肺功能的恢复，并且提高以后的生活质量和机能状态，尤其对体力劳动者、军人、运动员等更是必要。

改良切口的不足之处主要是切口小，手术时间相对延长。对于大肿瘤（>5cm）或中心型肺癌会增加手术难度，一般不建议采用。同时对外科基本功的要求也较高，不易为初学者掌握。由于使用一些价格较贵的手术器械（止血钛夹、直线型切割器），手术费用也会相对增加。

第三节　肺癌的扩大切除

1959年Chamberlain提出肺癌的"扩大切除"（extended resection）一词，主要针对局部晚期肺癌侵犯胸壁、膈肌以及纵隔内结构包括气管、食管、大血管和心脏，试图通过外科技术达到完全切除局部肿瘤的目的。随着①对肺癌术中和术后病理生理机制的理解和认识的深入及扩展，麻醉管理技术的进步和药物的更新，监护设施的完善以及外科技术的提高；②肿瘤临床病理分期体系（TNM）的建立和修正，高清晰度影像设备的使用和分期手段准确性的提高；③对肿瘤生物学行为认识的加深；④辅助治疗手段（放、化疗）尤其是近年新辅助治疗概念的临床应用，使得外科医生能够恰当地选择病例并结合其他治疗手段，实现肿瘤的完全切除并取得较好的远期生存效益。

一、胸壁切除与重建

按照Mountain[7]1997年修订的肺癌国际分期，外周型肺癌直接侵犯壁层胸膜或肋骨或胸壁软组织定义为T3，这一类型肺癌占所有手术切除肺癌不到8%。1947年Coleman报道了5例肺癌加胸壁enbloc切除，手术死亡1例，术后随访，1例存活8年，另1例存活13年，第一次证实了手术的合理性并体现远期生存价值。随着外科技术和修复材料的改进，手术安全性和疗效进一步得到肯定，有的外科医生已经不把肺癌侵犯胸壁归入扩大切除之列。

手术前需要判断胸壁是否受累，患者的主诉往往是最可靠的提示。胸壁的不适可以从模糊的钝痛到定位确切的疼痛，出现胸壁症状的患者几乎都有不同程度的胸壁受累。偶然间也有胸壁受累但不伴有任何胸壁症状的病例，多数仅限于肋间肌或骨膜侵犯。但仍无证据显示胸壁症状与手术切除率或生存率相关。

CT在协助判断胸壁侵犯具有参考价值，尽管单纯的粘连和真正的侵犯在CT下很难鉴别。Ratto[35]在112例关于肿瘤侵犯胸壁的CT诊断标准的前瞻性研究中发现，只有胸膜外脂肪层的消失和肿瘤-胸膜接触面与肿瘤直径的比例≥0.9才能比较准确地判断肺癌的胸壁侵犯。MRI在T2相能够显示胸膜外脂肪层的破坏，但其诊断胸壁侵犯的准确性并不优于CT。

肺癌胸壁切除同样必须强调完全性切除的重要性，能否完全性切除与预后直接相关。手术达到完全切除的5年生存率文献报道大多在15%~40%之间，不完全切除的病例极少能够存活5年，即使术后辅助治疗也未能延长生存期。

在肿瘤完全切除的病例中，区域淋巴结尤其是纵隔淋巴结的状态是影响预后最重要的因素。T3N0患者，5年生存率22%~56%；T3N1患者5年生存率0~38.4%；T3N2患者，5年生存率0~15%[35]。尽管CT和PET对纵隔淋巴结的评估极有价值，但与病理诊断仍有一定的差距，其准确性仍然不能取代纵隔镜。随着近年新辅助治疗策略及纵隔镜技术在肺癌临床实践中的应用，建议对T3肿瘤术前应常规进行纵隔镜检查。N0~1患者可积极采用手术治疗；N2患者应首选新辅助治疗，是否进行手术应视新辅助治疗的疗效而定，新辅助化疗无效的N2，手术治疗与非手术治疗疗效无显著性差异；N3患者不宜手术治疗。表9-4[1]概括了近20年肺癌侵犯胸壁的外科疗效。

表9-4 侵犯胸壁的非小细胞肺癌完全切除术后的5年生存率

作者	年代	例数	死亡率（%）	总生存率（%）	5年生存率（%）		
					N0	N1	N2
Patterson	1982	30	8.5	38	45	17	0
Piehler	1982	66	15	33	54	7	7
Paone	1982	32	3.1	35	35	0	NS
McCaughan	1985	77	4	40	56	21	0
Ricci	1987	77	7.8	15	22	12	8
Allen	1991	52	3.8	26	29	11	-
Albertucci	1992	21	9.5	40	50	NS	0
Shaw	1995	55	3.4	34	44.7	38.4	0
Downey	1999	175	6	32	49	27	15
合计		585	6.8 ± 4.1	32.6 ± 8.4	42.8 ± 12.1	14.6 ± 12.2	4.3

注：NS：未提及；-：没有病例

手术的目的是完全切除肿瘤包括受累的胸壁和区域淋巴结，同时通过缺损胸壁的修复而维持正常的呼吸生理功能。除了肿瘤侵犯胸廓入口或胸骨需要另设计手术切口外，大部分情况下都可选择标准的后外侧切口，应选择远离肿瘤边缘的肋间进胸，伸手探查清楚胸壁受累范围后才开始进行胸壁的切除，这样既可避免术中切破肿瘤导致癌细胞的溢出，也可避免胸壁修复时修复材料直接置于切口之下。胸壁的切除范围至少应包括受累肋骨或肋间软组织上下各一肋及相应的肋间肌，侧缘应在3~5cm以上。术中必须采用快速冰冻切片来确定切缘是否无瘤以保证完全切除。

一般不需要切到胸壁表面的肌肉或皮下组织。为了方便操作，在游离受累胸壁后可先行肺楔形切除，将胸壁和肺肿瘤取出后再行剩余的肺叶切除术和肺门纵隔淋巴结清扫术，但也有文献报道这种不连续切除会影响生存率[35]，所以标准的切除模式应该是受累胸壁部分与肿瘤所在肺叶的连续整块切除（en bloc resection）。

在后上胸壁，由于肩胛骨的遮盖作用，第5后肋以上的胸壁切除不需要用人工替代物来修复缺损，但如果切除范围超过5后肋以下则应予修复，否则肩胛骨在移动过程中有可能会反插入肋骨后引起剧烈的疼痛。对于大的缺损，尤其是胸壁前外侧下部，由于表面无大肌群覆盖，切除后往往需要人工材料加以修复以保证胸廓的稳定性。

修复材料多采用Marlex网、Prolene网或Gore-tex补片。Marlex网的优点在于允许周围组织向网眼内生长，减少潜在的感染机会。对于小的缺损，可用双层的Marlex网覆盖，用不可吸收的缝线缝固在周围组织上。大的缺损，可在双层网的中间加进骨水泥增加硬度，即所谓的"Marlex三明治"。Macchiarini等介绍了一种缺损胸壁的解剖性修复方法，在胸壁切除后，Marlex网置于肋骨下面并缝固于周围组织，然后用28号的硅胶胸管按切下的肋骨长度剪裁，其两端分别接在已切除的肋骨断端，取代切除的肋骨，骨水泥灌进胸管中，待其冷却变硬，置于Marlex网上，再用不可吸收的缝线与留下的正常肋骨断端缝固。Gore-tex补片可以防水，适合于全肺切除术后使用，这种材料比Marlex网或Prolene网更加柔软和使用方便。胸壁修复后一般不需要胸壁引流。

如果肿瘤侵犯仅限于壁层胸膜，可采用胸膜外切除的方法，但有可能增加局部复发率并减低5年生存率[36]。因此有的外科医生采用了壁层胸膜连同肋骨间软组织包括肋间肌及肋骨骨膜一起切除的方法，只留下光光的肋骨，形如鸟笼（又称bird cage resection），值得借鉴。

为了降低术后局部复发率，曾有人提出常规术后放疗，但文献显示，在完全性切除的患者，术后放疗不能提高生存率，因而仅在外科切缘镜下仍有肿瘤残余时选择。

二、肺上沟瘤

侵犯胸膜顶的肺癌因其位置特殊具有独特的特点：①这一位置的肿瘤很难通过常规的X线胸片来评估，所以经常被忽略；②由于靠近臂丛、锁骨下血管和椎体等结构，技术上难以进行广泛切除，因而难于达到完全切除的目的；③由于靠近这些结构，局部晚期肿瘤往往需要新辅助治疗或辅助治疗。

肺上沟瘤（superior sulcus tumor，Pancost tumor）一词最先由Pancost提出，又称Pancost瘤。1956年，Chardack和MacCallum成功地进行了第1例Pancost瘤的外科切除，并予术后放疗（65Gy），患者生存超过5年，这引起了对Pancost瘤外科切除的兴趣。1954年Haas等报道了对Pancost瘤进行放疗，能够显著地缓解上肢和肩部的疼痛并延长生存期。这种肿瘤的放射敏感性也进一步被随后的其他报道所证实，单独接受放疗有患者存活5年。1961年Shaw等报道了术前放疗加手术治疗Pancost瘤，此后放疗与手术的结合成了Pancost瘤的标准治疗模式。

并非所有的Pancost瘤都出现Pancost综合征，但肩背部的疼痛是Pancost瘤最常见的症状，经常比诊断早半年出现。疼痛的位置起初沿着肩胛骨的脊柱缘，当C8和T1神经根（两者组成臂丛下干）受累时，疼痛变得持续、加重同时向上肢尺侧放射，影响到前臂和无名指及小指。这种疼痛的变化特点提醒临床医生对患者进行胸部X线检查。当颈部交感神经星状节受累时，患者出现上睑下垂和瞳孔缩小（Horner综合征），提示肿瘤可能侵犯椎体且预后不良。疼痛继续进展，患者常常需要健侧上肢来托患侧肘部以减轻对臂丛的牵拉。这时还会见到小鱼际肌的萎缩和手无力。体重减轻和疼痛引起的失眠也很常见，但咳嗽、血痰和气促较少见。当发生前斜角肌淋巴结转移时，锁骨上或下颈部可触及肿物。

Pancost瘤在普通的X线胸片上表现为肺尖部的均匀致密影，往往需要CT对其影像特征和与周围结构的位置关系作进一步的评估。通常靠后的Pancost瘤极少侵犯锁骨下血管，而靠前的Pancost

瘤则较早累及锁骨下血管，在这种情形下，锁骨下动、静脉造影有助于判断肿瘤与血管及其所属分支的关系。研究表明，MRI比CT更准确地反映Pancost瘤与锁骨下血管、臂丛、肋骨和椎体的位置关系。

治疗前应尽可能明确诊断，应与该部位的其他肿瘤或疾病相鉴别。如后纵隔和臂丛的神经源性肿瘤、甲状腺肿物、淋巴瘤和锁骨下动脉或腋动脉的动脉瘤等。小细胞肺癌也可出现在该区域，但应与胸壁Askin瘤、淋巴瘤、第1或第2肋的浆细胞瘤相鉴别。另外该部位的细菌性或真菌性疾病也能引起类似Pancost瘤的症状和体征。由于Pancost瘤大多属外周型肺癌，纤维支气管镜仅能够诊断10%～30%的病例，CT引导的经皮肺肿物穿刺活组织检查是许多外科医生首选的诊断措施，可根据肿瘤位置选择进针部位，对肺尖部浅表的小肿瘤也可以选择经颈穿刺。

同其他肺癌一样，准确的分期是制定合理治疗方案的前提。如果肿瘤仅侵犯壁层胸膜、肋骨和肋间肌，应视为T3；仅限于T1神经根的感觉异常不应视为T4，尤其是术前放疗后症状消失或在手术时T1神经根仍然能够保留者。如果肿瘤直接侵犯椎体（包括出现Horner综合征）或出现臂丛受累而导致的上肢运动功能异常或出现锁骨下血管受累，则应视为T4。对于Pancost瘤，许多外科医生主张术前常规纵隔镜检查以了解纵隔淋巴结状态，但也有外科医生认为只有在CT下纵隔淋巴结≥1.0cm时才选择。我们主张术前纵隔镜检查应在这类患者中常规进行，因为Pancost瘤的手术无论是技术难度或术后合并症，都属高风险手术，应仔细权衡手术的收益和风险比例，避免不完全切除或风险大于收益的手术，减少人为的外科创伤。对于N2病变，应予新辅助治疗以提高疗效；对于N3病变，由于5年生存率几乎是零，一般情况都放弃手术。

手术切口的选择和设计是Pancost瘤手术的重要步骤之一。位置靠后的肿瘤，通常采用后外侧切口＋肩胛骨内侧缘切口，（图9-3）。先于腋前线至肩胛下角下方作后外侧切口，切开皮肤及皮下组织，切断背阔肌和部分后侧的前锯肌，并根据术前CT或MRI选择肿瘤下缘下1～2后肋正常的肋间进胸，伸手探查清楚病变范围和手术切

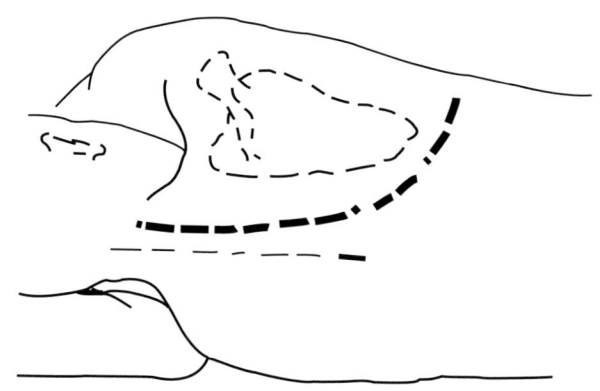

图9-3　后外侧切口沿肩胛骨内侧缘向后上延长至C7或C8棘突水平

除的可能性，包括所要切除的肋骨数目以及是否侵犯椎体或锁骨下血管。手术切除一旦确定，皮肤切口随即沿肩胛骨内侧缘向后上延长至C7或C8棘突水平，切断斜方肌和大、小菱形肌，将肋骨牵开器下端置于胸壁肋间切口处，上端置于肩胛骨下角，将肩胛骨向外上掀起，分离肩胛下筋膜和疏松结缔组织，暴露后上胸壁，在第2肋骨水平切断后斜角肌，在第1肋骨水平切断中斜角肌，必要时切断前斜角肌，暴露胸廓入口。沿脊柱旁T1～5水平分离骶棘肌，暴露胸椎横突和脊肋角。胸壁切除通常从外侧界开始，切除边界应距离肿瘤边缘3～5cm，下界应包括一根未受侵犯的肋骨，内侧界靠下方的肋骨如果距离肿瘤边缘3～5cm以上，可以在脊肋角处切断，靠上方的肋骨（第1或第2肋）往往需要用骨膜剥离器将肋骨颈和肋骨小头分别从相应的胸椎横突和椎体上分离。如果肿瘤靠近椎体，可以用骨凿将胸椎横突和部分椎体一起切除，但切除横突会增加脊柱侧凸的机会，尤其是切除肋骨超过3根时。当第1后肋游离后，即可显露T1神经根，小心结扎切断，此时应特别注意防止脑脊液漏，沿T1神经根向上，在其与C8汇合处再次切断。注意避免损伤锁骨下血管。胸壁切除完成后接着进行右上肺叶切除术和肺门纵隔淋巴结清扫术。有作者提出肺的局限性切除，也有一些研究显示，肺叶切除与肺的局限性切除在某些早期病例没有生存差异。但局限性切除增加局部复发率和降低生存率，不应作为标准术式推荐。第5后肋以上的胸壁缺损由于有肩胛骨的遮盖作用，多数不需要进

行修复，但第5后肋以下则要用人工材料进行修复（如前述）。

如果Pancost瘤位置靠前，则侵犯锁骨下血管的机会大为增加，术前必要时应行血管造影以了解受累长度及受累分支。切口选择此时可采用"L"型颈部切口，如图9-4所示。该切口由Dartevelle等于1993年描述[37]，患者仰卧位，颈后仰，头偏向对侧。切口起自下颚角，沿胸锁乳突肌向下，至胸骨切迹绕过锁骨头，水平转向锁骨内侧半下缘并延长切口折向三角肌胸肌沟或第2肋床或第3肋间，形成一个"L"形切口。切断胸锁乳突肌的胸骨附着部和锁骨附着部，后翻肌皮瓣完全暴露颈部、胸廓入口和前胸壁上部。切断肩胛肌舌骨肌下腹，探查切除斜角肌脂肪垫和同侧上纵隔淋巴结以排除淋巴结受累。仔细评价肿瘤在胸廓入口处的侵犯范围，如果确定为能完全性切除，则切除锁骨的内侧半（图9-5）。接着切除锁骨下静脉。如果前斜角前肌受累则要分离出无瘤的边界，膈神经保留与否视具体情况而定。如果锁骨下动脉受侵，受侵部位应一并切除，然后用人工血管或行动脉端端吻合重新建立动脉通路。切断中斜角肌，显露C8和T1神经根并且能够将两者游离一直到汇合成臂丛下干处。一旦将C7～T1椎体表面的椎体前肌连同交感神经链和星形神经节一起与椎体分开，则可以看到椎间孔。T1神经根通常在紧靠椎间孔的外侧处切断。尽管肺上沟瘤侵犯臂丛的位置会再高，但神经根的切除一般不超过T1。接下来进行上肺叶（不主张做简单的肿瘤楔形切除术）连同胸壁的整块切除。根据Dartevelle的经验，如果病例选择得当，这种"L"型颈切口对Pancost瘤的完全切除率能达100%，没有手术死亡率和主要并发症，5年生存率35%，中位生存期18个月，局部复发率少于1.8%。肿瘤侵犯锁骨下血管、臂丛和椎体甚至累及椎间孔但没有侵犯脊髓，都不能认为手术禁忌证。绝对的手术禁忌证仅为有胸外的远处转移或有确切病理组织学诊断的N2病变。

另有作者[38]提倡采用部分胸骨劈开加前外侧肋间切口（hemiclamshell）（图9-6）。沿乳房下皱褶做皮肤切口，分离皮下组织并切断胸大肌在肋骨上的附着部，根据胸片或CT上肿瘤位置选择3或4肋间进胸，伸手进胸初步探查后，延长皮肤

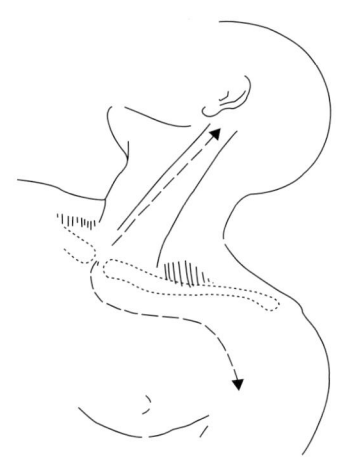

图9-4 切口起自下颚角，沿胸锁乳突肌向下，至胸骨切迹绕过锁骨头，水平转向锁骨内侧半下缘并延长切口折向三角肌胸肌沟或第2肋床或第3肋间

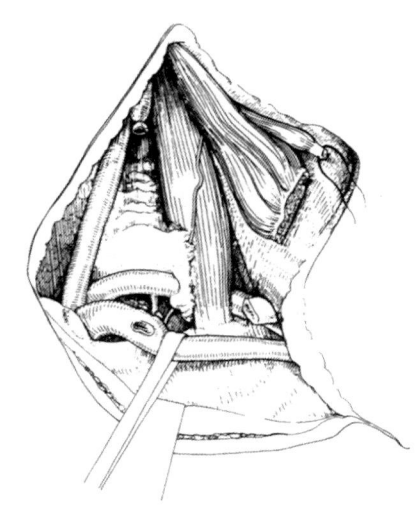

图9-5 切断胸锁乳突肌的胸骨端和肩胛肌舌骨肌下腹后，切除锁骨的内侧半，显露肿瘤与锁骨下血管的位置关系

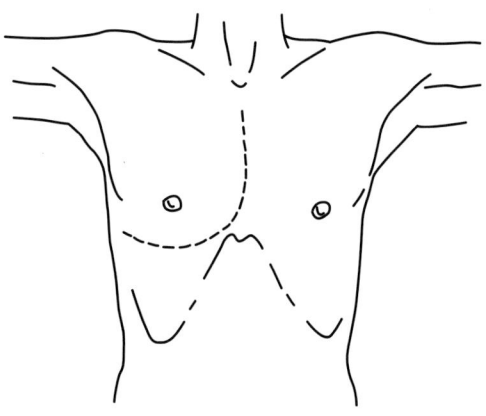

图9-6 部分胸骨正中劈开延长至前外侧切口

切口内侧端沿胸骨正中线向上至胸骨切迹上2～3cm，用电锯沿胸骨正中线向下锯开胸骨，下端转向所取肋间与肋间切口汇合。用肋骨牵开器将前上胸壁向前上外牵开，此时能够较好地暴露胸膜顶、胸膜腔的上半部和同侧上纵隔及肺门。该切口的优点除了能够进行Pancost瘤的切除外，还方便进行上肺叶切除和纵隔淋巴结清扫术，达到整块（en bloc）切除的目的。锁骨下血管和臂丛的处理方法同经颈切口。我们在临床实践中曾采用该切口，感觉对胸廓入口和上纵隔结构的暴露较满意，尤其适合于肺癌侵犯胸廓入口或纵隔结构。

Pancost瘤的术后合并症具有其特殊性，神经根的处理不当可导致脑脊液漏，并引起脑膜炎等严重的神经系统感染，术中椎间孔的填塞往往无效并且十分危险，一旦填塞物落入椎管会引起截瘫，应请神经外科医生一起对破损的硬脊膜进行修补。颈交感神经节的切除引起Horner综合征，C8和T1神经根（臂丛下干）的同时切除导致同侧上肢瘫痪和肌肉萎缩，手术前应仔细权衡利弊。胸导管损伤引起乳糜胸，可在胸导管破损处或胸内T8以下主干结扎。

手术是否完全性切除是影响预后的重要因素，应尽一切可能取得镜下无瘤边界。据统计，大约75%有手术适应证的患者能达到完全切除。肿瘤容易残留的位置有臂丛、椎体、椎间孔和锁骨下血管等。有些外科医生使用术中插植放疗（brachytherapy）来提高局部控制率，但Ginsberg等[39]的材料显示，即使是采用术中插植放疗，不完全性切除和不切除几乎没有生存差异。另外两个研究也表明，不完全切除患者的2年生存率仅15%。肿瘤的TNM分期同样影响预后，T4肿瘤（侵犯锁骨下血管、Horner综合征、侵犯椎体等）预后不良。肿瘤大小或肋骨破坏似乎与预后关系不明显，但也有报道胸壁侵犯的深度与预后相关。纵隔淋巴结受累一直被认为是影响预后的不利因素[40]，Ginsberg等[39]报道，完全切除的N0或N1的Pancost瘤，5年生存率为46%，而结合术前放疗和手术的选择性N2或N3病例，5年生存率只有15%。同时，单纯同侧锁骨上淋巴结转移（N3）比纵隔淋巴结转移（N2）预后为佳。针对这种特殊类型的肺癌，这一淋巴结状态是否应该在今后的肺癌分期中进行修正有待进一步的临床实践来考证。

大多数文献报道5年生存率30%～40%（表9-5）[1]。T3N0肿瘤个别报道高达68.6%。局部复发尤其是胸顶部的复发见于60%～70%的病例[39]。远处转移是主要的死亡原因，脑转移是最常见的转移部位，占40%～80%，骨转移是第2常见转移部位。鉴于这种治疗失败模式，Rusch等[41]率先探讨了新辅助治疗在Pancost瘤的应用价值，纵隔镜排除N2的T3-4N0-1肺上沟瘤病人，先接受两个周期的化疗，化疗药物为顺铂和VP-16，化疗期间同时给予45Gy的放射治疗。肿瘤没有进展的病人在3～5周后接受手术治疗，术后再接受两个周期同样剂量的EP方案。总共有111名病人进入研究，83例接受手术，76例（92%）达到完全切除，54个手术标本（65%）为病理完全缓解或仅存微小镜下肿瘤病灶。全组病人总的2年生存率为55%，完全性切除者达70%，优于历史经验对照。

三、袖状全肺切除和隆突切除重建术

隆突受累可见于下列情况：①发生在隆突部的恶性肿瘤；②支气管肺癌的直接侵犯或沿黏膜或黏膜下的播散；③气管支气管拐角区或隆突下淋巴结的侵犯。

肿瘤侵犯隆突最初被认为是手术禁忌证。隆突外科切除的尝试可以追溯到1950年，限于当时的麻醉条件和外科技术未能取得满意的结果。1966年Mathey等成功地进行了第1例隆突切除和重建，之后随着麻醉和外科技术的进步，隆突切除逐渐普及。尽管许多外科医生已经重新认识了这种手术的价值，其临床应用仍受到一些问题的困扰：①大部分肿瘤由于病变范围广泛难以达到完全切除；②隆突受累最常见于气管支气管拐角区或隆突下转移淋巴结的侵犯，这部分患者预后不佳；③手术死亡率抵消了可能的远期生存率。因此隆突手术仅适合于局限于隆突的病变，气管下段受累小于3cm，对侧主支气管受累小于1cm，气管下段＋对侧主支气管的切除长度不宜超过4cm。对一小部分全肺切除术后残端肿瘤残余或复发的病例，也可酌情选择。

鉴于这种手术的内在风险，术前应对每一位患者进行全面评估，仔细权衡手术的获益/风险比

表 9-5 肺上沟瘤的外科治疗效果[1]

作者	年代	例数	5 年生存率（%）	死亡率（%）
Paulson	1985	79	35	3
Anderson 等	1986	28	34	7
Devine 等	1986	40	10	8
Miller 等	1987	36	31	-
Wright 等	1987	21	27	0
Shahian 等	1987	18	56	0
McKneally 等	1987	25	51	-
Komaki 等	1990	25	40	-
Sartori 等	1992	42	25	2.3
Maggi 等	1994	60	17.4	5
Ginsberg 等	1994	100	26	4
Okubo 等	1995	18	38.5	5.6
Dartevelle	1997	55	34	0
Alifano	2003	67	36.2	8.9
合计		614	32.6 ± 12.5	3.4 ± 2.9

例。通过CT和支气管镜可以了解病变范围，包括气道内及其周围的侵犯情况。对气管下段、隆突和近端主支气管必须仔细观察，必要时可借助支气管硬镜，气管支气管拐角区的黏膜增厚或皱褶应警惕黏膜下浸润，有疑问时应进行活组织检查。荧光支气管镜能够提高原位癌或多中心癌的检出率。对切除长度应作充分估计以保证无瘤的切除边界以及无张力的吻合。术前或术中的食管内镜超声有助于了解后纵隔器官的受累情况。纵隔淋巴结状态是影响预后的重要因素，术前纵隔镜检查应常规进行，有报道气管支气管拐角区以上的纵隔淋巴结转移预后不良，限于同侧气管支气管拐角区或隆突下的淋巴结转移应进行术前辅助化疗或放化疗，再适当选择病例进行手术，N3病变应放弃手术。同时对患者的生理机能状况也要进行细致的评估，尤其是肺功能检查和肺通气－灌注扫描。年龄＞65 岁或 FEV1 ＜ 1.8L 或 50%预计值都不适合该手术。

麻醉管理是保证手术顺利进行的先决条件，麻醉师必须在开放气道的情况下维持余肺通气30～45min，以保证气管支气管吻合的完成。高频射流通气是常用的维持通气方法之一。开放气道后，用一条 2mm 的小导管通过 8mm 的标准气管导管进入支气管远端进行高频射流通气。这一技术的优点是能够保证适当的通气和氧合，同时又能够提供良好的术野暴露让外科医生进行吻合等技术操作。另一这种通气方法即所谓的远端插管技术，将原来气管内的单腔导管，在切除隆突后推进入远端支气管继续通气，或者是用另一套的消毒单腔管经过术野直接置入远端支气管维持通气。考虑到气管双腔插管不利于吻合时术野的暴露，体外循环技术有出血等合并症，一般都不宜采用。

手术入路的选择是手术的首要步骤，单纯的隆突切除和重建可以通过胸骨正中切口，经心包（切开心包上部前壁和后壁）在上腔静脉和升主动脉之间（左右界），无名静脉和肺动脉之间（上下界）进行。袖状全肺切除需要肋间切口，一般取第 4 或第 5 肋间。右胸后外侧切口能够较好地暴露气管下段、隆突和左右主支气管的近端，适合于右侧的袖状全肺切除。在左侧，由于主动脉弓的遮挡，隆突和左主支气管的暴露受到限制，需要结扎切断动脉导管游离主动脉弓，必要时结扎切断与弓相对应的头两支肋间血管以增加暴露。

右侧袖状全肺切除术是该类手术中最常用的术式（图9-7）。取右胸后外侧切口于第4或第5肋间进胸。处理右肺动静脉及清扫纵隔、隆突淋巴结，一旦确定隆突切除，即结扎切断奇静脉弓，游离气管下段和左主支气管近端，游离平面应选择在气管支气管的前面或后面，注意保护侧面的

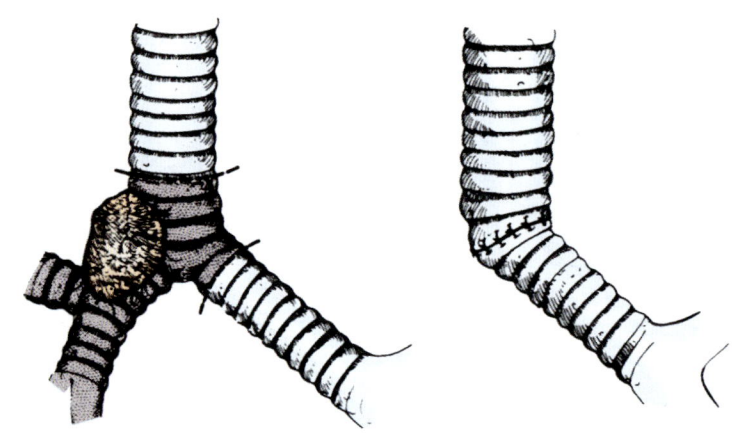

图 9-7　右全肺袖状切除

血供。气管下段切缘一般定在离肿瘤上缘 2cm 处，左主支气管切缘尽可能靠近隆突，切缘送冰冻切片，阳性者酌情增加切除长度，气管主支气管的总切除长度应控制在 4cm 以内，以避免吻合时吻合口张力过高。切除右全肺和隆突后，用吸引器及时清除左主支气管内的血液和分泌物，并采用上述的通气方法（任选其一）。气管支气管吻合时可用 3～0 或 4～0 的可吸收缝线间断或连续缝合，不应过分要求气管支气管口径大小一致，必要时可采用望远镜式套叠缝合。吻合完成或接近完成时将远端支气管内通气导管退出（取决于通气方法）。吻合口建议用带蒂心包或壁层胸膜或纵隔脂肪组织或肋间肌瓣包绕覆盖。

经左胸后外侧切口和游离主动脉弓进行左侧袖状全肺切除的难度相当大，一般只用于低度恶性肿瘤不伴有支气管旁组织的浸润。如果肿瘤较大或伴有支气管旁组织的浸润，左胸切口往往难以获得满意的暴露来进行隆突切除和重建。有些作者采用分期手术的方法，先经右胸后外侧切口行隆突切除和气管右主支气管端端吻合，并且关闭左主支气管残端，结扎切断左肺动脉减少分流；以后再经左胸完成左全肺切除。Gilbert 建议，行左全肺切除如果遇到左主支气管切缘冰冻阳性提示需要隆突切除时，暂先关闭左主支气管残端，4 周后再经右胸行隆突切除及气管与右主支气管端端吻合。还有作者采用双侧前肋间切口加横断胸骨（clamshell）或胸骨正中切口加肋间切口（hemiclamshell）行左侧袖状全肺切除术。

术中发现上腔静脉侵犯或局限性食管壁肌层受累不应视为手术禁忌证，可以通过上腔静脉部分切除加修补或上腔静脉干置换或部分切除食管壁肌层受累部分。

隆突切除并保留双侧肺实质的隆突重建方法大致分为以下几种：

1. 仅局限于隆突或主支气管开口的小病灶，如果主支气管近端的切除长度不超过 1cm，可以将左右主支气管内侧壁的近端缝在一起形成新隆突，但由于左主支气管的移动度受到主动脉弓位置的限制，往往需要把气管下段游离后拉下与新隆突吻合（图 9-8）。

2. Barclay 法　隆突切除术后，先做右主支气管与气管的端端吻合，再行左主支气管与右中间支气管的端侧吻合。这一术式的条件是必须有足够长的右主支气管。手术过程中端侧吻合比较困难，右肺需要保持低通气，这就增加了麻醉管理的难度（图 9-9 右上）。

3. 反 Barclay 法　由 Eschapasse 等描述。隆突切除术后，先做左主支气管与气管的端端吻合，然后根据右主支气管的长度行右主支气管与左主支气管（第一条吻合线下方，图 9-9 右下）或右主支气管与气管下段（第一条吻合线上方）的端侧吻合，反 Barclay 法相对容易，因而也是较常用的一种技术。

4. Grillo 法　隆突切除术后，先行右主支气管与气管的端端吻合，再行左主支气管与气管的端侧吻合，这是一种技术要求相当高的方法，如图 9-10。

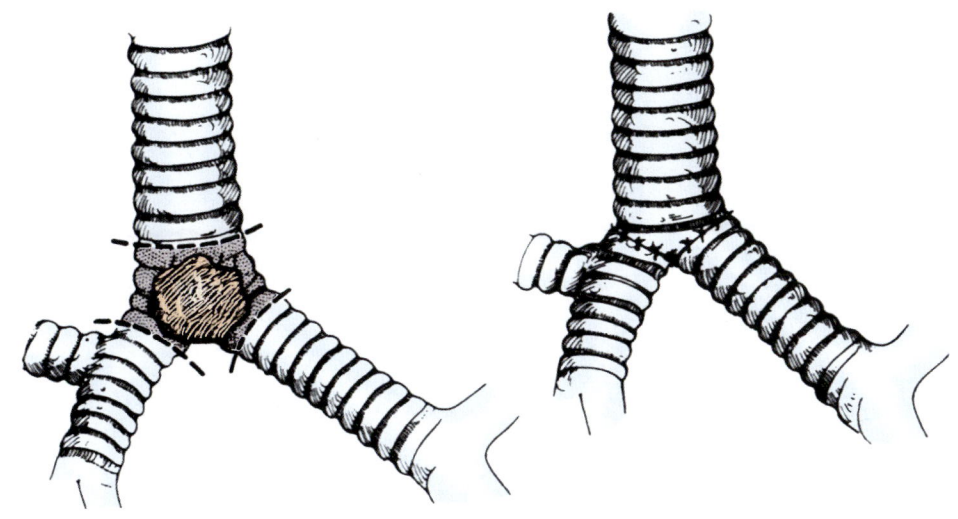

图 9-8 隆突切除后重建

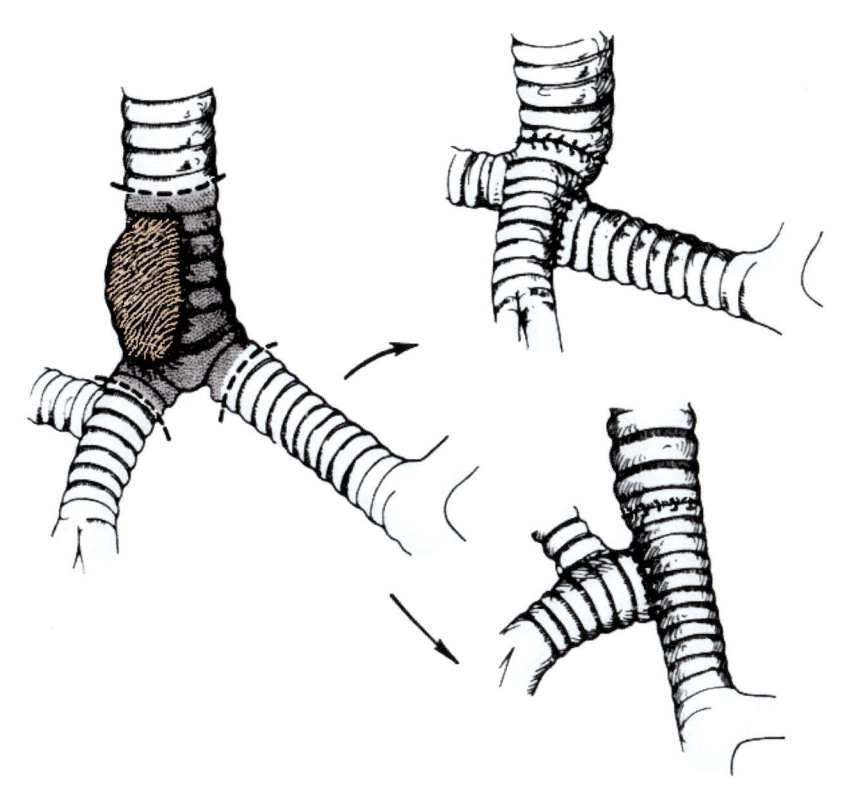

图 9-9 Barclay（右上）和反 Barclay（右下）

5. 有时候右上肺叶开口肿瘤侵犯隆突，在右上肺叶隆突切除后，先行左主支气管与气管的端端吻合，并通过肺门下心包 "U" 形松解和下肺韧带的松解提高右中下肺叶，然后将右中间支气管与左主支气管进行端侧吻合（图 9-11 右下）。

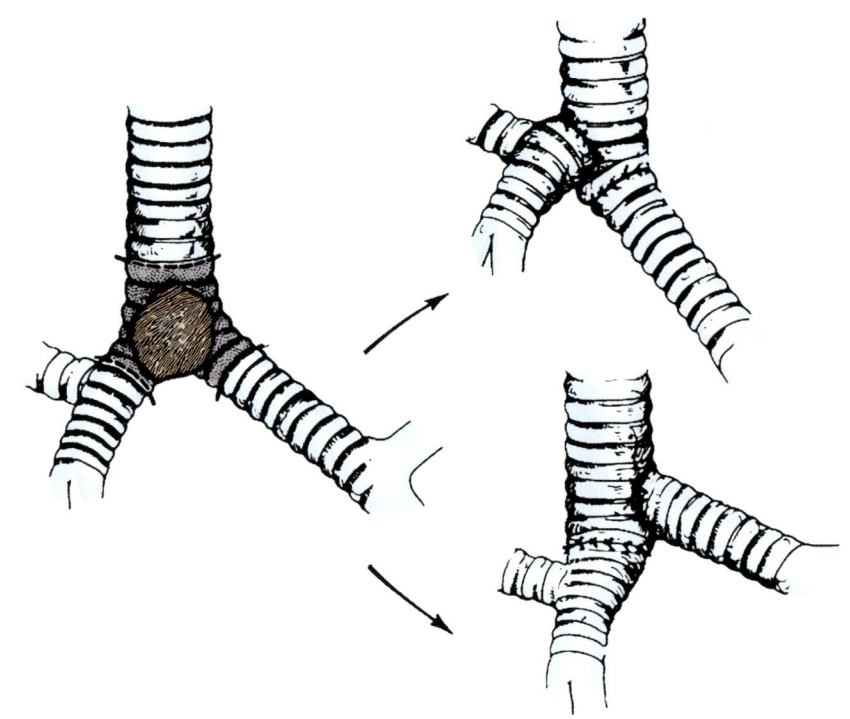

图 9-10　Grillo（右下）

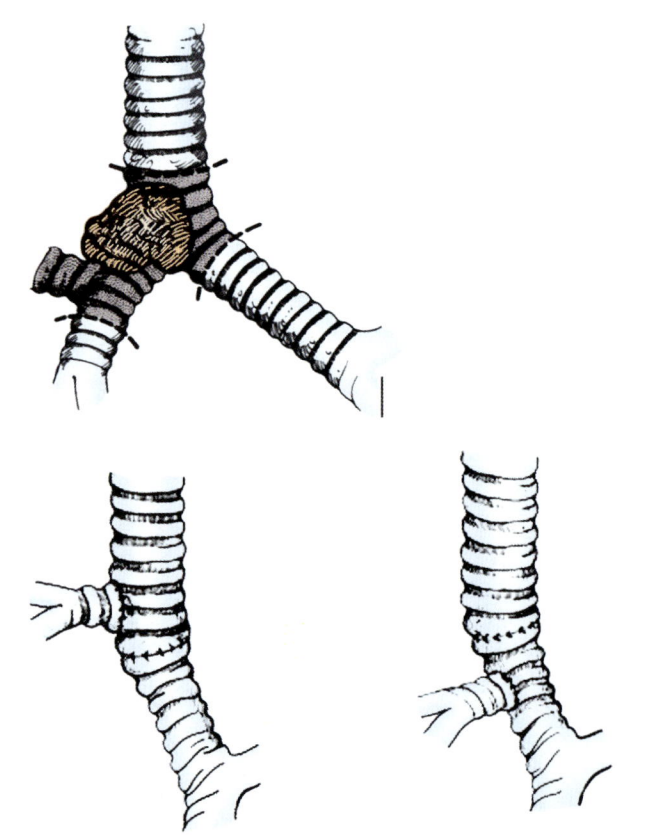

图 9-11　肿瘤累及隆突和右上肺叶开口，切除后中间支气管与气管下段或左主支气管端侧吻合

表 9-6　肺癌隆突切除重建的外科治疗效果[1]

作者	年代	例数	手术死亡率（%）	5年生存率（%）
Jensik 等	1982	34	29	15
Deslauriers 等	1989	38	29	13
Tsuchiya 等	1990	20	40	59（2年）
Mathisen 等	1991	37	18.9	19
Roviaro 等	1994	28	4	20
Dartevelle	1996	60	6.6	43.3
黄偶麟 等	1996	92	13	33.6
Mitchell 等	2001	60	15.5	42
Regnard 等	2005	65	7.7	26.5

综合文献报道结果（表9-6），隆突切除重建术后的主要死亡原因为呼吸衰竭，而导致呼吸衰竭的原因主要有成人呼吸窘迫综合征（adult respiratoty distress syndrome，ARDS）、余肺感染和吻合口并发症。Mitchell等[42]术后死亡因素分析显示术后需要机械通气（$P=0.001$）、气道切除范围（$P=0.03$）和出现吻合口合并症（$P=0.04$）是预测术后死亡的主要因素。ARDS多见于袖状全肺切除术后，发生率7.5%，是术后早期死亡的主要原因，死亡率可高达90%；可以通过限制围手术期液体摄入量、及时清除气道内分泌物等来预防，有报道吸入氧化亚氮气体（nitric oxide）有助于ARDS的治疗。吻合口合并症发生率17.2%，包括坏死、分离、黏膜脱落（mucosal slough）、狭窄和肉芽组织过度增生，是术后晚期死亡的主要原因。左侧袖状全肺切除或隆突切除加肺叶切除，吻合口合并症的发生率会更高，分别为38%和36%。除了术后机械通气和吻合口张力外，手术中操作与吻合口合并症密切相关。准确的缝合、避免淋巴结清扫过程中气道营养血管的损伤和对气道黏膜的无损伤钳夹是成功吻合的关键因素。第二个端侧吻合口应设计在气道软骨部，并且应距离第一个端端吻合口至少1cm以上，以免引起坏死。吻合口周围带蒂活组织的包绕有利于吻合口的愈合。

Dartevelle等[43]报道了肺癌袖状全肺切除的最好疗效，5年生存率和10年生存率分别为43.3%和29%。在预后单因素分析中，淋巴结状态（N0、1 vs N2，$P=0.02$）和组织学类型（鳞癌 vs 非鳞癌，$P=0.03$）是影响长期生存的因素；多因素分析中，淋巴结状态（$P=0.01$）是影响长期生存的因素，长期生存者见于N0或N1病人，隆突下淋巴结转移比气管旁淋巴结转移的中位生存期长（33个月 vs 11个月），但N2病人的5年生存率为0。Mitchell等[44]报道60例隆突切除，总死亡率15%；淋巴结状态是影响预后的主要因素，5年生存率：N0 51%，N1 32%，N2、N3 12%；N2、N3病变应认为是这类手术的禁忌证。

因此，严格选择病例、精细外科操作和围手术期的管理是减少手术死亡率的关键。术前评估应包括淋巴结状态，N0、1是合理的手术选择，隆突下淋巴结转移或许能得益于连同隆突的整块切除，纵隔淋巴结转移尤其是气管旁淋巴结转移不应作为手术适应证。

鉴于局部复发和远处转移的治疗失败模式，术前化疗或放化疗应该在这种T4肿瘤中推荐。一些初步经验显示，术前辅助治疗后肿瘤缩小，但对吻合口愈合的影响存有争议。术后放疗应顾及到对余肺组织的影响。

四、上腔静脉切除

上腔静脉受累主要是由于位于右上肺前段的肿瘤或纵隔淋巴结转移癌（气管旁或气管支气管拐角区淋巴结）的直接侵犯所引起，占所有可手术肺癌不到1%。临床出现上腔静脉阻塞综合征，表现为头面部及上肢静脉回流受阻和胸壁浅静脉侧支循环开放。以往由于预后差、缺乏合适的重建替代材料、对阻断上腔静脉后果的担忧、移植物血栓形成以及感染等因素，上腔静脉受累一直被认为是手术禁忌证。近年来外科和麻醉技术的进步已经降低了上腔静脉阻断与吻合的风险，同时更由于新型替代材料的问世，其切除与重建的合理性和可行性已经被广大胸外科医生所认识和接受。

Chiu等（1974年）和Doty等（1982年）分别报道了采用人工螺旋静脉进行上腔静脉置换取得成功。1987年Dartevelle等[45]介绍了Gore-Tex人工血管的应用。近十余年来已经有不少外科治疗纵隔肿瘤或原发性肺癌累及上腔静脉的报道。对大部分病人来说上腔静脉阻断30～45min是安全的，不会引起脑损害和低血压。

手术前检查应着重评估上腔静脉的受累程度和潜在的手术风险。胸部CT是诊断上腔静脉受累的主要手段。上腔静脉造影能够显示阻塞的范围、是否存在近端血栓和估计近端吻合的位置，术前应常规进行。超声心动图能够帮助了解是否有血栓向右心房延伸以及颈内静脉和腋静脉的情况。脑CT能够除外脑转移或脑血管疾病。完全阻塞或高度狭窄的上腔静脉由于伴有侧支循环的建立，术中的钳夹阻断通常不引起显著的血流动力学改变，尤其见于纵隔肿瘤或纵隔纤维化。当上腔静脉的受累不伴有阻塞时，术中的突然钳夹阻断会导致一系列的血流动力学改变，包括回心血量和心排出量的减少、头面部静脉压升高和脑动静脉压差的改变以致造成脑损伤和颅内出血。为了减少钳夹阻断上腔静脉后对血流动力学的影响，术中应采取相应措施：①经下肢静脉补足血容量以维持心排出量和脑血流灌注，必要时使用升压药提高平均动脉压；②缩短静脉钳夹时间（最长可达45～60min）；③抗凝治疗，钳夹上腔静脉前予肝素0.5mg/kg静脉注射，术后1～2mg/（kg·d）维持，华法林（warfarin）或阿司匹林（asprine）可以在出院后使用。

肺癌侵犯上腔静脉在大多数情况下往往只需部分切除并用补片修复，尤其是受累部分不超过周径的1/3，补片可以采用自体心包、静脉或人工补片。用无损伤血管钳包围钳夹受累部分，切除后用5～0的Prolene线（不可吸收）和补片进行修补。如果钳夹范围不超过静脉周径的50%通常不引起血流动力学的改变。但如果需要切除和修补范围较大，应采用内转流术后进行修补。当肿瘤侵犯范围过大甚至包绕静脉干全周时，则需要进行上腔静脉的置换。通常采用右胸后外侧切口或胸骨正中劈开加第4前肋间切口（hemiclamshell），后者会获得更好的暴露。结扎切断奇静脉弓，分别游离出上腔静脉近端（头臂静脉汇合处）和远端（上腔静脉与心房连接处），分离远端时应打开心包了解肿瘤是否向心包内侵犯。分别钳夹阻断近端和远端，切除受累主干后用直径20mm的无环PTFE（polytetrafluoroethylene，聚四氟乙烯）人工血管进行重建。通常先吻合近端，用5～0的Prolene线连续外翻缝合。远端可以视具体情况与右心房、右心耳或上腔静脉远侧残端吻合。在远端吻合的最后打结和开放近端钳夹钳之前，应先用肝素生理盐水灌注人工血管并排气。替代的血管长度不宜过长以防血管扭曲。如果需要同时切除无名静脉或右侧头臂干，该处的替代血管应选用带环的PTFE人工血管，直径12～14mm，防止术后纤维化的挤压。

从现有的文献资料看，上腔静脉切除与重建的例数仍较少。重建后上腔静脉能够保存长期通畅已经被术后静脉造影、临床随诊和尸解所证实。但术后的血栓形成仍然存在。Dartevelle等[43]的结果显示：5年生存率31%，手术死亡率7.1%。大部分文献报道存在N2病变没有5年生存率。因此术前外科医生应尽可能使用各种分期手段包括纵隔镜对病变进行准确分期，对N2病例不应首选手术，但可考虑新辅助治疗。表9-7概括了20年来肺癌上腔静脉切除的效果。

表9-7 肺癌上腔静脉切除的效果

作者	年代	例数	手术死亡率（%）	5年生存率（%）
Dartevelle	1991	22	4.5	48
Thomas	1994	15	7	24
Shargall	2004	15	14	57(3年)
Spaggiari	2004	109	12	21
Suzuki	2004	40	10	24

第四节 N2非小细胞肺癌的手术治疗

按照 Mountain（1997）国际肺癌分期标准，N2 病变定义为非小细胞肺癌同侧纵隔淋巴结转移。纵隔淋巴结状态对非小细胞肺癌的外科疗效及预后的不利影响已经是国内外学术界一致认定的事实。实际上，非小细胞肺癌纵隔淋巴结的受累程度和患者的预后存在很大差异。纵隔淋巴结转移包括镜下转移、单站淋巴结受累到临床多站淋巴结显著侵犯等多种情况，因而文献上报道的 5 年生存率也从 ≤ 5% 到 > 35% 不等。如何提高 N2 非小细胞肺癌分组的均质性和筛选最佳治疗策略是近年来国内外学者共同研讨和颇具争议的课题。

一、N2非小细胞肺癌手术治疗概况和失败模式

有关 N2 非小细胞肺癌外科治疗的早期文献见于 20 世纪 80 年代。1985 年 Mountain 报道 N2 非小细胞肺癌完全切除的 5 年生存率为 26%，鳞癌的疗效较腺癌为佳，术后辅助放疗不能提高生存率，远处转移是治疗失败的主要原因。1987年 Martini 报道 N2 非小细胞肺癌完全切除的 5 年生存率为 30%，单站 N2 或术中才证实的 N2（术前无N2证据）预后较好。1988年Naruke 报道选择性 N2 非小细胞肺癌治愈性手术切除的 5 年生存率为 19.2%，其中鳞癌5年生存率为30.8%，腺癌16.0%，大细胞癌12.8%[46]。在这一期非小细胞肺癌中，局部复发率和远处转移率显著增加，大部分患者死于肿瘤的远处播散，因此术后辅助化疗和辅助放疗被广泛地探讨。到目前为止，没有可信度高的证据能证明术后辅助放疗对N2病人有益，但近2年的大规模临床随机对照研究结果显示，采用长春瑞滨联合顺铂作为辅助治疗方案，对N2患者的长期生存有益[33,47]。

二、新辅助治疗的临床研究

20 世纪 50 ~ 70 年代，放射治疗作为最早的术前诱导治疗手段，试图用来使一些不能手术的病例成为可手术病例。术前放疗后病理完全缓解率15%，如果放射剂量超过44Gy，手术合并症将显著增加。但随后的一些临床研究证实，单独术前放疗并没有远期生存效益，以 LCSG 881 研究（Ⅱ期临床研究）为例，病理证实ⅢA期（N2）病例，术前予放射治疗44Gy，只有1例病理完全缓解，中位生存期12个月。两个小样本的随机临床研究显示，术前化疗明显提高N2 ⅢA非小细胞肺癌的手术疗效[48,49]。对这两项研究结果的争议有病例数较少，研究组和对照组不均衡性，术前分期没有全部得到组织学的证实等。目前的研究，主要集中在ⅢA N2非小细胞肺癌患者诱导化放疗后的最佳局部治疗手段是选择手术还是选择放射治疗上。北美的0139（RTOG9309）研究[50]，ⅢA N2患者接受同期放化疗（化疗方案为顺铂联合依托泊苷）后随机分为手术组和放射治疗组。5年无复发生存率手术组为22.4%，放疗组为11.1%，比值比 0.77（0.62 ~ 0.96，P=0.017），但总的 5 年生存率27.2% 对 20.3%，比值比 0.63（0.36 ~ 1.10，P=0.10）。结果显示，化放疗后手术相对于放疗，能提高 ⅢA N2 非小细胞肺癌患者的无复发生存率，有提高总生存率的趋向，分层分析显示，肺叶切除的手术组优于放疗组，全肺切除的放疗组优于手术组，因此，这一治疗模式不适于需要全肺特别是右全肺切除的患者。

EORTC 08941[51]的研究与0139有所不同，它的入选病例为组织学或细胞学证实的 ⅢA N2 期非小细胞肺癌，方案为先给予 3 周期的含铂方案诱导化疗，有效者随机分为手术组和放射治疗组。手术组行完全性切除 + 淋巴结清扫术，酌情术后放射治疗（PORT）；胸部放射治疗组剂量为纵隔至少40Gy（2Gy/d）加累及野至少60Gy。结果：572 例登记的患者诱导化疗的平均有效率为 61.5%（95%CI 57.6 ~ 65.5），有效的 333 例患者被随机分为手术组 167 例，放疗组 166 例，结果显示，对于经过选择的ⅢA N2期非小细胞肺癌患者，诱导化疗后手术和诱导化疗后放射治疗比较，既不能改善无进展时间也不能提高总生存率。因此，对于ⅢA N2期非小细胞肺癌，应选择非手术治疗。

三、术前治疗的合并症和死亡率

合并症和死亡率是术前治疗模式中备受关注的问题之一。在术前治疗期间，最常见的毒副作用是骨髓抑制，但持续时间短暂，一般不引起白

细胞减少性发热。食管炎在放化疗中比单独化疗更常见，严重食管炎在常规放疗的发生率≤10%，在超分割放疗中报道6%~14%[52]，阻塞性肺炎引起严重感染致死见于MVP方案。在术后30天内，肺部合并症尤其是死亡率较高的弥漫性肺炎、ARDS、支气管胸膜瘘必须高度重视，合并症的发生率放化疗比单独化疗为高。综合文献结果，MVP或VP术前化疗方案的死亡率在3.1%~17%，在术前放化疗方案为4%~15%，在超分割放疗为5%~7%。一些文献报道支气管残端瘘多见于超分割放疗而ARDS多见于常规放疗，但这部分病例多数是较晚期的中心型肺癌，往往需要全肺切除。在术前的单化疗方案中，死亡率并没有显著的增加，但对全肺切除的病例应特别慎重。Martin等[53]报道新辅助治疗后，右全肺切除术的死亡率为23.9%，远比无术前治疗的右全肺切除术为高。有作者报道，术前的DLCO（一氧化碳弥散系数）是预测术后肺部合并症的指标。手术恢复后进行的化疗或放化疗，其毒副反应通常与术前治疗相似，但手术创伤和肺功能储备减少（尤其是全肺切除术后）常降低患者对治疗特别是放疗的耐受性。功能锻炼应列入治疗计划的一部分。肺部感染的机会或许会增加，应适时使用抗生素。SWOG对此类患者的死亡原因分析发现，64%死于肿瘤，20%死于其他疾病，包括肺炎、动脉栓塞、脑血管意外、创伤、溃疡和第二原发癌。

四、术前治疗后手术病例、手术时机选择和疗效评估

对新辅助治疗疗效的评估，CT的准确性欠佳，CT所显示的与手术探查和病理结果差异较大。新辅助治疗后CT显示无变化的病变，但在病理检查时已无肿瘤或只有"微小"肿瘤存在的情况并不少见。PET对疗效评估具有较大意义，初步经验提示，PET对术前治疗后原发病灶存活肿瘤的阳性预测值为98%，但判断纵隔淋巴结状态的准确度仅有52%[54]。西班牙学者Mateu-Navarro等[55]采用第2次纵隔镜检查对术前化疗后的非小细胞肺癌进行再分期。第2次纵隔镜检查主要有两个目的：①从病理水平评估新辅助化疗的疗效；②选择可以达到完全切除的手术病例，尤其是除外N3病变或淋巴结包膜外侵犯。12例患者（50%）术前化疗后第2次纵隔镜检查证实纵隔淋巴结仍有肿瘤存在（持续性N2），从而放弃进一步的手术治疗；另12例第2次纵隔镜检查阴性的患者接受了肺切除（全肺切除5例，肺叶切除7例）和纵隔淋巴结清扫术，淋巴结病理结果显示：6例N0，1例残余N1和5例残余N2。第2次纵隔镜检查的敏感度、特异度和准确度分别为70%、100%和80%。作者认为第2次纵隔镜检查不但技术上可行而且有助于术前化疗后手术病例的筛选。

手术的时机通常选择在术前治疗后的4~6周，时间过长，组织纤维化的程度会增加，这种情况尤见于放疗后的病例。应充分估计手术的难度，手术平面的辨认和对操作技巧的要求比常规手术要高。手术方式视原先的病变范围和患者肺功能储备而定，力争完全切除肿瘤，T4N0-1肿瘤如果能够完全切除仍然能取得较好的疗效，但对同等范围的N2、N3病变，不宜推荐手术。

肺叶切除术是非小细胞肺癌外科治疗的标准术式，大多数文献报道术前治疗并没有增加术后死亡率。术前治疗后的全肺切除术应慎重选择，有报道右全肺切除显著增加术后死亡率。支气管和肺动脉的袖状切除和成形术在术前化疗后仍然可以安全地进行，许多作者主张在能够完全切除肿瘤的条件下应尽可能取代全肺切除术。系统纵隔淋巴结清扫对N2病变能够提高分期的准确性和生存率。Keller等[56]报道，222例N2非小细胞肺癌，系统性淋巴结清扫发现多水平N2为30%，系统性淋巴结取样活检发现多水平N2为12%（$P=0.001$）。同时系统性淋巴结清扫提高生存率和中位生存期，系统性淋巴结清扫组的中位生存时间57.5个月，淋巴结采样术仅为29.2个月，有趣的是，这种生存效益仅见于右侧肺癌。

五、N2非小细胞肺癌的预后因素分析

Vansteenkiste等[57]对有关N2非小细胞肺癌的预后因素进行了文献综述，作者复习了1980~1995年间外科治疗N2非小细胞肺癌的文献资料，18篇文献入选，其中12篇直接比较了各亚组的生存曲线，有6篇包含足够材料进行5年生存率的对照，有3篇还进行了Cox模型的多因素分析。

（一）N状态对生存率的影响

大部分作者认为临床无纵隔淋巴结肿大或术前纵隔镜阴性的N2，其5年生存率明显优于临床N2（cN2，术前纵隔淋巴结肿大或纵隔镜阳性）。术前纵隔镜阴性的N2或者术前纵隔镜检查仅仅是"微小N2"（minimal N2）者完全切除术后，5年生存率能够达到20%~25%。"微小N2"由IASLC（International Association for the Study of Lung Cancer）定义为仅有下纵隔单站淋巴结转移同时不伴有隆突下淋巴结转移。

（二）手术切除范围对生存率的影响

大部分作者认为手术切除范围（肺叶切除术或全肺切除术）对预后的影响无显著性差异。

（三）肿瘤的病理类型对生存率的影响

尽管个别作者仍然不赞同病理类型的重要性，但文献复习结果显示，鳞癌N2病例的预后比其他病理类型要好。腺癌更易出现淋巴道转移或系统性播散。在纵隔镜检查中，非鳞癌是纵隔淋巴结转移的高危因素。远处转移多见于腺癌，尤其是脑转移。Kirsh等报道，腺癌N2病例肺叶切除术的5年生存率为18.4%，而全肺切除术5年生存率为4.8%。鳞癌没有见到类似的差异。

（四）原发病灶的范围对生存率的影响

在预后因素中，似乎原发病灶的范围最有意义。几乎所有的文献都显示低T分期有较好的预后。尤其是将这些病例综合在一起分析时，各个T分期之间显示出极显著的生存差异。

（五）纵隔淋巴结转移水平的数目对生存的影响

纵隔淋巴结转移水平的数目对预后有影响，单水平淋巴结转移比多水平淋巴结转移预后佳。除一篇文献外，其他文献均报道单水平淋巴结转移有较高的5年生存率。

（六）隆突下淋巴结对生存率的影响

几乎所有文献都报道隆突下淋巴结转移预后较差，这或许与隆突下淋巴结位于中线、易导致对侧纵隔淋巴结转移有关。尤其是位于下叶的肿瘤，较上叶肿瘤容易发生隆突下淋巴结转移和对侧纵隔淋巴结转移。

（七）其他因素

淋巴结包膜外侵犯在大部分报道中倾向于预后差，有作者还认为这种情形不能手术，因为难于达到完全切除，但结论受到了研究病例数和淋巴结包膜外侵犯定义的限制。血管侵犯对预后的影响在个别文献中提到，应引起重视。中心型肺癌通常T分期较晚，有较高的转移倾向，预后欠佳。受益于外科切除的N2病人是那些小病灶的周围型肺癌。

（八）多因素分析

Cox多因素回归分析显示，血管受侵是唯一的预后不利因素，另一个多因素分析提示肿瘤的位置和切除范围是重要的预后因素，中心型肺癌（$P=0.05$）和肺叶切除术（$P=0.004$）有较好的5年生存率。Vansteenkiste等Cox模型则提示，原发肿瘤的范围（$P=0.03$）、纵隔淋巴结转移水平的数目（$P=0.03$）、鳞癌（$P=0.03$）和临床N状态（$P=0.04$）是有显著性意义的预后因素。

六、N2非小细胞肺癌的综合管理策略

努力提高治疗前纵隔淋巴结状态评估的准确性，术前纵隔镜检查应常规用于非小细胞肺癌的分期，尤其是CT下纵隔淋巴结≥1.0cm、中心型肺癌、T3、T4肿瘤、分化差肿瘤更应积极进行纵隔镜检查，以指导治疗方案的制定。

新辅助治疗策略已经显示出一定的疗效，应在临床上逐步探讨和应用。在化疗药物的选择和放疗计划的制定中，应充分考虑对手术合并症和死亡率的影响，尽管认为手术是安全的，但全肺切除术尤其是右全肺切除术，会增加手术合并症和死亡率，应尽可能避免使用。

应进行新辅助治疗的疗效评估和治疗后分期，淋巴结降期是重要的预后因素，也是选择手术治疗的指征。如果新辅助治疗后病情进展，进一步手术治疗的价值受质疑。如何提高新辅助治疗后分期的准确性，PET和纵隔镜的价值应予探讨。

系统纵隔淋巴结清扫能提高分期的准确性并体现远期生存效益，尤其是对纵隔淋巴结受累程度较轻，能够达到完全切除的病例，更应执行这一手术程序。

参考文献

1. 吴一龙. 手术治疗在肺癌多学科综合治疗中的地位. 见：吴一龙主编. 肺癌多学科综合治疗的理论与实践. 北京：人民卫生出版社，2000. 41-63

2. Toomes H, Vogt-Moykopf I. Conservative resection for lung cancer. In: Delarue NC, Eschapasse H eds: International Trends in General Thoracic Surgery Vol 1. Lung Cancer. Philadelphia: WB Saunders, 1985. 88

3. Wada H, Tanaka F, Yanagibara K. Time trends and survival after operations for primary lung cancer from 1976 through 1990. *J Thorac Cardiovasc Surg*, 1996, 112: 349-355

4. Silvestri GA, Tanoue LT, Margolis ML, *et al*. The Noninvasive Staging of Non-smallCell Lung Cancer, The Guidelines. Chest, 2003, 123: 147S-156S

5. Deslauriers J, Gregoire J. Clinical and surgical staging of non-small cell lung cancer. *Chest*, 2000, 117: 96S-103S

6. Reed CE, Harpole DH, Posther KE, *et al*. Results of the American College of Surgeons Oncology Group Z0050 Trial: The utility of positron emission tomography in staging potentially operable non-small cell lung cancer. *J Thorac Cardiovasc Surg*, 2003, 126: 1943-1951

7. Mountain CF. Revisions in the international system for staging lung cancer. Chest, 1997, 111: 1710-1717

8. 吴一龙, 戎铁华, 黄植蕃, 等. 肺癌临床 TNM 与病理 TNM 分期一致性的探讨. 中华肿瘤杂志, 1994, 16 (3): 211-213

9. Izbicki JR, Passlick B, Karg O, *et al*. Impact of radical systematic mediastinal lymphadenectomy on tumor staging in lung cancer. *Ann Thorac Surg*, 1995, 59: 209

10. Bollen ECM, van Duin CJ, Theunissen PHMH, *et al*. Mediastinal lymph node dissection in resected lung cancer: morbidity and accuracy of staging. *Ann Thorac Surg*, 1993, 55: 961

11. Ginsberg RJ, Rubinsterin LU, for the Lung Cancer Study Group. Randomized trial of lobectomy versus limited resection for T1N0M0 non-small-cell lung cancer. *Ann Thorac Surg*, 1995, 60: 615-623

12. 吴一龙, 黄植蕃, 戎铁华, 等. 基于 97 分期的非小细胞肺癌术后分期和生存研究. 中华肿瘤杂志, 1999, 5: 363-365

13. Yang P, Allen MS, Aubry MC, *et al*. Clinical features of 5 628 primary lung cancer patients: experience at mayo clinic from 1997 to 2003. *Chest*, 2005, 128 (1): 452-62

14. Thomas P, Rubinstein L. Cancer recurrence after resection: T1 N0 non-small cell lung cancer. Lung Cancer Study Group. *Ann-Thorac-Surg*, 1990, 49 (2): 242-247

15. 王欣, 吴一龙. 肺癌的手术治疗. 见: 熊敏, 吴一龙主编. 现代肺癌病理与临床. 北京: 科学出版社, 2003.296

16. Warren WH, Faber LP. Segmentectomy versus lobectomy in patients with stage I pulmonary carcinoma: five-year survival and patterns of intrathoracic recurrence. *J Thorac Cardiovasc Surg*, 1994, 107: 1087-1094

17. Manser R, Wright G, Hart D, *et al*. Surgery for early stage non-small cell lung cancer. The Cochrane Database of Systematic Review, 2005, 25(1): CD004699

18. Macchiarini P, Fontanini G, Hardin MJ, *et al*. Blood vessel invasion by tumor cell predicts recurrence in completely resected T1N0M0 non-small-cell lung cancer. *J Thorac Cardiovasc Surg*, 1993, 106: 88-89

19. Ishida T, Yano T, Maeda K, *et al*. Strategy for lymphadenectomy in lung cancer three centimeters or less in diameter. *Ann Thorac Surg*, 1990, 50: 708-713

20. WU YL, Huang ZF, Wang SY, *et al*. A randomized trial of systematic nodal dissection in respectable non-small cell lung cancer. *Lung Cancer*, 2002, 36: 1-6

21. Martini N, Burt ME, Bains MS, *et al*. Survival after resection of stage II non-small-cell lung cancer. *Ann Thorac Surg*, 1992, 54: 460

22. Rendian EA, Venuta F, De Giacomo T, *et al*. Safety and efficacy of bronchovascular reconstruction after induction chemotherapy for the lung cancer. *J Thorac Cardiovasc Surg*, 1997, 114: 830

23. Lausberg HF, Graeter TP, Wendler O, *et al*.

Bonchial and bronchovascular sleeve resection for treatment of central lung tumors. *Ann Thorac Surg*, 2000, 70: 367-372

24. Martini N. Mediastinal lymph node dissection for lung cancer: the Memorial experience. *Chest Surg Clin North Am*, 1995, 5: 189-203

25. Keller SM, Adak S, Wagner H, *et al*. Mediastinal lymph node dissection improves survival in patients with stages II and IIIA non-small cell lung cancer. *Ann Thorac Surg*, 2000, 70: 358-366

26. Izbicki JR, Passlick B, Pantel K, *et al*. Effectiveness of radical systematic mediastinal lymphadenectomy in patients with respectable non-small-cell lung cancer: results of a prospective randomized trail. *Ann Surg*, 1998, 227: 138-144

27. Izbicki JR, Passlick B, Hosch SB, *et al*. Mode of spread in the early phase of lymphatic metastasis in non-small-cell lung cancer: significance of nodal micrometastasis. *J Thorac Cardiovasc Surg*, 1996, 112: 623

28. Lau CL, D'Amico TA, Harpole DH, Jr. Clinical and molecular prognostic factors and models for non-small cell lung cancer. In: Pass HI, Mitchell JB, Johnson DH *et al. Lung cancer principle and practice.* 2nd ed. Philadelphia: Lippincott Williams & Wilkins, 2000

29. Melamed M, Flechinger B, Zaman M. Impact of early detection on the clinical course of lung cancer. *Surg Clin North Am*, 1998, 67: 909

30. Lam S, MacAulay C, Hung J, *et al*. Detection of dysplasia and carcinoma in situ with a lung imaging fluorescence endoscope device. *J Thorac Cardiovasc Surg*, 1993, 105: 1035

31. Aziz TM, Saad RA, Glasser J, *et al*. The management of second primary lung cancers. A single centre experience in 15 years. *Eur J Cardiothorac Surg*, 2002, 21 (3): 527-533

32. Feld R, Rubinstein LV, Weisenberger TH. Sites of recurrence in resected stage I non-small cell lung cancer: a guide for future studies. *J Clin Oncol*, 1984, 2: 1352

33. 吴一龙. 非小细胞肺癌围术期综合治疗的新概念. 见: 宋恕平等主编. 中国临床肿瘤学教育专辑. 2005. 104

34. Depierre A, Milleron B, Moro-Sibilot D, *et al*. preoperative chemotherapy followed by surgery compared with primary surgery in resectable stage I (except T1N0), II, and IIIa non-small-cell lung cancer. *J Clin Oncol*, 2002, 20 (1): 247-253

35. Ratto GB, Piacenza G, Frola C, *et al*. Chest wall involvement by lung cancer: computed tomographic detection and results of operation. *Ann Thorac Surg*, 1991, 51: 182-188

36. Lopez L, Pujol JL, Varela A, *et al*. Surgical treatment for stage III non-small cell bronchogenic carcinoma invading the chest wall. *Scand J Thorac Cardiovasc Surg*, 1992, 26: 129

37. Dartevelle PG, Chapelier AR, Macchiarini P, *et al*. Anterior transcervical-thoracic approach for radical resection of tumors invading the thoracic inlet. *J Thorac Cardiovasc Surg*, 1993, 105: 1025-1034

38. Bains MS, Ginsberg RJ, Jones WG, *et al*. The clamshell incision: an improved approach to bilateral pulmonary and mediastinal tumors. *Ann Thorac Surg*, 1994, 58: 30

39. Ginsberg RJ, Martini N, Zaman M, *et al*. Influence of surgical resection and brachytherapy in the management of superior sulcus tumor. *Ann Thorac Surg*, 1994, 57: 1440

40. Rusch VR, Parekh KR, Leon L, *et al*. Factors determining outcome after surgical resection of T3 and T4 lung cancers of the superior sulcus. *J Thorac cardiovasc Surg*, 2000, 119: 1147-1153

41. Rusch VW, Giroux DJ, Kraut MJ, *et al*. Induction chemoradiation and surgical resection for non-small cell lung carcinomas of the superior sulcus: Initial results of Southwest Oncology Group Trial 9416 (Intergroup Trial 0160). *J Thorac Cardiovasc Surg*, 2001, 121: 472-483

42. Mitchell JD, Mathisen DJ, Wright CD, *et al*. Clinical experience with carinal resention. *J Thorac Cardiovasc Surg*, 1999, 117: 39

43. Dartevelle P, Macchiarini P. Carinal resection for bronchogenic carcinomas. *Semin Thorac*

Cardiovasc Surg, 1996, 8: 414-425
44. Mitchell JD, Mathisen DJ, Wright CD, *et al*. Resection for bronchogenic carcinoma involving the carina: Long-term results and effect of nodal status on outcome. *J Thorac Cardiovasc Surg*, 2001, 121: 465-471
45. Dartevelle P, Chapelier A, Navajas M, *et al*. Replacement of the superior vena cava with polytetrafluoroethylene grafts combined with resection of mediastinal-pulmonary malignant tumors. Report of thirteen cases. *J Thorac Cardiovasc Surg*, 1987, 94: 361-366
46. Naruke T, Goya T, Tsuchiya R, *et al*. The importance of surgery to non-small cell carcinoma of lung with mediastinal lymph node metastasis. *Ann Thorac Surg*, 1988, 46: 603-610
47. Winton T, Livingston R, Johnson D, *et al*. Vinorelbine plus cisplatin *vs* observation in resected non-small-cell lung cancer. *N Engl J Med*, 2005, 352: 2589-2597
48. Roth JA, Atkinson EN, Fossella F, *et al*. Long-term follow-up of patients enrolled in a randomized trial comparing perioperative chemotherapy and surgery with surgery alone in resectable stage IIIA non-small-cell lung cancer. *Lung Cancer*, 1998, 21: 1-6
49. Rosell R, Gomez-Codina J, Camps C, *et al*. Preresectional chemotherapy in stage IIIA non-small-cell lung cancer: a 7-year assessment of a randomized controlled trial. *Lung Cancer*, 1999, 26: 7-14
50. Albain KS, Swann RS, Rusch VR, *et al*. Phase III study of concurrent chemotherapy and radiotherapy (CT/RT) vs CT/RT followed by surgical resection for stage IIIA (pN2) non-small cell lung cancer (NSCLC): Outcomes update of North American Intergroup 0139 (RTOG 9309). *J Clin Oncol*, 2005, 23: 61s
51. Van Meerbeek JP, Kramer G, Van schil PE, *et al*. A randomized trial of radical surgery (S) versus thoracic radiotherapy (TRT) in patients (pts) with stage 3A-N2 non-small cell lung cancer after response to induction chemotherapy (ICT) (EORTC 08941). *J Clin Oncol*, 2005, 23: 61s
52. Choi NC, Carey R, Daly W, *et al*. Potential impact on survival of improved tumor downstaging and resection rate by preoperative twice-daily radiation and concurrent chemotherapy in stage IIIA non-small-cell lung cancer. *J Clin Oncol*, 1997, 15: 712
53. Martin J, Ginsberg RJ, Abolhoda A, *et al*. Morbidity and mortality after neoadjuvant therapy for lung cancer: the risks of right pneumonectomy. *Ann Thorac Surg*, 2001, 72: 1149-1154
54. Akhurst T, Downey RJ, Ginsberg MS, *et al*. An initial experience with FDG-PET in the imaging of residual disease after induction therapy for lung cancer. *Ann Thorac Surg*, 2002, 73: 259-266
55. Mateu-Navarro M, Rami-Porta R, Bastus-Piulats R, *et al*. Remediastinoscopy After Induction Chemotherapy in Non-Small Cell Lung Cancer. *Ann Thorac Surg*, 2000, 70: 391-395
56. Keller SM, Adak S, Wagner H, Johnson DH. Mediastinal lymphnode dissection improves survival in patients with stages II and IIIa non-small cell lung cancer. *Ann Thorac Surg*, 2000, 70 (2): 358-365
57. Vansteenkiste JF, De Leyn PR, Deneffe GJ, *et al*. Clinical prognostic factors in surgically treated stage IIIA-N2 non-small cell lung cancer: analysis of the literature. *Lung Cancer*, 1998, 19: 3-13

第十章 肺癌的放射治疗

王绿化

肺癌是世界范围内最为常见的恶性肿瘤之一，根据来自全国肿瘤防治办公室的报告，国内肺癌的发病率和死亡率占城市恶性肿瘤之首位。非小细胞肺癌占全部肺癌病例的80%，临床Ⅰ、Ⅱ期病例手术治疗的5年生存率约为40%。遗憾的是可手术病例仅占全部肺癌病例的20%～30%。约30%～40%的病人在确诊时已为局部晚期，40%的病人确诊时发现有远地转移。肺癌的治疗需要采用综合治疗手段，这是从事肿瘤临床工作的各个专业的医生的共同认识。放射治疗是肺癌治疗的重要手段之一。由于专业的特殊性，以及医学教育对放射治疗涉及的不足（包括放射物理学和放射生物学的知识），使得放射治疗的知识普及存在明显的缺陷，直接影响临床实践中综合治疗的有效开展。本章将从不同方面讨论肺癌的放射治疗，希望不仅对从事放射治疗专业的同道有参考价值，更希望能帮助从事肺癌治疗的非放射治疗专业的同道了解肺癌的放射治疗。

第一节 放射治疗在肺癌治疗中的地位

放射治疗是局部治疗手段，与同样为局部治疗手段的外科手术相比，其适应范围更为广泛，不仅能用于局部病变的治疗（早期和局部晚期病例），对晚期病例，合理地选择放射治疗，也能获得满意的姑息治疗效果。

Scott Tyldesley等应用循证医学的方法对放射治疗在肺癌治疗中的作用进行分析，在小细胞肺癌的治疗中，53.6%病例在其病程的不同时期需要接受放射治疗，45.6%的病例在首程治疗中需要接受放射治疗。而在非小细胞肺癌（NSCLC）的治疗中，64.3%的病例需要接受放射治疗，45.9%的病例在首程治疗中接受放射治疗。不同期别的NSCLC治疗方式的选择不同。Ⅰ、Ⅱ期NSCLC以手术治疗为主，但其中约20%～30%的早期病例因合并内科疾病（心肺功能不全、糖尿病）、病人高龄或拒绝手术而选择放射治疗。Ⅰ、Ⅱ期接受手术的病例中，约15%因手术切缘阳性或术后复发而需要接受放射治疗。在临床Ⅲ期NSCLC中，可手术病例不足20%，80%的病例需要行放疗或放疗、化疗综合治疗。对手术切除的Ⅲ期病例，放射治疗仍然作为术后治疗的指征。对Ⅳ期NSCLC作为姑息治疗手段，65%的病例在其病程的不同阶段需要接受放射治疗。

综合治疗是肿瘤（包括肺癌）的治疗模式，肿瘤病人能否获得最佳的治疗方案，仅放射治疗科医生掌握肿瘤放射治疗指征是不够的，肿瘤外科医生和肿瘤内科医生也需要熟知肿瘤放射治疗适应证。同样放疗医生需要了解肿瘤外科和肿瘤内科的知识。

第二节 早期非小细胞肺癌的放射治疗

在非小细胞肺癌（NSCLC）中，20%~30%为早期肺癌（Ⅰ、Ⅱ期），其标准治疗是外科手术。术后5年生存率Ⅰ期约为55%，Ⅱ期约为33%。但是此类患者中有一部分采用非手术治疗，其原因：一是由于有严重的内科合并症，多为心肺方面，可能造成围手术期的高风险，因而不能手术；二是因为高龄，心肺功能储备不足；三是部分患者拒绝手术。对这部分患者，放射治疗提供了可能根治的机会，因而被认为是标准的治疗模式。2001年Rowell和Williams对Ⅰ、Ⅱ期NSCLC根治性放射治疗的结果进行了系统综述（systematic review），资料包括所有接受放射治疗剂量>40Gy/20次或相等生物剂量的Ⅰ、Ⅱ期NSCLC病例。1个随机对照研究和26个非随机对照研究符合上述条件。非随机对照研究26组共2 003例，2年生存率为33%~72%，3年生存率17%~55%，5年生存率0~42%。肿瘤特异生存率（cancer-specific survival），2年为54%~93%，3年为22%~56%，5年为13%~39%。完全缓解率（CR）为33%~61%。局部失败率为6%~70%。约25%的病例发生远地转移。非肿瘤死亡占11%~43%。该分析结果显示，肿瘤缓解率和生存率与肿瘤大小和照射剂量有关。尽管随着放射治疗技术的改进，早期NSCLC的效果有了一定的提高，但是，放射治疗的总剂量、靶区范围、分割剂量等问题尚未根本解决，本文就这些问题进行讨论。

一、放疗总剂量

对NSCLC的放射治疗，很多学者进行了剂量方面的研究，大多注意到高的剂量能得到好的疗效。Sibley研究了156例Ⅰ期NSCLC发现，剂量≥65Gy和≤64Gy两组相比，前者有更好的总生存率。Bradley等利用三维适形技术，研究了56例Ⅰ期NSCLC，常规分割方式，单因素和多因素分析均显示剂量≥70Gy有更好的生存率（$P=0.04$）。因为这些研究的分割剂量、总剂量、分割方式、治疗时间都不同，所以加拿大学者Cheung等的研究结果似乎更有说服力。他们应用生物等效剂量（biologically effective dose，BED）比较了6组研究例数>30的早期NSCLC的粗局部控制率与BED的关系。如表10-1所示，他们发现BED和局部控制率呈正相关（$P<0.01$）。但作者同时指出，由于Slotman一组的病例数较少，可能在一定程度上影响了此结果的可信度。

因此，尽管剂量上尚存争议，但大多数肿瘤学家推荐常规分割照射时，照射剂量应不低于60Gy或在改变分割时相对应的生物等效剂量。利用三维适形放射治疗，在充分保护正常组织的情况下，剂量递增的实验还在进行。RTOG-9311的初步结果显示，利用三维适形放射治疗，在一些经过选择的病人，最大耐受剂量可达到90.3Gy。

二、靶区范围

临床纵隔淋巴结未受侵的早期NSCLC，是否给予纵隔淋巴结预防性照射（elective lymphnode

表10-1　BED与局部失败率

研究者	肿瘤总剂量（Gy）	每次剂量（Gy）	总治疗时间（天）	肿瘤BED（Gy）	局部失败率
Haffty	54 (median)	2.75 (median)	40	59.6	47%（15/32）
Kaskowitz	60 (median)	2	40	62.8	42%（22/53）
Noordijk	60	3	47	63.4	70%（35/50）
Morita	64.7 (mean)	2	44	65.3	44%（66/149）
Cheung	52.5	2.625	26	67.8	41%（42/102）
Slotman	48	4	16	76.4	6%（2/31）

BED=$D \times [1+d/\alpha/\beta]$-$ln2 \times (T-T_K)/(\alpha \times T_p)$，$D$是总剂量，$d$是每次剂量，$T$是总治疗时间；$T_K$是"kick-off time"（按28天计算），T_p：潜在倍增时间（按3天计算），α按0.3计算，肿瘤的α/β按10计算

irradiation，ENI），是临床上尚未解决的另一个问题，目前临床上存在三种情况。

1. 做 ENI　淋巴结区一直是肺癌常规治疗范围的一部分，在没有资料证明淋巴结区照射是无效的情况下，临床应用中总是遵循经验性的方法。另一方面，文献报道肺癌淋巴结转移率较高，这也是 ENI 的重要原因。很多学者研究了隐匿性淋巴结问题。Suzuki 研究了 389 例临床分期为ⅠA 的非小细胞肺癌，全部采用肺大部切除加纵隔淋巴结清扫术。术后病理淋巴结阳性或肺内转移高达23%，若肿瘤>2cm或中到差分化或有胸膜侵犯，则淋巴结阳性的几率更高（$P < 0.001$）。Koike 的资料显示 T<2cm 和 2～3cm 分别有18%和23%的病例会有亚临床淋巴结转移。当免疫组化染色应用于周围型<2cm 的腺癌时，肺门、纵隔隐匿性淋巴结转移约20%。以上是传统上给予淋巴结预防照射的依据。

2. 不做 ENI　虽然在肺癌的常规放射治疗中，纵隔、同侧肺门淋巴结区域一直作为放射治疗的范围，但这种治疗的临床效果和价值没有文献报道，或者说没有这方面的临床研究资料。这是因为：①放射治疗后 X 线片及 CT 上的改变，难以区分纤维化和复发；②放射治疗后原发病灶控制率低，医生不注重评价淋巴结的情况。另外，有人认为纵隔淋巴结对放射治疗反应要比原发灶好。临床上不注意报道淋巴结的治疗结果，非手术肺癌放射治疗后失败原因分析多数报道为局部复发或区域复发。因此，在以往的临床资料中，很难评价肺癌选择性淋巴结照射的意义。由于 ENI 临床价值的不确定性，在肺癌放射治疗时不做ENI，在正常组织耐受剂量范围内更容易实现提高靶区照射剂量，还可以减少肺的损伤，另外还可以观察 ENI 的作用。

很多文献研究了早期NSCLC的失败模式，试图从失败模式上说明不做 ENI 的合理性。研究表明，早期 NSCLC 根治性放射治疗后的失败原因在局部，文献报告单独局部复发率（指仅有局部复发）为11%～55%，总的局部失败率［包括局部复发合并区域复发和（或）远处转移］最高为75%。单独区域失败仅有0～7%，总的区域失败率最高15%。单独远处转移3%～33%，总的远处失败率最高36%。在Cheung的研究中，近一半的首次复发为单纯局部复发，单独区域复发仅占6.6%。Jeremic研究了49例Ⅰ期的 NSCLC，每次1.2Gy，每天2次，总量69.6 Gy。不作化疗和免疫治疗，也不作纵隔淋巴结的预防照射，无1例单独区域复发。所以，从以上的失败模式分析，局部控制仍是NSCLC治疗的难题，单独区域失败率很低，故 ENI 可不作。

3. 选择性 ENI　Sawyer 等分析了 346 例临床Ⅰ、Ⅱ期的NSCLC 手术患者，中位随访48个月，探讨术前气管镜发现、肿瘤大小、病理分级、组织分类与术后N1、N2淋巴结和（或）局部、区域复发的关系。如表10-2所示，他们按气管镜发现、肿瘤大小、病理分级将病人分为低危组、低中危组、中高危组和高危组。研究发现，N1、N2淋巴结和（或）局部、区域复发的几率四个组分别为15.6%、35.2%、41.7% 和 68.2%。

Suzuki 用同样的方法研究了 389 例临床ⅠA 期的手术患者，88 例（23%）有病理淋巴结受侵或肺内转移。病理分级和胸膜受侵能预测局部或区域受侵，若同时有此两个因素，则>40%的临床ⅠA 期的患者会有病理的淋巴结受侵或肺内转移。该作者此前分析了379例临床N0～1的患者，发现68例（17.9%）有病理的N2。多因素分析显示，肿瘤大小、血浆CEA水平、腺癌是显著的N2预测指标。

人们在提出问题时，总期望能够得到肯定或否定（yes or no）的答案。但事实上往往做不到，也不可能如此简单明了。在淋巴结预防照射上存

表 10-2　N1、N2 和（或）局部、区域复发的危险分组

N1/N2/LRR 相对危险	危险因素	N1/N2/LRR 发生率（%）
低危（32 例）	气管镜阴性，肿瘤 1～2 级	15.6
低中危（227 例）	气管镜阴性，肿瘤 3～4 级	35.2
中高危（22 例）	气管镜阳性，肿瘤≤3cm	41.7
高危（44 例）	气管镜阳性，肿瘤>3cm	68.2

在着同样的问题。临床研究显示，术前分期检查淋巴结阴性的早期病例，术后淋巴结转移的可能性以及单纯手术后区域淋巴结复发率与肿瘤的部位、大小、病理分级、组织学类型等有密切关系，上述指标能够预示淋巴结转移可能性的高低。

在临床放射治疗中，靶区的范围不是对所有病例都一成不变的。要在对其生物学规律认识和理解的基础上，结合患者的具体情况，体现治疗的个体化。这是临床医学中最难掌握的，也是临床医学的精髓。因此，在是否选择ENI时，除根据淋巴结转移可能性（危险性）的高低，还要考虑患者的情况，包括一般状况、肺功能、年龄等。综合上述因素，评估何种治疗方案患者可能获得最大的益处，从而决定治疗。近年来PET在肺癌临床分期中的应用，提高了肺癌区域淋巴结转移和远地转移的诊断敏感性，对早期肺癌临床放疗中精确地确定靶区范围提供了重要的参考价值。

三、分割剂量的研究

100多年的临床实践证实，分割放射治疗是行之有效的放射治疗基本原则。常规分割放射治疗已沿用了半个世纪，然而疗效并不满意。对放射治疗的时间-剂量-分割等因素的合理调整，提高晚反应组织的耐受性，增加肿瘤的放射生物效应，是放射治疗研究的一个重要方面。根据放射生物学近年的观点，在改变放射治疗分割方案的时候应该考虑以下因素：①分次剂量：由于晚反应组织损伤与分割剂量的大小密切相关，因此降低每次照射剂量就会增加晚反应组织对于放射线的耐受性。相反，增大每次照射剂量而总的治疗剂量不变就可能产生严重的后期并发症，这一点已在头颈部肿瘤临床研究中得到证实。②照射间隔时间：应该使得靶区内晚反应组织在照射间隔的时间内完成亚致死性损伤的修复，以避免严重的并发症。一般认为两次照射的间隔时间至少6h，才可使94%的细胞损伤得到修复。③总的治疗时间：虽然延长总的治疗时间可以减轻正常组织急性反应，但却可能导致肿瘤控制率的降低，这一点也在头颈部肿瘤治疗中得到了证实。对于肿瘤倍增快、放疗后加速再群体化明显的肿瘤，为了克服肿瘤干细胞的增殖，放射治疗必须在尽可能短的时间内完成。

近年来，关于早期NSCLC分割的研究主要集中在大剂量分割（hypofractionation）和超分割放射治疗（hyperfractionated radiotherapy）上。

（一）大剂量分割放射治疗

Slotman报告了31例早期NSCLC，用"邮票野"（postage stamp放射野不包括纵隔和肺门）照射，48Gy/12F（周一至周五，每天照射1次），结果较好。中位生存时间33个月；1、2、3、4、5年的总生存率分别为81%、72%、42%、33%、8%；疾病相关生存率（disease-specific survival）2年为93%，4年为76%；复发率为19%。加拿大的Cheung用同样的方法研究了33例早期周围型NSCLC，不作选择性淋巴结区的照射。中位生存时间22.6个月，2年的总生存率、疾病相关生存率和无复发生存率分别为46%、54.1%、40%。复发15例，其中单独局部复发5例，单独区域复发2例，单独远处复发5例，局部加区域复发1例，局部加区域加远处复发2例。其结果比Slotman的要差，确切的原因尚未完全明了，可能是病例选择的问题，Slotman的研究中肿瘤＞5cm的仅有6%，而Cheung的研究中肿瘤＞5cm的有25.7%。用Cheung的方案，假如从周一开始放射治疗，则整个疗程16天可结束，这对于有很多内科合并症、一般情况差的NSCLC来说，无疑增加了耐受性和依从性，患者能更加方便地完成放射治疗计划，而且效价比（cost/effectiveness）更高。此方案比较安全，无治疗相关的死亡，没有3级以上的症状性肺炎，食管炎1例，最常见的毒性反应是急性皮炎和皮肤、皮下组织纤维化。

（二）超分割放射治疗

在Rowell和Williams对Ⅰ、Ⅱ期NSCLC根治性放射治疗的结果进行的系统评估中，随机对照研究显示连续加速超分割照射[CHART 54Gy/（36次·12天）]的结果优于常规分割照射（60Gy/30次），2年生存率分别为37%和24%。

Jeremic等研究了Ⅰ、Ⅱ期NSCLC，每次1.2Gy，每天2次，总量69.6Gy。49例Ⅰ期的NSCLC不作化疗和免疫治疗，也不作纵隔淋巴结的预防照射，中位生存时间33个月，5年生存率30%，5年的无复发生存率为41%。3级急性肺炎、食管炎各1例，3级晚期反应3例。用同样的方法，67例Ⅱ期NSCLC，中位生存时间27个月，5年生存率25%，5年局部控制率44%。3级急性肺炎、食管炎各2例，3级晚期肺炎1例，食管炎2例。而同期常规放射治疗（1.8～2Gy/d，总量60Gy）的中位生存时间19个月，5年生存率17%。单因素分析显示，高的KPS评分、治疗前体重下降<5%、T1分期有更好的疗效。

评价一个分割方案的优劣，应该看是否满足下述要求：①提高放射治疗疗效；②正常组织的放射损伤减轻或不超过常规方案；③疗效与常规分割方案相同，但疗程明显缩短，方便病人，提高设备利用率。从上述研究结果看，分割方案的改变在一定程度上提高了NSCLC的疗效，但上述研究多为回顾性分析，且病例数较少，确切的结果有待于未来大宗的随机分组研究。

四、立体定向放射治疗

所谓立体定向放射治疗（stereotactic radiotherapy，SRT）即利用立体定向装置、CT、核磁共振和X射线减影等先进影像设备及三维重建技术确定病变和邻近重要器官的准确位置和范围，利用三维治疗计划系统确定X（γ）射线的线束方向，精确计算出靶区与邻近重要器官间的剂量分布计划，使射线对病变实施"手术"式照射。SRT与常规的外照射相比具有靶区小，单次剂量高，靶区定位和治疗立体定向参数要求特别精确，靶区与周边正常组织之间剂量变化梯度大，射线从三维空间分布汇聚于靶区等特点。

2002年日本的Hara等报告了单次大剂量照射周围型肺癌的初步结果。共23例，肿瘤≤40mm，利用呼吸门控技术，随访3～24个月。结果显示，10例剂量<30Gy的病人中有3例复发，13个月的局部无进展率为63%；剂量>30Gy的13例病人中只有1例复发，13个月的局部无进展率为88%（$P=0.102$）；有1例病人出现2级放射性肺炎。尽管随访时间较短，此结果首次证明，单次>30Gy的大剂量照射可控制≤40mm的周围型肺癌。

2003年德国的HOF报告了他们的NSCLC SRT的结果，共10例，均为I期，剂量19～26Gy，中位随访14.9个月。结果显示，1年、2年实际生存率分别为80%、64%；无局部进展生存率分别为88.9%、71.1%。未见≥2级的放疗反应。

SRT为早期NSCLC的治疗提供了一种新的治疗手段，初步的临床实验表明，SRT是安全、可行的。SRT在降低正常组织受照剂量的同时增加了肿瘤的受照剂量，提高了局部控制率，缩短了整个治疗时间，改善了生存率，是一种很有发展潜力的治疗方法。但应该看到，多数文献报告的病例数字较少，随访时间较短，同时还有一些未完全解决的问题，如呼吸运动的控制、靶区的确定、是否需要同时配合化疗等，还需要在今后的工作中不断完善和发展。

虽然外科手术仍然是早期NSCLC的首选治疗手段。Ⅰ、Ⅱ期病例手术治疗的5年生存率分别为53%～70%和48%～56%。然而，有部分早期病例因心肺功能差、合并其他内科疾病或病人体弱而不能耐受手术治疗，或病人拒绝手术治疗。临床经验认为，对这组病人，放射治疗是一种有效的治疗手段。新的临床研究结果显示，对早期可手术的非小细胞肺癌，精确放射治疗（立体定向放射治疗和三维适形放射治疗）可获得与手术治疗相似的结果。

适形放射治疗和立体定向放射治疗的临床研究进展，显示放疗在早期NSCLC治疗中的应用前景。P. Cheung和Mackillop W.等对102例早期非小细胞肺癌局部野（involved-field）照射的治疗结果，照射剂量为52.5Gy/20次/4周，中位生存期24个月，3年生存期35%，5年生存期16%。因此认为对早期非小细胞肺癌局部野照射能使部分病例获得治愈，早期非小细胞肺癌局部野照射的治疗技术可应用于不能适应手术的病例和因严重肺功能不全不能耐受大野照射的病例。

Uematsu M报道50例早期非小细胞肺癌（T1-2N0）SRT的结果：5年生存率58%，29例可手术的病例，5年生存率为72%。作者认为SRT对I期NSCLC是安全有效的治疗方法。

Hirosh在2003年ASTRO会议报道了日本早期NSCLC SRT多中心临床研究结果，1995～2002年共治疗241例I期NSCLC（T1N0M0 153例，T2N0M0 88例），其中161例因高龄或合并慢性肺部疾患不能手术。中位随访18个月。Ⅱ级以上的肺部放射治疗并发症发生率为2.1%，近期疗效CR22.7%，PR62.1%。原发灶局部复发率为10.4%，区域淋巴结复发率为5.8%，远地转移率12.4%。非肿瘤死亡29例（12%）。3年总生存率56%，3

年疾病专项生存率（cause-specific survival rate），ⅠA 75.8%，ⅠB 62.9%。该研究结果显示大剂量少分割（hypofractionation）SRT是Ⅰ期NSCLC有效的根治性治疗手段。

随着全社会对肿瘤防治意识的提高，肿瘤早期诊断技术的发展，临床诊断早期肺癌的病例在增加。虽然手术仍然是早期肺癌的主要治疗手段，但由于肺癌多发生于高龄人群，并且常见因长期吸烟合并慢性肺部疾患，使手术的危险性增加，手术后恢复和生活质量难以保证。近十年放射治疗技术借助于计算机技术的发展而不断提高，三维适形放射治疗技术（3-demensional radiotherapy，3DRT）和SRT的临床应用结果，显示了放射治疗在早期NSCLC治疗中的价值。放射治疗成为早期NSCLC继手术之后的另一根治性治疗手段。放射治疗在早期NSCLC治疗中地位的确立，是肺癌治疗进展中的一个里程碑。它既是对早期NSCLC单一外科治疗的挑战，也减轻了外科医生面对手术高风险病例所造成的压力。

第三节　局部晚期非小细胞肺癌的综合治疗

放射治疗在以往被认为是局部晚期NSCLC的标准治疗方法。放射治疗能够提高生存率并对大部分病例起到姑息治疗的效果。放射治疗后病人的中位生存期为9个月，2年生存率10%~15%，5年生存率为5%。临床研究显示化学治疗合并放射治疗能够提高生存率。放射治疗与化疗的综合治疗是目前局部晚期NSCLC的治疗策略，而同期放化疗已成为局部晚期NSCLC的临床治疗模式。

最早的同时化放疗研究是EORTC应用单药顺铂合并放疗，其目的是试图应用顺铂的放射增敏作用提高局部控制率。该研究分三组，放疗+顺铂30mg/m^{2}每周1次；放疗+顺铂6mg/m^{2}每日1次；单纯放疗。结果显示综合治疗组局部控制率和生存率均优于单纯放疗组。日本的一组研究比较序贯化放疗和同时化放疗对Ⅲ期NSCLC的作用。化疗方案为顺铂、长春酰胺和丝列霉素。对化疗有效的病例，在放疗结束后再追加1周期化疗。同时化放疗组与序贯组，5年生存率分别为15.8%和8.9%，同时化放疗组优于序贯组（$P=0.04$）。中位生存期分别为16.5个月和13.3个月。1、3年无局部复发生存率分别为49.9%、33.9%和33.9%、21.1%。该研究结果认为同时化放疗能提高局部控制率和生存率。RTOG 9410将611例不能手术切除的（medically inoperable）Ⅱ期和Ⅲ期NSCLC随机分为三组：①序贯化疗放射治疗（SEQ）：顺铂100mg/m^2，第1，29天；长春碱5mg/m^{2}每周1次连用5周，放射治疗在第50天开始，60Gy/30次，每周5次。②同时化疗放射治疗（CON-QD）：化疗和放射治疗方案和剂量同①，放射治疗在治疗的第1天开始。③同时化疗+超分割放射治疗（CON-BID）：顺铂50mg/m^2，第1，8，29，36天，VP-16 50mg每日2次（第1，2周，和第5，6周），放射治疗在治疗的第1天开始，总量69.6Gy，1.2Gy每日2次。中位生存期分别为14.6个月，17个月，15.6个月。非血液系统毒性反应同时化放疗组高于序贯化放疗组。G3急性和晚期非血液系统毒性分别为30%、48%、62%和14%、15%、16%。该研究结果显示CON-BID并不优于CON-QD，且前者急性和晚期毒性均大于后者。

在同时化放疗的应用中，对化疗方案的选择，诱导化疗或巩固化疗的必要性是临床上需要回答的问题。自2001年国际肺癌会议以来，国际上一些大的协作组开展了不同的Ⅲ期临床研究，其中备受关注的Ⅲ期临床研究有CALGB-39801和SWOG-0023。前者是研究诱导化疗加同步化放疗能否提高同步化放疗的疗效，而后者是研究同步放化疗后巩固化疗和靶向治疗的价值。研究结果已分别在2004年和2005年的ASCO大会上报告，在此将对近几年报道的局部晚期非小细胞肺癌的综合治疗结果进行介绍和讨论。

（一）CALGB-39801

研究目的是观察诱导化疗能否提高局部晚期非小细胞肺癌的治疗结果，即改善生存率。研究分为A组：同步化放疗组（CT/KT），B组：诱导化疗+同步化放疗组（Ind → CT/KT）。

A组：化疗采用紫杉醇+卡铂每周方案，紫杉醇50mg/m^2，卡铂AUC=2；胸部放疗剂量66Gy/33次。

B组：在同步化放疗前给予2个周期的诱导化疗，诱导化疗采用紫杉醇+卡铂方案，紫杉醇

200mg/m², 卡铂 AUC=2, 21 天为 1 周期。

1998 年 10 月至 2002 年 5 月, 入组 366 例, A 组 182 例, B 组 184 例。中位随诊时间 26 个月, 可分析病例 A 组 161 例, B 组 170 例。有效率 (CR+PR), A 组为 66%, B 组为 62%。中位生存时间 (MST) 分别为 11.4 个月和 13.7 个月, 2 年和 3 年生存率分别为 28%、18% 和 32%、24%, $P=0.14$。中位无复发生存时间分别为 7.0 个月和 7.8 个月, 2 年、3 年无复发生存率 (FFS) 分别为 15%、11% 和 17%、14%, $P=0.11$。多因素分析 (Cox model) 显示, 年龄、PS评分和体重减轻是独立预后因素。

研究结论认为, 两组的生存时间均令人失望, 同步化放疗加诱导化疗虽然从表面数据上看提高了中位生存时间 2 个月, 但没能显著提高无复发生存率 (FFS) 和总生存率 (OS)。诱导化疗增加了中性粒细胞减少的发生和总的最大毒性, 但没有增加放疗相关毒性。CALGB39801 同步化放疗的生存时间与以往文献报道的单纯放疗的结果相近, 而诱导化疗＋同步化放疗的结果与以往文献报道的序贯化放疗的结果相近。该研究结果提示, 目前被广泛采纳的低剂量的卡铂、紫杉醇每周方案有可能不是最佳的。该研究结果重新引起对剂量强度的重视。

(二) SWOG 同步化放疗后巩固化疗的系列研究

SWOG 首先对同步化放疗后巩固化疗进行了系列的 II 期临床研究, S9019 和 S9504, 研究方案分别是 PE/RT→PE 巩固化疗和 PE/RT→D (多西他赛) 巩固化疗。PE 方案: 顺铂 50mg/m², 第 1, 8, 29, 36 天; VP-16 50mg/m², 第 1~5 天, 第 29~33 天。放疗在第 1 天开始, 总剂量 61Gy, 1.8~2Gy/次。S9019 采用同样的化疗方案巩固化疗 3 个周期, S9504 采用单药多西他赛化疗, 75~100mg/m² 第 1, 21 天为 1 个周期, 连续 3 个周期。2005 年 ASCO 报道了两个研究的长期随访结果 (表 10-3)。该研究结果显示, S9019 的结果与文献报道的同步化放疗的结果相近, 提示 PE 巩固化疗没能有效提高同步化放疗的效果。而 S9504 的结果则显示较好的治疗结果, 被认为是 IIIB 期最好的结果。

表 10-3 S9504 与 S9019 远期随诊结果

	中位生存 (月)	3 年	4 年	5 年
PE/RT→D(S9504)	26(95%CI 18~43)	40%(95%CI 24~55)	29%(95%CI 19~29)	29%(95%CI 19~29)
PE/RT→PE(S9019)	15(95%CI 10~22)	17%(95%CI 7~27)	17%(95%CI 6~28)	17%(95%CI 6~28)

在此基础上, SWOG 设计了 S0023 研究, S0023 是 III 期临床研究, 其研究设计为:

PE/RT→D ↗ 吉非替尼 (gefitinib)
         ↘ 安慰剂

该研究包括三个部分: PE 方案同步化放疗, 多西他赛巩固化疗, 吉非替尼维持治疗。由于吉非替尼作为 2 线和 3 线用药在非小细胞肺癌治疗中的阴性研究结果, SWOG 于 2005 年 4 月提前关闭 (closed) 了此项研究, 并对已入组的病例进行分析, 在 2005 年 ASCO 大会上报道了初步分析结果。

574 例完成了同步化放疗到达 (reached) 巩固化疗阶段 (consolidation phase), 263 例到达维持治疗阶段 (maintenance phase)。

研究的初步评价指标是总生存率 (overall-survival, OS), 第二指标是无进展生存率 (progression-free survival, PFS) 和毒性。

该研究没有报道总的中位生存期, 维持治疗病例的中位生存见表 10-4, 结果似重复了 S9504 的结果, 显示 PE 方案同步化放疗后单药多西他赛巩固化疗在局部晚期非小细胞肺癌治疗中取得较为满意的临床疗效, 作者提出 PE/RT→D 应作为局部晚期非小细胞肺癌的一个标准治疗选择。

关于毒性反应, 完成 PE/RT→D 治疗的 277 例, ≥3 级肺炎的发生率为 8%, 与 RTOG9410, CALGB 39801 等比较, 放射性肺炎的发生率并不高。

研究没能显示吉非替尼具有提高生存的作用, 并且认为继续该研究也不大可能显示出生存的益处。

表 10-4　S0023 研究的中位生存期和中位无进展生存

	吉非替尼	安慰剂	P 值
中位生存期（月）	19	29	NS
中位无进展生存（月）	11	10	NS

当然，以上仅是 S0023 的初步结果，最终的结论尚待远期随诊结果。

（三）Germany's study（Huber RM）

选择不能手术的ⅢA、ⅢB期非小细胞肺癌，先给予紫杉醇+卡铂方案（紫杉醇 $200mg/m^2$，卡铂 AUC=6）化疗2个周期，化疗后无进展的病例随机分为单纯放射治疗或放疗同时化疗，化疗给予每周方案，紫杉醇 $60mg/m^2$。2002年5月至2003年11月，303例病人入组，275例完成诱导化疗，219例进入随机分组。诱导化疗加单纯放疗（C+R）115例，诱导化疗加同时放化疗（C+R/C）104例。中位生存时间分别为14.1个月和18.7个月。中位 PFS 时间为5.6个月 vs 11.4个月，P=0.0003。复发率为 88.8% vs 62.1%（Pearson Chi-Square：$P < 0.001$）。

以上研究结果显示，PC方案诱导化疗后每周紫杉醇的同时化放疗优于PC方案诱导化疗加单纯放疗，而该研究并不能说明同时化放疗加或不加诱导化疗的作用。在该研究中，同时化放疗选择的单药每周给药的模式，其目偏重于增加放疗的局部效果。若无诱导化疗，仅靠每周低剂量的单药化疗，全身治疗强度明显不足。

（四）Carter DL 的报道

该研究方案是：诱导化疗+同时放化疗±巩固化疗，目的是研究巩固化疗的作用。入组病人为不能手术的ⅢA、ⅢB期非小细胞肺癌，先给予紫杉醇+卡铂方案（紫杉醇 $200mg/m^2$，卡铂 AUC=6）化疗2个周期，然后病人接受紫杉醇+卡铂每周方案（紫杉醇 $45mg/m^2$，卡铂AUC=2）化疗同时合并放疗，放疗剂量66.6Gy/37次。以上被称为标准治疗。完成上述治疗后再进行随机分组，分为观察组和巩固化疗组，后者给予紫杉醇 $70mg/m^2$ 每周方案，连续6个月。入组病人220例，119例进入随机分组。观察组和巩固治疗组有效率为 71% vs 63%，中位生存期分别为26.9个月和16.1个月，3年生存率分别为34%和23%。观察组优于巩固治疗组。结论认为在该研究中，巩固化疗没能改善生存率。

虽然文章报道3、4级治疗相关毒性反应两组之间无显著差别，从研究结果可以得出，病人并没能从更为激进的治疗（aggressive therapy）中获益。

放化疗综合治疗是目前被广泛接受的局部晚期非小细胞肺癌的治疗模式。根据随机对照临床研究（RCT）和meta分析结果，证明对局部晚期非小细胞肺癌，放化疗综合治疗优于单纯放射治疗。而在放疗与化疗结合的形式上分为序贯化放综合治疗和同步化放综合治疗两种。比较两种治疗模式，可以说序贯综合治疗较为经典和成熟，而同步化放综合治疗疗效方面优于序贯治疗，但同时带来治疗并发症的增加。在2005年3月，中国抗癌协会肺癌专业委员会召开的"第二届中国肺癌高峰共识会"上，专题讨论了局部晚期非小细胞肺癌联合化放疗的证据，结合中国的临床实际，形成了局部晚期非小细胞肺癌联合化放疗的共识：其中共识2："推荐序贯化放疗作为临床实践中局部晚期非小细胞肺癌的标准治疗"；同时鼓励进行同步化放疗的临床研究；共识4："在有条件进行临床试验的医院，建议进行非小细胞肺癌同期化放疗的研究"。

Langer，Core J 等对非小细胞肺癌放射治疗模式进行的抽样调查分析显示，3/4以上的局部晚期非小细胞肺癌采用同步化放疗。新的临床研究将体现在以下几个方面：①含有新的化疗药物组成的化疗方案；②采用三维放射治疗技术；③探讨同时放化疗前或后给予全身化疗（诱导化疗或巩固化疗）对控制远地转移的作用；④生物靶向治疗与放化疗的联合应用。

第四节　局部晚期非小细胞肺癌单纯化疗与放射治疗加化疗

对不能手术的局部晚期非小细胞肺癌放射治疗是经典的治疗手段，而近十年的临床研究显示，放疗、化疗综合治疗是目前非小细胞肺癌治疗的基本模式。化疗在非小细胞肺癌治疗中的价值是不言而喻的。而单纯化疗对局部晚期非小细胞肺癌的疗效是非常有限的。Kubota 等报道了日本的一组Ⅲ期临床研究结果。比较化疗+放疗与单纯化疗。显示单纯化疗的结果明显低于化疗、放疗综合治疗的结果（表10-5）。

鉴于上述研究结果，Hak Choy等提出局部晚期非小细胞肺癌患者应由肿瘤内科医生和肿瘤放射治疗医生联合决定治疗方案。单纯化疗的病例仅限于因肿瘤体积大、肺受照射体积大、病人的肺功能差等因素放射治疗医生认为不宜放疗的患者。而对一般情况差、合并内科疾病、体重明显减轻，肿瘤内科医生认为不宜化疗的患者应考虑行姑息性放射治疗。

表10-5 单纯化疗与放疗＋化疗Ⅲ期临床研究

	中位生存（天）	2年生存率（%）	3年生存率（%）	5年生存率（%）
化疗→放疗	461	36	29	9.7
化疗	447	9	3.1	3.1

Kubota: *J Clin Oncol*, 1994, 12:1547-1552

第五节 可手术ⅢA（N2）期非小细胞肺癌的综合治疗进展

SWOG 8805 Ⅱ期临床研究，对经活组织检查或穿刺证实纵隔淋巴结转移的病例给予三联综合治疗。化疗方案：顺铂50mg/m²，第1、8、29、36天，VP-16 50mg/m²，第1～5，29～33天，同时放疗（45Gy，1.8Gy/次，每周5次）。2～4周后开胸手术。全组病例中位生存期15个月，2年生存率为40%。该结果与局部晚期NSCLC同期放化疗的结果接近（Curran W，Furuse K）。比较上述结果之后，对ⅢA（N2）病例手术治疗的价值提出疑问。

在此基础上，由RTOG牵头组织了多个协作中心共同参与的Ⅲ期临床研究（RTOG 93-09 INT：T1-3N2 NSCLC）。随机分为两组，A组：同时化疗放射治疗（45Gy）＋手术＋化疗；B组：同时化疗放射治疗（45Gy）＋放射治疗（Boost 16Gy）＋化疗。化疗同SWOG 8805。该研究的目的是观察对ⅢA（N2）病例，手术在综合治疗中的价值。2003年和2005年ASCO大会报告了Intergroup 0139（RTOG 9309）的研究结果，1994年3月至2001年11月入组病人429例，可分析病例396例，治疗相关死亡（treatment-related deaths）A组10例（5%），B组4例（2.1%）。手术类型与治疗相关死亡的关系，简单全肺切除（simple）治疗相关死亡为5/23（22%），复杂全肺切除（complex pneumonectomies）为9/31（29%），肺叶切除（lobectomy）为1/98（1%）。手术组术后病理结果：T0N0 29例（18%），全部N0病例76例（46%）。手术组无疾病进展生存时间（PFS）高于非手术组，5年PFS分别为22% vs 11%；中位PFS分别为12.8个月和10.5个月，*P*=0.008。而A组非肿瘤死亡高于B组，*P*=0.021。两组中位生存期无明显差别［23.6个月 vs 22.2个月，*P*=0.24，HR 0.87（0.70，1.10）］。5年生存率分别为27.2% vs 20.3%，5年生存的比值比（odds ratio）为0.63（0.36，1.10，*P*=0.10）。女性和体重减轻是独立的预后因素。在A组中，5年生存率与术后病理的关系，术后病理pN0，41%，pN1-3，24%；未手术的病例，8%。该研究的结论是：①对ⅢA（N2）病例，手术组PFS优于非手术组，但总生存率无差别。②三联治疗（trimodality therapy）有提高5年生存率的趋势。③手术后病理pN0的病例预后好。④对合适的病例可选择CT/RT＋手术的治疗方式。⑤对需要做全肺切除的病例，这种三联治疗方式可能不是最佳的选择。因此，ⅢA（N2）病例仍然是综合治疗临床研究的热点。

EORTC 08941的研究选择非小细胞肺癌ⅢA（N2）病例，先给予3周期顺铂为基础的方案诱导化疗（platinum-based induction chemotherapy）。对化疗有效的病例进行随机分组：根治性手术组（radical surgery）或胸部放疗组（thoracic radiotherapy，TRT）。登记入组进行诱导化疗的病例572例，诱导化疗有效率为61.5%，333例进入随机分组，手术组167例，放射治疗组166例。154例接受了手术治疗，其中，探查手术14%，根治性切除术51%，病理降期（pathological down-staging）42%，手术死亡4%；39%的病例接受了手术后放疗。随机进入放疗组的病人，155例接受了放疗，纵隔照射剂量40Gy，局部补量20Gy。放疗组3、4级毒性发生率3.9%。中位随诊72个月，S和TRT组中位生存时间分别为16.4个月和17.5个月；2年、5年生存率为35% vs 41%、16% vs 13%。中位PFS为9.0个月 vs 11.4个月；2年PFS为27% vs 24%，P=0.6。研究结论认为，对诱导化疗有效的ⅢA（N2）病例，手术与放射治疗比较既不能改善生存率也不能改善无病生存率。

第六节 非小细胞肺癌的术后放射治疗

临床诊断的非小细胞肺癌中，仅20%的病例能够行根治性手术切除（complete resection）。并且，即使是手术切除的病例，5年生存率仅为30%～40%。治疗失败的原因主要是局部复发和（或）远地转移。

为提高局部控制率和生存率，术后放射治疗被广泛应用于N1（Ⅱ期）和N2（ⅢA期）病例。对术后放射治疗的作用——局部控制率和生存率的影响，以及放射治疗的副作用，随着临床研究资料的积累有了新的认识。

1998年MRC应用meta分析（meta analysis）方法对9组非小细胞肺癌术后放射治疗随机临床研究结果进行综合分析。全部2 128例，手术+放射治疗1 056例，单纯手术治疗1 072例。中位随诊时间3.9年。术后放射治疗生存率不但没能提高反而有所降低（hazard ratio 1.21，95%CI 1.08～1.34）。2年生存率S+R组和S组分别为48%和55%，$P=0.001$。2年无复发生存率分别为46%和50%，$P=0.018$。分层分析（stratification）显示，术后放射治疗对生存率的负相作用与分期有相关性。Ⅰ期最为明显，其次为Ⅱ期。对Ⅲ期病例术后放射治疗对生存率未显示出明显影响。认为对根治术后的Ⅰ、Ⅱ期病例，不提倡常规术后放疗，对Ⅲ（N2）病例需要进行进一步的临床研究。

中国医学科学院肿瘤医院对肺癌术后N1、N2的病例进行术后放射治疗随机分组研究，可供分析的病例296例，S+R 134例，单纯手术162例。3年和5年生存率分别为51.9%和42.9%，50.2%和40.5%（$P=0.56$），3年和5年无病生存率为50.7%和42.9%，44.4%和38.2%，（$P=0.28$）。对T3-4N1M0病例，术后放射治疗显示具有提高生存率和无病生存率的趋势，但无统计学意义，（$P=0.092$，$P=0.057$）。术后放疗能明显降低胸腔内复发率（12.7% vs 33.2%，$P<0.01$）。因此认为，Ⅰ、Ⅱ期病例术后放射治疗对总生存率有负相影响，不宜行术后放疗。ⅢA病例虽然单纯手术后复发率和死亡率高，但术后放疗的价值仍不清楚。目前认为肺癌术后放射治疗宜限于以下方面：①术后有肿瘤残存的病例。②N2或T3-4N1病例根治术后需要进行计划性临床研究（包括放射治疗和化疗）。③采用三维适形放射治疗技术，明确治疗体积，优化剂量分布以降低肺和心脏的受照射体积和照射剂量。④总剂量不超过60Gy，分次剂量≤2Gy。⑤放射治疗和化疗联合应用时，要注意放射治疗和化疗毒性作用的相互加强。

以上的研究似乎对非小细胞肺癌的术后放射治疗有了结论性的结果。然而，2002年来自意大利的对Ⅰ期非小细胞肺癌术后放射治疗的Ⅲ期研究结果，使得我们需要对非小细胞肺癌术后放射治疗进行重新认识和审慎评价。罗马天主教大学对104例Ⅰ期非小细胞肺癌进行术后放疗的随机对照临床研究，可评价病例98例。手术为≥肺叶切除加肺门、同侧纵隔淋巴结清扫术。放射治疗技术：采用前野和后斜野照射，靶区包括支气管残端，同侧肺门。同侧纵隔的受照射剂量在90%的剂量线内。照射剂量50.4Gy，1.8Gy/次。平均照射面积50cm^2。两组局部复发率分别为2.2%和23%。5年无复发生存率（DFS）为71%和60%，（$P=0.039$）。5年总生存率为67%和58%，（$P=0.048$）。术后放疗组中，仅6例出现Ⅰ级急性毒性反应。该研究结果显示Ⅰ期非小细胞肺癌术后放射治疗能够提高局部控制率，能改善总生存率和无病生存率。治疗相关毒性可以耐受。该文的作者对PORT的分析结果提出不同的意见，PORT分析的临床研究中所采用的照射野大，平均照射野72～150cm^2。放疗设备和照射技术陈旧。放疗剂量不一，多数研究采用了较高的照射剂量，部分照射剂量为30～50Gy，分次剂量1.8～3Gy/次。作者认为，PORT分析的研究中缺乏同质性（homogeneity）。对缺乏同质性的资料进行meta分析，其结果的可信性值得讨论。

人们提出"放射治疗艺术"(arts of radiation therapy)。放射治疗不能简单地分为放疗或不放疗，放射治疗的效果不仅取决于对放射治疗适应证的掌握，而与放射治疗技术有着更为重要的关联，包括靶区、剂量和设备要求等。术后放射治疗仍有很大的研究空间。

第七节 肺癌的适形放射治疗

一、肺癌适形放射治疗的可行性

放射治疗是肺癌的主要治疗手段之一，但常规放射治疗的疗效尚不令人满意，临床Ⅰ、Ⅱ期病例2年生存率为33%～72%，3年生存率17%～55%，5年生存率0～43%。完全缓解率（CR）为33%～61%。局部失败率为6%～70%。局部晚期病例（ⅢA/B），5年生存率为5%～10%。局部控制率低是造成这种结果的一个主要原因，临床随诊结果显示局部控制率为13%～70%。用支气管镜活组织检查的方法进行随诊，局部控制率为15%～17%。临床剂量学研究显示，提高剂量可望提高局部控制率和生存率。根据Fletcher的基础放射生物学原理，要杀灭临床治疗中的局部晚期NSCLC可能需要近100Gy的剂量。Martel等应用数学模型对密执根大学的资料进行分析显示，对NSCLC要达到>50%的局部控制率，常规照射需要84Gy。但由于肺组织耐受剂量的限制，给予60Gy以上的剂量在常规放疗中是不可能的。3DCRT为解决这一难题提供了可行的手段。3DCRT有两个目的：一是提高靶区的精确性，确保靶区内剂量的均匀分布，提高靶区剂量，提高局部控制率；二是降低靶区周围正常组织的受照射剂量，从而降低并发症的发生率。3DCRT治疗计划能够提供精确的组织剂量分布（dose volume histogram，DVH）。DVH对正常组织的受照射剂量提供了一个量化的体积-剂量分布图。根据DVH能够精确判断某一治疗计划使正常组织产生并发症的可能性（normal tissue complication probability，NTCP）。

肺癌的放疗技术复杂，是进行治疗计划评价研究的最佳范例。精确的治疗计划需要应用不规则野、组织补偿、给角照射以及摆位重复性要求。真正的最佳治疗计划设计是非常困难的，体现在以下几个方面：①精确的靶区确认困难；②胸腔内敏感器官（心脏、肺、食管、脊髓）；③胸廓外轮廓不规则；④治疗区组织密度不均一（肺、骨）；⑤需要不规则野计算；⑥器官运动幅度大（呼吸运动，心脏和血管的搏动）。1991年Emami等报道了美国4个研究机构对肺癌3D TP（treatment plan）临床应用研究结果，认为3D TP在肺癌的治疗中，在肿瘤区剂量分布和正常组织保护方面提供优化的治疗计划。与3D TP相比，常规治疗难以给予一个安全的肿瘤区高剂量照射、不能控制正常组织在一适当的剂量范围内照射。3D TP的应用使放射肿瘤学家走向高剂量无并发症的肺癌治疗。

精确的靶区确认是实现精确放射治疗的前提。肿瘤诊断的影像学技术的发展为实现精确放射治疗提供了可能。生物影像技术-PET的应用克服了CT、MRI的不足，从解剖诊断向功能诊断发展，使放射治疗靶区的确定更为精确。影像指导下放射治疗（image-guided radiotherapy，IGRT）将是放射治疗发展的方向。

二、适形放射治疗的技术特点

与常规放射治疗相比，适形放射治疗技术要求严格，实施过程细致，以确保治疗的精确性。基本流程为：体位固定，模拟CT扫描，治疗计划设计，治疗计划确认，治疗计划实施。

计划设计包括三个方面：

1. 靶体积，即需要治疗的范围，和正常重要器官的确认和重建将定位CT所得图像输入放疗计划设计计算机，由物理人员勾画感兴趣器官和重要器官（包括皮肤、肺、脊髓、心脏、食管和气管）。大体肿瘤区（GTV）由医生在每层CT图像上确认后逐层输入。GTV为模拟定位CT上显示的病变，参考治疗前胸部CT或MRI、纤维支气管镜等检查结果，肺部病变在肺窗上勾画GTV，纵隔病变在纵隔窗勾画GTV。当纵隔淋巴结阳性时，GTV包括同侧肺门淋巴结。对先行诱导化疗的病例，GTV的勾画结合化疗前后的CT片，包括化疗后的肺内病变和化疗前受侵的淋巴结。若化疗前纵隔淋巴结阳性时，GTV包括同侧肺门淋巴结。对化疗后完全缓解的病例，化疗前的肺内病变和受侵淋巴结作为GTV。对化疗后肿瘤进展的病例，GTV将包入所有病变。对于术后巩固放疗的病例，多数情况下没有GTV，GTV包括治疗前受侵的淋巴结。切缘距离肿瘤很近或切缘阳性时，将切缘包进GTV。若没有做充分的纵隔淋巴结清扫，同侧肺门和同侧纵隔淋巴结包进GTV。对于复发病例，GTV仅包括CT上可见的病变。

2. 计划设计　采用共面野和（或）非共面野，射野的形状通过射野方向观（beam's eye view，BEV）设计，以保证靶区在射野内，并避开脊髓等重要脏器和原照射路径。

3. 放疗计划的确定　用剂量体积直方图（dose volume histogram，DVH）和等剂量线综合评价确定治疗计划，包括靶区是否得到满意的照射剂量，靶区剂量的均匀性，正常组织受照射体积和照射剂量是否在能够耐受的范围以内。要求GTV均匀性为处方剂量的±5%，双肺V20一般要求＜25%，脊髓的剂量＜45Gy。

三、肺癌适形放射治疗的临床治疗结果

肺癌适形放疗经过近十年的临床研究，有一些初步的研究结果报道。1995年Sibley等率先报告了37例Ⅲ期NSCLC适形放疗结果，1、2年生存率分别为75%和37%。Armstrong等报道了45例NSCLC，中位剂量70.2Gy（52.2～72Gy），全组中位生存期15.7个月，4.9年生存率12%，局部控制率54%。Sim等2001年报告了152例Ⅲ期NSCLC 3 DCRT的结果。70例单独放疗，中位剂量70.2Gy；82例采用诱导化疗加放疗，中位剂量

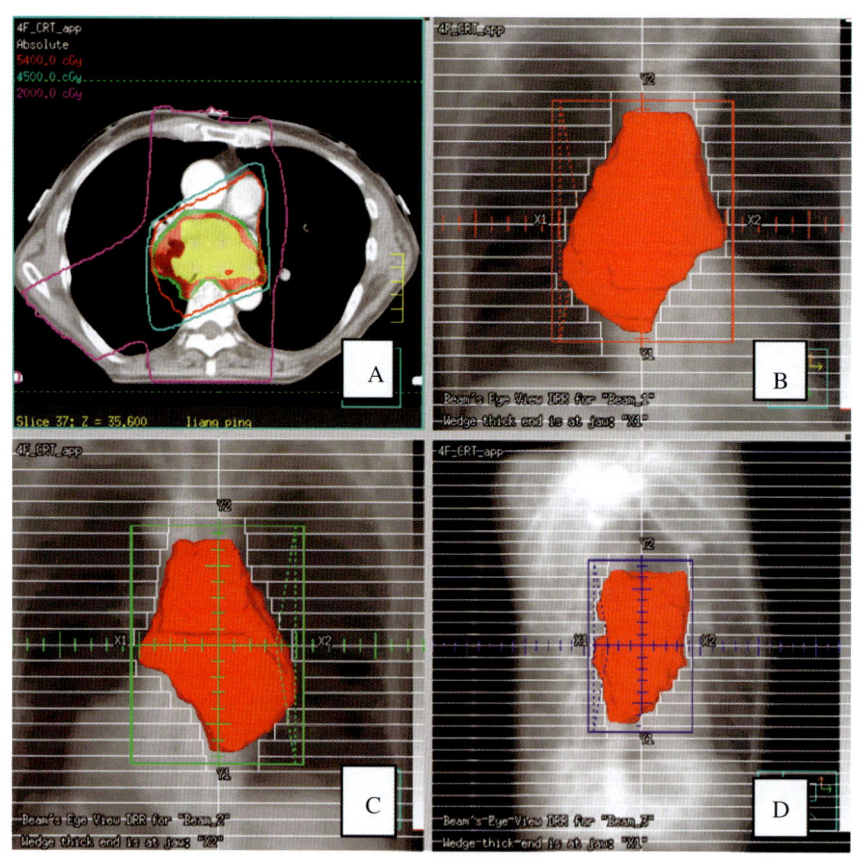

图 10-1　数字重建图像的射野方向观

A：黄色区域为大体肿瘤区域（GTV）；红色区域为临床靶区（GTV），包括GTV和其周围的亚临床区域；绿色区域为计划靶区（PTV），包括每次照射的摆位误差和器官运动所致的GTV的空间变化范围。B、C、D，指肿瘤在不同照射方向上投影的形状，要求照射野的形状与肿瘤投影的形状一致。

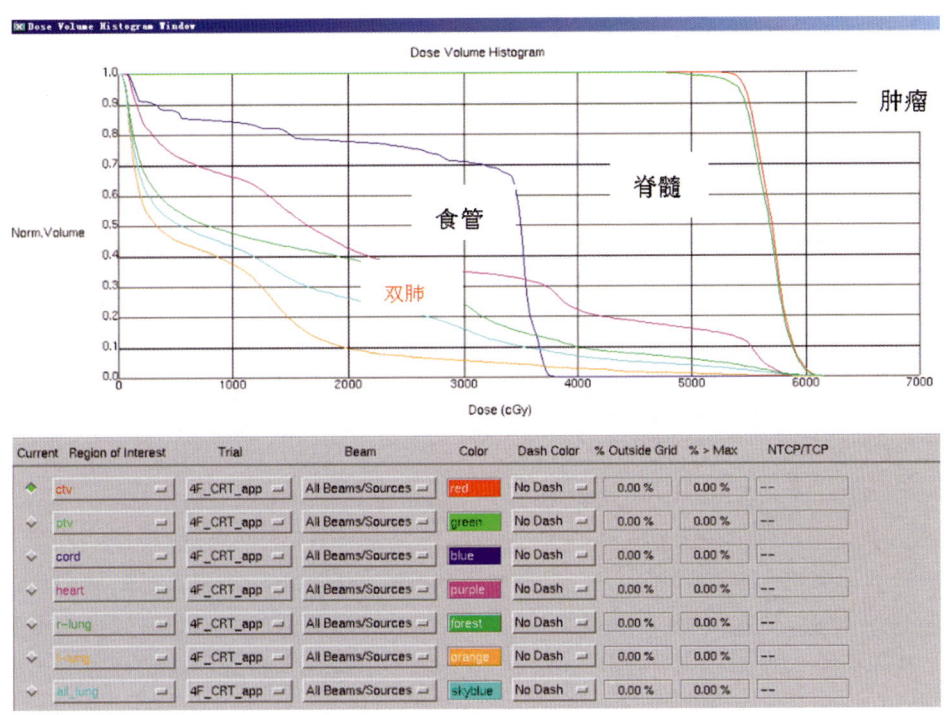

图 10-2 剂量-体积直方图（dose-volume histogram, DVH）

显示肿瘤、正常组织受照射的体积和剂量，临床上对肿瘤和不同的正常组织有各自的剂量要求，只有满足剂量要求的计划才能进行临床实施。

64.8Gy。单独放疗组和综合组的中位生存时间分别为11.7个月、18.1个月（$P=0.001$）；2年的局部控制率分别为35.4%、43.1%（$P=0.1$）。2002年 Brdley 等报告了207例不能手术的 NSCLC 3DCRT 的结果。中位剂量70Gy。1、2年生存率分别为59%和41%。这几个临床结果都表明适形放疗后患者生存率高于常规放疗，放疗并发症并无明显增加。中国医学科学院肿瘤医院一组91例首程放疗的非小细胞肺癌病例适形放射治疗结果，完全缓解（CR）11%（10/91），部分缓解（PR）46.2%（42/91），稳定（SD）33%（30/91），进展（PD）1.1%（1/91），疗效未评价8.8%（8/91），有效率57.2%。1年 OS 为68.0%，2年 OS 为33.5%，MST 为18.6个月（13.3～24.0个月）。1年、2年的 LPFS 分别为86.0%、66.1%。单因素分析显示，无体重下降≥5%的患者有较好的疗效，统计学上有显著性差异。多因素分析显示，无疗前体重下降≥5%、高 KPS 评分和分期早都是预后好的因素，统计学分析均有显著差异。29例术后复发的患者，1年 OS 为66.2%，2年 OS 为44.6%，MST 为14.9个月，1年的 LPFS 为86.7%、2年的 LPFS 为75.9%。这些数据说明适形放疗的效果优于常规放疗，也说明对于术后局部复发的 NSCLC，3DCRT 能提供很好的疗效，且不增加放疗损伤。

第八节 小细胞肺癌的放射治疗

支气管肺癌分为两种不同的类型，小细胞肺癌和非小细胞肺癌，两种类型在临床特征、病理学、生物学特性方面均有不同。小细胞肺癌约占全部肺癌的20%，在20世纪70年代以前，小细胞肺癌和非小细胞肺癌的临床治疗没有区别。无论是外科治疗或放射治疗，生存率均非常低。直到20世纪70年代才将肺癌的临床研究分为小细胞肺癌和非小细胞肺癌。这一突破是由于人们在60年代末认识到小细胞肺癌对化疗药物比非小细胞肺癌敏感。此后，全身化疗（systemic therapy）加或不加局部治疗成为小细胞肺癌的标准治疗（standard care）。

一、放射治疗在 LD 期 SCLC 治疗中的价值

小细胞肺癌恶性度高，生长快，远地转移率

高，并且对化疗敏感。化疗可以获得40%～68%的完全缓解率。在全身化疗作为主要的临床治疗手段后，一些学者对放射治疗在局限期SCLC治疗中的价值提出疑问，即局限期小细胞肺癌是否需要合并放射治疗，化疗后CR的病例是否也需要放疗，放射治疗对局部控制率、生存率的影响。自20世纪70年代后期，开始对放射治疗在局限期小细胞肺癌治疗中的价值进行了大量的临床研究。研究结果显示胸部照射能提高局部控制率和生存率。化疗合并胸部照射的病例局部和区域（locoregional）复发率为30%～60%，而单纯化疗的病例为75%～80%。Pignon（1992年）等应用荟萃分析（mata-analysis）方法对13个随机对照研究共2 140例进行分析，得出结论，化疗合并放射治疗优于单纯化疗，3年生存率分别为15%和9%；5年生存率分别为11%和7%（$P=0.001$）。2年局部复发率分别为23%和48%（$P=0.0001$）。此后，放射治疗加化疗的综合治疗成为局限期小细胞肺癌的临床治疗模式。

临床医学的发展是解决临床问题的过程。旧的临床问题解决了，又提出了新的临床问题：放射治疗的最佳剂量（dose）、照射体积（volume）、与化疗的时间顺序（timing and sequencing）。

二、照射剂量

照射剂量是临床上实施放射治疗时所必须面对的问题。小细胞肺癌是对放射敏感的恶性肿瘤，然而，对于小细胞肺癌的最佳照射剂量，并不像对恶性淋巴瘤的放疗那样有较明确的临床研究结果。在20世纪70年代，往往给予25～30Gy/10次，而后逐渐提高到60Gy/30～33次。对所谓的"最佳剂量"，直到目前仍无明确答案。

肿瘤的临床治疗中，可宏观地分为局部病变的治疗和远地转移病灶或称亚临床病灶的治疗两个方面。这两个方面在临床治疗中的重要性，随肿瘤临床治疗的发展而相互转变。在早年的治疗中，化疗药物种类少，缺乏有效的化疗药物和恰当的化疗方案，远地转移是临床治疗的主要矛盾。治疗失败和病人死亡的主要原因是广泛转移。随着更多有效的化疗药物的出现和肿瘤内科学的发展，全身治疗在控制亚临床转移灶方面取得显著疗效。小细胞肺癌患者的生存期得到延长。局部治疗失败变得显著和重要。需要有效的方法降低局部复发的危险性。放射治疗的剂量是直接影响局部控制率的重要因素。

LD SCLC放射治疗剂量的研究仅有一个Ⅲ期临床研究。NCIC（National Cancer Institute of Canada）接受3个周期化疗有效的病例，随机分为[25Gy/（10次·2周）]（SD）和[37.5Gy/（15次·3周）]（HD）两组。放射野根据化疗前肿瘤边界外放2cm。可分析病例168例，完全缓解率SD组为65%，HD组为69%。中位局部病变无进展时间两组分别为38周和49周（$P=0.05$）。两年局部未控率分别为80%和69%，（$P<0.05$）。总生存率两组无显著差别。吞咽困难发生率SD组和HD组分别为26%和49%（$P<0.01$）。Work E.等报道197例LD SCLC的治疗结果。比较不同放射治疗剂量组的治疗疗效、近期疗效和远期疗效（见表10-6）。45Gy组与40Gy组比较，有提高生存率的趋势，但无统计学意义。

MGH回顾性分析1974～1986年收治的154例LD SCLC，放射治疗剂量从1974～1977年的30～40Gy提高到1978～1986年的44～52Gy。分析照射剂量与局部复发率的关系，50Gy、45Gy、40Gy、35Gy、30Gy组的2.5年局部和区域失败率分别为37%、39%、49%、79%、84%。50Gy组与35Gy组比较，$P<0.05$。50Gy组与40Gy组比较差别无统计学意义。该研究结果显示局部控制率随剂量增加而提高的趋势。

虽然对最佳剂量临床上尚无有力的证据和明确的答案，但在临床治疗和研究中，多数学者具有一定的共识，即低于40Gy将导致局部控制率降

表10-6 照射剂量与近期疗效和生存率

剂量组	病例数	CR（%）	PR（%）	2年生存率（%）	5年生存率（%）
40Gy	85	60	26	15.1	9.3
45Gy	112	60	28	22.1	12.8
					$P=0.18$

低，而高于 54～56Gy 似乎无明显的益处。

三、照射体积

在制定放射治疗计划时，照射体积与照射剂量同样重要。到目前为止，照射体积仍是一个没有明确结论的问题。Mira 于 1980 年报道了 17 例综合治疗的病例，7 例出现胸腔失败，其中 5 例失败部位是在放射野外。而放射野的大小是根据化疗后病变的大小决定的。因此，Mira 认为失败的原因是由于放射野偏小所致。Perez 等把照射体积作为质量控制的一部分进行回顾性分析，照射野被分为恰当（adequate）和不恰当（inadequate），前者局部复发率为 33%，而后者局部复发率为 69%（$P=0.02$）。White 对 SWOG 的研究结果进行了同样的回顾性分析，照射野恰当组和不恰当组的局部复发率分别为 43% 和 69%（$P=0.04$）。上述临床报道倾向于支持大野照射（generous TRT field）。如对原发灶位于左上叶的病变伴同侧肺门、纵隔淋巴结转移的病例，照射体积应包括肿瘤边缘外 2cm，左、右肺门区，纵隔（胸廓入口至隆突下）和双侧锁骨上。如此大野照射其原因之一是由于 SCLC 对放射治疗相对敏感，中等剂量的照射能够获得较好的局部效果，但大野照射阻碍了提高照射剂量的可能。根据化疗前（pre-chemotherapy）肿瘤体积还是化疗后（post-chemotherapy）肿瘤体积设计照射野成为争议的问题。

1980～1990 年的临床研究证据显示，小的照射体积不影响肿瘤的局部控制率。Liengswangwong 等回顾性分析 Mayo Clinic 治疗的 59 例 LD SCLC 治疗失败原因与治疗体积的关系，根据诱导化疗前肿瘤体积设计照射野 28 例，根据诱导化疗后肿瘤体积设计照射野 31 例。全组 19 例出现胸腔内复发为最早复发部位，化疗前肿瘤体积照射组 9/28，化疗后肿瘤体积照射组为 10/31。复发部位均为照射野内复发。该作者认为按照化疗后肿瘤体积照射不增加照射边缘失败和放射野外胸腔失败。

Kies 等报道了 SWAG 对 SCLC 照射体积的随机对照研究结果，也是唯一的关于照射体积的随机对照研究。将诱导化疗后 PR 和 SD 的病人随机分为大野照射（wide-volume）和小野照射（reduced-volume），可分析病例 191 例。远期生存率和复发形式两组无明显差别（表 10-7）。而并发症的发生率大野照射组高于小野照射组（表 10-8）。

表 10-7 照射体积与生存期和缓解期

组别	病例数	中位生存期（周）	缓解期（周）
Pre-field	93	51	31
Post-field	98	46	30
P 值		0.73	0.32

Brodin 等报道了 Uppsala 大学的研究结果，86% 的胸腔内复发是照射野内复发，提示是照射剂量不恰当（inadequate）而不是照射野不恰当。Lichter 和 Turissi 综述了局限期小细胞肺癌的照射剂量和照射体积，提出降低照射体积不但不影响治疗结果，更重要的是，还可以在不超过正常组织耐受的范围内提高照射剂量。对侧肺门和锁骨上区的预防照射对局部控制率和生存率均无帮助。

表 10-8 照射体积与严重并发症

	Pre-field			Post-field		
	S	LT	F	S	LT	F
食管炎	1	0	0	2	0	0
放射性肺炎	4	0	1	2	1	0
PLT	2	1	0	0	0	0
WBC	32	15	2	27	7	1

S：严重的（severe），LT：威胁生命的（life threatening），F：致死性的（fatal）

美国 Intergroup trial 0096（11）的临床研究中所采用的照射野为肿瘤边缘外放 1.5cm，同侧肺门，纵隔从胸廓入口至隆突下区。不做对侧肺门和双侧锁骨上区预防照射。这一原则已广泛被北美和欧洲的临床研究所采纳。

四、在综合治疗中放射治疗的顺序

放射治疗和化疗联合应用有三种方式（表 10-9）：①序贯治疗；②交替治疗；③放射治疗化疗同时进行。同时放化疗的益处是缩短总治疗时间，提高治疗强度，发挥放疗和化疗的协同作用。缺点是治疗毒性增加，主要是食管炎、肺炎和骨髓抑制，难于评价肿瘤对化疗的反应。随着 PE 方案作为 SCLC 的标准化疗方案的应用，多数临床研究认为 PE 方案化疗同时合并放射治疗是可以耐受的，并被广泛接受。交替治疗方法可以降低治疗毒性和耐受性，由于需要间断放射治疗因而被认为是不合理的放射治疗模式。

Murray 对放射治疗和化疗联合应用的时间间隔与治疗疗效的关系进行了 meta 分析，虽然该项荟萃分析不是为特定的时间-顺序治疗模式设计的，也不能明确具体一种模式的优越之处，并且许多研究中涉及不同的综合治疗模式（如早期交替治疗与后期的序贯治疗），但其结果仍具有重要的参考价值（表10-10）。

表10-9　放疗化疗结合的时间顺序模式

综合治疗模式
序贯（sequential）：
CT → RT
RT → CT
交替（alterating）：
CT → RT → CT → RT → CT → RT
同时（concurrent）：
Early: CT/RT → CT → CT → CT
Mid: CT → CT → CT/RT → CT
Late: CT → CT → CT → CT/RT

表10-10　放疗和化疗间隔时间的 meta 分析

间隔时间（周）	平均间隔时间（周）	病例数	3年无进展生存率（%）
0～2	0	426	18.9
3～5	4	304	22.2
6～10	9	376	14.1
11～19	17	453	12.7
20+	20	388	13
无	n/a	493	6.7

有7个放射治疗时间和顺序的Ⅲ期临床研究。EORTC 的研究比较交替治疗与序贯治疗。全组169例，化疗采用CDE方案（环磷酰胺，多柔比星、依托泊苷），交替治疗组放疗在治疗开始后的第6周进行，照射剂量50Gy，20次，共89天；序贯组放疗在化疗完成后的第14周开始，照射剂量50Gy，20次，共26天。局部复发率两组无显著差别（50% vs 45%），3年生存率两组相同（14%）。

法国的一组研究比较交替放化疗与同时放化疗，可分析病例156例。化疗采用CDE方案（在第2、3周期用长春新碱取代多柔比星以避免心脏毒性）。同时放化疗组82例，放疗在第2周期化疗结束后立即开始，照射剂量50Gy，20次，共36天。交替治疗组74例，化疗方案相同，放射治疗：第36～47天，20Gy/8次；第64～75天，20Gy/8次；第92～101天，15Gy/6次。中位生存期分别为13.5个月和14个月；3年生存率分别为6%和11%，差别无统计学意义。

Work E 等报道了199例病人的研究结果，放疗化疗同时进行，早放疗组在治疗的第1天同时开始化疗和放疗，照射20～22.5Gy/11次，然后给予1周期PE方案化疗，接着再给予20～22.5Gy的照射，放疗完成后继续化疗。晚放疗组分别在治疗的第18周和第23周给予第一部分和第二部分照射。剂量和剂量分割同早放疗组。两组局部复发率分别为76.6%和72.8%，5年生存率分别为10.8%和12%，两组无显著性差异。

CALGB[14]将390例局限期SCLC 随机分为早放疗组和晚放疗组。早放疗组：放疗同时合并COE方案，CTX、VCR和VP16在治疗的第1天开始，照射剂量50Gy/25次/5周；晚放疗组：放疗在治疗的第12周开始，放疗同前。两组均接受了脑预防照射。第3组为单纯化疗组。5年局部复发率早放疗组和晚放疗组分别为49%和68%，而单纯化疗组为82%。5年生存率早放疗组和晚放疗组分别为6.6%和12.8%，$P=0.007$。早放疗组生存率降低的原因认为是由于其化疗剂量强度低于晚放疗组。

Murray 等报道了加拿大国立肿瘤研究所（NCIC）的随机对照研究，比较早放射治疗（化疗开始后的第3周进行）和晚放射治疗（化疗开始后的第15周进行）对预后的影响，化疗采用CAV、EP交替。虽然两组的局部控制率相同（55%），远期疗效早放射治疗组优于晚放射治疗组，3年、5年、7年生存率分别为26%、22%、16%和19%、13%、9%（$P=0.013$）（表10-11）。

Jeremic 等报道了前南斯拉夫的研究结果，103例病人随机分为早放疗组和晚放疗组，放疗同时合并 EP 方案，化疗分别在第1天和第42天开始，放疗给予54Gy/36次/4周（1.5Gy，1日2次）。早放疗组优于晚放疗组，局部复发率分别为42%和65%；5年生存率分别为30%和15%。

来自日本的资料[17]同样显示早放疗好于晚放疗，可分析病例228例，化疗采用EP方案，放疗分别在化疗的第1周期和第4周期进行，45Gy/30次/3周（1.5Gy，1日2次）。中位生存期分别为31.3个月和20.8个月，5年生存率分别为30%和15%，$P=0.013$。

因此，根据现有临床研究证据，有关放射治疗的时间-顺序可总结为以下几点：

1. 放射治疗提高LD SCLC的生存率与治疗的时机（"therapeutic window" of opportunity）有关，即与化疗结合的时间关系。

2. 在同时放化疗的模式中，虽然放射治疗的最佳时间尚不确定，加拿大、日本和前南斯拉夫的研究证据支持在治疗疗程的早期给予放疗（early radiotherapy）。而CALGB的研究结果显示晚放疗（delayed radiotherapy）优于早放疗，但该研究中存在早放疗组降低了化疗剂量这一混杂因素。

3. 没有证据支持在化疗全部结束以后才开始放射治疗。

4. 对一些特殊的临床情况，如肿瘤巨大、合并肺功能损害、阻塞性肺不张，2个周期化疗后进行放疗是合理的。这样易于明确病变范围，缩小照射体积，使病人能够耐受和完成放疗。

放射生物学研究显示，当所有的细胞丢失（all cell loss）停止（shut off）时，肿瘤的克隆原细胞的倍增时间甚至短于潜在倍增时间。可以设想诱导化疗（induction chemotherapy）所产生的肿瘤细胞杀伤将会被因治疗疗程的延长所致的肿瘤细胞的再增殖所抵消。因此，缩短总治疗时间将降低肿瘤细胞在治疗中再增殖的机会。在讨论治疗时间时，包括两个方面，一是放疗的时间（duration of RT），二是放疗与总治疗时间的关系（the time from the start of any therapy to the end of RT）。

当放疗给予早并且与化疗同时应用，化疗药物的同步化与放射的共同作用，不仅能杀灭对放射非常敏感的细胞，同样能杀灭那些对放射不太敏感或高度增殖的细胞。Murry提出在同时放化疗中，放疗的最佳时间应该是在化疗开始后的6周内。超过6周肿瘤加速再增殖将会增加，产生治疗抗拒的细胞克隆。早放疗指放射治疗在化疗的第1周期或第2周期开始，此治疗方法在北美的许多研究中心和多中心临床研究中已被采纳为标准治疗方案（standard approach）。

表10-11 放疗时间与预后

研究组	病例数	CT	RT	中位生存（月）	5年生存率（%）	P值
CALGB		CEVA	50Gy			
Early-RT	125			13.04	6.6	
Late-RT	145			14.54	12.8	NS
Aarhus		CAV/EP	40~45Gy			
Early-RT	99			10.7	10	
Late-RT	100			12.9	10	NS
NCIC		CAV/EP	40Gy			
Early-RT	155			21.2	22.0	
Late-RT	153			16.0	13.0	0.013
Yugoslavia		Carb/EP	54Gy			
Early-RT	52			34	30	
Late-RT	51			26	15	0.027
JCOG		EP	45Gy			
Early-RT	114			31.3	30	
Late-RT	113			20.8	15	<0.05

CALGB，Cancer and Leukemia Group B；CEVA，cyclophosphamide，etoposide，vincristine，and doxorubicin；XRT，radiation therapy；NS，not significant；CAV，cyclophosphamide，doxorubicin，and vincristine；EP，etoposide and cisplatin；NCIC，National Cancer Institute of Canada；Carb，carboplatin；JCOG，Japanese Clinical Oncology Group

五、放射治疗的剂量分割

由于应用常规放射治疗提高照射剂量的方法在 SCLC 的治疗中不成功，临床上转向对提高局部治疗强度的研究——改变剂量分割，缩短治疗时间，这也是放射治疗学家惯用的手段。加速超分割照射技术正适合于 SCLC，因其细胞增殖快，照射后细胞存活曲线的肩区不明显。理论上应用加速超分割照射能够提高治疗增益。

Turrisi 等于 1988 年报道了每天两次照射同时合并 EP 方案化疗的 II 期临床研究结果，此后有多家相类似的临床研究报道，见表 10-12，显示了较好的前景。2 年生存率 40% 左右，毒性反应主要为骨髓抑制和食管炎，均可耐受，3 级粒细胞减少 70%～80%，3 级食管炎 35%～40%。

在上述 II 期临床研究的基础上，美国（1989～

表 10-12　每天 2 次照射 +EP 化疗的 II 期临床研究

作者	剂量（Gy）	分次数	Course/timing	病例数	2 年生存率（%）	局部控制率（%）
Turrisi	45	30	1C	23	56	91
ECOG	45	30	1C	40	36	90
NCI-Navy	45	30	1C	31	60	91
ECOG	45	30	1A	34	40	86
Mayo Clinic	48	30	3C	29	47	83

C: concurrent，A: alternating

1992）开展了多中心 III 期临床研究（Intergroup 0096）。419 例局限期小细胞肺癌随机分为加速超分割治疗组和常规分割治疗组。加速超分割治疗组（AHF-RT），每天 2 次照射，1.5Gy/ 次，总量 45 Gy；常规分割治疗组（standard-RT），每天照射 1 次，1.8Gy/ 次，总量 45Gy。两组均在治疗的第 1 天同时应用 EP 方案化疗，共 4 个周期。全部病例均随诊 5 年以上。AHF-RT 组明显优于常规治疗组（表 10-13）。

表 10-13　加速超分割与常规分割治疗的结果：Intergroup Trial 0096

	1.8Gy/qd	1.5Gy/bid	P 值
病例数	206	211	
中位生存期（月）	19	23	
2 年生存率（%）	41	47	
5 年生存率（%）	16	26	0.04
无复发生存率（%）	24	29	0.10
局部失败率（%）	52	36	0.06
局部 + 远地失败率（%）	23	6	0.005
3 级食管炎	11	27	<0.001

Bonner 等报道的 Mayo Clinic 研究结果。该研究对局限期 SCLC 先给予 3 个周期的 PE 方案化疗，然后随机分为每日 2 次照射组（twice-daily thoracic irradiation，TDTI）和每日 1 次照射组（once-daily thoracic irradiation，ODTI），两组均同时合并 PE 方案化疗。照射剂量，TDTI 组 48Gy/32 次，24 Gy 后休息 2.5 周；ODTI 组 50.4Gy/28 次连续照射。放疗结束后再给予 6 个周期的 PE 方案化疗，完全缓解者给予脑预防照射。入组病人 311 例，262 例参加随机分组。3 年生存率 TDTI 组和 ODTI 组分别为 29% 和 34%，$P=0.46$，两组无差别。

六、脑预防照射

脑是小细胞肺癌常见的转移部位，发生率高达 50%。多药联合化疗和放射治疗的应用，提高了长期生存率，脑转移的发生也随之增加。文献报道，治疗后生存 5 年以上的病例中枢神经系统复发率高达80%。

选择性PCI能够降低SCLC的脑转移率已被临床证实。Pedersen等报道PCI组中枢神经系统复发率为6%，而对照组为22%。直到最近Arriagada R（24）的荟萃分析结果报道之前，PCI对生存率的作用一直存在争议。PCI综合分析协作组（The Prophylactic Cranial Irradiation Overview Collaborative Group）对SCLC完全缓解病例PCI随机对照研究资料进行meta分析（mata-analysis），结果显示，SCLC完全缓解病例脑预防照射能够提高生存率和无病生存率（DFS）。PCI组3年生存率提高了5.4%（20.7% vs 15.3%）。与对照组比较，PCI组死亡的相对危险性（RR）为0.84（95% CI=0.73～0.97，P=0.01）。DFS提高（RR = 0.75，95% CI=0.65～0.86，P < 0.001）。脑转移率降低（RR=0.46，95% CI=0.38～0.57，P < 0.001）。对不同照射剂量（8Gy，24～25Gy，30Gy，36～40Gy）分析显示，脑转移率随剂量增加而降低。PCI给予的时间对脑转移的影响显示有PCI给予早脑转移率低的趋势。

第九节 肺的放射性损伤

在肺癌的放射治疗中，不可避免地使部分正常肺组织受到一定剂量的照射，造成不同程度的放射损伤。正常肺组织放射损伤所产生的并发症－急性放射性肺炎和晚期放射性肺纤维化，是限制胸部肿瘤放射治疗剂量的因素。随着肺癌同期放化疗的应用，适形放射治疗的应用－放疗剂量的提高，放射性肺炎成为肺癌放疗中突出的临床问题。放射治疗是一把双刃剑，放射线在杀灭肿瘤细胞的同时也能导致正常组织损伤。理解和认识肺的放射性损伤，权衡（balance）肺的放射性损伤和肿瘤局部控制的关系，使两者处于一个最佳的平衡状态是要面对的重要临床课题。近年来对放射性肺炎近乎到了"谈虎色变"的程度，这其中有两个方面的原因，一是对放射性肺损伤认识的增加，以往由于不认识放射性肺炎，往往将其误诊为肺部感染，因此临床医生认为以前很少或没有遇到放射性肺炎。二是随着治疗强度的增加，化疗的应用，同期放化疗和三维适形放疗照射剂量的提高，放射性肺炎的发生率也必然增加。放射性肺炎是一个不可避免的治疗并发症，放射性肺损伤就如化疗、放疗中的骨髓抑制那样常见、重要和不可避免。问题的关键是如何将其控制在一个可接受的程度。放射性肺炎的早期诊断、预防和治疗则更为复杂。

放射性肺损伤的研究包括放射物理学方面的研究，生物学研究和临床研究，试图从不同方面探讨肺损伤的诊断、预防和治疗。

放射物理学是研究分析受照射肺组织的剂量体积分布（dose volume histogram，DVH）与放射性肺炎发生的相关性。Graham分析99例肺癌3DCRT治疗的病人临床放射性肺炎与DVH的关系。单因素分析显示V20（≥ 20Gy的肺体积比例）、Veff、全肺平均剂量、肿瘤原发部位（上叶 vs 下叶）与≥Ⅱ级的放射性肺炎相关，多因素分析仅V20为放射性肺炎独立的相关因素。V20可以从DVH中直接得到，应用方便，是治疗计划比较和评价的指标。也可以用这一指标作为剂量提高研究的分组参数。在肺癌的临床3D CRT中推荐，若V20 < 25%，肺炎的危险性很小，可以提高剂量并比较放心地实施计划。当V20大于25%小于37%时需要修正计划，采用不同方法降低V20，如改变照射野、非共面照射、减少或不做淋巴区预防照射或缩小靶区范围等（最后一项只能是不得已而为之）。如V20 > 35%～40%，则放弃治疗计划，因所有致命性的肺炎均发生在V20 ≥ 35%的病例。

分子生物学研究进展使得对放射性肺损伤和化疗药物所致肺损伤的发生机制有了一定的认识。细胞的损伤是在照射后即刻发生的，并由此引起一系列细胞因子的合成增加，通过细胞内和细胞间的信息传递和信号放大，启动临床上可见的和不可见的病理生理过程。

Rubin等研究肺照射后细胞因子的变化，发现照射后IL-1β、TGFβ、IL-6、TNFα的水平升高。进一步的研究显示，上述细胞因子的mRNA水平随照射后时间变化，提示这一变化在肺的延迟反应中起一定的作用。从分子生物学角度，肺的放射性损伤表现有以下特点：①细胞因子的放大效应，当作为靶细胞的肺Ⅱ型细胞和内皮细胞受照射后，释放促炎性细胞因子－IL-1β、IL-6、TNFα，诱导巨噬细胞释放促纤维化因子（ＴＧＦβ、

PDGF），继而通过一系列自分泌和旁分泌过程刺激成纤维细胞增生和合成细胞基质蛋白。②遗传因素导致内在放射反应性的差异。在临床实践中常能遇到，给予相同剂量和相似体积的照射，放射反应的发生时间和程度则有很大的差别，也就是说放射反应存在个体差异。产生这种差异的原因比较容易理解为遗传异质性的存在，但在人体难以证实。在小鼠则发现放射敏感性不同的两个品系，C57BL/6和C3H/HeJ。前者对放射敏感而后者对放射耐受。在受到相同剂量的照射后，两者在细胞因子表达水平和最终的纤维化程度均有不同。③放射性肺炎是由炎性因子介导的急性自发性免疫样反应。目前认为放射性肺炎是一种淋巴细胞性肺泡炎，可能是一种超敏反应的部分结果。炎性因子引起炎性细胞的趋化和激活，并使信息放大增强。

新的研究结果对放射性纤维化的不可逆转性这一概念提出挑战。脂质过氧化物歧化酶是第一个对已形成的放射性纤维化有效的药物。在应用牛Cu/Zu SOD和人重组Mn SOD对猪皮肤纤维化的研究中显示了良好的效果。居里研究所的临床研究，局部表面应用Cu/Zu SOD治疗乳腺纤维化，每天2次连用6个月获得了一定的效果。SOD确切的作用机制尚不清楚，离体研究显示SOD能够下调肌纤维母细胞对TGF β1的分泌。

研究认为血管紧张素转化酶抑制剂〔angiostensine converting enzyme(ACE)inhibitor〕具有抗纤维化作用。ACE抑制剂阻断血管紧张素Ⅰ转化为血管紧张素Ⅱ，后者能够使细胞外基质的合成增加降解减少。上述作用部分是通过调控TGFβ表达实现的。实验研究证明ACE抑制剂对放射引起的肺和肾损伤具有保护作用。

在肺癌的放射治疗中，常规放射治疗，中、重度（≥Grade 2）的放射性肺炎的发生率为2%～9%，放疗合并化疗的病例其发生率为10%～20%。文献报道的放射性肺炎一般指有明显临床症状（symptomatic）的病例。一些著者将≥3级（Grade 3）的放射性肺炎称为严重的（severe）放射性肺炎。放射性肺炎相关的临床因素有以下方面：年龄，性别，一般状况，治疗前肺功能，是否接受化疗等因素。对放射性肺损伤的预测和肺耐受剂量的判断，需要综合考虑物理、生物和临床等多方面的因素。

参考文献

1. Tyldesley S, Boyd C, Schulze K, et al. Estimating the need for radiotherapy for lung cancer: an evidence-based, epidemiologic approach. *Int J Radiat Oncol Biol Phys*, 2001, 49: 973-985
2. Minoru U, Akira H, Hiroyuki T, et al. Computed tomography (CT) guided stereotatic radiation therapy (SRT) for stage I non small cell lung cancer (NSCLC): an 8 year results of initial 50 patients. *Int J Radiat Oncol Biol Phys*, 2003, 57: S281
3. Hiroshi O, Yasushi N, Hiroki S, et al. Stereotactic hypofractionated high-dose irradiation for patients with stage I non-small cell lung carcinoma: clinical outcomes in 241 cases of a Japanese multi-institutional study. *Int J Radiat Oncol Biol Phys*, 2003, 57: S124
4. Le Chevalier T, Arriagada R, Quoix E et al. Radiotherapy alone versus combined chemotherapy and radiotherapy in unresectable non-small cell lung cancer. First analysis of a randomized trial in 353 patients. *J Natl Cancer Inst*, 1991, 83: 417-423
5. Furuse K, Fukuoka M, Kawahara M, et al. Phase III study of concurrent versus sequential thoracic radiotherapy in combination with mitomycin, vinblastine and cisplatine in unresectable stage III non-small cell lung cancer. *J Clin Oncol*, 1999, 17: 2692-2699
6. Curran W, Scott C, Langer C, et al. Phase III comparison of sequential *vs* Concurrent chemoradiation of pts with unresected stage III non-small cell lung cancer (NSCLC): initial report of Radiation Therapy Oncology Group (RTOG) 9410. Pro. *Am Soc Clin Oncol J Clin Oncol*, 2000, 19 (abstract 1891)
7. Albain K, Rusch VW< Crowley JJ, et al. Concurrent cisplatin/etoposide plus chest radiotherapy followed by surgery for stage IIIA (N2) and IIIB non-small cell lung cancer: mature results of Southwest Oncology Group phase II study 8805. *J Clin Oncol*, 1995, 13: 1880-1892
8. Albain KS, Scott CB, Rusch VR, et al. Phase Ⅲ

comparision of concurrent chemotherapy plus radiotherapy (CT/RT) and CT/RT followed by surgical resection for stage III A (PN2) non-small cell lung cancer (NSCLC): Initial results from intergroup trial 0139 (RTOG 93-09). *Pro Am Soc Clin Oncol J Clin Oncol*, 2003,22

9. Schaake-Koning C, van den Bogaert W, Dalesio O, et al. Effects of concomitant cisplatine and radiation versus radiotherapy on inoperable non-small-cell lung cancer. *N Engl J Med*, 1992, 326: 524-530

10. Murray N, Coy P, Pater JL, et al. The importance of timing for thoracic irradiation in the combined modality treatment of limited-stage small-cell lung cancer. *J Clin Oncol*, 1993, 11: 336-344

11. Jeremic B, Shibamato Y, Acimovic L, et al. Initial versus delayed accelerated hyperfractionated radiation therapy and concurrent chemotherapy in limited small-cell lung cancer: a randomized study. *J Clin Oncol*, 1997, 15: 893-900

12. Takada M, Fukuoka M, Furuse K, et al. Phase III study of concurrent *vs* sequential thoracic radiotherapy (TRT) in combination with cisplatin (C) and etoposide (E) for limited stage (LS) small-cell lung cancer (SCLC): preliminary results of the Japan Clinical Oncology Group (JCOG). *Proc Am Soc Clin Oncol*, 1996, 15: 372

13. Turrisi AT, Glover DJ, Mason B, et al. Concurrent twice-daily multi-field radiotherapy (2X/D XRT) and platinum-etoposide chemotherapy (P/E) for limited small cell lung cancer (LSCLC): update 1987. *Proc Am Soc Clin Oncol*, 1987, 6: 172

14. Turrisi AT, Kim K, Blum R, et al. Twice-Daily Compared with Once-Daily Thoracic Radiotherapy in Limited Small-Cell Lung Cancer Treated Concurrently with Cisplatin and *Etoposide N Engl J Med*, 1999, 340: 265-271

15. Arriagada R, Auperin A, Pignon JP, et al. Prophylactic cranial irradiation overview in patients with small cell lung cancer in complete remission. *Proc Am Soc Clin Oncol*, 1998, 17: 457a

16. 王绿化, 殷蔚伯. 肺癌的适形放射治疗. 见：申文江, 王绿化, 夏廷毅, 主编. 放射治疗新技术进展. 北京: 北京科学技术出版社, 2003. 92-97

17. 王绿化. 肺的放射性损伤. 见: 申文江, 王绿化, 主编. 放射治疗损伤. 北京: 中国医药科技出版社, 2001. 95-103

18. Sibley GS, Mundt AJ, Shapiro C, et al. The treatment of stage III non-small cell lung cancer using high dose conformal radiothetapy. *Int J Radiat Oncol Biol Phys*, 1995, 33: 1001-1007

19. Armstrong JG, Raben A, Zelefky M, et al. Promising survival for high dose 3-dimensional conformal radiation therapy for NSCLC. *Radiother Oncol*, 1997, 14: 17-22

20. Sim S, Rosenzweig KE, Schindelheim R, et al. Induction chemotherapy plus three-dimensional conformal radiation therapy in the definitive treatment of advanced non-small cell lung cancer. *Int J Radiat Oncol Biol Phys*, 2001, 51: 660-665

21. Bradley J D, Ieumwananonthachai N, Purdy JA, et al. Grosstumor volume, critical prognosic factor in patients treated with three-dimensional conformal radiation therapy for non-small cell lung carcinoma. *Int J Radiat Oncol Biol Phys*, 2002, 52: 49-57

22. Pignon U. Arriagada R. Ihdel D, et al. A meta-analysis of thoracic radiotherapy for small cell lung cancer. *N Engl J Med*, 1992, 327: 1618-1622

23. Coy P, Hodson I, Payne D, et al. The effect of doseof thoracic irradiation on recurrence in patients with small cell lung cancer. Initial results of a Canadian multicenter randomized trial. *Int. J. Radiat. Oncol Biol Phys*, 1988, 14: 219-226

24. Work E, Nielsen OS, Bentzen SM, et al. Randomized study of initial versus late chest irradiation combined with chemotherapy in limited stage small cell lung cancer. *J Clin Oncol*, 1997, 15: 3030-3037

25. Choi N, Carey R. Importance of radiation dose in achieving improved locoregional tumor control in limited stage small cell lung cancer: an update. *Int J Radiat Oncol Biol Phys*, 1989, 17: 307-310

26. Walter J, Curran Jr. Therapy of limited stage SCLC. In: David S. Ettinger. *Thoracic Oncology.*

Kluwer Academic Publisher: 2001. 229-254
27. Mira J, Livingston R. Evaluation and radiotherapy implications of chest relapse patterns in small cell lung carcinoma treated with radiotherapy chemotherapy: study of 34 cases and review of the literature. *Cancer*, 1980, 46: 2565-2565
28. Perez CA, Krauss S, Bartolucci AA, *et al*. Thoracic and elective brain irradiation with concomitant or delayed multiagent chemotherapy in the treatment of localized small cell carcinoma of the lung: a randomized prospective study by the Southeastern Cancer Study Group. *Cancer*, 1981, 47: 2407-2413
29. Liengwangwong V, Bonner J, Shaw E, *et al*. Limited-stage-small-cell lung cancer: Pattern of intrathoracic recurrence and implications for thoracic radiotherapy. *J Clin Oncol*, 1994, 12: 496-502
30. Kies MS, Mira JG, Crowley JJ, *et al*. Multimodal therapy for limited stage small cell lung cancer. A randomized study of induction combination chemotherapy with or without thoracic radiation in complete responders and with wide-field versus reduced-field radiation in partial responders: a Southwest Oncology Group study. *J Clin Oncol*, 1987, 5: 592-600
31. Brodin O, Rikner G, Steinholz L, *et al*. Local failure in patients treated with radiotherapy and multidrug chemotherapy for small cell lung cancer. *Acta Oncol*, 1990, 29: 739-746
32. Turrisi AT, Kim K, Blum R, *et al*. Twice-Daily Compared with Once-Daily Thoracic Radiotherapy in Limited Small-Cell Lung Cancer Treated Concurrently with Cisplatin and Etoposide. *N Engl J Med*, 1999, 340: 265-271
33. Gregor A, Drings P, Burghouts J, *et al*. Randomized trial of alternating versus sequential radiotherapy/chemotherapy in limited-disease patients with small-cell lung cancer: a European Organization for Research and Treatment of Cancer Lung Cancer Cooperative Group study. *J Clin Oncol*, 1997, 15: 2840-2849

34. Le Beau B, Chastang C, Urban T, *et al*. A randomized clinical trial comparing concurrent and alternated thoracic irradiation in limited small-cell lung cancer (SCLC). *Proc Am Soc Clin Oncol*, 1996, 15: 383
35. Perry MC, Eaton WL, Propert KJ, *et al*. Chemotherapy with or without radiation therapy in limited small-cell carcinoma of the lung. *N Engl J Med*, 1987, 316: 912-918
36. Murray N, Coy P, Pater JL, *et al*. The importance of timing for thoracic irradiation in the combined modality treatment of limited-stage small-cell lung cancer. *J Clin Oncol*, 1993, 11: 336-344
37. Jeremic B, Shibamato Y, Acimovic L, *et al*. Initial versus delayed accelerated hyperfractionated radiation therapy and concurrent chemotherapy in limited small-cell lung cancer: a randomized study. *J Clin Oncol*, 1997, 15: 893-900
38. Takada M, Fukuoka M, Furuse K, *et al*. Phase III study of concurrent *vs* sequential thoracic radiotherapy (TRT) in combination with cisplatin (C) and etoposide (E) for limited stage (LS) small-cell lung cancer (SCLC): preliminary results of the Japan Clinical Oncology Group (JCOG). *Proc Am Soc Clin Oncol*, 1996, 15: 372
39. Turrisi AT, Glover DJ, Mason B, *et al*. Concurrent twice-daily multi-field radiotherapy (2X/D XRT) and platinum-etoposide chemotherapy (P/E) for limited small cell lung cancer (LSCLC): update 1987. *Proc Am Soc Clin Oncol*, 1987, 6: 172
40. Turrisi A, Wagner H, Glover DJ, *et al*. Limited small cell lung cancer (LSCLC): concurrent BID thoracic radiotherapy with platinum-etoposide (PE): an ECOG study. *Proc Am Soc Clin Oncol*, 1990, 9: 230
41. Johnson BE. Concurrent approaches to combined chemotherapy and chest radiotherapy for thr treatment of patients with limited stage small cell lung cancer (review). *Lung Cancer*, 1994, 10 (suppl): 281-287
42. Johnson DH, Turrisi AT, Chang AY, *et al*. Alternating chemotherapy and twice daily thoracic ra-

diotherapy in limited-stage small-cell lung cancer: a pilot study of the Eastern Cooperative Oncology Group. *J Clin Oncol*, 1993, 11: 879-884

43. Shaw E, So J, Eagan R, *et al*. Analysis of long term survival and impact of prophylactic cranial irradiation (PCI) in complete responders with small cell lung cancer (SCLC): Analysis of Mayo Clinic and North Central Cancer Treatment Group (NCCTG) data bases. *Proc Am Soc Clin Oncol*, 1993, 12: 328

44. Arriagada R, Auperin A, Pignon JP, *et al*. Prophylactic cranial irradiation overview in patients with small cell lung cancer in complete remission. *Proc Am Soc Clin Oncol*, 1998, 17: 457a

45. Vokes EE, Derndon JE, Kelly MJ, *et al*. Induction chemotherapy followed by concurrent chemoradiotherapy (CT/XRT) versus CT/XRT alone for regionally advanced unresectable non-small cell cancer : Initial analysis of a randomized phase 3 trial. ASCO Annual Meeting Proceeding 2004 Abstract#7005

46. Kelly K, Gaspar LE, Chansky K, *et al*. Low incidence of pneumonitis on SWOG 0023: A preliminary analysis of an onging phase 3 trial of concurrent chemoradiotherapy followed by consolidation docetaxel and gefitinib/placebo maintenance in patients with inoperable stage 3 non-small cell lung cancer. ASCO Annual Meeting Proceeding 2005 Abstract#7058

47. Gandara DR, Chansky K, Gaspar LE, *et al*. Long term survival in stage 3b non-small cell lung cancer (NSCLC) treatment with consolidation docetaxel following concurrent chemoradiotherapy (SWOG S 9504 ASCO Annual Meeting Proceeding 2005 Abstract#7059

48. Huber RM, Flentje M, Gosse H, *et al*. Induction chemotherapy and following simultaneous radiochemotherapy versus induction chemotherapy and radiotherapy alone in inoperable NSCLC (stage ⅢA/ⅢB): Update of CT/RT 99/97. ASCO Annual Meeting Proceeding 2004 Abstract#7075

49. Carter DL, Keller AM, Tolley RC, *et al*. A randomized phase Ⅲ trial of combined paclitaxel, carboplatin, and radiation therapy followed by either weekly paclitaxel observation in patients with stage Ⅲ non-small cell lung cancer. ASCO Annual Meeting Proceeding 2004 Abstract#7076

第十一章 肺癌的内科治疗

储大同

第一节 肺癌的化学治疗

一、晚期（ⅢB、Ⅳ）非小细胞肺癌的化学治疗

（一）化学治疗能够延长生存期、改善症状和生活质量

晚期、转移性非小细胞肺癌（NSCLC）的预后非常差，中位生存期大约只有4个月，仅5%～10%的病人可以存活1年[1]。20世纪80年代末到90年代初的若干项研究对比了最好辅助治疗和化学治疗，结果是好坏不一。原因是多方面的，大致有研究入组病人的数量，不同的群体，不同的方案和使用药物（烷化剂而不是顺铂）等因素的影响。

20世纪90年代中对52项随机临床研究的Meta分析表明，与最好辅助治疗相比，老一代方案还是能够勉强提高生存期的，生存期平均延长6周，1年生存率增加10%[1, 2]。值得注意的是分析中唯一与生存相关的药物是顺铂，而烷化剂起负面作用。美国西南肿瘤协作组（SWOG）对2 500名晚期NSCLC病人的分析也发现顺铂的使用是改进预后的独立预测因素[3]。因此，美国临床肿瘤学会（ASCO）的临床指南中推荐在行为状态评分较好（ECOG 0～1）的晚期NSCLC病人中使用化疗[4]。

大量的研究还证明，化疗能够控制症状和提高生存质量。这一特点在新一代化疗药中尤其明显。如欧洲的一项161名ⅢB和Ⅳ期病人参加的研究中，观察到使用吉西他滨（gemcitabine，健择，Gemzar）可以改善行为状态评分、体重、疼痛；减少止痛药的使用；改善与疾病相关的症状如咳嗽、呼吸困难、咯血、厌食和困倦等[5]。欧洲另一项对70岁以上老龄病人的研究发现，长春瑞滨（NVB）可以改善26%的行为状态评分；49%的咳嗽和疼痛；28%的呼吸困难；有一半的病人症状稳定。欧洲肿瘤研究和治疗组织（EORTC）采用QLQ-C30和LC-13量表对比紫杉醇/顺铂和替尼泊苷/顺铂两方案的区别，发现使用紫杉醇/顺铂在第6周时病人有更好的精神状态，能改善病人认知程度、社会功能、疲倦、厌食等方面的评分[6]。美国东部肿瘤协作组（ECOG）在E5592研究中比较了紫杉醇/顺铂和依托泊苷/顺铂在生活质量上的作用，也发现用《肿瘤治疗功能测定——肺》（FACT-L）标准做基线时，紫杉醇/顺铂方案在增加生存期时并未增加负面影响。而结合体力、功能和肺部症状的试验结果指数（TOI）评分有利于紫杉醇/顺铂方案，为第6周时的30%比21%[7]。由此可见，化学治疗可以延长生存期，改善症状和提高生活质量。随着第三代化疗药物的应用，这一趋势更加明显，大大

改善了晚期非小细胞肺癌的无助状态。

（二）顺铂还是卡铂？

如前所述，顺铂的作用已经大量的临床实践明确树立。但由于它具有恶心、呕吐等胃肠反应、肾毒性、听神经损伤、全身无力疲倦等毒副作用，严重影响病人的生活质量，因此人们将目光转向它的类似物——卡铂。虽然一般来说卡铂的有效率比顺铂低，但迄今为止大部分资料均显示卡铂和顺铂方案对晚期NSCLC具有相似的作用。见表11-1。

表11-1　卡铂联合方案和顺铂联合方案的随机对比研究

研究项目	病人数	方案	有效率（%）	中位生存（月）	1年生存率（%）	P值（生存）
Klastersky[8]	228	PDD/VP-16	27	7	—	NS
		CBP/VP-16	16	6.3	—	
Schiller[9]	578	PDD/PTX	21	7.8	31	NS
		CBP/PTX	17	8.1	34	
Rosell[10]	618	PDD/PTX	26	9.8	38	0.019
		CBP/PTX	23	8.2	33	
Zotloukal[11]	176	PDD/GEM	48	8.1	—	NS
		CBP/GEM	47	8.1	—	
Fossella[12]	812	PDD/DOC	32	11.3	46	*
		CBP/DOC	24	9.4	38	

PDD: cisplatin, CBP: carboplatin, VP-16: etopside, PTX: pactitaxel
DOC: docetaxel, GEM: gemcitabine
* 本方案原设计并非比较PDD/DOC和CBP/DOC，而是分别与NP方案比

早在20世纪80年代末，EORTC的研究已证实120mg/m^{2}的顺铂和325mg/m^{2}的卡铂与依托泊苷（etopside）联合使用时具有相似的生存期。更近的资料显示顺铂和卡铂分别与吉西他滨联合使用时，有效率分别为48%和47%，中位生存期均为8.1个月，几乎完全一样[11]。ECOG1594这一大型研究中，虽然剂量和输液速度有所不同，顺铂组紫杉醇为135 mg/m^2 24小时输注，卡铂组紫杉醇为225 mg/m^2 3小时输注，但总有效率和中位生存期也无统计学上的差别（分别为21% vs 17%，7.8个月 vs 8个月）。另一大型研究TAX326的结果表面看顺铂方案略强于卡铂方案，但由于开始的实验设计并不是针对二者之间的差别，因此各种可比因素的平衡均一性使它们不能直接做比较，只能从它们分别与NP（长春瑞滨、顺铂）方案比较中来间接看一些倾向性。

综合上述材料，到底是选择顺铂还是卡铂实际上需要个体化处理。如对老年或体弱、行为状态评分较差的病人，为了达到较少的并发症和较高的生活质量的目的，可以选择含卡铂的方案。而对于年青，各项器官功能良好，估计容易恢复，特别是希望有较高的有效率（如新辅助化疗）的病人，含顺铂的方案为较好的选择。

（三）单药、二药还是三药方案？

是否有同样的疗效和较低的毒副作用是对单药与二药联合使用进行比较时的基本考虑，这方面，已有若干项对近代新药所做的研究。美国癌症和白血病研究组B（CALGB）将584名病人随机分为紫杉醇（225 mg/m^2）加卡铂（AUC6）组和单纯紫杉醇组，结果两组有效率分别为29%和17%；中位生存期分别为8.8个月和6.7个月；1年生存率分别为37%和33%。虽然1年生存率两组相比无统计学意义，但Wilcoxon分析显示二药联合还是有利于总生存（$P=0.0125$）[13]。本研究中虽然联合化疗组有较高的III、IV度骨髓毒性，但生活质量2组相似。瑞典肺癌研究组（SLCSG）比较了吉西他滨加卡铂和单药吉西他滨的疗效，有效率分别为30%和12%；中位生存期分别为10个月和9个月；1年生存率分别为41%和32%（$P= 0.0157$）。也倾向于联合化疗有更好的效果。

以法国为主的一项多中心研究将612名病人随机分入3组，即长春地辛/顺铂、长春瑞滨单药和长春瑞滨/顺铂，有效率分别为19%、14%和30%；中位生存期分别为7.5个月、7.2个月和9.3个月；1年生存率分别为27%、30%和34%。说明：① 早期的第三代化疗药物长春瑞滨疗效比长春地辛强，单药的1年生存率就超过了二药联合（长春地辛/顺铂）；② 长春瑞滨/顺铂无论在1年生存率、中位生存期上都是最强的（$P=0.02$）[14]。欧洲的一项研究比较了多西紫杉醇/顺铂和单药多西他赛的疗效，有效率分别为35%和18%，中位生存期分别为13个月和10个月[15]，也有利于二药联系。因总的入组人数为307人，在生存期上未显示出统计学上的差异。日本学者也比较过伊利替康/顺铂、伊利替康单药和长春地辛/顺铂三组的疗效。仅前二组比较，有效率分别为44%和21%，中位生存期分别为12.5个月和11.5个月，1年生存率分别为47%和42%。二组相比，有效率有统计学意义，1年生存率虽无统计学意义，也倾向于联合方案。

三药联合与二药联合的比较是基于这样的设想：三药联合是否有更好的疗效而毒副作用可以耐受且不影响生活质量。近年来所做的一些研究见表11-2。

表11-2 二药联合与三药联合的随机对照研究

研究项目	病人数	方案	有效率(%)	中位生存期(月)	1年生存率(%)	P值(生存)
Crino[16]	307	MMC/IFO/PDD	26	9.6	34	
		PDD/GEM	38	8.6	33	NS
Gebbia[17]	247	MMC/VDS/PDD	42	8	15	
		PDD/NVB	39	7	15	NS
Rudd[18]	422	MMC/IFO/PDD	40	6.5	—	
		CBP/GEM	37	10	—	<0.004
Melo[19]	248	MMC/VLB/PDD	27	6.4	—	
		PDD/NVB	37	9	—	
		PDD（day1）/GEM	48	9.4	—	
		PDD（day15）/GEM	48	9.6	—	0.05*
Alberola[20]	410	PDD/GEM	41	9.5	—	
		PDD/GEM/NVB	40	8	—	
		GEM/NVB → IFO/NVB	24	10.5	—	
Souquet[21]	259	PDD/IFO/NVB	36	8.2	34	
		PDD/NVB	35	10	38	NS
Comella[22]	180	PDD/NVB	25	8.2	34	
		PDD/GEM	30	9.8	40	
		PDD/GEM/NVB	47	11.9	45	<0.01**
Comella[23]	343	PDD/GEM	28	9.5	39	
		PDD/GEM/NVB	44	12.8	47	
		PDD/GEM/PTX	48	12.8	46	<0.05***

PDD: cisplatin, IFO: ifosfamide, MMC: mitomycin, GEM: gemcitabine
VDS: vindesine, NVB: vinorelbine, CBP: carboplatin, VLB: vinblastine
PTX: paclitaxel
 * MMC/VLB/PDD 与其他三方案比
 **PDD/NVB 与 PDD/GEM/NVB 比
 ***PDD/GEM 与其他两方案比

从表中不难看出，三药联合与二药联合的疗效比较报道不一。当比较新一代的二联方案与老一代的三联方案时，一种结果是二者疗效相当[16,17]，一种结果是新一代二联方案更好[18,19]。而比较新一代的二联方案和三联方案时结果却不一致。西班牙肺癌研究组的一项Ⅲ期随机研究显示，当用顺铂/吉西他滨/长春瑞滨三联时中位生存期仅8个月，而顺铂/吉西他滨二联中位生存期是9.5个月，吉西他滨/长春瑞滨二联后再用异环磷酰胺/长春瑞滨二联续贯治疗中位生存期是10.5个月[20]。Souquet PJ等[21]报道的另一Ⅲ期研究表明，顺铂/长春瑞滨与顺铂/长春瑞滨/异环磷酰胺相比时，有效率相似（35%vs36%），而中位生存期和1年生存率虽无统计学上的差异但也倾向于二联方案（分别为10个月vs8.2个月和38%vs34%）。意大利学者却报道了不同的Ⅲ期研究结果，用顺铂/吉西他滨/长春瑞滨与顺铂/吉西他滨和顺铂/长春瑞滨相比时，发现三联方案有最长的中位生存期（11.9个月vs9.8个月vs8.2个月）和最高的1年生存率（45%vs40%vs34%）[22]。该研究中顺铂/长春瑞滨方案有相当高的毒副作用，严重的中性粒细胞下降和呕吐，并有2名毒性相关性死亡，在1999年入组到180名病人时由于这一小组的低生存率而被终止病人入组。该研究的最后总结尚未见报道，因此很难作出全面客观的评价。同研究小组还进行了另一项研究，比较了顺铂/吉西他滨和顺铂/吉西他滨/长春瑞滨以及顺铂/吉西他滨/紫杉醇两个三联方案，中位生存期为9.5个月比12.8个月vs12.8个月，1年生存率为39%比47%比46%（$P<0.05$），结果也是倾向于两个三联方案。

综上所述，以铂类为基础结合新一代药物的二联方案比单药方案有更高的有效率并增加生存期。因此，含铂的新一代二联方案应视为当前非小细胞肺癌的一线标准方案，特别是对那些行为状态评分较好的患者更值得使用。三联方案目前尚无足够的证据表明优于二联方案，由于有较大的毒副作用和较高的治疗费用，除临床研究以外不宜推荐临床使用。

（四）第三代标准方案的选择

经过长期多项二联方案的比较研究，现已公认，以顺铂或卡铂为基础的紫杉醇、多西紫杉醇、吉西他滨或长春瑞滨等二联方案都是很好的治疗NSCLC的一线方案。问题是在哪些情况下选择哪一个方案会更好些？本文将介绍几项重要的研究以供权衡。

美国东部肿瘤协作组（ECOG）1594号研究将1 207名ⅢA或Ⅳ期NSCLC病人随机分入4组：顺铂/紫杉醇（对照组），顺铂/吉西他滨，顺铂/多西他赛和卡铂/紫杉醇。结果全组病人的有效率为19%（17%～22%），中位生存期为7.9个月（7.4～8.1个月），1年生存率为31%～36%，均无统计学上的差异[24]。由于卡铂/紫杉醇有相对好的生活质量和较少的毒副作用而被ECOG推荐使用。

Rudd等[18]在一项422人参加的随机Ⅲ期临床研究中证明了卡铂/吉西他滨方案在中位生存期上优于第二代标准方案丝裂霉素/异环磷酰胺/顺铂，中位生存期为10个月比6.5个月（$P=0.004$）。在生存期上，第三代方案优于第二代方案是少有的现象，值得重视。

另一项第三代方案优于第三代方案生存期的结果是在TAX326号研究中体现出来的。这也是迄今为止单组病人数量最多的研究。1 218名ⅢB或Ⅳ期病人被随机分入3组，即顺铂/多西他赛、卡铂/多西他赛和对照组顺铂/长春瑞滨。当顺铂/多西他赛与对照组相比有更高的有效率、较好的中位生存期和2年生存率，分别是31.6%vs24.5%（$P=0.029$）；11.3个月vs10.1个月（$P=0.044$）；21%比14%[25]。由于这是在生存期上的第三代比第三代方案，虽然中位生存期差距并不大，也值得重视。卡铂/多西他赛与对照组相比无生存期上的优势。

美国西南肿瘤协作组（SWOG）在入组的408名晚期NSCLC病人中做了卡铂/紫杉醇方案和顺铂/长春瑞滨方案的对比研究。结果发现有效率为25%vs28%，1年生存率为38%vs36%，中位生存期为8个月vs8个月[26]。两个第三代方案在疗效上完全无差别，只是卡铂/紫杉醇方案有更好的耐受性和生活质量。

最近的meta分析收集了13项研究共4 500名病人，试图以观察总生存期和无进展生存期为终点来说明吉西他滨加铂类治疗的优势。结果发现吉西他滨方案的1年生存率为39%而其他方案为35%，增加了3.9%。2年生存率为14.2%vs11.6%。

总的风险比 0.9（$P < 0.01$），有利于吉西他滨方案[27]。因此，总的印象是吉西他滨方案与其他方案相比，在总生存期和无进展生存期上有微弱的在统计学上有意义的增进。但这一结论不能用于所有个体，原因是当仔细分析这13项研究中的个体方案时，发现吉西他滨方案所比的有6项是长春瑞滨方案，3项是紫杉醇方案，只有1项是多西紫杉醇方案并在ECOG1594研究中具有相似的疗效。因此，吉西他滨方案虽有一定优势，但还不能通过这一meta分析说它是最好的方案。

综上所述，第三代方案中吉西他滨和多西紫杉醇方案略强，紫杉醇和长春瑞滨方案略弱。它们之间在生存期上的比较，都没有绝对的优势。因此，结合疗效、毒副作用、患者年龄、患者行为状态评分和费用等多方面因素作出适合每一个病人的选择才是正确的做法。

（五）老龄病人和体弱者

大约有40%以上的NSCLC病人年龄在65岁以上。随着第三代化疗药物的问世，在治疗上有更高的有效率和更好的耐受性，对这部分病人的治疗已明确可以获益而不再是不做考虑了。ECOG作过一个回顾性分析（E5592研究），将70岁或以上的老人随机分入顺铂/依托泊苷组和顺铂/紫杉醇二组，结果发现这些病人与年轻人相比具有相似的有效率、生存期和生活质量。只是他们有更多的心脏和肺的合并症，更多的白细胞减少，体重下降，神经精神方面的一些问题[28]。另一项对ECOG1594和5592的综合分析，共1 400名病人使用标准含铂二联方案，也证明年龄大不是一个负面预后因素[29]。SWOG在两项随机对照研究S9509和S9308的多因素分析中，虽然在70岁或以上的病人群体中发现中位生存期有略短的倾向（$P=0.06$），但并不是主要影响因素[30]。

意大利的一项随机对照（Elderly Lung Cancer Vinorelbine Italia Study，ELVIS）研究将70岁以上老人分入单用长春瑞滨组或最佳支持治疗组。结果发现接受化疗的一组生存时间更长，1年生存率为32%比14%。虽然有一些治疗相关毒性，但肿瘤相关的症状较少并且生活质量较好[31]。美国对CALGB9730研究的亚组分析中，发现在老龄病人中使用卡铂/紫杉醇可以有8个月的中位生存期而单用紫杉醇仅为5.8个月。虽然未达到统计学的差异，但显示出联合方案更好些。因此，对老龄病人，只要行为状态评分较好，是可以用双药方案的。体弱、有其他合并症的老龄患者可以考虑单药方案。

关于行为状态评分差的病人，过去的多中心研究一直认为化疗获益不大。ECOG曾对1981～1994年共5项研究的1 960名病人进行了回顾性分析，认为状态差是明显影响生存期的预后因素[32]。他们发现：PS为0、1、2的中位生存期分别为9.4个月、6.4个月和3.3个月。近来ECOG对2项随机Ⅲ期临床研究共1 400名NSCLC病人的分析表明，用较新的含铂二联方案治疗，行为状态评分是6项独立的影响生存期预后的因素之一，PS为1或2者危险率为1.46[33]。SWOG总结1974～1988年参加临床研究的2 500名晚期NSCLC病人时也发现，行为状态评分是独立的预后因素[34]。

除了对生存期的不良预后外，行为状态差的病人也会在化疗时经历严重的毒副作用。20世纪80年代初期，ECOG用较老的方案做的一组研究显示，PS为2的病人化疗耐受性明显地差，并有10%的治疗相关性死亡率。虽然有效率各组相差不多，为PS 0=26%，PS 1=25%，PS 2=20%，但中位生存期PS 2的病人明显短，为PS 0=36周，PS 1=26周，PS 2=10周，$P=0.001$[35]。但令人惊讶的是，近来大型的ECOG1594研究对PS 2病人进行亚组分析时并未发现毒副作用发生率明显高于PS 0和PS 1的群体。虽然在PS 2组死亡率增高7.35%，这是由于该组有较高的合并症而不是由于化疗的毒性作用[36]。由于这些数据的提示，ECOG又设计了一项减少剂量的吉西他滨/顺铂方案和紫杉醇/卡铂方案的随机对照Ⅱ期研究，发现中位生存期分别为6.8个月和6.1个月，均比过去的结果要好[37]。在对CALGB研究PS 2亚组病人的分析中也发现紫杉醇/卡铂二联方案在生存期上优于紫杉醇单药方案[38]。因此，当代的第三代方案在毒副作用的耐受性和生存期上是否有益于行为状态差的病人是很值得探讨的课题。

（六）第三代非铂类药物方案

第三代非铂类药物联合化疗的临床研究目的是，试图减少含铂方案的毒副作用，同时有更好的或至少等同的临床疗效。但迄今为止，所报道的结果好坏不一（表11-3）。

表 11-3　非铂类药二联方案的随机临床研究结果

研究项目	病人数	方案	有效率（%）	中位生存期（月）	1年生存率（%）	p值（生存）
Gridelli[39]	415	PDD/NVB	30	9.5	37	
		PDD/GEM				
		GEM/NVB	25	8	31	NS
Kakolyris[40]	251	PDD/NVB	38	11.5	45.4	
		GEM/DOC	32	9	34.4	NS
Van Meerbeeckl[41]	480	PDD/PTX	31	8.1	35.5	
		PDD/GEM	36	8.8	32.6	
		PTX/GEM	27	6.9	26.5	0.08*
Kosmidisl[42]	509	CBP/PTX	28	10.4	41.7	
		GEM/PTX	35	9.8	41.4	NS
Georgoulias[43]	441	PDD/DOC	35	10	42	
		GEM/DOC	33	9.5	39	NS

PDD: cisplatin, NVB: vinorelbine, GEM: gemcitabine, DOC: docetaxel
PTX: paclitaxel, CBP: carboplatin
* PTX/GEM 与其他两方案比

　　Gridelli等[39]试图用非铂方案GEM/NVB与其他两个含铂方案对比来观察生活质量有无改善，结果发现三组之间无明显区别。在有效率和中位生存期上虽无统计学上的差异，但显示出非铂方案略差的倾向，分别为25%vs30% 和 8 个月 vs 9.5 个月。此外，1年生存期上为31%vs37%（P=0.08），无进展生存期为 17 周 vs 23 周（P=0.004），均是非铂方案差。希腊肺癌协作组[40]比较了 GEM/DOC和含铂PDD/NVB，虽然毒副作用GEM/DOC好些，但中位生存期和1年生存率均是PDD/NVB略好（无统计学意义）。另一项研究，是 EORTC 对非铂 PTX/GEM 与其他两个含铂方案的疗效进行的比较[41]，结果发现无论是中位生存期还是1年生存率非铂方案 PTX/GEM 均略差（P=0.08）。

　　另一些研究组报道了相似的结果。如Hellenic Cooperative Oncology Group 比较了 PTX/CBP 与 PTX/GEM的疗效，中位生存期分别为10.4个月vs9.8个月，1年生存率分别为41.7%vs41.4%，两个方案均有很好的耐受性[42]。Greek Oncology Cooperative Group进行了DOC/PDD和DOC/GEM之间的比较，发现中位生存期为 10 个月 vs 9.5 个月，1年生存率为 42%vs39%，均无统计学上的差异，但 DOC/GEM 具有更少的毒副作用[43]。

　　综上所述，第三代的非铂方案与含铂方案相比疗效可能略差或接近。特别是与顺铂方案相比，一般来说毒性是有所改善的，因此对某些特殊人群如老年、体弱或胃肠功能差的群体可做适当选择。

（七）非小细胞肺癌的二、三线治疗

　　在最初诊断时，大约有40%的病人已属于有远处转移的晚期病人，另有35%属于局部晚期的病人。尽管有积极的联合治疗手段，仍有80%～85%会复发转移。这些数字表明最终有高达80%的病人会发展成晚期NSCLC，需要有效的全身治疗和后续性治疗。

　　从历史的角度看，病人在一线治疗失败以后如不再接受任何进一步的治疗，中位生存期只能维持 3～5 个月。20世纪80年代末和90年代初，很少有针对晚期复发性、抗拒性的病人的临床研究。随着一些毒性较低、新的作用机制药物的不断问世，近年来很多临床研究开始关注这一领域，但大多数为小型的Ⅱ期研究。本节仅举数例国际公认的Ⅲ期临床研究结果来阐明目前这一领域的治疗标准和规范。Shepherd等[44]对 204 名过去接受过铂类为基础方案的治疗，将病人分入两组，一组为多西他赛100 mg/m^2，静脉滴注每3周1次，另一组为最好的支持治疗（BSC）。他们注意到了以前所用方案的数量，有效性，行为状态评分和Ⅳ期的病人数量比例。同时还排除了以前用过紫杉类的病人。由于前49名接受多西他赛治疗的病人有较大的毒性，同时有 3 名治疗相关性死亡，后55名病人均改为多西他赛75 mg/m^2，未再发生死亡情况。100 mg/m² 剂量组有效率为 6.3%，但与BSC比未见明显生存期上的益处。75 mg/m² 剂量组与BSC相比有相似的有效率（5.5%），但中位生存期（7.5个月 vs 4.6个月）和1年生存率（37% vs 19%）均比BSC组要强。当把多西他赛两个剂量组合并在一起后，生存上的优势仍然超过 BSC 对照组（$P=0.047$）。

Fossella等[45]进行了一项3组对比随机Ⅲ期研究，分别为100 mg/m² 和75 mg/m² 多西紫杉醇与长春瑞滨或异环磷酰胺单药对比。有效率多西他赛的两个剂量组分别为10.8%和6.7%，而对照组的两个单药仅为0.8%。生存期上的明显优势只在75 mg/m² 剂量组（$P=0.025$），而不在100 mg/m² 剂量组上。1年生存率在75 mg/m²、100 mg/m² 多西他赛和二单药对照组中分别为32%、21% 和19%。这与Shepherd等的发现是一致的，均说明75 mg/m² 多西他赛有更好的耐受性，从而转化成生存期（率）上的好处。此外，值得注意的是本项研究中有38%的病人以前用过紫杉醇，但有效率和生存期（率）似乎均未受到影响，说明多西他赛和紫杉醇并无完全交叉耐药性。

另外2项分开的报告也从病人的生活质量、疼痛和疲倦等方面评价了多西他赛和对照组，在统计学上均明显有利于多西他赛。因此，美国FDA批准了75 mg/m² 多西他赛为一线含铂方案失败以后的复发抗拒性NSCLC的二线治疗方案。

近来Camps等[46]报告了多西他赛3周方案和每周方案（36mg/m²，每周×6，休息2周，共8周）在二线治疗中的差别，在有效率和1年生存率上均无明显区别，分别为 6.3% vs 6%，和19% vs 22%。而中位生存期是3周方案好些，中性粒细胞毒性是每周方案好些。中国医学科学院肿瘤医院储大同等[47]也证实每周方案多西他赛30～35 mg/m² 更能为东方民族病人体质所耐受。但是每周方案能否代替目前的标准3周方案来做二线治疗，仍缺乏大型Ⅲ期随机对照研究的循证医学结果。最好是根据患者的年龄、体质、骨髓抑制状态等具体情况做个体化处理。

二线方案使用的另一个问题是：是否二药联合一定比单药多西他赛要好？目前在这方面基本都是Ⅱ期研究。仅举几例来加以比较。

Chen等[48]用多西他赛加异环磷酰胺治疗了50例以铂类为基础治疗而进展的病人，有效率为8%，中位生存期为8个月，并未明显超出单药多西他赛的结果。Leu及其同事[49]报道了用多西他赛加长春瑞滨治疗22例患者，有效率为18%，中位生存期6个月，1年生存率59%。经分析，如此好的结果主要是因为他们排除了行为状态PS 2的病人和相对少的Ⅳ期病人入组。Lasck等[50]用多西他赛加卡铂治疗了26例病人，有效率为19%，中位生存期8.1个月，1年生存率26%。虽然有效率较高，但生存率并未超过大型Ⅲ期研究的单药结果。多西他赛100 mg/m² 加不同剂量吉西他滨（800～1000 mg/m²）在几项研究中报道的有效率为16%～33%，中位生存期为6.5～8.5个月，1年生存率为28%～32%[51-53]。再次显示出，虽然有效率较单药高，但中位生存期和1年生存率并未超出Ⅲ期研究中的单药结果。尽管使用了集落刺激因子，但联合用药中的严重骨髓抑制、软弱疲倦和水潴留等毒副作用均不适合姑息治疗的病人。因此，除非大型Ⅲ期随机研究资料证实联合化疗优于目前多西他赛的单药标准方案，在二线治疗中并不推荐联合方案。

二线治疗中的另一个重要药物是近年发展起来的培美曲塞（pemetrexed, Alimta）。它是一种新型的多靶点抗叶酸药，能抑制胸苷酸合成酶（TS）、二氢叶酸还原酶（DHFR）和甘氨核苷酸甲酰基转移酶（GARFT）而造成对肿瘤的杀伤。

在一个总数571名病人参加的国际多中心随机Ⅲ期临床研究中[54,55]，对比了培美曲塞与多西他赛作为NSCLC二线治疗的效果和毒副作用，发现有效率为9.1% vs 8.8%；疾病稳定率为45.8% vs 46.4%；PFS两组均为2.9个月；中位生存期为8.3个月 vs 7.9个月；1年生存率两组均为29.7%。各项指标两组均无区别。但在血液学毒性作用上，Ⅲ～Ⅳ度中性粒细胞下降为5.3% vs 40.2%（$P<0.001$）；发热性中性粒细胞下降为1.9% vs 12.7%（$P<0.001$）；感染性中性粒细胞下降为0 vs 3.3%（$P<0.004$），因中性粒细胞下降、发热需住院的为1.5% vs 13.4%（$P<0.001$）；培美曲塞均明显优于多西他赛。非血液学毒性上，脱发为6.4% vs 37.7%（$P<0.001$）；ALT升高为7.9% vs 1.9%，其中Ⅲ～Ⅳ度为1.9% vs 0（$P=0.028$）；其他如疲倦、恶心、腹泻等二者相差不多。

由于在毒副作用方面培美曲塞占明显优势，因此在二线治疗上对多西他赛形成强劲的挑战，但仍需与多西他赛每周方案的使用作进一步的比较研究。

对于二线、三线治疗，还有一类药物值得一提，那就是表皮细胞生长因子受体（EGFR）阻断剂。分二大类，一类是小分子奎那唑啉类化合物，如吉非替尼（gefitinib，Iressa，ZD1839）和艾罗替尼（erlotinib，Tarceva，OSI-774）；另一类是单克隆抗体类，如西妥昔单抗（Cetuximab，Erbitux，C225）。详见"肺癌新疗法策略的发展"一节。

二、非小细胞肺癌术后的辅助化疗

（一）历史回顾

关于NSCLC术后的辅助化疗，长期以来一直存在争论。在历史的发展进程中，有几项重大的临床研究值得一提。

辅助化疗开始于20世纪60年代早期和70年代，烷化剂和非特异性免疫治疗如左旋咪唑和BCG是主要应用药物。遗憾的是，无一证明对NSCLC有延长生存期的好处。以烷化剂为主的治疗甚至还增加20%的死亡风险率（HR 1.2）。其后NSCLC协作组对52项以铂类为主方案的辅助化疗进行meta分析，证明能减少13%的死亡风险（HR 0.87），提高5%的5年生存率。但由于病例数不够，这种微弱的优势并不具有统计学意义（$P=0.08$）。因此，辅助化疗能否得益仍然是有争论的课题[56]。

（二）几项Ⅲ期大型研究的提示

其后的大型Ⅲ期随机研究（1994～1998年）有意大利肺癌辅助治疗项目（Adjuvant Lung Project of Italy，ALPI）[57]，这一研究随机入组了1 209名病人，1 088名病人可评价疗效。分为单纯手术组和手术加MVP（mitomycin C，vindesine，cisplatin）辅助化疗组。结果显示，到疾病进展时间（TTP）有利于MVP组，危险比（HR）为0.89，但统计学未通过（$P=0.12$）。生存期也是MVP组略好（HR 0.96，$P=0.59$）。究其原因，MVP是第一代较老的方案（但那时是标准方案）。其后证明在晚期NSCLC中疗效不如二药联合的第三代方案且毒性较大。因此，在ALPI研究中，只有56%的计划给药得到了落实，并且有很多非癌性死亡病例。值得注意的是在亚组分析中，Ⅱ期NSCLC化疗的病人5年生存率提高了10%。

1995～2000年的国际肺癌辅助治疗研究（International Adjuvant Lung Cancer Trial，IALT）[58]入组了1 867名病人。该研究将病人分入单纯手术组和术后辅助化疗组。化疗方案可根据各参加单位的意愿从4个二药联合方案中选择。其中有56%的人参加CE（cisplatin，etopside）方案；27%参加NP（vinorelbine，cisplatin）方案；6%参加CV（cisplatin，vindesine）方案；7%参加CVLB（cisplatin，vinblastine）方案。经56个月的中位随访，发现化疗的依从性较好。有76%的病人完成了计划中给药，16%的病人需要减少剂量，8%未接受治疗。化疗组仅有23%的病人发生Ⅳ度毒性，因化疗而死亡的为0.8%。无病生存（TTP）和总生存均有利于化疗组，5年的复发危险比和绝对生存益处分别为HR 0.83，5.1%（$P<0.003$）和HR 0.86，4.1%（$P<0.03$）。和ALPI研究一样，化疗组仍然有非癌性的死亡病例发生。此外，由于使用了4个两药方案而又未作分层随机，因此无从判断风险益处比值哪个更好。

关于非铂类药物在NSCLC辅助治疗中的作用，日本曾有一些研究使用优福定（UFT）获得了延长生存期的好处。2004年他们报告了一项大型Ⅲ期的确认性临床研究结果[59]。入组对象为Ⅰ期腺癌病人，连续使用UFT 2年并与术后观察组对照。分层分析的因素有年龄、性别和病理分期（T1vsT2）。5年的最后结果显示UFT辅助化疗在总生存期上有微弱的在统计学上有意义的好处（$P=0.035$）并只表现在ⅠB期（T2）的病人中。这项研究的问题是：与其他含铂类的大型研究不同，如IALT，NCIC-BRIO和CALGB9633均提及了无病生存期（DFS）上的好处。因此，有所质疑。2004年综合几项研究计2 003名病人（90%为Ⅰ期）的meta分析显示，使用UFT可以增加5年生存率4.6%（HR 0.77，$P=0.01$），增加7年生存率7%（HR 0.74，$P=0.001$）[60]。值得注意的是，虽然此项以非铂类为主、口服、相对低剂量长期进行的辅助治疗有较好的依从性，但尚缺乏日本以外的确认性资料。由于可能存在对治疗反应的种族差异，如EGFR酪氨酸激酶阻断剂吉非替尼在东、西方病人中有不同的表现，因此UFT的辅助化疗还需做更广泛深入的研究。另外值得注意的一点是：需要长达两年的连续治疗，与只有几个周期的化疗有所不同。此外，在这一大型meta分析中两个最大的研究组——日本肺癌研究组和西日本肺癌外科研究组的结论是相互矛盾的，一个是ⅠA期有效，一个是ⅠB期有效，使这一meta分析的可信度受到影响。

（三）第三代方案疗效的进一步提高

２００４年６月，在美国临床肿瘤学会（ASCO）年会上又发布了2个第三代方案的辅助治疗结果——CALGB9633号和NCIC-BR10号研究。病人特点见表11-4。

表11-4 CALGB9633和NCIC-BR10研究中病人的特点和主要结果

特点和疗效	CALGB9633		NCIC-BR10	
	TCB	对照组	NP	对照组
入组时间（年份）	1996～2003		1995～2000	
病人数量	173	171	243	239
男性比例（%）	65	63	66	64
PS=0（%）	55	58	49	49
鳞癌（%）	39	38	37	38
ⅠB期（%）	100	100	46	45
Ⅱ期（%）	0	0	54	55
生存情况（%）	－4年生存－		－5年生存－	
无进展生存（%）	61★	50	61※	48
总 生 存（%）	71★★	59	69※※	54
中位随访时间	34个月		暂缺	

TCB=paclitaxel+carboplatin；NP=vinorelbine + cisplatin
★ $P=0.035$，★★ $P=0.028$，※ $P=0.012$，※※ $P=0.002$

其中，CALGB9633研究所用的是紫杉醇和卡铂并且只入组ⅠB期病人[61]。由于在总生存期上比无化疗对照组有明显的优势（4年生存率高出12%，$P=0.028$），造成两组明显不平衡，被独立数据监察委员会在入组344人时提前关闭。本项研究的依从性非常好，有85%的病人完成了4个周期的治疗。毒副作用也不重，仅有36%的病人发生了Ⅲ～Ⅳ度骨髓抑制，没有治疗相关性死亡。因此，本方案是一个耐受良好的术后辅助治疗方案。

NCIC-BR10研究共入组482名完全切除的ⅠB期和Ⅱ期病人，随机分入4周期的顺铂和长春瑞滨组或不做化疗的单纯观察组。结果发现5年无复发生存率为61%vs48%（$P=0.012$），总生存率为69%vs54%（$P=0.002$）。与CALGB9633研究相比，本方案的耐受性略差。虽然没有因毒性的死亡，但Ⅲ～Ⅳ度中性粒细胞减少占73%，其中6%发生发热性中性粒细胞下降，34%的病人未能开始或只接受了1个周期的化疗；在出组的病人中因病人拒绝用药或因药物毒性反应分别占到30%和12%[62]。因此，对于术后虚弱的病人其身体状况和药物毒性等问题是该方案可操作性的一个重要考虑。

２００５年，长春瑞滨国际辅助治疗研究组（ANITA）进一步证实了NP方案在Ⅱ期和ⅢA期NSCLC术后辅助治疗的有效性。与观察组相比，中位生存期为65.8个月vs43.7个月（$P=0.013$）；5年生存率在Ⅱ期和ⅢA期分别为52%vs39%和42%vs26%[63]。推荐NP应作为Ⅱ期和ⅢA期的辅助治疗方案。

至此，二项第三代方案的4年或5年总生存率均比单纯手术组超过10%（表11-5），远远超过了以前meta分析后又被IALT研究确认的5%界线。因此，ⅠB、ⅡA、ⅡB和ⅢA期NSCLC完全切除术后的辅助治疗是可以受益的。

（四）辅助化疗存在的问题和发展方向

时至今日，术后辅助化疗的地位经历了漫长的发展时间和艰难的缓慢进步，从过去的5年生存率增加5%到今日的10%以上。然而，这一进步是以牺牲大部分对化疗抗拒病人的盲目化疗而获得的小部分对化疗敏感病人的生存期延长，这

表 11-5　几项主要 NSCLC 术后辅助化疗大型临床研究的结果

研究项目	分期	病人数量（例）	死亡风险率（%）	提高生存率（5 年）	P 值
1995 年 meta 分析	Ⅰ～ⅢA	1 394	0.87	5%	0.08
ALPI	Ⅰ～ⅢA	1 209	0.96	——	0.59
BLT	Ⅰ～ⅢA	381	1.0	——	无意义
IALT	Ⅰ～ⅢA	1 867	0.86	4.1%	0.03
NCIC－BR10	IB～Ⅱ	482	0.70	15%	0.002
CALGB9633	IB	344	0.62	12%（4 年）	0.028

就是夹在随机对照研究生存曲线图中辅助化疗组和对照观察组之间的部分，而辅助化疗组中大部分是无效而盲目化疗的。（图 11-1）

因此如何有效地对NSCLC进行预后和预测因素的判断是值得深入研究的。众所周知，30%的肺腺癌病人和 10% 的大细胞癌都有 K-ras 基因的突变性激活。而在一些关键性研究中，不管疾病分期如何，这一特点都是决定生存期的预后因素[64]。然而，这些发现并未在其后的临床研究中去进一步证实。p53 基因的改变也是最常见的 NSCLC 的表现，但有关该基因突变在预后中的作用的报道也常是相互矛盾的。虽然在 0116 和 ALPI 研究中曾经作过K-ras 和 p53 表达的前瞻性研究，也未能得出与预后相关的结论。CALGB8633 研究曾做过 HER-2/neu、K-ras 密码子 12 突变、Ki-67、Rb、黏附蛋白 CD-44、迁移因子 Gelsolin、p53、bcl-2、血管生成因子Ⅷ等 10 项分子生物标记在无病生存和辅助化疗之间的关系，结果尚未出来。以往做过的最大的回顾性生物标记研究是Pastorinou 等在 515 名 Ⅰ 期NSCLC术后病人中做的，未能证实生存期和一系列生物标记表达的关系，其中包括EGFR、HER2/neu、bcl-2、p53和血管生成[65]。

在胚胎发育过程中，启动子基因甲基化的变异是在癌变早期极其常见的事件。一系列负责细胞周期调控，DNA损伤修复，生长因子调节，侵犯，转移的基因都被发现在癌变早期就有高度甲基化的现象。而具有基因启动子过甲基化的肿瘤病人预后明显不好[66]。这些信息极其需要在有大量病人参加的前瞻性研究中进一步证实。

所有这些信息和发现都提示目前最重要的是找到最可靠的预测和预后因素以避免给病人进行不必要的化疗。相信不久的未来，这方面的基因组学或药物基因组学、蛋白质组学的发展能够帮助我们选择哪些病人需要在术后做辅助化疗。

三、局部晚期不可切除性 NSCLC 的联合化放疗

局部晚期不可切除的 NSCLC 约占新诊断病例的35%～40%[67]。在1990年以前，放射治疗这一唯一手段是治疗标准。20年后，随着大量新药的不断问世和放射手段的改变，这种状态发生了明显的变化。目前的治疗方式是联合放射治疗和化学治疗。个别病例还可以借助外科手段达到较好的效果。本部分将围绕这些问题，对一些新的观念和分歧进行讨论。

（一）放射治疗在局部晚期不可切除性 NSCLC 中的作用

从历史的角度看，胸部放射治疗这一单一手段就可以使 5%～7% 的晚期不可切除性 NSCLC 获得 5 年生存率[68]。然而，放射治疗是否真的能够"根治"这一部分病人并不清楚。原因有二：其一是对某些肿瘤生物学的了解提示不予任何治疗存活5年是完全可能的[67,69]；其二是研究人员曾报道即使对胸部进行了65Gy剂量照射后，支气管镜检查发现仍有 85% 的病人有残留肿瘤存在[70]。

美国退伍军人管理会研究组（Veterans Administration Study Group）在 20 世纪 60 年代曾做

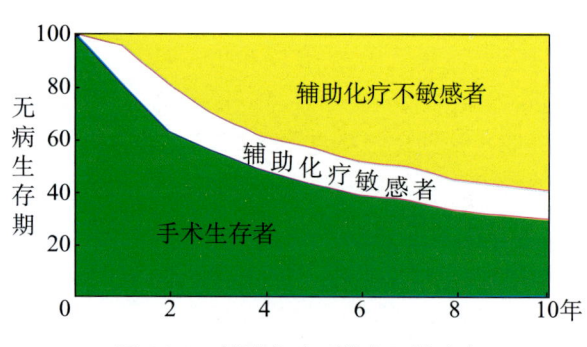

图 11-1　辅助化疗受益有限性分布

过一项对比研究，将病人随机分入胸部放射治疗（TRT）组（在4～6周内接受40～50Gy照射）或安慰剂组。结果显示，两组间虽然差别不很大，但有统计学意义。生存期经放疗后有所延长，中位生存期为142天 vs 112天，1年生存率为18.2% vs 13.9%[71]。因此，对无症状的病人是否一定要放疗是那时争论的问题。该项早期的研究因问题较多受到很多的批评，如很多行为状态差（KPS<50%）的病人也入了组，一部分小细胞肺癌也入了组（虽然两组间是平衡的）等。其后，在20世纪80年代早期东南肿瘤研究组（SECSG）进行了一项三组对比的前瞻性随机研究。放疗（TRT）的一组用的是放射治疗肿瘤组（RTOG）73-01号研究中所用的剂量，为6周内60Gy；对照组为病人接受单药长春地辛（vindesine）化疗；第三组为放疗加化疗。KPS必须在50%以上的病人才能入组。有锁骨上淋巴结转移的病人也可以入组。长春地辛组肿瘤进展的病人可交叉进入放疗组，反之亦然。最后结果生存期三组间无差别令人惊讶。中位生存率TRT为8.6个月，化疗为10.1个月，TRT加化疗为9.4个月。5年生存率为3% vs 1% vs 3%[69]。同时期的其他研究也得到了相似的结果[72]。虽然此项研究也受到了一定的批评。但总的来说20世纪80年代的TRT水平是有限的。然而，更近代的一些研究虽然有更好的治疗计划和技术水平，在高度选择的病人群体中单独使用TRT中位生存期也仍然维持在9～11个月，5年生存率很少超过5%～6%[73,74]。以上事实不难使我们得出如下结论，如果没有技术上的进一步改进或增加某些其他手段，单纯常规程序分割的TRT是不可能在生存期上取得任何实质性的进步的。

单纯TRT失败的原因众多，既有局部的也有远端的。RTOG 73-01研究显示有40%～65%的病人首次复发是在胸外的部位，常见的有骨、肝、中枢神经系统等[75]。此外，局部复发也是很大的问题。在法国人的研究中放射野内残存肿瘤检出率高达85%[70]。其他学者也有类似高的发生率报道[75]。对于以上情况，RTOG曾对20世纪80年代放疗病人的一个大样本进行回顾性总结[76]。单独放疗在胸内发生首发部位失败率为60%，这取决于原发肿瘤的类型。而远处转移为首发部位的失败率为40%～70%。鳞癌的局部复发率较高。而腺癌和大细胞癌远处转移尤其是脑转移率较高。因此，如何进行更现代化的局部治疗，如何使有效的全身治疗和局部治疗更好地配合，显然是增进不可切除性局部晚期NSCLC生存期的关键。

（二）放射治疗和化学治疗联合的方式

放化疗结合的目的是在有效控制局部复发病灶的同时铲除远处已存在的微小转移病灶。使用联合手段除了能增加对肿瘤细胞的杀伤外，还有如下好处：①改变放射治疗的剂量-效应曲线的斜度。②减少可能存在的致死或亚致死性放射损伤。③减少从损伤中恢复的时间。④扰乱细胞周期动力学，使对化疗敏感时相和增殖中的细胞比例增加。⑤由于改进的供血和增加了对放疗化疗的敏感性，减少了肿瘤负荷和乏氧状态。⑥增加了药物的运转和摄取[77]。显然，放化疗的联合使用具有一定的理论意义和实践价值。

序贯化放疗是研究人员较早的尝试。很多小型的临床试验证实了中位生存期可达到9.6～16个月，2年生存率可达20%～40%[78,79]。其后若干的大型前瞻性随机研究结果各异。其中，CALGB 8433号研究首次报道了令人信服的生存期的资料。实验设计中TRT组为6周内给予60Gy；TRT加化疗组的方案为先给2周期顺铂（100mg/m² iv，第1，29天给）和长春碱（5mg/m² iv，每周用1次连续用5周），再给同样剂量的TRT。由于中期分析中放化疗组明显的生存期上的优势，实验提前关闭。结果是：中位生存期13.7个月 vs 9.6个月[80]，7年随访生存期的更新资料为13% vs 6%[73]。CALGB 8433研究与以往不同的地方是：首先，入组条件限制在预后较好的人群，如低肿瘤负荷者，锁骨上淋巴结转移者不入组；行为状态评分为ECOG 0或1；体重丢失不能超过5%等。这些限制性条件极严格，代表了50%日常医疗中所见的Ⅲ期病人的情况。其次，所用方案里含有顺铂。最后，化疗接放疗中所用的都是各自的全剂量。CALGB 8433号的研究结果其后又被美国另一项组间研究（RTOG 88-08和ECOG 4588）所证实[81]。该研究使用的几乎是相同的方案。次年的meta分析进一步证实了化放疗联合应用在生存期上的优势[82]。

同步化放疗在其后的临床研究中受小细胞肺

癌治疗模式的影响也逐渐发展起来。荷兰肿瘤研究所将331名病人随机分入TRT组和TRT加每日顺铂或每周顺铂组。3组TRT使用的都是分割疗程，即共30Gy，每日1次，10日内完成。间隔3周后，再给25 Gy，每日1次，10天完成。最后的结果是TRT加每日顺铂组生存期最长而每周顺铂组不好。3年的总生存率是TRT加每日顺铂组为16%，而TRT单一手段仅2%[83]。其后在北美进行的Ⅲ期随机临床研究并未发现单药作为增敏剂的使用对生存期有任何影响。Hoosier肿瘤研究组（HOG）未能证实TRT加顺铂70mg/m^{2}每3周1次能提高生存期[84]，CALGB和ECOG也未能证实在2周期诱导化疗后进行TRT时加每周卡铂能优于序贯性治疗[85]。在同步和序贯放化疗的比较中，以上提及的大部分研究未能成功的原因是因为使用了单药。众所周知，目前在晚期NSCLC的治疗中，已有足够的循证医学支持双药的使用能获得较高的有效率和延长生存期，而同步放化疗中单药的使用不足以控制胸腔外的远处转移病灶。

日本人的研究首次证实了同步化放疗优于序贯化放疗。Furuse等[86]用MVP（丝裂霉素8mg/m^2 iv，第1，8天；长春地辛3mg/m^2 iv，第1，8，29，36天；顺铂80mg/m^2 iv，第1，29天）方案与TRT相配合，TRT在第2天给予2Gy每日1次到28Gy，休息10天后再给予余下的28Gy，共56Gy。在序贯治疗组，TRT是在MVP方案结束后以常规方式给予56Gy。入组标准包括锁骨上淋巴结转移的不可切除性Ⅲ期NSCLC，年龄小于75岁，ECOG行为状态评分为0～2等。T3N0M0和有胸水的病人不入组。共320名病人入组，314名合格。同步和序贯2组的有效率分别为84%和66.4%，中位生存期为16.5个月和13.3个月，随访5年的生存率为15.8%和8.9%。值得注意的是：序贯治疗组的中位生存时间与前述CALGB和RTOG/ECOG的结果非常近似。说明序贯化放疗资料的可重复性和在这一基础上的化放疗同步资料的扎实性。

法国研究者在一项前瞻性Ⅲ期随机研究中也证实了同步化放疗优于序贯化放疗的事实。Pierre F等[87]将207名病人随机分入2组，一组是顺铂加长春瑞滨，3周期后行TRT；另一组是同步顺铂加依托泊苷和TRT，然后顺铂加长春瑞滨化疗。中位生存期序贯组是13.8个月，同步组是15个月；2年生存率是23%vs35%。虽然可能由于病人数量尚少，统计学上未能显示出明显差异，但生存期的优势倾向于同步化放疗是不言而喻的。值得注意的是3～4度食管炎同步化放疗组大大高于序贯化放疗组，为26%vs0。

RTOG 9410是更近代的研究，证明同步化放疗和序贯化放疗的差别[88]。610名病人均为不能手术切除的NSCLC，有较好的行为状态评分（KPS≥70%）和体重要求（体重丢失≤5%），被随机分为3个小组。序贯组为顺铂加长春碱方案，在化疗后的第50天开始总量为60Gy的放疗。每日1次放疗的同步组在第1天就开始总量为60Gy的放疗加相同的化疗方案。每日2次放疗的同步组接受总量为69.6Gy剂量，以1.2Gy每日2次方式给予，并配合顺铂加依托泊苷（PE）的不同化疗方案。最后结果中位生存期是每日1次同步组为17个月，每日2次同步组为15.2个月，序贯治疗组为14.6个月。经6年的随访4年生存率分别为21%vs17%vs12%，$P=0.046$。生存率仍然是每日1次同步组最好。

在同步化放疗和序贯化放疗的选择上，虽然多项研究已证明同步化放疗具有更好的生存期且目前已被视为是行为状态较好（ECOG 0～1）、体重丢失不多的病人的标准方案，但由于食管炎等较大的毒副作用不一定适合所有不可切除性局部晚期NSCLC的群体。因此，探索最适化放疗同步和序贯，用最小毒副作用代价获取最长生存的利益仍然是这期NSCLC治疗的重要任务。

在化放疗联合治疗的探索中，有一项研究值得一提。SWOG 9504号研究虽然不是一项大型Ⅲ期随机临床研究，但它采用温和方案同步放化疗再单药巩固化疗却取得了较好的结果。具体做法是采用PE方案加同步放疗2周期（共56天），然后多西他赛单药巩固化疗3周期。在83名ⅢB期NSCLC病人中取得了中位生存期（MS）26个月，1、2、3年生存率分别为76%、53%、40%的好成绩[89]。与之前的SWOG 9019方案（PE/RT→PE）各项结果（MS：15个月；1、2、3年生存分别为58%、34%、18%）相比，均明显超出。与CALGB 9431 Ⅱ期研究使用Gemzar/PDD、PTX/PDD和NVB/PDD先诱导化疗再放化疗同步相比，在

TTP、MS 和 3 年生存率上也明显占优势。因此，PE/RT → D 方案迄今为止是ⅢB 期 NSCLC 的最佳方案。毒副作用主要是中性粒细胞下降，同步放化疗时Ⅳ度为 18%，D 巩固化疗时为 56%；Ⅲ度食管炎为 5%，Ⅳ度为 6%。因此，探讨多西他赛在同步后的每周给药法是值得一试的。

截止到 2005 年，SWOG 9504 研究中 PE/RT → D 方案的 4 年和 5 年生存率均为 29%。而 SWOG 9019 研究中的 PE/RT → PE 的 4 年和 5 年生存率均为 17%[90]。目前，Hoosier 肿瘤研究组（HOG）正在对这一结果进行Ⅲ期临床的验证性研究。

总结以上资料，CALGB 8433 研究虽然是序贯性化放疗的方式，但已令人信服地把化学治疗带进了局部晚期不可切除性 NSCLC 的治疗中，改变了对这期病人只用放射治疗的历史。其后，西日本肺癌研究组和 RTOG 9410 试验又把这期病人的治疗方式推向了同步放化疗的程序，并获得更好的生存期的结果。但由于存在较严重的食管炎等毒副作用，同步方式只适用于行为状态评分较好的有很好耐受性的病人群体。因此，今后的任务是如何提高全身和局部控制率，如使用更新的有效化疗药物和更先进的放疗设备。此外，分子靶向性药物如西妥昔单抗（cetuximab）与放化疗的有机结合也在本期 NSCLC 的治疗中不断探索。

四、非小细胞肺癌的术前新辅助治疗

外科手术迄今为止仍然是 NSCLC 治疗的主要手段。不幸的是，在最初诊断时就有半数病例具有局部侵犯，仅有不到 1/3 的病例适合外科探查。尽管进行了完全切除，5 年生存率只有 T1-3N2 的 23% 到 T1N0 的 67%，仍然令人失望，很多病人还是死于局部复发和（或）远处转移。

因此，围绕相对早期（Ⅰ～ⅢA）的 NSCLC 术前、术后的治疗就成为人们关注的问题。在术前治疗众多的争论不休的问题中，主要有以下几个方面：①对于能明确切除所有病灶的病人做诱导术前治疗是否合理。②在ⅢA 甚至ⅢB 期病人做过联合放化疗后外科手术是否还有必要。③是否某些病人的特点在治疗前就有助于决定最佳的局部控制方法。④什么方案能够适时协调好局部和全身治疗以达到最大治疗效果和最小并发症的目的。⑤应该使用何种特异性细胞毒性联合化疗方案。

（一）新辅助化疗的发展

比较术前新辅助化疗和单纯手术结果的Ⅲ期临床研究并不多，几项研究的结果虽然令人鼓舞，但也受到众多的批评（表 11-6）。

在这 5 项研究中，共同点都是将手术加或不加化疗来作为对照组，但 T 和 N 分级的均一程度、瘤负荷大小、是否应做病理分期等要求并不一致，对放疗的设计也不一致。因此，严格来讲并不是一个纯的新辅助化疗与手术的配合。NCI 和日本人的试验有更晚期的病人参加[91, 92]，前者允许纵隔镜检查证实的多发性 N2 加入，后者有临床所见大负荷肿瘤存在。事实上，NCI 这一组是在分期亚群上最均一的，只允许ⅢA（N2）的病人加入。而在 MD Anderson 的外科对照组中，手术时发现有 40% 的病例实际上是ⅢB 期甚至Ⅳ期。因此，在都是 60 例小样本的 MD Anderson 和西班牙研究中，分期亚群分布的不均一性是一个问

表 11-6 加或不加术前诱导化疗在可切除性 NSCLC 的Ⅲ期研究结果

研究者	分期	瘤负荷	化疗方案	病人数（N）	2～3 年生存率		
					无化疗（%）	化疗（%）	P 值
NCI	ⅢA（N2）	大	EP 术前 2 周期、术后 4 周期	28	21	46	0.12
日本	ⅢA、ⅢB	大	VdP 术前	83	40	37	NS
MD Anderson	ⅢA（N2）、ⅢB	小	CEP 术前后	60	15	56	<0.05
西班牙	ⅢA（N2）	小	MIP 术前	60	0	30	<0.05
FTCG	ⅠB、Ⅱ、ⅢA	小	MIP 术前 2 周期，有效术后续做	355	41	52	0.15

FTCG: French Thoracic Cooperative Group; E: etoposide, P: cisplatin, V: vinblastine, I: ifosfamide, Vd: vindesine, M: mitomycin C: cyclophosphamide, NS: not significant

题[93, 94]。各期混杂存在的情况也同样发生于较大样本的法国人（FTCG）的研究中，以致使两组分期状态发生不平衡（$P=0.07$）。此外，在西班牙的试验研究中，对照组中N0或N1虽然占到37%，但含有更多的K-ras突变和非整倍体DNA的病例。这些都是可能的负面预后影响因素。由于MD Anderson和西班牙研究的两组间生存期上的明显差别，数据监察委员会在较早就叫停了入组。但是由于以上分析的诸多因素的影响，这样的小样本研究是很难克服各亚群间的不平衡的，使这些结果的可靠性受到影响。

仅以化疗作为术前诱导的最大的Ⅲ期研究是法国人的FTCG试验[95]，共入组355名IB到ⅢA期的病人。在诱导化疗前所有病人经判断都是可切除的，分期为临床影像分期且并不要求做术前纵隔镜检查。化疗组多入了12%的N2病人但与单纯手术组比并无统计学意义（$P=0.065$）。完全切除率在诱导化疗组为92%，在单纯手术组为86%。对于术后病理学上为T3或N2的患者或不能完全切除的患者，术后给予60Gy的放射治疗。由于诱导化疗的影响，只有23%需要术后放疗，而单纯手术组高达41%。1、2、3和4年生存率，诱导化疗和单纯手术组之比为77%vs73%；71%vs52%；59%vs41%；44%vs35%（$P=0.15$）。分期调整后的死亡相对危险率在诱导化疗组为0.80（$P=0.089$），亚组的分析有利于N0-1的病人（RR=0.68, $P=0.027$），而不利于N2病人（RR=1.04, $P=0.85$），在术后的前5个月内，死亡的相对危险率在诱导化疗组略高（RR=1.32, $P=0.37$），5个月时两条曲线交叉，5个月后诱导化疗组降低至RR=0.74。因肺炎、肺气肿、瘘、肺栓塞等所致，诱导化疗组的死亡率略高（10%vs5%），但无显著性差异。远处复发率诱导化疗组明显减少（RR=0.54, $P=0.01$），而局部复发两组无区别。

另一项大型研究是廖美琳教授领衔的[96]，212名Ⅰ至ⅢA期病人加入，以顺铂为主的术前化疗和单纯手术的随机对照研究。所有患者年龄均不超过75岁，并有较好行为状态评分（KPS>80）。其中，103名病人术前接受1~2周期化疗，108名病人直接手术。所有Ⅱ和ⅢA期病人（共112人）都接受了2~4周期以顺铂为主的术后化疗。两组间的基线特征大致平衡。术前化疗的有效率为50%，但未看到5年生存期上有何好处（化疗组32%vs手术组37%）。在亚组分析中，Ⅱ期病人的5年生存率更坏（20%vs65%，$P=0.042$）。这一结论与前述法国的Depierre研究正好相反。为什么是这样的结果还有待于对整个研究的细节进行对比分析。

（二）第三代方案的新辅助化疗

在众多以当代方案作为新辅助化疗的研究中值得一提的是一个Ⅱ期的BLOT（Bimodality Lung Oncology Team）研究[97, 98]。选择入组的病人都是T2N0，T1N1，T2N2和T3N0-1的NSCLC。以往这组病人虽然有很好的手术可切除性，但5年生存率仅为9%~38%。所有病人均经胸部CT、支气管镜、纵隔镜和全肺功能检查后进行临床分期。病人分为两组，一组94人，先做2周期紫杉醇/卡铂诱导化疗，然后进行手术和术后3周期辅助化疗；另一组39人，先做3周期的诱导化疗，术后再做2周期辅助化疗。两组病人的特点无明显区别。2组的有效率、手术死亡率和3年、5年生存率见表11-7。本研究确立了这一方案的可行性，并且结果令人鼓舞。因为各类分期综合的全组生存率结果要高于历史上早期的结果（5年生存率38%）。

鉴于以上令人鼓舞的生存率结果，由SWOG领导的一项Ⅲ期北美组间研究S9900开始进行。试图比较3周期紫杉醇/卡铂诱导化疗加手术或单纯手术在ⅠB、Ⅱ和选择性ⅢA期NSCLC的远期生存结果。第2终目标还包括到进展的时间（TTP）、复发部位、死亡率和毒副作用的2组差别。此外，也将评价紫杉醇/卡铂的有效率和副反应。病人将根据分期而进行分层随机。原计划入组600名病人（每组300例），试图达到提高33%的中位生存期和5年生存率从28%上升到38%的目标。但由于术后辅助化疗最新结果的公布（见前CALGB 9633），单纯手术作为对照组已不符合伦理要求，S9900号研究在2004年7月已不再入组，至此，350名病人已进行了随机分组，今后对他们资料的随访结果仍将是非常有益的。

（三）外科在ⅢA（N2）期NSCLC中的作用

由RTOG领衔的北美组间研究0139号是迄今为止最大的评价手术在ⅢA（N2）期NSCLC中可能起何作用的Ⅲ期随机研究[99]。本研究的入组标

表 11-7　BLOT Ⅱ期研究结果

化疗诱导	人数	有效率（%）	手术死亡率（%）	生存率（%）	
				3年	5年
2周期	94	56（46～67）	2	60	48
3周期	39	44（28～60）	2	53	NR
总数	133	53	2	58	45

引自 Pisters K, *et al. Proc Am Soc Clin Oncol*，2003，22:2544

准包括T1-3的原发肿瘤，病理学上证实的N2状态，从外科角度能顺利切除等。病人按照行为状态评分，T1-2或T3，对侧纵隔淋巴结是否需活组织检查（若CT中见到就要进行活组织检查）等分层随机进入化疗、放疗、外科手术三法联合组或化、放疗两法联合组。诱导方案2组完全一样：每日1次外照射共45Gy，与化疗同步进行。化疗方案为PDD 50mg/m^2 第1、8、29、36天；VP-16 50mg/m^2 第1～5天和29～33天。在外科组，完成诱导化疗后的2～4周内做CT再评价，化、放疗组在整个治疗结束前1周再评价。病情无进展的病人按原计划继续治疗。在化、放疗组，照射剂量继续进行到61Gy且中间无休息。2组中所有病人都要接受2周期的PDD+VP-16的巩固化疗。本项研究原计划入组510名病人，由于已有足够的事件进行分析，数据安全和监察委员会在429人入组后就建议关闭。2003年的ASCO会上进行了首次阶段性分析。经中位随访69个月后，392名病人可进行分析。外科组有96%的病人进行了开胸手术，88%能完全切除。其中，18%达到病理学的完全缓解（T0N0），46%达病理学结节阴性。食管炎在化放疗组更重，其他化放疗的毒副作用2组相似。在外科组中有42%的病人未能进行巩固化疗而化放疗组中仅21%未能进行（$P<0.001$），强调了彻底手术后再行化疗的困难性。相反，在放化疗组中只给予81%的计划中放疗剂量，而在外科组却给予了97%（$P=0.002$）。治疗相关性毒性死亡发生率放化疗组为3人（1.6%），而外科组为14人（7%）。外科死亡病例中10人是死于术后合并症，大多数为发生在全肺切除特别是右全肺切除后的急性呼吸窘迫综合征（ARDS）。中位无进展生存期放化外科组为14个月，化放组为11.7个月。3年无进展生存率前者为29%，后者为19%（$P=0.02$）。中位总生存期为22.1个月 vs 21.7个月。3年总生存率为38% vs 33%（$P=0.51$）。两条生存曲线是交叉的，直到第22个月才开始分开。到3年时外科组有5%的绝对生存优势但可信限范围宽而重叠。外科组虽有较高的并发症死亡率但也有较高的无进展生存率。局部复发率外科组仅13%而化放疗组有21%（$P=0.07$）。原发灶部位复发的几率化放疗组是外科组的3倍。脑转移在两组中都是首发的复发部位，但在化放疗组和外科组为10% vs 18%（$P=0.08$）。本研究中能够预测较好预后的因素有较低的T分期，少于5%的体重丢失和较轻的年龄。在诱导治疗后，若病人获得纵隔转移灶的完全缓解，不管原发病灶治疗有效与否均能获得36.7个月的中位生存期和50%的3年生存率。

另一项RTOG 8901研究试图比较诱导化疗加外科与放化疗在ⅢA（N2）NSCLC中的作用[100]。原计划入组244名病人，但由于入组缓慢且到第73名病人时仍未见任何区别而终止。中位生存期为19.4个月 vs 17.4个月，1、2、4年生存率分别为70% vs 66%、48% vs 34%、22% vs 22%。

（四）结论

尽管各种已完成或未完成的报告对这一课题进行了程度不同的探索，但对于新辅助化疗（诱导化疗）是否能够增进早期NSCLC术后的生存期和大负荷ⅢA(N2)期肿瘤在放化疗后应该跟着外科切除，迄今为止并未定论。目前，国际肺癌研究学会（IASLC）的共识仍然是：外科手术是早期NSCLC，放化疗是局部晚期NSCLC治疗的标准方案[101]。而NCCN2004年和2005年指南推荐对于T1-2N2的病变可以诱导化疗加或不加放疗然后手术，而T3N2病变用放化疗的方案治疗[102]。

五、小细胞肺癌的治疗

小细胞肺癌（SCLC）占整个肺癌发生率的

15%～20%，病人就诊时约有2/3已属于播散状态，因此全身的化学治疗是治疗的主要手段。SCLC对化学治疗特别敏感，60%的广泛期病人经联合化疗可以取得客观缓解。尽管如此，治疗后的中位生存期仍然只有9～11个月。对北美1972年至1993年的21项协作组研究总括分析结果表明：前10年的中位生存期为7个月，而后10年Ⅲ期临床研究的中位生存期为8.9个月（P=0.001）[103]。因此，SCLC的治疗只有2个月的微小进步。这一统计大致符合SEER（Surveillance, Epidemiology and End Results）数据库在同期的结果。本部分将对SCLC特别是广泛期的治疗进行详尽的讨论。

（一）小细胞肺癌的化学治疗

1. PE和CE仍然是标准方案　在SCLC化学治疗的发展历史中，大部分单药对于初治的病人至少都有30%的有效率，包括氮芥、多柔比星、甲氨蝶呤、异环磷酰胺、依托泊苷、替尼泊苷、长春新碱、长春地辛、亚硝脲、顺铂、卡铂等。近10年来，又有一些新的化疗药物对SCLC也很有效，包括紫杉醇、多西紫杉醇、拓扑替康、伊利替康、长春瑞滨、吉西他滨等。

在20世纪70年代，随机对照研究又明确证实了联合化疗的效果优于单药也优于同样药物的续贯治疗[104,105]。因此，在过去的20年里，联合化疗是SCLC的主要手段。包括的方案有CAV（环磷酰胺、多柔比星、长春新碱），CAE（环磷酰胺、多柔比星、依托泊苷），CEV（环磷酰胺、依托泊苷、长春新碱）。随着顺铂进入SCLC的治疗领域，PE（顺铂、依托泊苷）逐渐变成了最常用的方案。理由是：PE毒副作用较小，在随机研究中至少与CAV方案同样有效[106,107]。其后，PE优于蒽环类方案是Sundstrom等[108]在随机Ⅲ期临床研究中证实的。他们将436名病人随机分入PE和CEV（环磷酰胺、表柔比星、长春新碱）二组方案。在年龄、姓别、预后因素如体重丢失和行为状态评分等方面都进行了平衡。最后发现全组的2年和5年生存率PE和CEV分别为14%和5%vs6%和2%（P=0.04）。局限期的中位生存期2组为14.5个月vs9.7个月（P=0.001）；2年和5年生存率为25%和10%vs8%和3%（P=0.001）。在广泛期中未发现2组间生存期上的差别，生活质量上2组间也无明显差别。一个总括了36项研究的meta分析表明PE方案对SCLC具有明显的生存期上的好处[109]。由此，PE方案成为治疗SCLC的标准方案，能够诱导产生65%～85%的有效率，10%～20%的完全缓解率和8～10个月的中位生存期[103]。

由于毒副作用方面的考虑，卡铂常常用来代替顺铂，在一个小型随机临床研究中比较了CE（卡铂、依托泊苷）和PE（顺铂、依托泊苷）的差别。用PE治疗的30名广泛期病人总有效率为50%，其中完全缓解率为10%，而31名用CE治疗的病人有效率为64%，完全缓解率为16%；中位生存期PE比CE为12.5个月vs11.8个月，2组间无区别；Ⅲ、Ⅳ度中性粒细胞下降分别为17%比50%，CE组好些。因此，CE方案也常常用来治疗广泛期的SCLC。其他的一些随机研究也显示卡铂和顺铂方案在SCLC治疗中有相似的结果。

比较更近代方案与标准方案的疗效研究中，最值得注意的是日本人进行的IP（伊利替康、顺铂）与PE（顺铂、依托泊苷）比较的Ⅲ期随机研究[110]。154名分入4周期的PE组（顺铂80/m² 第1天，依托泊苷100mg/m² 第1、2、3天，每3周为1周期）或4周期的IP组（伊利替康60 mg/m² 第1、8、15天，顺铂80mg/m² 第1天，每4周为1周期）。与PE比，IP方案有明显好的有效率、中位生存期和1年生存率，分别为84.4%vs67.5%（P=0.02），12.8个月vs9.4个月，58.4%vs37.7%（P=0.002）。毒副反应方面，IP有较高的Ⅲ、Ⅳ度腹泻（P=0.01）发生率，而PE有较高的骨髓抑制（P=0.0001）。美国西南肿瘤协作组（SWOG）对此方案进行了验证[111]。IP方案改良为伊利替康65mg/m²，顺铂30mg/m²，二者均为第1、8天给药，该组入组221人。PE方案为顺铂60mg/m² 第1天，依托泊苷120mg/m² 第1、2、3天给药，该组入组110名病人。2组均为21天周期，若无疾病进展或无不能耐受情况均用够4周期。2005年ASCO会上公布的最后结果，有效率IP为48%，PE为43.6%；TTP IP为4.1个月，PE为4.6个月；中位生存期IP为9.3个月，PE为10.2个月；1年和2年生存率IP和PE分别为35.4%和36.7%，8.0%和7.9%。2组之间均无区别。毒副作用方面IP有明显高的腹泻、呕吐和脱水，而PE有明显高的中性粒细胞下降、贫血和血小板下降。本研究中所用伊利替康的强度实际上比日本研究组的要高，结果有所差别可能因药物遗传学、病人特点或方案改变等原因有关，有待进一步分析。因此，鉴于20年来生存期在SCLC的治疗中一直止步不前，探索新药仍然是广泛期SCLC治疗中的重要任务。

对于3药方案的探索，CALGB曾经对广泛期SCLC做过一个大型的III期随机研究[112]。562名病人被分入PE组（顺铂80mg/m^{2}第1天，依托泊苷80mg/m^{2}第1~3天）或PET组（PE＋紫杉醇175mg/m^{2}第1天）并允许用G-CSF支持血象，两方案均是21天周期，结果未发现生存期和1年生存率上有何区别。PET和PE的中位生存期和1年生存率分别为10.33个月vs9.84个月，36.7%vs36.2%（P=0.327）。而毒副作用PET组发生率更高。希腊的研究组也未发现2组间疗效的差别，而PET组因有高达12.9%的毒性死亡而提前终止试验[113]。

综合以上研究结果，迄今为止PE方案仍然是SCLC治疗的标准方案，若考虑毒副反应和病人的耐受性也可以使用CE方案。

2. 剂量强度密度和周疗法的应用　剂量强度（dose intensity）的定义是每周每平方米体表面积所给的剂量。可以通过增高剂量或缩短给药时间间隔的方式来实现。20世纪70年代末，Cohen及其同事在一项随机研究中发现高剂量的环磷酰胺、洛莫司汀加常规剂量的氨甲蝶呤要比3药均为常规剂量对SCLC更有效，而长期生存者只发生在高剂量组[114]。这些资料促成了后续的一系列随机研究。其中，东南癌症研究组（SECSG）在289名广泛期SCLC中比较了最初3周期的常规CAV和高剂量CAV的疗效[115]。后者环磷酰胺和多柔比星平均增加15%和67%，导致了完全缓解率的提高，为22%vs12%（P＜0.05）。然而，总有效率无明显差别，为63%vs53%。中位生存期和1年生存率也无明显差别，为29.3周vs35.7周和20%vs20%。值得注意的是：高剂量CAV组有更高的毒性几率，如IV度中性粒细胞下降为79%vs40%（P＜0.05）。一个加拿大研究组也报告了同样的情况。

Hong及其同事将353名局限期（占30%）和广泛期的SCLC病人随机分入高剂量环磷酰胺（2 000 mg/m^2）加长春新碱（CV），常规剂量CAV，或常规剂量依托泊苷、环磷酰胺和长春新碱（CEV）组。发现完全缓解率、总缓解率和生存期在局限期病人中无差别，而在广泛期病人中，有效率相似，但CEV组有明显长的中位生存期，为39周（CEV）vs31周（CAV）vs29周（CV），P=0.013。表明方案中依托泊苷的加入要比剂量强度更重要[116]。Ihde及其同事比较了高剂量顺铂（27mg/m^{2}连续5天）加依托泊苷（80mg/m^{2}连续5天）与常规剂量PE方案在90名广泛期SCLC病人中的疗效，发现有效率、中位生存期和1年生存率均无区别，但高剂量组有明显高的毒性（P=0.0001），IV度骨髓抑制高达25%（对照组为2%）[117]。

在局限期病人剂量强度的探索中，也有成功的例子。Arriagada等将常规剂量PCDE（顺铂、环磷酰胺、多柔比星、依托泊苷）方案与胸部放疗交替与第1周期中增加20%的顺铂和环磷酰胺剂量的同一方案相比。完全缓解率为67%vs54%，P=0.16；2年生存率为43%vs26%，P=0.02，明显有利于高剂量组[118]。Steward等也支持对于早期SCLC使用剂量强度的模式。他们将预后好或较好的病人随机分入常规剂量的V-ICE（长春新碱、异环磷酰胺、卡铂和依托泊苷）方案中，一组为3周周期，一组为4周周期。2组再随机分入接受或不接受GM-CSF支持的组。接受治疗的300名病人中有59%属于局限期病人，结果发现3周方案有更长的中位生存期和2年生存率，为443天vs351天，33%vs18%，P=0.0014[119]。2组毒副反应未发现有何区别，也未发现GM-CSF对合并症和生存期有何影响。

总结以上资料，通过适当提高剂量强度对广泛期SCLC并不可行，对局限期SCLC尚无结论，有待今后使用最大耐受剂量或接近的剂量水平时再试。在这一有治愈可能的局限期SCLC中，最适剂量的探索是值得深入进行的。

关于周疗法的问题，由于受到前述Steward等3周和4周方案结果不一样的影响，大量的研究进行了每周治疗法的探索。欧洲肺癌工作组（ELCWP）进行的一个大型III期研究比较了每周多药化疗方案（多柔比星、依托泊苷、环磷酰胺、长春地辛、长春新碱和甲氨蝶呤）和3周标准方案（环磷酰胺、多柔比星和依托泊苷）在局限期和广泛期SCLC中的作用，发现虽然每周方案的有效率在局限期的病人中高，但整组的总有效率、中位生存期和2年生存率无明显差别。由于经常发生的治疗推迟，常用药物的总的相对剂量强度在每周方案中反而明显的低[120]。在英国，Souhami等将438名局限期或较好预后的广泛期的病人随机分入12个周期每周方案的异环磷酰胺、多柔比星与顺铂、依托泊苷交替使用和6周期的CAV 3周方案与顺铂、依托泊苷交替使用。完全或部分缓解的局限期病人可以接受胸部放疗。结果二组总有效率为82.3% vs 81.1%，中位生存期为10.8个月vs 10.6个月，2年生存率为11.8% vs 11.7%，均无明显区别。但血液学毒性每周方案组高，按计划和实际给药的比例3周方案要高[121]。以上2项研究由于各组中使用了不同的药物，因此无从比较各药的剂量强度。

加拿大曾探索过强化的每周CODE（顺铂25mg/m^{2}连续9周；长春新碱1mg/m^{2}在偶数周给药连续9周；多柔比星40mg/m^{2}和依托泊苷80mg/m^{2}第1~3天在奇数周给药连续9周方案）。在广泛期SCLC曾报道过令人印象深刻的2年生存率30%[122]。鉴于这一基础，NCI-C与SWOG合作进行了Ⅲ期临床研究，试图在广泛期SCLC中比较CODE方案与常规的CAV/PE交叉方案。2组中都给予超过70%的计划中的剂量，但由于CODE方案是在9周中给予而对照方案是在18周中给予，因此实际上CODE中的4个药剂量强度增加了2倍。虽然中性粒细胞下降和发热的发生率2组近似，但因毒性死亡在CODE组为9/110人而对照组为1/109人（$P=0.042$）。CODE组的有效率较高，但无进展生存（PFS）和总生存率2组间无差别。由于如此高的死亡率和疗效相同，CODE方案不再被推荐[123]。其后日本人做了一个63人的小型Ⅲ期研究，试图加用G-CSF以减少毒性并维持CODE的剂量强度。该试验证实了可以增加总的平均剂量强度，减少了中性粒细胞减少症和发热性中性粒细胞减少，并明显延长了生存期（59周 vs 32周，$P=0.0004$）[123]。这一结果又导致了另一项227名广泛期病人参加的Ⅲ期研究，即CODE加G-CSF与CAV/PE相比。再次证实了在G-CSF的保护下CODE的剂量强度是CAV/PE的2倍。白细胞下降和发热性中性粒细胞减少2组间没有明显区别，但CODE组有明显高的贫血和血小板下降。有效率有利于CODE方案，为84% vs 77%，但未能证实生存期上的优势。在CODE组毒性死亡率降到了3.5%[124]。至此，对CODE方案的探索方告一段落，CODE并未给病人带来实际上的好处。

另一项由英国医学研究委员会（MRC）进行的403人的随机研究是将病人分入ACE（多柔比星、环磷酰胺、依托泊苷）2周方案或3周方案。在这一研究中，增加了34%剂量强度。有效率在2组中相似，但完全缓解率有利于2周方案，为40% vs 28%，$P=0.02$；2年生存率也有利于2周方案，为13% vs 8%，$P=0.04$。亚组分析时发现生存期上的益处广泛期和局限期一样[125]。

一项欧洲的研究将233名SCLC病人随机分入3周的EVI（表柔比星、长春地辛、异环磷酰胺）标准方案（A）或EVI 2周方案加GM-CSF支持（B）或EVI 2周方案加抗生素预防感染（C）。发现有效率B组最高，A：B：C为59%：76%：70%，$P=0.04$。但中位生存期和2年生存率3组相似，为286天和5%（A组）比264天和6%（B组和C组）。由于常发生治疗性延迟，相对剂量强度反而是2周方案低[126]。

近来欧洲EORTC肺癌研究组进行了一项同时增加剂量强度和密度（dose-density）的研究。将244名病人随机分入每3周1次共5周期的标准CAE方案组（C：1 000mg/m^{2}第1天，A：45mg/m^{2}第1天，E：100mg/m^{2}第1~3天）和每2周一次共4周期的强化CAE方案组（C：1 250mg/m^{2}第1天，A：55mg/m^{2}第1天，E：125mg/m^{2}第1~3天，加G-CSF支持）。尽管剂量强度上增加了90%，但有效率和中位生存期并无任何改善，分别为79% vs 84%和54周 vs 52周。然而，Ⅳ度白细胞下降和血小板下降2周方案更严重，分别为79% vs 50%，$P=0.38$和44% vs 11%，$P<0.001$[127]。

至此，大多数探索SCLC剂量强度的研究均未能证明疗效能超过标准方案，而毒性更大。

3. 非交叉耐药方案的交替使用　Goldie和Goldman曾提出交替使用2个效果近似而又无交叉耐药的方案可能会最大程度地克服耐药而避免造成过度的毒性。这一战略始于20世纪70年代末的经验性使用和80年代随着这一理论提出后的大量研究[106, 107]。

曾经有3项研究比较过CAV与CAV和PE的交替。美国东南肿瘤研究组（SECSG）在广泛期病人做过一个3组对照研究，即PE比CAV比PE/CAV交替。未发现有效率和生存期3组间有何差别[106]。日本人的一个类似的研究也证实了同样的结果[107]。加拿大的NCI-C虽然报告过交叉组优于对照组，有效率为80%vs63%（$P<0.002$），中位生存期为9.6个月vs8.0个月（$P=0.03$）[128]，但其后在另一项局限期病人中做的研究却未看到差别[129]。这一试验中病人被随机分入CAV/PE交替组或CAV 3周期后序贯用PE 3周期组。对有效的病人接着进行放射治疗。

欧洲的EORTC报告了使用两个相对非交叉耐药方案的情况。广泛期的SCLC病人被随机分入5个周期的CAE（环磷酰胺、多柔比星、依托泊苷）组或5个周期的CDE（1、3、5周期用）与VIMP（长春新碱、卡铂、异环磷酰胺、美司纳，2、4周期用）交叉组。当入组到计划的148/360人时就停止了。中位生存期为：标准组：交叉组＝7.6个月：8.7个月（$P=0.243$）[130]。

在与第三代化疗药物的交替使用上，中北部肿瘤治疗组（NCCTG）曾用PE（顺铂30mg/m^{2}第1～3天，依托泊苷100mg/m^{2}第1～3天）第1、3、5周期与TP（拓扑替康1mg/m^{2}第1～5天，紫杉醇200mg/m^{2}第5天）第2、4、6周期交叉给药。在44名可评价病人中总有效率为77%，包括4名完全缓解者。中位生存期为10.5个月，1年和2年生存率分别为37%和12%。尽管使用了G-CSF，这一交叉方案的Ⅲ、Ⅳ度中性粒细胞下降仍高达95%[131]。

Hellenic肿瘤研究组收治了36名初治的广泛期SCLC病人，方案是PE（顺铂75mg/m^{2}第1天，依托泊苷100mg/m^{2}第1、2天）在1、3、5、7周期给，与T（拓扑替康1.5mg/m^{2}第1～5天）在2、4、6、8周期交替给。总有效率为64%，完全缓解率14%。Ⅲ、Ⅳ度中性粒细胞下降在PE周期中为39%，在T使用后为55%[132]。

因此，在交替方案使用中即使用了第三代方案的新药也未见到令人兴奋的初步结果。

4. SCLC治疗的时限和维持治疗　迄今为止，SCLC化疗的最佳时间长度并未能完全明确，一般来说过长时间的治疗是没有必要的，因多项随机临床研究的结果并不支持这一观点（表11-8）。EORTC肺癌协作组曾做过一项随机研究，687名病人给予CDE（环磷酰胺、多柔比星、依托泊苷）方案5个周期治疗后再随机入另7个周期同样方案的治疗或观察。最后发现在总生存率或5年生存率上二组间无差别。虽然无进展生存期在维持治疗组更长些，但未行维持治疗的病人一旦复发时对解救治疗多半都有效，也能达到相同长的生存期[133]。Spiro等对比了4个周期和8个周期的化疗，各组中一旦病情进展又随机分为接受解救治疗或不治疗。接受8个周期化疗随后做或不做解救治疗的病人并不比接受4个周期化疗随后做解救治疗的病人要强。接受4个周期治疗随后不做解救治疗的病人中位生存期最差[134]。

英国医学研究委员会（MRC）肺癌工作组曾做过2项Ⅲ期研究来说明治疗的时限问题。第一项研究是497人先用6周期环磷酰胺、甲氨蝶呤、依托泊苷和长春新碱作联合化疗。6周期末时有265人仍处于完全或部分缓解状态，再随机进入另外6周期相同方案的治疗或观察。没有见到治疗时间长的病人有生存期上的优势，反而有更多的毒副作用和较差的生活质量[135]。第2项研究是进一步减少治疗周期到3个周期，与6个周期进行对比。306名病人进行了随机分组，但也未看到总生存期、毒性和生活质量在2组间有何差别[136]。

Hoosier肿瘤组（HOG）在一个233名广泛期病人参加的Ⅲ期研究中先用依托泊苷、异环磷酰胺和顺铂治疗4个周期。其中144名有效或稳定的病人再随机进入3周期的口服依托泊苷单药治疗或观察。结果显示，用依托泊苷做维持治疗的一组有较长的无进展生存期（PFS），但无明显的中位生存期（12.2个月vs11.2个月）和1年生存率（51.4%vs40.3%，$P=0.0704$）[137]。

美国东部肿瘤协作组（ECOG）进行了另一项Ⅲ期研究。首先，402名广泛期SCLC病人都接受4周期的PE（顺铂、依托泊苷）方案治疗。其中，223名有效或稳定者再随机接受4周期拓扑替康或观察。结果拓扑替康维持治疗组有明显好的PFS（3.6个月vs2.3个月，$P<0.001$），但总生存期从随机进入维持治疗2组间并无差别（8.9个月vs 9.3个月，$P=0.43$）。2组生活质量也无差别[138]。可见，即使在维持治疗中换用了与前面化疗方案中不同的药物也未能显示出生存期上的好处。

总之，对于广泛期SCLC病人的治疗近来的

表 11-8 SCLC 治疗期限和维持治疗的 Ⅲ 期临床研究结果

作者	病人数	ED/LD	方案和周期数*	中位生存期
Giacone	434	都有	CAE × 5	9.3 个月
			CAE × 12	9.3 个月
Spiro	289	都有	CEV × 4	38 周
			CEV × 8	38～42 周
Bleehen	265	都有	ECMV × 6	7.4 个月
			ECMV × 12	8.6 个月
Bleehen	306	都有	ECMV × 3	7.4 个月
			ECMV × 6	8.6 个月
Shevlin	225	—	EIMV × 3	307 天
			EIMV × 6	313 天
Beith	129	都有	EP/RT × 4	52 周
			EP/RT,VAC × 10	54 周
Sculier	84	都有	诱导 × 6	38 周
			同样，EVDS × 12	48 周
Hanna	144	ED	EIP × 4 → E 口服	12.2 个月
			EIP × 4	11.2 个月
Schiller	223	ED	PE × 4 → T	9.3 个月
			PE × 4 → 0	8.9 个月

*注：C：环磷酰胺　A：多柔比星　E：依托泊苷　V：长春新碱　M：甲氨蝶呤　I：异环磷酰胺　VDS：长春地辛 P：顺铂　T：拓扑替康 RT：放射治疗　O：观察　ED：广泛期　LD：局限期

大多数研究都表明 4 个周期是比较适宜的。再多的治疗一般会增加毒副作用而不会延长生存期和改善生活质量。

5. 解救性化疗　对于预测解救性化疗疗效的因素，大致包括以下几个方面：

(1) 首次化疗结束和发现复发之间的间隔时间。

(2) 对于以前诱导化疗的有效性。

(3) 以前化疗方案药物的组成。

行为状态评分和就诊时病灶侵犯的范围并不能预测解救性化疗的疗效。

在 20 世纪 90 年代之前，病人使用 CAV 失败后可用 PE 做解救治疗，有效率大致在 40%～50%[128,139]。而 PE 失败后，CAV 一般效果都不好[106,107]。此外，口服依托泊苷是另一选择，有效率大致在 25%～50%[140,141]。

单药拓扑替康由于显示出较好的有效率，Von Powel 等将 211 名诱导化疗结束后 60 天以上又复发的病人进行了随机 Ⅲ 期研究。一组接受拓扑替康 1.5 mg/m² 第 1～5 天，每 21 天 1 周期，与常规 CAV 方案对比。总的有效率和中位生存期 2 组间无统计学上的差别，为 24.3%vs18.3% 和 25 周 vs24.7 周。症状改善是拓扑替康组好，但血液学毒性也是该组重。非血液学毒性 2 组间无区别[142]。因此，拓扑替康被批准为治疗敏感性复发 SCLC 的二线用药。最近，拓扑替康的口服型又用来与静脉给药方式在 Ⅲ 期研究中进行了比较。共有 153 名病人接受口服拓扑替康 [2.3 mg/(m²·d)，第 1～5 天，每 21 天 1 周期]，151 名接受静脉给药。有效率、中位生存期和 1 年生存率口服和静脉组分别为 18.3%vs21.9%，33 周 vs35 周，33%vs29%。生活质量和毒性反应 2 组也相似[143]。

最近 Eckardt JR 等进行的一项大型广泛期初治 SCLC 病人的研究中，将口服拓扑替康加顺铂（TP）与标准方案 PE 进行了随机对照研究[144]。TP 剂量为：TPT 1.7 mg/m² 第 1～5 天口服，PDD：60 mg/m² 第 5 天，21 天周期。PE 为：PDD 80 mg/m² 第 1 天，VP-16 100 mg/m² 第 1～3 天，21 天周期。859 名病人入组，784 名为可评价病人。中位治疗周期数 TP 为 5 周期，PE 为 6 周期。血液学毒性，Ⅳ 度中性粒细胞下降分别为 26%vs56.8%，Ⅳ 度血小板下降为 8.7%vs5.7%，Ⅲ～Ⅳ 度贫血为 37.3%vs21.1%，Ⅳ 度中性粒细胞性发热和感染为 3.9%vs8.9%，菌血症为 4.2%vs2.1%。非血液学毒性包括：

Ⅲ度恶心 3.9%vs7.3%，Ⅲ~Ⅳ度呕吐 4.5%vs9.4%，Ⅲ~Ⅳ度腹泻为5.8%vs2.3%，Ⅲ~Ⅳ度厌食为3.7%vs0.5%。疗效方面2组近似，中位生存期为39.3周vs40.3周（$P=0.47$）；1年生存率为31.4%vs31.4%；TTP为24.1周vs25.1周；有效率为63%vs68.9%。因此结论为TP和PE方案对于初治的SCLC有相似的疗效和耐受性。前已述及单药拓扑替康与CAV方案在敏感性复发中有相似的疗效，而口服拓扑替康与静脉剂型也有相似的疗效。因此TP方案也应可以在复发的SCLC中特别是在一线用过PE方案的病人中一试，当然，疗效究竟如何也应由大型Ⅲ期随机临床研究来证实。

除拓扑替康外，近年来还对一些新药在SCLC的二线治疗上进行了探索，大都进行的是二药联合的Ⅱ期研究（表11-9）。

表11-9 SCLC二线联合化疗研究结果

作者	方案	病人数	总有效率（%）	中位生存（月）	Ⅲ~Ⅳ度中性粒细胞下降（%）
Jett	紫杉醇/	55[S]	25	6.5	84
	拓扑替康	23[R]	9	5.7	
Sonpavde	紫杉醇/	20[U]	35	6.0	70
	多柔比星				
Domine	紫杉醇/	13[S]	60	NR	11
	吉西他滨	18[R]	40		
Groen	紫杉醇/	34[R]	74	7.8	32
	卡铂				
Samantas	拓扑替康/顺铂	27[U]	22	7.0	42
Ando	伊利替康/	13[S]	78	8.4	22
	顺铂	10[R]	80		
Hirose	伊利替康/卡铂	24*	68	6.5	63
Ichiki	伊利替康/异环磷酰胺	34[U]	53	NR	53
Castellano	伊利替康/	14[S]	50	8.5	14
	吉西他滨	14[R]	29		
Ardizzoni	拓扑替康/	68[S]	29	6.4	62
	顺铂	42[R]	24	6.1	49
Masuda	伊利替康/	21[S]	70	9.0	56
	依托泊苷	4[R]	75		
Kosmas	紫杉醇/	13[S]	77	7.0	73
	异环磷酰胺/顺铂	20[R]	70		

注：NR：未报告 S：敏感性复发 R：抗拒性复发 U：未分类
* 12/13：敏感性复发，其他抗拒性

由表11-9可见，总体来说大多数研究证明二药联合方案对敏感性复发都有较高的有效率，但中位生存期与单药拓扑替康差不多。令人鼓舞的是有些方案在抗拒性复发中也有较高的有效率，范围为24%~80%。虽然有效率高，值得注意的是中性粒细胞下降的毒副作用也有较高的发生率。其中，Kosmas等的紫杉醇/异环磷酰胺/顺铂的3药联合在33名病人中取得敏感性复发77%的有效率和抗拒性复发70%的有效率，都是较高的疗效，但中性粒细胞下降也高达73%，并有18%发生了发热性中性粒细胞下降[145]。

总结以上结果，拓扑替康是敏感性复发的SCLC病人治疗的标准方案，但其他方案也在广泛研究和应用中。对于抗拒性顽固性的SCLC目前还没有公认的标准方案。因此，积极探索新的药物和方案仍然是当前研究的活跃领域。

6. 干细胞技术和集落刺激因子 在小细胞肺癌病人的早期或晚期强化治疗中，目前尚无令人信服的证据证明利用骨髓支持可以延长病人的生

存期。而使用一些新的细胞毒药物加上外周血干细胞技术也正在继续探讨之中。因此，除非病人自愿意参加临床研究，一般不推荐首先使用这些技术。

在SCLC病人的常规剂量化疗中使用集落刺激因子可以减少血液学的毒副作用。但从药物经济学角度分析，与获得的临床益处和病人生活质量相比并不合算。

至于CSF在剂量升级或同步放化疗中的使用，有些报告显示增加毒性反应，在临床实践中需要特别警惕。

（二）局限期小细胞肺癌的综合治疗

1.局限期小细胞肺癌治疗的发展史　局限期小细胞肺癌（LSCLC）的治疗经历了几个阶段。在第2次世界大战刚结束时，手术是所有肺癌唯一的有效治疗手段，其中也包括小细胞肺癌。

小细胞肺癌（SCLC）的上皮来源是1926年描述的，1959年单独确立了这一极具侵犯性的病理亚型。早年的报告发现放射治疗对其有效。英国医学研究委员会在一项随机研究中比较了单纯手术和单纯胸部放疗的结果。144名病人中71名分入外科组，73名分入放疗组。在外科组中病灶能完全切除的占48%，34%不能切除，18%的病人因术前衰竭或拒绝手术而未做。放疗一组的病人中85%进行了根治性放疗，11%姑息性放疗，4%因衰竭或拒绝而未做。中位生存期外科组为28.5周，放疗组为43周（$P=0.04$）；5年生存率2组为1% vs 4%。虽然2组的结果都不好，但从治疗的可适合性、毒性和生存期都有利于放疗组。因此，对LSCLC的治疗标准从外科转向放疗，主要目的是姑息性缓解局部症状直到病人死亡。

SCLC的全身特点是：如果只给局部根治性的治疗来处理看起来只是局部性的病变，很快就会有全身性的复发而不可能达到长期生存。SCLC全身治疗的主要一步是1969年报道的。2 000名病人在退伍军人医院进行了随机分组研究，比较了烷化剂环磷酰胺和一个无活性化合物的区别，结果发现间断性接受高剂量环磷酰胺治疗的病人中位生存期为4个月，而对照组为1.5个月（$P=0.0005$）。化疗作为全身性治疗能够增进病人生存期，成为肿瘤药物的重要发展，而环磷酰胺在SCLC中也成为里程碑性的药物。其后，加拿大的Bergsagel等人用环磷酰胺间断性给药联合放疗与单纯放疗对比，其中SCLC的无进展生存期为29周 vs 16周，总生存期为42周 vs 21周，均显示出联合方案的优越性。

SCLC的进一步发展是联合化疗方案加胸部辅助放疗。联合数药的化疗方案用于肺癌是Hansen等于1972年报道的。所用药物包括环磷酰胺、甲氨蝶呤、柔红霉素和长春新碱，所治疗的8名SCLC都有效，显示了联合化疗方案的希望。Eagan，Holoye和Samuels等学者也先后报道了环磷酰胺和长春新碱的高有效率。

Einhorn等不仅报道了SCLC的高有效率，在加用多柔比星和博来霉素后，还能达到20%的完全缓解率（CR）。由于博来霉素对肺的毒性，特别是胸部放疗后加重，已在联合化疗方案中被取消。这就是沿用至今的CAV标准方案[146]。在20世纪70年代的早期，由于多种药物联合的高有效率，对LSCLC治疗的理念有所转变。联合化疗成为主导性治疗，而胸部放疗成为辅助或巩固性治疗手段。由于强化性的联合化疗方案常能达到中位生存期12～15个月，预计中的长期生存通常在10%左右，与加用胸部放疗结果相差不多，很多研究人员开始怀疑放射治疗在LSCLC是否必要。这一争论贯穿了整个20世纪80年代。直到1992年的2项meta分析结果提示了联合手段可以稍稍提高LSCLC的生存期。

在化疗结合胸部放疗的尝试中，较有影响的是1976年NCI进行的，包括了同时对脑、原发肿瘤、纵隔的放疗和同步积极的化疗（环磷酰胺1.5 g/m^2、多柔比星40 mg/m^2、长春新碱2mg），只要白细胞恢复到3.5×10^9/L以上就重复化疗。整个治疗在3～4个月中完成。本项研究的毒副作用令人生畏。放射性肺炎高达38%，其中中性粒细胞下降性菌血症死亡占24%，严重食管炎需要鼻饲或胃肠外营养的占14%，还观察到永久性食管狭窄。此外，还有以前未述及的困倦、注意力下降、近记忆丧失和动作震颤等。在治疗的2～4个月内明显，发生后的4个月内可逆转。最初报道LSCLC完全缓解率100%，预期80%长期生存。长期随访后，生存率有所下降。本项研究因为过度乐观和过多严重毒副作用而遭到批评。但后续的结果显示LSCLC有80%的完全缓解率和25%

的4年生存率，这也是前所未有的，13%死亡尸检时未能找到肿瘤的证据。在分析与长生存期有关的治疗因素时，认为同步化放疗比序贯性治疗有更好的局部控制作用。序贯性的治疗如在二次化疗的间隔中做胸部放疗，即"三明治"技术，虽有较少的毒副作用，但并不能增加疗效，原因之一可能就是化疗节律的中断给了放射野外肿瘤再生长的机会。

Memorial Sloan Kettering 肿瘤中心发展的顺铂、依托泊苷（PE）方案使SCLC的治疗又向前推进了一步。顺铂在正常剂量情况下无食管炎或口腔炎，也较少骨髓抑制。因仅有依托泊苷的骨髓抑制存在，因此PE方案与放疗同步使用时正常组织毒性不会像使用多柔比星、亚硝脲类、甲氨蝶呤或环磷酰胺那样严重。不列颠哥伦比亚肿瘤组织和美国西南肿瘤组先后证明PE方案与放疗同步毒副作用可处理，较少影响药物和放射剂量。加拿大国家肿瘤研究所（NCIC）进一步证明了早期PE方案与放疗同步比晚期同步要好。在放疗上若晚给12周就能导致5年生存率下降50%，从22%降至13%。如果早期同步，LSCLC的5年生存率基准点就会由10%升到20%[147]。其他随机研究，虽然不是都支持早期同步，但基本上阴性结果的2组5年生存率都在10%左右，而阳性结果的早期放化疗同步组都在20%～30%。其后，人们也将紫杉醇加PE组成的TEP方案与PE比较，疗效未见超出，毒副作用反而更大。还比较过卡铂、依托泊苷、紫杉醇（TEC）与卡铂、依托泊苷、长春新碱（CEV），也未超出PE的同步放化疗。至此，对于LSCLC一开始就同步放化疗已成为一种苛求的治疗手段，非常讲究化放疗的剂量和配合，过度强化某一种都会伤及另一种。

目前，尚无任何证据表明其他化疗方案在初始同步放化疗治疗LSCLC中能与PE方案相比。也无证据表明超过4周期的PE能有进一步的生存期延长[148]。

2. 同步化放疗是当代治疗LSCLC的趋势 同步化放疗是建立在如下理论和战略考虑基础上的：由于能在最短的时间段内清除最大数量的癌细胞，减少了转移的可能性。由于迅速应用多种手段而降低了化放疗的耐药性和抗拒性，也减少了肿瘤的再增殖速度。缺点是：较早就需多学科介入，操作上较复杂，毒副作用也较大。较早地使用联合手段干预的总体概念是：治疗失败的可能性是随着时间延误而增加的。Ontario等在215名用化放疗治疗的LSCLC中，经多因素分析后发现间隔7天以上有明显差的生存期（$P=0.006$）[149]。加速的肿瘤再增殖将削弱局部控制能力，在较大残留肿瘤中增加的核分裂活动将导致转移和耐药性的产生。因此，早期迅速应用同步放化疗来消灭肿瘤的再增殖能力是至关重要的。

关于到底早期同步化放疗好还是续贯化放疗好，只不过是理论上的一种争论，必须有临床研究的证据来支持。曾经有7项随机研究对此进行了探索，其中3项支持最适化放疗的结合应是早期同步化放疗，它们是NCIC、JCOG和南斯拉夫Jeremic B等人的研究。NCIC研究发现仅有脑部为转移灶的复发大大减少（$P=0.012$），即使除外这部分病人，5年生存率也从13%增加到21%[147]。JCOG显示中位生存期在同步和序贯二组的比为27.2个月 vs 19.7个月（$P=0.097$）。虽然无统计学意义，但在调整行为状态评分、年龄和分期后在死亡风险比上仍显示出同步优于序贯，为0.7（0.52～0.94，$P=0.02$）[150]。而CALGB、Aarhus、Hellenic和伦敦研究均未显示出差别，分析原因可能有①研究设计的把握度过低，如Hellenic研究只入组81名合格病例，而JCOG设计的把握度是增加50%中位生存期（从19.7个月到27.2个月），虽然死亡风险同步组明显减少，但并未达到预期的目标。②化疗剂量减少，当给予早期放疗时，CALGB、Aarhus和伦敦研究都明显地降低了化疗剂量。胸部放疗仅能延长那些经全身治疗有效地控制远处转移而未能控制局部残留病灶病人的生存期。③入组病人的群体不同，过多有预后不好因素的病人加入了研究，冲淡了早期化放疗同步可能带来的好处。在阳性结果的研究中早期同步可达21.2～34个月中位生存期，高出CALGB、Aarhus和伦敦研究结果的2～3倍。甚至对照组的中位生存期也比阴性研究组要长。入组病人群体的差异性造成对放疗何时给予的meta分析的不确定结果。重要的是，早期使用PE方案的同步化放疗能持续达到20%的5年生存率而滞后性化放疗很少达到，且一般只有10%左右。目前，应把20%5年生存率作为治疗LSCLC的最低标准。

3. 同步放疗中的若干问题 首先考虑到胸部放疗的三个主要毒副作用是食管炎、肺炎和放射性脊髓炎，放射野的设置就成为一个关键性的问题。过去常用的放射野是肉眼可见肿瘤容积（GTV）+同侧肺门+双侧纵隔+双侧锁骨上窝野。而近代由于使用化疗的强度较大，只对包括原发肿瘤和受侵淋巴结的GTV再向外扩2cm的边缘进行照射。目前，在螺旋CT指导下拟定治疗计划已经成为一种标准规范，有助于精确了解靶目标的轮廓，进行剂量计算和估计毒性的风险。毒性风险不仅与剂量有关，而且与放射野大小也有关。日本的一项研究表明，当肺部接受大于20Gy剂量时，安全百分数将从只做放疗的32%降到用含顺铂方案的放化疗同步的25%[151]。目前，PET的使用越来越多，PET在肉眼可见肿瘤和受侵淋巴结定位上比CT更精确，使过去的某些争议也得到了解决。

尽管使用了同步放化疗，LSCLC的局部复发率仍较高，大约有30%的病人在放射野内会有孤立病灶的复发，20%的病人同时存在放射野内和远处的复发。因此，放疗剂量的不同效应引起了人们的重视。Choi和Carey等[152]在154名LSCLC病人的回顾性调查中发现，当放疗剂量从30Gy增加到50Gy时，局部复发率从79%降到37%，而剂量从40Gy增加到50Gy时似乎影响不大。Turrisi AT等[148]比较了PE方案和放疗同步时45Gy25次在5周内给予和45Gy每日2次每次1.5Gy在3周内给予的差别。发现加速超分割组在总生存上更好，5年生存率为26% vs 16%。加速超分割给法显然支持了短期内快速消灭肿瘤再增殖的理论，也为LSCLC治疗的失败机制探讨提供了重要证据。值得注意的是每日2次照射留下一部分瘢痕很像未完全缓解者，而2年、5年生存率却与完全缓解者相同。另一方面，每日2次照射者有较高的Ⅲ度食管毒性（27% vs 11%），Ⅳ度毒性2组一样，并且未发生远期副作用和食管缩窄。

1997年，Peters和Withers在头颈部肿瘤中提出了化放疗组合方案（chemoradiation package）的概念[153]。若将这一概念用到LSCLC中，就是特别强调最初用化放疗的联合手段消灭肿瘤的重要性，目的在于消灭最后一个肿瘤克隆增生。体外实验显示人类SCLC细胞系对于放疗的敏感性有如下规律：最初2Gy的放射线要比后继性的整个疗程剩余剂量消除更多的克隆源。若加上从一开始就同步实施的全身化疗，对于抑制肿瘤的局部再增殖和远处转移能产生重大影响。因此，同步放化疗组合的时间安排尤显重要。一般来说最好的中位生存期和2年生存期都产生在同步化放疗组合等于或少于6周的时间组中。

4. 小结 近10年在处理上皮细胞肿瘤上经历了一种革命性的变化，这就是一开始就用同步化放疗的方法能够提高远期生存期。这些肿瘤包括头颈部的鳞癌、肛管癌、食管癌、宫颈癌和非小细胞肺癌。目前，同步化放疗已成为这些肿瘤的标准疗法。多年来，曾试图在放疗前用所谓的新辅助化疗来处理这些肿瘤。然而，一开始就用同步的化放疗持续证明优于续贯的化放疗。这一原则在LSCLC中的陈述是仍显不足的。虽然不是所有的同步化放疗都能证实这一优势，但越来越多的临床研究资料都支持这是一个最适合的治疗模式，只是放射野、放射剂量强度和治疗时间值得进一步深入研究，以获取最佳的效果。

（三）小细胞肺癌的预防性脑照射

小细胞肺癌（SCLC）与其他种类的肺癌相比有几个明显不同的特点：早期血行播散，对放射治疗和化学治疗的高度敏感性。然而，最明显的特点是它的脑转移的高度倾向性。当代无论对于局限期还是广泛期的SCLC，化学治疗都是主要的手段。积极的联合方案的诱导化疗和胸部放疗可以使2/3的局限期SCLC获得完全缓解。然而，由于复发的高风险，只有15%~25%的完全缓解病人有望长期存活。如果使用核磁共振技术作为分期的手段，在初次就诊的患者中就有24%发生脑转移[154]。在存活2年的患者中，脑转移的发生率可高达50%~80%，完全缓解病人中2年时脑转移作为唯一复发现象的占14%~45%[155]。一旦发生脑转移，尽管使用放化疗等手段进行治疗且能获得症状上的缓解，但生活质量和生存期仍然很差，中位生存期仅1.5~4.5个月[156]。

预防性脑照射（PCI）在SCLC中的使用已有10年的历史。普遍认为PCI可以推迟症状性脑转移的出现并能减少30%~50%的存活期中中枢神经系统的复发。若干项随机对照研究显示，与对照组相比PCI可以显著减少2~3倍的脑转移发生率。然而，均未能看到生存期上的延长，其原因可能是这些研究包含了很广的异源性的病人群体，如未能达完全缓解的群体；局限期和广泛期都有的群体；同步放化疗的群体；不同的PCI剂量与分割等。由于PCI未能改进生存期、神经毒性和长期存活者的认知缺陷等问题，关于PCI使用与否的争论已持续若干年。近年来的一些做法是只把达到完全缓解的病人纳入随机研究。Arriagada等[157]曾报道对300名病人经计算的2年脑转移率PCI组为40%，非PCI组为67%（$P<10^{-13}$），2年的生存率分别为29%和21.5%。Gregor等[158]对314名病人的随机结果是2年脑转移率为30%vs54%（$P=0.00004$），3年的生存率为21%vs11%，虽然这两项研究的结果均倾向于PCI能获得好处，但统计学上均未有足够的把握度明确生存期上获益。

1999年Auperin等对1977～1995年间的7项研究共987名病人进行了meta分析，比较了PCI与非PCI在完全缓解SCLC病人中的总生存期。结果显示PCI能减少16%的死亡率，相当于增加3年的绝对生存率5.4%（从15.3%增加到20.7%），$P<0.001$。因此，PCI不仅能明显减少脑转移的风险（3年发生率从58.6%降为33.3%），而且能改善总生存期和无病生存期[159]。因此，PCI目前被大多数临床医生看作完全缓解的SCLC的标准治疗。

关于PCI的剂量，大多数研究用的都是24～30Gy并用分割量为2～3Gy。一般来说，剂量大些脑转移的机会就少些。如Work等报道过33Gy的5年中枢神经系统的复发率为15%，而25Gy的复发率为23%[160]。有些研究单次分割量为8Gy，引起晚期神经毒性的机会就会增加。每次用较小量，每日2次的分割，期间间隔至少6小时的方式理论上讲应能减少晚期毒性的发生。近来的一项Ⅱ期研究采用的是每日2次，每次1.5Gy，总量30～36Gy，具有较好的疗效和耐受。但目前尚无足够的资料来支持这种方式确实可以减少晚期认知缺陷的发生。目前，放射治疗肿瘤组正在进行一项Ⅱ～Ⅲ期随机研究（RTOG0212）来验证这一剂量程序。

关于PCI的最佳放疗时间也未能最终明确。理论上讲早做PCI可能有助于避免癌细胞脑的再种植，但在实践中应在确实证实病人达到完全缓解后，并在化疗开始后的2～4个月且不超过6个月的期间内进行。meta分析[159]显示PCI若在诱导化疗开始后的4个月内进行要比晚时进行更能避免脑转移（$P=0.01$）。

关于毒副作用方面的神经学评价有时是较困难的。一些学者指出对某一病人亚群的神经心理损伤的影响是来自多方面的，如同时存在的其他并发症或癌症本身的进展而不只是治疗的副作用。此外，年龄、慢性吸烟史、副癌综合征和微转移病灶等可能都能影响神经毒性。在大多数回顾性调查的研究中，基线的背景资料都是缺乏的。因此PCI仅能引起一部分脑白质病，因可通过观察而证实。至于神经毒性还和总量、分割剂量、化疗时间如同步给药以及药物的类型有关。在meta分析之前的晚期神经毒性的报道基本都来自小样本的回顾性调查，共振失调、癫痫发作、甚至痴呆等都有报道，而且PCI和化疗的方案也各有不同。Johnson等认为在脑照射期间给予化疗或照射量太大（分割量>3Gy）容易造成神经心理和精神方面检测的异常结果[160]。在全脑照射后接受化疗对于临床出现中枢神经系统毒性和发生脑CT上能证实的血管周白质改变都具负面影响。联合应用PCI和同步化疗对于神经心理功能也是负面影响[161, 162]。因此，对于所有处于完全缓解状态的病人进行PCI而不做同步化疗并且放射分割剂量较低（<3Gy）应被认为是安全可行的。

总结以上，由于PCI在完全缓解的病人中已经meta分析证实能够提高5.4%的3年生存率（从15.3%到20.7%），这一在总生存期上获得的益处具有与胸部放疗同样的价值。尽管有些问题尚待解决，如最适放射剂量和分割、最佳放疗时间等，PCI的有效性是Ⅰ类循证医学的证据水平，应被视为是SCLC病人完全缓解后的标准治疗方案的一部分而被推荐使用。

第二节　肺癌新疗法策略的发展

一、肿瘤中的抗血管生成作用

（一）血管生成研究的发展

1971年，Folkman在肿瘤研究中的一项革命性理论中提出：和其他组织一样，肿瘤在增长到2mm之前也是通过弥散的方式获得氧气和营养物质的。进一步的增长和其后的转移有赖于新生血管的供应[163]。有关血管的形成，无论是生理性的还是病理性的，宿主都是通过各类促血管和抗血管生成的因素而达到平衡的。其中，血管内皮生长因子（VEGF）是最强的和特异的促血管内皮细胞的分裂原，在维持内皮细胞生存和促使循环中的内皮细胞前体迁移到新生血管处都起着关键性的作用[164,165]。最初VEGF是由增加血管的渗出增加腹水的渗透性而被发现的，其后发现不仅在原发肿瘤的血管形成和生长中起作用，而且在新的转移病灶早期事件中有着关键性的作用[166]。近来，发现VEGF mRNA在包括肺癌的大部分人类肿瘤都有上调，并与不良预后相关[167]。Yuan等研究了NSCLC中不同的VEGF等位体，发现VEGF-189与瘤内微血管高密度相关并与短生存期和早期术后复发相关。VEGF-121也有类似表现，而VEGF-165和VEGF-206却没有预测价值[168]。在这一系统中的不同受体和配体见图11-2。目前有三种膜相联等位体被发现，它们分别由不同的配体所激活而起到不同的作用。VEGFR-1也叫fms样酪氨酸激酶-1，对于VEGF有最高的亲和性但只能诱导有限的激酶活性。VEGFR-2也叫区域激酶或胚胎肝激酶-1，与内皮细胞增殖和趋化性最相关。VEGF-1和VEGF-2在乳腺癌、卵巢癌、肺癌和脑胶质瘤中都有发现，表明它们在这些癌肿中所起的作用和可能成为新型研发药物的靶目标。VEGF-3也叫fms样酪氨酸激酶-4，似乎主要调节淋巴管生成。

（二）抗VEGF的单克隆抗体

在诸多的抗血管生成研究中，第一个成功的范例是抗VEGF的单克隆抗体贝伐单抗（bevacizumab, Avastin）。贝伐单抗是在鼠源单抗A4.6.1的基础上发展起来的重组人源化单抗，将抗原联接部位嵌合到人IgG 1恒定区的框架上并进一步调整氨基酸残基而达最适抗原结合状况。最终产物为93%氨基酸来源于人同源序列，7%来源于鼠[169]。静脉输注后能够联接并中和所有VEGF-A等位体而不联接到其他生长因子上。贝伐单抗进入血液后的清除半衰期是21天。尽管有一部分是鼠源的，但并未（在用药者体内）发现产生抗贝伐单抗的中和抗体[170]。与多种化疗药物联合使用时也未发现药理学上的互相干扰作用。

在一项与化疗联合使用的III期前瞻性随机对照研究中，发现在晚期转移性结直肠癌中能够提高生存期和有效率。本研究中有412名病人接受了IFL（5-Fu,CF, CPT-11）加安慰剂治疗，403名接受了IFL加贝伐单抗（5mg/kg，每2周）的治疗。中位生存期为15.6个月 vs 20.3个月（$P<0.001$），有效率为35% vs 45%。均有利于贝伐单抗组[171]。这一结果令人信服，因此FDA在2004年2月批准了贝伐单抗用于转移性结直肠癌的一线治疗。

在肺癌研究中，一个随机的多中心的II期研

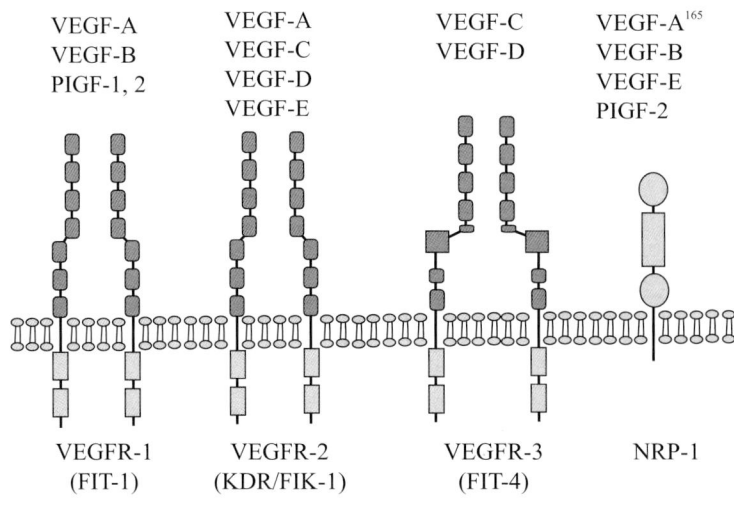

图11-2 VEGF的受体和配体系统

究中有99名ⅢB期和Ⅳ期的NSCLC病人入组[172]。单纯化疗组方案为卡铂［AUC 6mg/(ml·min)］加紫杉醇（200mg/m²），每3周1次。化疗加贝伐单抗组为同样剂量的化疗加低剂量（7.5mg/kg）或高剂量（15mg/kg）贝伐单抗，每3周1次。观察的终点目标是TTP和有效率。结果显示：高剂量贝伐单抗加化疗组与单纯化疗组相比，有效率为31.5%vs18.8%，中位TTP为7.4个月vs4.2个月。中位生存期略有增加，从13.2个月到14.2个月。对照组中19名病情进展者允许交叉进入高剂量贝伐单抗单药组，未见有效的病例，但有5名病人曾一次性测量病情稳定且1年生存率为47%。

在耐受性和安全性方面，Ⅰ期研究未显示出剂量限制性毒性。与化疗合用时也未出现毒性的协同现象。不良事件主要有高血压、血栓形成、蛋白尿和鼻衄，但都不严重。延期1年的观察见有深静脉血栓发生，但在抗凝剂的帮助下还在维持治疗，未见其他未预见的不良事件出现。主要的耐受性方面的考虑是出血问题，表现为6例发生咯血和吐血，5例发生在低剂量贝伐单抗组。其中4例死亡，似乎都与肿瘤相关。一般这些肿瘤都位于中心部位而且邻近大血管，肿瘤的类型为鳞癌且观察到坏死和空洞的形成[173]。因此，在随后的Ⅲ期随机临床研究中有咯血病史和鳞癌组织学类型的病人不能入组。

2005年美国东部肿瘤协作组（ECOG）在ASCO年会上发布了ECOG 4599号Ⅲ期随机临床研究的结果。在本研究中用的是Ⅱ期中的高剂量贝伐单抗即15mg/kg，每3周1次，配合紫杉醇（200mg/m²）和卡铂（AUC 6）。结果显示中位生存期与单纯化疗组比时为12.5个月vs10.2个月（$P=0.007$）；无进展生存期为6.4个月vs4.5个月（$P<0.0001$）；有效率为27.2%vs10.0%（$P<0.0001$）。各项指标均是贝伐单抗组好。结论为贝伐单抗加上PC方案化疗后在非鳞癌性NSCLC中能够改善生存期、无进展生存期和有效率，略微增加一些包括咯血在内的严重出血的倾向。由于PCB方案将晚期转移性NSCLC的治疗中位生存期提高到了12.5个月，已成为ECOG的新的标准方案[174]。

（三）VEGF受体酪氨酸激酶抑制剂（TKIs）

迄今为止，对若干种VEGFR酪氨酸激酶抑制剂都进行了研究。实际上，大多数都不是选择性地针对VEGFR，它们还同时能抑制其他TK。如SU 5416是针对VEGFR-2和C-Kit的，SU 6668是针对VEGFR-2、PDGF和FGF受体的。大都因为不能耐受的毒副作用而停止了研发。

ZD 6474是一个口服的VEGFR-2抑制剂，较少程度上也能抑制EGFR，这2个TK受体的IC_{50}分别为0.04μm和0.5μm。此外，还能对抗PDGFRβ和FGFR-1。它在抗血管生成和抗肺癌的裸鼠模型上都显示出剂量相关性的效应。在Ⅰ期研究中，随着剂量的升级，有血小板减少、腹泻和皮疹等发生。在49名病人中7名发生无症状的QT间期延长[175]。在剂量为400mg/d时，3名病人中1名出现了3度谷丙转氨酶升高，1名出现3度高血压。因此，该剂量被认为是超过了最大的耐受剂量（MTD）。ZD 6474的半衰期为72~167h（中位96h）。在日本进行的另一项Ⅰ期研究中，18名入组病人中9名是NSCLC，在剂量为200mg/d和300mg/d时有4名达到PR。在剂量分别减到100mg/d和200mg/d维持治疗时仍然有效[176]。目前，ZD 6474 100~300mg/d正在进行Ⅱ期和Ⅲ期的临床研究。

（四）血管生成的内源性抑制剂

最初有人曾设想原发性肿瘤可以通过产生一种抗血管生成的物质如内皮抑素（endostatin）和血管抑素（angiostatin）来抑制肿瘤自己的生长和转移。内皮抑素可以抑制内皮细胞的增殖，从而增加肿瘤细胞的凋亡。Ⅰ期临床研究中曾经试图用一系列的替代性生物学的终目标来监测肿瘤的变化，如系列肿瘤活检；血清取样进行离体的内皮细胞增殖生物测定；采用各种手段进行血流定量的测定等。Ⅰ期临床研究中通过静脉给药的剂量范围为16~600mg/(m²·d)，药物耐受性较好，未看到剂量限制性毒性，表现为线性药代动力学的特点。在一小部分病人中还观察到肿瘤缩小和长时间的稳定[177,178]。由于某些原因，这个药物未能继续在西方国家发展。

我国在这一药物的进一步发展上作出了杰出的贡献。孙燕教授等组织了用国产的内皮抑素YH-16的Ⅰ~Ⅲ期临床研究。其中Ⅲ期随机临床研究入组了493名ⅢB期和Ⅳ期的NSCLC病人，分别加入长春瑞滨加顺铂（NP）方案组和NP加

YH-16组。有效率为19.5%vs35.4%（P=0.003），中位TTP为3.6个月vs6.3个月（P<0.001）。Ⅲ、Ⅳ度的中性粒细胞下降、贫血、恶心、呕吐等毒副作用2组相似，并未因加入YH-16而增加[179]。随着随访时间的延长，中位生存期、1年生存率等数据都将很快得出。本研究说明内皮抑素可以与化疗药物NP方案发生协同或相加作用，TTP的如此延长在国际大型Ⅲ期NSCLC的研究中尚属少见，非常可能会转化成生存期上的优势，使NSCLC的治疗有实质上的进步。

（五）环氧化酶-2的抗血管生成作用

环氧化酶-2（COX-2）是由细胞因子、生长因子、癌基因和肿瘤启动子（promoter）等诱导而生成的，在正常组织中一般检测不出。在NSCLC中，COX-2的表达增高，常常是预后不好的肿瘤性标志物。COX-2能诱导产生若干种前列腺素，而后者又能促进肿瘤血管生成和抑制凋亡[180]。COX-2抑制剂塞来昔布（celecoxib, celebrex）在最近的临床研究中证明与紫杉醇、卡铂联合应用作新辅助化疗能够增加早期NSCLC的切除率和临床及病理的有效率[181]。一项Ⅱ期的临床研究显示塞来昔布与多西他赛联合作为复发性NSCLC的二线治疗有15.4%的有效率和23.1%稳定率[182]。塞来昔布与吉西他滨、顺铂联合应用在19名ⅢA、ⅢB期NSCLC病人中有16%（3/19）的CR率，37%（7/19）的PR率和37%（7/19）的稳定率，只有2名（占10%）病人病情进展。9名病人其后进行了根治性手术，其中2名达到病理学的CR。5名进行了根治性放疗，放疗后有1名又可以进行根治性切除。目前本研究还在继续入组中，以观察该方案在新辅助治疗中的作用[183]。

（六）联合抗血管生成和其他靶向药物的治疗

由于肿瘤的进展、转移和血管生成依赖于多种生长因子的激活通路和基因的改变，因此，同时阻断若干种信号传导通路有可能起到治疗的作用。最近，有学者用贝伐单抗和Tarceva对一组NSCLC病人进行了VEGF和EGFR双阻断的尝试，发现在40名可评价的病人中，PR率为20%，SD率为25%[184]。在Ⅰ期研究中也未发现剂量限制性的毒性，因此可能是一个安全有效的非细胞毒性药物的联合治疗方案。由于是在复治的病人中取得的疗效，值得进一步深入研究。

血管的直接抑制，如内皮抑素对于瘤床内的微血管内皮细胞的作用可以防止他们对各种内皮细胞分裂素的应答和反应。间接的抑制，如EGFR酪氨酸激酶抑制剂又可以抑制肿瘤本身内皮细胞分裂素，如前血管因子bFGF、VEGF、TGF-α等。最近的一些临床研究都倾向于同时靶向肿瘤细胞和肿瘤相关的血管内皮细胞具有最好的临床效果[185]。因此，联合靶向治疗是目前研究的热点课题。

二、酪氨酸激酶受体抑制剂

（一）酪氨酸激酶受体（EGFR）的生物学特征

人类基因组编码干预与各种疾病有关的500多种蛋白激酶，其中包括肿瘤。伊马替尼（imatinib, Gleevec, STI 571）的研究在慢性粒细胞性白血病和胃肠间质性肉瘤中取得了令人信服的突破性进展。证明了酪氨酸激酶受体（RTK）的确可以成为新型抗肿瘤药的靶目标。现在，这一理论已扩展到其他细胞表面的酪氨酸激酶系统如血管内皮生长因子受体（VEGFR）和表皮细胞生长因子受体（EGFR）。

EGFR是HER（human epidermal receptor）家族成员中的一个。该家族包括4个受体，分别叫EGFR（HER 1/Erb B1）、HER 2（Erb B2）、HER 3（Erb B3）和HER 4（Erb B4）。HER家族成员之间的功能是密不可分的，迄今还在不断探索中。如，目前HER 2没有已知的配体，它和其他家族成员的异源二聚体一旦被其他配体激活后能形成很高的细胞增殖指数。HER3虽然有配体，但缺乏酪氨酸激酶的活性。因此，像HER 2一样，若无其他家族成员的配合不能独立发挥作用[186]。

EGFR是一个170 000的跨膜糖蛋白，由氨基端形成细胞膜外的配体结合区和跨膜的螺旋结构以及细胞内的含于胞质中的主区。EGFR的酪氨酸激酶成分实际上还在这个主区内。EGFR的内源性配体至少有6种，包括EGF、TGF-α、肝素联接性EGF、表皮调节素（epiregulin）、双向调节因子（amphiregulin）和β细胞素（betacellulin）。其中，TGF-α和EGF是在对肿瘤的作用中研究得最多的。在配体结合时，EGFR与HER家族的其他成员形成同源二聚体或异源二聚体，导致酪氨酸激酶成分的激活和羟基端酪氨酸残基的自动磷酸化反应。这些磷酸化了的酪氨酸起了一个胞浆内信号分子的联接点作用并激发了一系列复杂精细的下游网络，其中包括STAT 3、PI 3、Ras/MAP激酶等信号通路。这样，配体联接和其后胞浆内运作过程的最终结果就是信号从细胞表面到核内的转导以及所形成的细胞增殖、分化、迁移、黏附、抗拒凋亡、延长生存和增加基因转录。

（二）小分子酪氨酸激酶抑制剂

虽然胞浆内复杂精细的反应过程尚未完全明了，阻断EGFR酪氨酸激酶从而打破胞浆内信号链反应可以干扰肿瘤细胞的生长和增殖。这方面，目前已研发了很多奎那唑啉或嘧啶的小分子化合物。其中，吉非替尼（gefitinib，Iressa，ZD 1839）和厄罗替尼（erlotinib，Tarceva，OSI 774）在临床上是研究得最多的。多个Ⅰ期临床研究显示，体内药物代谢半衰期的情况适合每日1次的给药方式。最常见的毒副作用是Ⅰ或Ⅱ度的皮疹和腹泻、恶心。吉非替尼的剂量限制毒性（DLT）是在700mg/d时的Ⅲ度腹泻，停药后可逆转。少数病人观察到一过性肝脏酶类的升高。因此，Ⅱ期研究是在250mg/d和500mg/d 2个剂量组中进行的。厄罗替尼的毒副作用与吉非替尼相似，推荐进一步临床研究的剂量是150mg/d。

Ⅱ期临床研究，吉非替尼是在两项大型IDEAL（Iressa Dose Evaluation in Advanced Lung Cancer）试验中进行的。每项都有200名病人随机进入250mg/d组和500mg/d组。IDEAL 1是在日本和欧洲进行的，更多地用于一、二线化疗失败的情况。有效率2个剂量组分别为18.4%和19.0%，疾病控制率（有效加稳定）为54%和51%，中位生存期为7.6个月和8.0个月；1年生存期为35%和29%。虽然未看到疗效和剂量的关系，但毒副作用显然在500mg/d组更加明显。亚组分析中，发现腺癌和细支气管肺泡癌更有效、女性病人更有效（$P=0.017$）[187]。IDEAL 2是在北美进行的研究，主要用于病人二线或更多线化疗失败的情况。其中有25%的病人用过四线或更多线的化疗。2个剂量组的有效率分别为11.8%和8.8%，疾病控制率为42%和36%，中位生存期为6个月[188]。观察到的另一个现象是：吉非替尼的疗效似乎不受以前化疗的影响，甚至以前的化疗越多疗效越好。如二线有效率是8%，三线有效率是10%，而四线有效率为15%[188]。目前，还无法解释这些现象。在吉非替尼的研究中，有一项大型Ⅲ期随机对比研究（ISEL, Iressa Survival Evaluation in lung Cancer），对一线或二线化疗失败的病人进行了吉非替尼和安慰剂的对比研究。全球28个国家210个中心共1 692名晚期病人参加了研究。研究的终目标是生存期，次目标有到治疗失败时间（TTF）、有效率（RR）和生存质量（QOL）等。出人意料的是：与安慰剂组对比未能看到吉非替尼在生存期上的优势。吉非替尼与安慰剂组的中位生存期为5.6个月vs 5.1个月，1年生存率为27% vs 22%（$P=0.11$）。即使把腺癌单独进行统计2组vs也是6.3个月vs 5.4个月，31% vs 17%，$P=0.087$，仍无统计学意义。但在亚组分析中看到，东方人（HR=0.66, $P=0.001$）、从不吸烟者（HR=0.67, $P=0.012$）与整个群体比有明显的优势。因此，使用吉非替尼时群体选择的异源性值得重视[189]。Lee等甚至专门在37名从不吸烟的晚期肺癌病人中用吉非替尼作一线治疗，有效率为69%，无进展生存期为33周，预计的1年生存率为73%[190]。这些数据均远远超过当代的一线化疗方案。可见，针对性地选择治疗群体能够最大程度地发挥某一特定分子靶向药物的作用，也给病人带来最大的益处。

中国医学科学院参加的阿斯利康公司EAP研究资料统计，截止到2004年12月91例晚（Ⅳ）期患者随访结果，作为三线和二线治疗的有效率为26.4%，稳定率为27.5%，合在一起的临床受益率为53.9%。与我国的临床注册研究和日本学者的研究结果大致相同。经我们随访12个月的54例病人，中位生存期为11.7个月，1年存活率为48%，都是目前国际上少有的好效果。中国其他单位的研究也证实了吉非替尼可能对亚洲人有独特的疗效，其原因还需进一步做深入的分子生物学等方面的研究。据调查，EGFR的突变率对疗效有重大的影响。亚洲人的突变率比西方人高，女性的突变率也高于男性。近来，有人对吸烟状况与突变率的关系也做了深入调查。Phanm D等[191]在265人中发现从不吸烟者的EGFR突变率可达51%，吸烟在15包/年（即1天1包连续15年或等额值如2包7.5年）以下者的突变率为30%～46%，在16～75包/年者的突变率为9%～10%，在75包/年以上者为0。因此，吸烟造成EGFR突变率的下降，而下降者疗效就不好，预后也不好。这一倾向性不仅表现在对靶向性药物治疗上，也表现在对化疗的疗效上。这些发现，为我们宣传戒烟提供了有力的证据。另一项多国多中心参与的Ⅱ期临床研究对比了吉非替尼和多西他赛在二线晚期NSCLC中的作用，有效率为15.2% vs 12.7%，疾病控制率为82.6% vs 63.6%，2组没有统计学上的差别。但在耐受性和毒副作用上吉非替尼更有优势[192]。因此，在二线治疗上形成对标准化疗方案的强劲挑战。

另一项大型Ⅲ期临床研究（BR 21）是与ISEL相似的厄罗替尼的研究。虽然在有效率上与ISEL中的吉非替尼相似（9%比8%），但在总生存期上与安慰剂对比明显超出（HR=0.70），1年生存率为31%比22%（$P<0.001$）[193]。为何这两种酪氨酸激酶阻断剂会有这样的差别，曾有多种原因的分析，但无最终结论。有一点，即群体的不一致性是值得注意的。在ISEL研究中，仅有18%的病人对最后一次化疗方案有效，而BR21中这一比例为38%。ISEL中45%入组者是肿瘤进展者，而BR 21中是28%。此外，两项研究中病人来源的地域分布也是不一样的，有可能不同的环境影响因素和其他因素影响结果[189]。

令人非常关注的一个问题是：酪氨酸激酶抑制剂与化疗方案合用是否会有更好的效果？两项大型的Ⅲ期随机临床研究回答了这个问题。INTACT（Iressa in NSCLC Trial Assessing Combination Therapy）入组了1 093名晚期初治的病人，随机进入吉非替尼250mg、500mg和安慰剂组，同时使用顺铂/吉西他滨化疗方案。中位生存期分别为9.9个月、9.9个月和11.1个月，完全没有提高[194]。INTACT 2将1 037名病人随机分入同样的3组加卡铂/紫杉醇方案，中位生存期分别为9.8个月、8.7个月和9.9个月，也完全没有任何益处[195]。无协同或相加作用的原因迄今尚无明确的解释。一些专家认为同步使用化疗和吉非替尼可能有拮抗作用，因而最好是续贯使用。另一些人更倾向于由于未能区分生物学上对RKT抑制剂有效的亚群而在一个未选择性的群体中使用冲淡了这一作用的益处。就像曲妥珠单抗在乳腺癌病人中的使用一样，若不检查HER-2的表达就可能会误以为无效。近来EGFR突变和基因表达数量的研究直接影响到吉非替尼的疗效就说明了这一问题。

厄罗替尼在另外2项大型Ⅲ期研究TRIBUTE和TALENT中也未能证明与卡铂/紫杉醇方案和顺铂/吉西他滨方案联合应用有何好处[196]。

（三）单克隆抗体EGFR抑制剂

西妥昔单抗（cetuximab，Erbitux，C225）是针对EGFR的一种IgG 1单克隆抗体。EGFR的配体如EGF、TGF-α一旦结合到受体上就能激活下游信号传导通路而使肿瘤生长和增殖，对化疗、放疗的抗拒，增加转移的倾向，表现为很差的临床预后和短生存期。通过阻断EGFR，西妥昔单抗可以防止信号传导通路的激活，从而阻止肿瘤细胞的生长。此外，它还可以通过抗体依赖性细胞介导的细胞毒性（ADCC）作用引发细胞免疫效应。

西妥昔单抗的给药方式为：首剂400mg/m² 2小时以上静脉点滴，以后每周250mg/m² 1小时静脉给药。每次给药前都应进行抗组织胺的预处理以防止过敏反应。

Lilenbaun等[197]观察了西妥昔单抗在66名复发转移的NSCLC病人至少是二线以上治疗中的作用。其中，13名从未吸烟，38名是三线或更多线的治疗。总有效率为5%，疾病控制率为35%，中位TTP为2.3个月，中位生存期为8.1个月，1年生存率为41%。最常见的不良反应为皮疹，占91%，但Ⅲ度仅占6%。其他Ⅲ、Ⅳ度的不良反应有呼吸困难（15%）、疲倦（14%）、感染（9%）、头痛（6%）、背痛（5%）和肺炎（5%）。

在一项随机对照的Ⅱ期临床研究中，Rosell等[198]观察了西妥昔单抗加或不加NP（NVB 25mg/m²，iv 1、8天，PDD 80mg/m² iv 第1天，每21天为1周期）方案在一线治疗NSCLC中的作用。86名病人随机进入2个组，每组43人。经过确认后的有效率2组分别为35% vs 28%；无进展生存期（PFS）分别为4.8个月 vs 4.2个月；中位生存期为8.3个月 vs 7.0个月。Ⅲ、Ⅳ度皮肤不良反应为12% vs 0；中性粒细胞下降为50% vs 37%，这一研究为2004年开始的大型Ⅲ期研究（FLEX）进行了初步的探索，表明西妥昔单抗与化疗可能有相加或协同作用。

在二线治疗中，Kim等[199]在54名NSCLC病人中，用西妥昔单抗加标准的多西紫杉醇（75mg/

m² iv 每3周1次）。发现有效率为22%，中位PFS为2.6个月，说明在二线治疗中与化疗可能有协同或相加作用。最常见的Ⅲ度不良反应为痤疮样皮疹20%，疲倦19%，过敏反应7%，发热和寒战7%。

西妥昔单抗已经被美国、欧洲、拉丁美洲和亚太地区的很多国家批准为晚期转移性结直肠癌失败予伊立替康化疗后，与伊立替康联合用药，这一点是很值得我们重视的。说明该单抗可以逆转对化疗的耐药，使肿瘤细胞对化疗药又重新敏感起来，从而发挥与化疗药的协同作用。随着对NSCLC研究的不断深入，我们也希望西妥昔单抗能够在这一领域发挥其独特的作用，使NSCLC的治疗更上一层楼。

参考文献

1. Non-small Cell Lung Cancer Collaborative Group. Chemotherapy in non-small cell lung cancer: a meta-analysis using updated data on individual patients from 52 randomised clinical trials. *BMJ*, 1995, 311:899-909
2. Marino P, Pampallona S, Preatoni A, et al. Chemotherapy vs supportive care in advanced non-small-cell lung cancer: results of meta-analysis of the literature. *Chest*, 1994, 106:861-65
3. Albain KS, Crowley JJ, LeBlanc M, et al. Survival determinants in extensive-stage non-small-cell lung cancer: the Southwest Oncology Group experience. *J Clin Oncol*, 1991, 9 (9): 1618-1626
4. Clinical practice guidelines for the treatment of unresectable non-small-cell lung cancer. Adopted on May 16, 1997 by the American Society of Clinical Oncology. *J Clin Oncol*, 1997, 15(8):2996-3018
5. Gatzemeier U, Shepherd FA, Le Chevalier T, et al. Activity of gemcitabine in patients with non-small cell lung cancer: a multicentre, extended phase II study. *Eur J Cancer*, 1996, 32A(2):243-248
6. Giaccone G, Splinter TA, Debruyne C, et al. Randomized study of paclitaxel-cisplatin versus cisplatin-teniposide in patients with advanced non-small-cell lung cancer. The European Organization for Research and Treatment of Cancer Lung Cancer Cooperative Group. *J Clin Oncol*, 1998, 16(6): 2133-2141
7. Bonomi P, Kim K, Fairclough D, et al. Comparison of survival and quality of life in advanced non-small-cell lung cancer patients treated with two dose levels of paclitaxel combined with cisplatin versus etoposide with cisplatin: results of an Eastern Cooperative Oncology Group trial. *J Clin Oncol*, 2000, 18(3):623-631
8. Klastersky J, Sculier JP, Lacroix H, et al. A randomized study comparing cisplatin or carboplatin with etoposide in patients with advanced non-small-cell lung cancer: European Organization for Research and Treatment of Cancer Protocol 07861. *J Clin Oncol*, 1990, 8(9):1556-1562
9. Schiller JH, Harrington D, Belani CP, et al. Comparison of four chemotherapy regimens for advanced non-small-cell lung cancer. *N Engl J Med*, 2002, 346(2):92-98
10. Rosell R, Gatzemeier U, Betticher DC, et al. Phase III randomised trial comparing paclitaxel/carboplatin with paclitaxel/cisplatin in patients with advanced non-small-cell lung cancer: a cooperative multinational trial. *Ann Oncol*, 2002, 13 (10):1539-1549
11. Zatloukal P, Novakova L, Petruzelka L, et al: Gemcitabine plus cisplatin versus gemcitabine plus carboplatin in patients with stage IIIB and IV non-small cell lung cancer (NSCLC): Final results of Czech Lung Cancer Cooperative Group phase III randomized trial. *Proc Am Soc Clin Oncol*, 2002, 21:307a
12. Fossella F, Pereira JR, von Pawel J, et al. Randomized, multinational, phase III study of docetaxel plus platinum combinations versus vinorelbine plus cisplatin for advanced non-small-cell lung cancer: the TAX 326 study group. *J Clin Oncol*, 2003, 21(16):3016-3024
13. Lilenbaum RC, Herndon J, List M, et al. Single-agent (SA) versus combination chemotherapy (CC) in advanced non-small cell lung cancer (NSCLC): a CALGB randomized trial of efficacy, quality of

life (QOL), and cost-effectiveness [abstract]. *Proc Am Soc Clin Oncol*, 2002, 21:1a

14. Le Chevalier T, Brisgand D, Soria JC, et al. Long term analysis of survival in the European randomized trial comparing vinorelbine/cisplatin to vindesine/cisplatin and vinorelbine alone in advanced non-small cell lung cancer. *Oncologist*, 2001, 6 (1):8-11

15. Georgoulias V, Ardavanis A, Agelidou M, et al. Preliminary analysis of a multicenter phase III trial comparing docetaxel (D) versus docetaxel/cisplatin (DC) in patients with inoperable advanced and metastatic non-small cell lung cancer (NSCLC). *Proc Am Soc Clin Oncol*, 2002, 21, 291a

16. Crino L, Scagliotti GV, Ricci S, et al. Gemcitabine and cisplatin versus mitomycin, ifosfamide, and cisplatin in advanced non-small-cell lung cancer: A randomized phase III study of the Italian Lung Cancer Project. *J Clin Oncol*, 1999, 17(11):3522-3530

17. Gebbia V, Galetta D, Riccardi F, et al. Vinorelbine plus cisplatin versus cisplatin plus vindesine and mitomycin C in stage IIIB-IV non-small cell lung carcinoma: a prospective randomized study. *Lung Cancer*, 2002, 37(2):179-187

18. Rudd RM, Gower NH, James LE, et al. Phase III randomised comparison of gemcitabine and carboplatin (GC) with mitomycin, ifosfamide and cisplatin (MIP) in advanced non-small cell lung cancer (NSCLC). *Proc Am Soc Clin Oncol*, 2002, 21: 292a

19. Melo MJ, Barradas P, Costa A, et al. Results of a randomised phase III trial comparing 4 cisplatin (P)-based regimens in the treatment of locally advanced and metastatic non-small cell lung cancer (NSCLC): Mitomycin/cisplatin (MVP) is no longer a therapeutic option. *Proc Am Soc Clin Oncol*, 2002, 21:302a

20. Alberola V, Camps C, Provencia M, et al. Cisplatin/gemcitabine (CG) vs cisplatin/gemcitabine/vinorelbine (CGV) vs sequential doublets of gemcitabine/vinorelbine followed by ifosfamide/vinorelbine (GV/IV) in advanced non-small cell lung cancer (NSCLC): results of a Spanish Lung Cancer Group phase III trial (GEPC/98-02). *Proc Am Soc Clin Oncol*, 2001,20:308a

21. Souquet PJ, Tan EH, Rodrigues Pereira J, et al. GLOB-1: a prospective randomised clinical phase III trial comparing vinorelbine-cisplatin with vinorelbine-ifosfamide-cisplatin in metastatic non-small-cell lung cancer patients. Ann Oncol, 2002, 13(12):1853-1861. Erratum in: Ann Oncol, 2003, 14(2):347

22. Comella P, Frasci G, Panza N, et al. Randomized trial comparing cisplatin, gemcitabine, and vinorelbine with either cisplatin and gemcitabine or cisplatin and vinorelbine in advanced non-small-cell lung cancer: interim analysis of a phase III trial of the Southern Italy Cooperative Oncology Group. *J Clin Oncol*, 2000, 18(7):1451-1457

23. Comella P. Phase III trial of cisplatin/gemcitabine with or without vinorelbine or paclitaxel in advanced non-small cell lung cancer. *Semin Oncol*, 2001, 28(2):7-10

24. Schiller JH, Harrington D, Belani CP, et al. Comparison of four chemotherapy regimens for advanced non-small-cell lung cancer. *N Engl J Med*, 2002, 346(2):92-8

25. Fossella F, Pereira JR, Von Pawel J, et al. Randomized, multinational, phase III study of docetaxel plus platinum combinations versus vinorelbine plus cisplatin for advanced non-small-cell lung cancer: the TAX 326 study group. *J Clin Oncol*, 2003, 21(16):3016-3024

26. Kelly K, Crowley J, Bunn PA Jr, et al. Randomized phase III trial of paclitaxel plus carboplatin versus vinorelbine plus cisplatin in the treatment of patients with advanced non-small-cell lung cancer: a Southwest Oncology Group trial. *J Clin Oncol*, 2001, 19(13):3210-3218

27. Le Chevalier T, Brown A, Natale R, et al. Gemcitabine in the treatment of non-small cell lung cancer (NSCLC): A meta-analysis of survival and progression-free survival data. *Lung*

Cancer, 2003, 41:S70

28. Langer CJ, Manola J, Bernardo P, *et al*. Cisplatin-based therapy for elderly patients with advanced non-small-cell lung cancer: implications of Eastern Cooperative Oncology Group 5592, a randomized trial. *J Natl Cancer Inst*, 2002, 94(3):173-81

29. T Hoang, R Xu, J H Schiller, *et al*. A clinical model to predict survival in chemonaive patients with advanced non-small cell lung cancer (NSCLC) treated with standard chemotherapy: Eastern Cooperative Oncology Group (ECOG) data. *Proc Am Soc Clin Oncol*, 2003, 22: 624

30. Kelly K, Giarritta S, Hayes S, *et al*. Should older patients (pts) receive combination chemotherapy for advanced stage non-small cell lung cancer (NSCLC)? An analysis of Southwest Oncology Trials 9509 and 9308. *Proc Am Soc Clin Oncol*, 2001, 20: 329a

31. Effects of vinorelbine on quality of life and survival of elderly patients with advanced non-small cell lung cancer. The Elderly Lung Cancer Vinorelbine Italian Study Group. *J Nat Cancer Inst*, 1999, 91(1):66-72

32. Jiroutek M, Johnson D, Blum R, *et al*. Prognostic Factors in Advanced Non-Small Cell Lung Cancer: Analysis of Eastern Cooperative Oncology Group Trials From 1981-1992. *Proc Amer Soc Clin Oncol*, 1998, 17:461a

33. T Hoang, R Xu, J H Schiller, *et al*. A clinical model to predict survival in chemonaive patients with advanced non-small cell lung cancer (NSCLC) treated with standard chemotherapy: Eastern Cooperative Oncology Group (ECOG) data. *Proc Am Soc Clin Oncol*, 2003, 22: 624

34. Albain KS, Crowley JJ, LeBlanc M, *et al*. Survival determinants in extensive-stage non-small-cell lung cancer: the Southwest Oncology Group experience. *J Clin Oncol*, 1991, 9(9):1618-1626

35. Ruckdeschel JC, Finkelstein DM, Ettinger DS, *et al*. A randomized trial of the four most active regimens for metastatic non-small-cell lung cancer. *J Clin Oncol*, 1986, 4(1):14-22

36. Sweeney CJ, Zhu J, Sandler AB, *et al*. Outcome of patients with a performance status of 2 in Eastern Cooperative Oncology Group Study E1594: a Phase II trial in patients with metastatic nonsmall cell lung carcinoma. *Cancer*, 2001, 92(10):2639-2647

37. Langer CJ, Stephenson P, Schiller J, *et al*. ECOG 1599: randomized phase II study of paclitaxel/carboplatin vs cisplatin/gemcitabine in performance status (PS) 2 patients with treatment-naive advanced NSCLC. *Lung Cancer*, 2003, 41(2):S18

38. Lilenbaum RC, Herndon J, List M, *et al*. Single-agent (SA) versus combination chemotherapy (CC) in advanced non-small cell lung cancer (NSCLC): a CALGB randomized trial of efficacy, quality of life (QOL), and cost-effectiveness. *Proc Am Soc Clin Oncol*, 2002, 21:1a

39. Gridelli C, Gallo C, Shepherd FA, *et al*. Gemcitabine plus vinorelbine compared with cisplatin plus vinorelbine or cisplatin plus gemcitabine for advanced non-small-cell lung cancer: a phase III trial of the Italian GEMVIN Investigators and the National Cancer Institute of Canada Clinical Trials Group. *J Clin Oncol*, 2003, 21(16):3025-3034

40. Kakolyris S, Tsiafaki X, Agelidou A, *et al*. Preliminary results of a multicenter randomized phase III trial of docetaxel plus gemcitabine (DG) versus vinorelbine plus cisplatin (VC) in patients with advanced non-small cell lung cancer. *Proc Am Soc Clin Oncol*, 2002, 21:296a

41. Van Meerbeeck JP, Smit EF, Lianes P, *et al*. A EORTC randomized phase III trial of three chemotherapy regimens in advanced non-small cell lung cancer (NSCLC). *Proc Am Soc Clin Oncol*, 2001, 20: 308a

42. Kosmidis P, Mylonakis N, Nicolaides C, *et al*. Paclitaxel plus carboplatin versus gemcitabine plus paclitaxel in advanced non-small-cell lung cancer: a phase III randomized trial. *J Clin Oncol*, 2002, 20(17):3578-3585

43. Georgoulias V, Papadakis E, Alexopoulos A, *et al*. Platinum-based and non-platinum-based chemotherapy in advanced non-small-cell lung cancer: a

randomised multicentre trial. *Lancet*, 2001, 357(9267):1478-1484
44. Shepherd FA, Dancey J, Ramlau R, *et al*. Prospective randomized trial of docetaxel versus best supportive care in patients with non-small-cell lung cancer previously treated with platinum-based chemotherapy. *J Clin Oncol*, 2000, 18(10):2095-2103
45. Fossella FV, DeVore R, Kerr RN, *et al*. Randomized phase III trial of docetaxel versus vinorelbine or ifosfamide in patients with advanced non-small-cell lung cancer previously treated with platinum-containing chemotherapy regimens. The TAX 320 Non-Small Cell Lung Cancer Study Group. *J Clin Oncol*, 2000, 18(12):2354-2362. Erratum in: *J Clin Oncol*, 2004, 22(1):209
46. Camps C, Massuti B, Jimenez AM, *et al*. Two Second-line docetaxel dose-schedules in advanced non-small-cell lung cancer: A Spanish Lung Cancer Group phase III trial. *Lung Cancer*, 2003, 41:S5
47. Chu DT. Phase I trial of weekly docetaxel (D) plus cisplatin© in the treatment of advanced NSCLC in Chinese patients. *Proc Am Soc Clin Oncol*, 2002, 21: 231b
48. Chen YM, Shih JF, Lee CS, *et al*. Phase II study of docetaxel and ifosfamide combination chemotherapy in non-small-cell lung cancer patients failing previous chemotherapy with or without paclitaxel. *Lung Cancer*, 2003, 39(2):209-214
49. Leu KM, Kim KM, Larson M, *et al*. Phase I/II trial of docetaxel and vinorelbine in patients with non-small cell lung cancer previously treated with platinum-based chemotherapy. *Lung Cancer*, 2001, 34(1):105-113
50. Laack E, Dierlamm T, Knuffmann C, *et al*. Docetaxel and carboplatin as second-line chemotherapy for metastatic non-small cell lung cancer. *Lung Cancer*, 2002, 36(3):303-307
51. Kosmas C, Tsavaris N, Vadiaka M, *et al*. Gemcitabine and docetaxel as second-line chemotherapy for patients with nonsmall cell lung carcinoma who fail prior paclitaxel plus platinum-based regimens. *Cancer*, 2001, 92(11):2902-2910
52. Spiridonidis CH, Laufman LR, Carman L, *et al*. Second-line chemotherapy for non-small-cell lung cancer with monthly docetaxel and weekly gemcitabine: a phase II trial. *Ann Oncol*, 2001, 12(1):89-94
53. Kakolyris S, Papadakis E, Tsiafaki X, *et al*. Docetaxel in combination with gemcitabine plus rhG-CSF support as second-line treatment in non-small cell lung cancer. A multicenter phase II study. *Lung Cancer*, 2001, 32(2):179-187
54. Hanna NH, Shepherd FA, Rosell R, *et al*. A phase III study of pemetrexed vs. docetaxel in patients with recurrent non-small cell lung cancer (NSCLC) who were previously treated with chemtherapy. *Proc Am Soc Clin Oncol*, 2003, 22:622
55. Hanna NH, Shepherd FA, Fossella FV, *et al*. Randomized phase III trial of pemetrexed versus docetaxel in patients with non-small-cell lung cancer previously treated with chemotherapy. *J Clin Oncol*, 2004, 22(9):1589-1597
56. Non-small Cell Lung Cancer Collaborative Group. Chemotherapy in non-small cell lung cancer: a meta-analysis using updated data on individual patients from 52 randomised clinical trials. *BMJ*, 1995, 311(7010):899-909
57. Scagliotti GV, Fossati R, Torri V, *et al*. Randomized study of adjuvant chemotherapy for completely resected stage I, II, or IIIA non-small-cell Lung cancer. *J Natl Cancer Inst*, 2003, 95(19):1453-1461
58. Le Chevalier T, for the IALT Investigators. Results of the randomized international adjuvant lung cancer trial (IALT): cisplatin-based chemotherapy (CT) vs no CT in 1867 patients (pts) with resected non-small cell lung cancer (NSCLC). *Proc Am Soc Clin Oncol*, 2003, 22:3
59. Kato H, Ichinose Y, Ohta M, *et al*. A randomized trial of adjuvant chemotherapy with uracil-tegafur for adenocarcinoma of the lung. *N Engl J Med*, 2004, 350(17):1713-1721

60. Hamada C, Ohta M, Wada H, *et al*. Survival benefit of oral UFT for adjuvant chemotherapy after completely resected non-small-cell lung cancer. *Proc Am Soc Clin Oncol*, 2004, 23:615
61. Strauss GM, Herndon J, Maddaus MA, *et al*. Randomized clinical trial of adjuvant chemotherapy with paclitaxel and carboplatin following resection in Stage IB non-small cell lung cancer (NSCLC): Report of Cancer and Leukemia Group B (CALGB) Protocol 9633. *Proc Am Soc Clin Oncol*, 2004; 22:7019a
62. Winton TL, Livingston R, Johnson D, *et al*. A prospective randomised trial of adjuvant vinorelbine (VIN) and cisplatin (CIS) in completely resected stage 1B and II non small cell lung cancer (NSCLC) Intergroup JBR.10. *Proc Am Soc Clin Oncol*, 2004; 22:7018a
63. Douillard J. ANITA: Phase III adjuvant vinorelbine (N) and cisplatin (P) versus observation (OBS) in completely resected (stage I-III) non-small-cell lung cancer (NSCLC) patients (pts): Final results after 70-month median follow-up.On behalf of the Adjuvant Navelbine International Trialist Association. *Proc Am Soc Clin Oncol,* 2005, 23: 624s
64. Huncharek M, Muscat J, Geschwind JF. K-ras oncogene mutation as a prognostic marker in non-small cell lung cancer: a combined analysis of 881 cases. *Carcinogenesis*, 1999, 20(8):1507-10
65. Pastorino U, Andreola S, Tagliabue E, *et al*. Immunocytochemical markers in stage I lung cancer: relevance to prognosis. *J Clin Oncol*, 1997, 15(8):2858-2865
66. Chang YS, Wang L, Liu D, *et al*. Correlation between insulin-like growth factor-binding protein-3 promoter methylation and prognosis of patients with stage I non-small cell lung cancer. *Clin Cancer Res*, 2002 , 8(12):3669-3675
67. Ginsberg RJ, Vokes EE, Rosenzweig K. Non-small cell lung cancer. In: DeVita VT, Heilman S, Rosenberg SA, eds. *Cancer: Principles and Practice of Oncology.* Philadelphia, PA: Lippincott Williams & Wilkins, 2001. 925-982
68. Turrisi AT 3rd, Bogart J, Sherman C, *et al*. The role of radiotherapy and chemotherapy for curative management of medically inoperable and stage III nonsmall cell lung cancer, and radiotherapy for palliation of symptomatic disease. *Respir Care Clin N Am*, 2003, 9(2):163-190
69. Johnson DH, Einhorn LH, Bartolucci A, *et al*. Thoracic radiotherapy does not prolong survival in patients with locally advanced, unresectable non-small cell lung cancer. *Annals of Internal Medicine*, 1990, 113(1): 33-38
70. LeChevalier T, Arriagada R, Tarayre M, *et al*. Significant effect of adjuvant chemotherapy on survival in locally advanced non-small cell lung cancer. *Journal of National Cancer Institute*, 1992, 84:58
71. Roswit B, Patno ME, Rapp R, *et al*. The survival of patients with inoperable lung cancer: a large-scale randomized study of radiation therapy versus placebo. *Radiology*, 1968, 90: 688-697
72. Kaasa S, Thorud E, Host H, *et al*. A randomized study evaluating radiotherapy versus chemotherapy in patients with inoperable non-small cell lung cancer. *Radiother Oncol*, 1988, 11: 7-13
73. Dillman RO, Herndon J, Seagren SL, *et al*. Improved survival in stage III non-small-cell lung cancer: seven-year follow-up of cancer and leukemia Group B (CALGB) 8433 trial. *J Natl Cancer Inst*, 1996, 88:1210-1215
74. Sause W, Kolesar P, Taylor S, *et al*. Final Results of Phase III Trial in Regionally Advanced Unresectable Non-Small Cell Lung Cancer: Radiation Therapy Oncology Group (RTOG) 88-08 and Eastern Cooperative Oncology Group (ECOG) 4588. *Chest*, 2000, 117(2):358-364
75. Perez CA, Pajak TF, Rubin P, *et al*. Long-term observations of the patterns of failure in patients with unresectable non-oat cell carcinoma of the lung treated with definitive radiotherapy. Report by the Radiation Therapy Oncology Group. *Cancer*, 1987, 59:1874-1881

76. Cox JD, Scott CB, Byhardt RW, *et al*. Addition of chemotherapy to radiation therapy alters failure patterns by cell type within non-small cell carcinoma of lung (NSCCL): analysis of radiation therapy oncology group (RTOG) trials. *Int J Radiat Oncol Biol Phys*, 1999, 43(3):505-509

77. Fu KK. Biological basis for interaction of chemotherapeutic agents and radiation therapy. *Cancer*, 1985,55:2123-2130

78. Johnson DH. Locally advanced, unresectable non-small cell lung cancer: new treatment strategies. *Chest*, 2000, 117:123S-126S

79. Choy H, Chakravarthy A, Kim JS. Radiation therapy for non-small cell lung cancer (NSCLC). *Cancer Treat Res*, 2001, 105:121-48

80. Dillman RO, Seagren SL, Propert KJ, *et al*. A randomized trial of induction chemotherapy plus high-dose radiation versus radiation alone in stage III non-small-cell lung cancer. *N Engl J Med*, 1990, 323(14):940-945

81. Sause WT, Scott C, Taylor S, *et al*. Radiation Therapy Oncology Group (RTOG) 88-08 and Eastern Cooperative Oncology Group (ECOG) 4588: preliminary results of a phase III trial in regionally advanced unresectable non-small-cell lung cancer. *J Natl Cancer Inst*, 1995, 87:198-205

82. Pritchard RS, Anthony SP. Chemotherapy plus radiotherapy compared with radiotherapy alone in the treatment of locally advanced, unresectable, non-small-cell lung cancer. A meta-analysis. *Ann Intern Med*, 1996,125:723-729

83. Schaake-Koning C, van den Bogaert W, Dalesio O, *et al*. Effects of concomitant cisplatin and radiotherapy on inoperable non-small-cell lung cancer. *N Engl J Med*, 1992 , 326(8):524-530

84. Blanke C, Ansari R, Mantravadi R, *et al*. Phase III trial of thoracic irradiation with or without cisplatin for locally advanced unresectable non-small-cell lung cancer: a Hoosier Oncology Group protocol. *J Clin Oncol*, 1995, 13(6):1425-1429

85. Clamon G, Herndon J, Cooper R, *et al*. Radiosensitization with carboplatin for patients with unresectable stage III non-small-cell lung cancer: a phase III trial of the Cancer and Leukemia Group B and the Eastern Cooperative Oncology Group. *J Clin Oncol*, 1999, 17(1):4-11

86. Furuse K, Fukuoka M, Kawahara M, *et al*. Phase III study of concurrent versus sequential thoracic radiotherapy in combination with mitomycin, vindesine, and cisplatin in unresectable stage III non-small-cell lung cancer. *J Clin Oncol*, 1999, 17(9):2692-2699

87. Pierre F, Maurice P, Gilles R, *et al*. A randomized phase III trial of sequential chemo-radiotherapy versus concurrent chemoradiotherapy in locally advanced non-small cell lung cancer (NSCLC) (GLOT-GFPC NPC 95-01 study). *Proc Am Soc Clin Oncol*, 2001, 20: 312a

88. Curran WJ, Scott CB, Langer CJ, *et al*. Long-term benefit is observed in a phase III comparison of sequential vs concurrent chemo-radiation for patients with unresected stage III NSCLC: RTOG 9410. *Proc Am Soc Clin Oncol*, 2003, 22:621

89. Gaspar L, Gandara D, Chansky K, *et al*. Consolidation docetaxel following concurrent chemoradiotherapy in pathologic stage IIIB non-small cell lung cancer (NSCLC) (SWOG 9504): patterns of failure and updated survival. *Proc Am Soc Clin Oncol*, 2001, 20:315a

90. Gandara D, Chansky K, Gaspar L, *et al*. Long Term Survival in Stage IIIb Non-Small Cell Lung Cancer (NSCLC) Treated With Consolidation Docetaxel Following Concurrent Chemoradiotherapy (SWOG S9504). *Proc Am Soc Clin Oncol*, 2005, 23:635s

91. Pass HI, Pogrebniak HW, Steinberg SM, *et al*. Randomized trial of neoadjuvant therapy for lung cancer: interim analysis. *Ann Thorac Surg*, 1992, 53(6):992-998

92. Yoneda S, Hibino S, Gotoh I, *et al*. A comparative trial of induction chemoradiotherapy followed by surgery or immediate surgery for stage III NSCLC. *Proc Am Soc Clin Oncol*, 1995, 14: 367

93. Roth JA, Atkinson EN, Fossella F, *et al*. Long-term

follow-up of patients enrolled in a randomized trial comparing perioperative chemotherapy and surgery with surgery alone in resectable stage IIIA non-small-cell lung cancer. *Lung Cancer*, 1998, 21(1):1-6
94. Rosell R, Gomez-Codina J, Camps C, *et al*. Preresectional chemotherapy in stage IIIA non-small-cell lung cancer: a 7-year assessment of a randomized controlled trial. *Lung Cancer*, 1999, 26(1):7-14
95. Depierre A, Westeel V, Milleron B, *et al*. 5-year results of the French randomized study comparing preoperative chemotherapy followed by surgery and primary surgery in resectable stage 1 (except T1N0), II and IIIA non-small cell lung cancer. *Lung Cancer*, 2003, 41:S62
96. Liao ML, Zhou YZ, Ding JA, *et al*. The study of peri-operative chemotherapy in stage I-IIIa NSCLC. *Lung Cancer*, 2003, 41:563
97. Pisters KM, Ginsberg RJ, Giroux DJ, *et al*. Induction chemotherapy before surgery for early-stage lung cancer: A novel approach. Bimodality Lung Oncology Team. *J Thorac Cardiovasc Surg*, 2000, 119(3):429-439
98. K. Pisters, R Ginsberg, D Giroux, M Kris, *et al*. Bimodality lung oncology team (BLOT) trial of induction paclitaxel/carboplatin in early stage non-small cell lung cancer (NSCLC): Long term followup of a phase II trial. *Proc Am Soc Clin Oncol*, 2003, 22: 633
99. Albain KS, Scott CB, Rusch VR, *et al*. Phase III comparison of concurrent chemotherapy plus radiotherapy (CT/RT) and CT/RT followed by surgical resection for stage IIIa (pN-2) non-small-cell lung cancer (NSCLC): Initial results from intergroup trial 0139 (RTOG 9309). *Proc Am Soc Clin Oncol*, 2003, 22:621
100. Johnstone DW, Byhardt RW, Ettinger D, *et al*. Phase III Study Comparing Chemotherapy and Radiotherapy with Preoperative Chemotherapy and surgical resection in patients with non-small lung cancer with spread to mediastinal lymph nodes (N2); final report of RTOG 89-01. Radiation Therapy Oncology Group. *Int J Radiat Oncol Biol Phys*, 2002, 54:365
101. Eberhardt WE, Albain KS, Pass H, *et al*. Induction treatment before surgery for non-small cell lung cancer. *Lung Cancer*, 2003, 42:S9-14
102. National Comprehensive Cancer Network Clinical Practice Guidelines in Oncology. Non-Small Cell Lung Cancer. JNCCN, 2004, 2(2): 102-103
103. Chute JP, Chen T, Feigal E, *et al*. Twenty years of phase III trials for patients with extensive-stage small-cell lung cancer: perceptible progress. *J Clin Oncol*, 1999, 17: 1794-1801
104. Lowenbraun S, Bartolucci A, Smalley RV, *et al*. The superiority of combination chemotherapy over single agent chemotherapy in small cell lung carcinoma. *Cancer*, 1979, 44:406-413
105. Alberto P, Brunner KW, Martz G, *et al*. Treatment of bronchogenic carcinoma with simultaneous or sequential combination chemotherapy, including methotrexate, cyclophosphamide, procarbazine and vincristine. *Cancer*, 1976, 38(6):2208-2216
106. Roth BJ, Johnson DH, Einhorn LH, *et al*. Randomized study of cyclophosphamide, doxorubicin, and vincristine versus etoposide and cisplatin versus alternation of these two regimens in extensive small-cell lung cancer: a phase III trial of the Southeastern Cancer Study Group. *J Clin Oncol*, 1992, 10(2):282-291
107. Fukuoka M, Furuse K, Saijo N, *et al*. Randomized trial of cyclophosphamide, doxorubicin, and vincristine versus cisplatin and etoposide versus alternation of these regimens in small-cell lung cancer. *J Natl Cancer I*, 1991, 83(12):855-861
108. Sundstrom S, Bremnes R M, Kaasa S U, *et al*. Cisplatin and Etoposide Regimen Is Superior to Cyclophosphamide, Epirubicin, and Vincristine Regimen in Small-Cell Lung Cancer: Results From a Randomized Phase III Trial With 5 Years' Follow-Up. *J Clin Oncol*, 2002, 20(24): 4665-4672

109. Mascaux C, Paesmans M, Berghmans T, *et al*. A systematic review of the role of etoposide in the chemotherapy of small cell lung cancer with methodology assessment and meta-analysis. *Lung Cancer*, 2000, 30:23-26

110. Sandler A, Langer C, Bunn PA, *et al*. Interim safety analysis of irinotecan and cisplatin combination chemotherapy for previously untreated extensive small cell lung cancer. *Proc Am Soc Clin Oncol*, 2003, 22:631

111. Hanna NH, Einhorn L, Sandler A, *et al*. Randomized, phase III trial comparing irinotecan/cisplatin (IP) with etoposide/cisplatin (EP) in patients (pts) with previously untreated, extensive-stage (ES) small cell lung cancer (SCLC). *Proc Am Soc Clin Oncol*, 2005, 23: 622s

112. Niell HB, Herndon JE, Miller AA, *et al*. Randomized phase III intergroup trial (CALGB 9732) of etoposide (VP-16) and cisplatin (DDP) with or without paclitaxel (TAX) and G-CSF in patients with extensive stage small cell lung cancer (ED-SCLC). *Proc Am Soc Clin Oncol*, 2002, 21: 293a

113. Mavroudis D, Papadakis E, Veslemes M, *et al*. A multicenter randomized clinical trial comparing paclitaxel-cisplatin-etoposide vs cisplatin-etoposide as first-line treatment in patients with small-cell lung cancer. *Ann Oncol*, 2001, 12: 463-470

114. Cohen MH, Creaven PJ, Fossieck BE Jr, *et al*. Intensive chemotherapy of small cell bronchogenic carcinoma. *Cancer Treatment Reports*, 1977, 61(3):349-354

115. Johnson DH, DeLeo MJ, Hande KR, *et al*. High-dose induction chemotherapy with cyclophosphamide, etoposide, and cisplatin for extensive-stage small-cell lung cancer. *J Clin Oncol*, 1987, 5(5):703-709

116. Hong WK, Nicaise C, Lawson R, *et al*. Etoposide combined with cyclophosphamide plus vincristine compared with doxorubicin plus cyclophosphamide plus vincristine and with high-dose cyclophosphamide plus vincristine in the treatment of small-cell carcinoma of the lung: a randomized trial of the Bristol Lung Cancer Study Group. *J Clin Oncol*, 1989, 7 (4): 450-456

117. Ihde DC, Mulshine JL, Kramer BS, *et al*. Prospective randomized comparison of high-dose and standard-dose etoposide and cisplatin chemotherapy in patients with extensive-stage small-cell lung cancer. *J Clin Oncol*, 1994, 12(10): 2022-2034

118. Arriagada R, Le Chevalier T, Pignon JP, *et al*. Initial chemotherapeutic doses and survival in patients with limited small-cell lung cancer. *New Engl J Med*, 1993, 329(25):1848-1852

119. Steward, WP, von Pawel J, Gatzemeier U, *et al*. Effects of granulocyte-macrophage colony-stimulating factor and dose intensification of V-ICE chemotherapy in small-cell lung cancer: a prospective randomized study of 300 patients. *J Clin Oncol*, 1998, 16:642-650

120. Sculier JP, Paesmans M, Bureau G, *et al*. Multiple drug weekly chemotherapy versus standard combination regimen in small cell lung cancer : a phase III randomised study conducted by the European Lung Cancer Working Party. *J Clin Oncol*, 1993,11:1858-1865

121. Souhami, RL, Rudd, R, Ruiz de Elvira MC, *et al*. Randomized trial comparing weekly *vs* 3-week chemotherapy in small-cell lung cancer: a Cancer Research Campaign trial. *J Clin Oncol*, 1994, 12:1806-1813

122. Murray N, Shah A, Osoba D, *et al*. Intensive weekly chemotherapy for the treatment of extensive-stage small-cell lung cancer. *J Clin Oncol*, 1991, 9(9):1632-1638

123. Fukuoka M, Masuda N, Negoro S, *et al*. CODE chemotherapy with and without granulocyte colony-stimulating factor in small-cell lung cancer. *Br J Cancer*, 1997, 75(2):306-309

124. Furuse K, Fukuoka M, Nishiwaki Y, *et al*. Phase III study of intensive weekly chemotherapy with recombinant human granulocyte colony-stimulating factor versus standard chemotherapy in

extensive-disease small-cell lung cancer. The Japan Clinical Oncology Group. *J Clin Oncol*, 1998, 16(6):2126-2132

125. Thatcher N, Girling DJ, Hopwood P, *et al*. Improving survival without reducing quality of life in small-cell lung cancer patients by increasing the dose-intensity of chemotherapy with granulocyte colony-stimulating factor support: results of a British Medical Research Council Multicenter Randomized Trial; Medical Research Council Lung Cancer Working Party. *J Clin Oncol*, 2000, 18:395-404

126. Sculier JP, Paesmans M, Lecomte J, *et al*. A three-arm phase III randomised trial assessing, in patients with extensive-disease small-cell lung cancer, accelerated chemotherapy with support of haematological growth factor or oral antibiotics. *Br J Cancer*, 2001, 88:1444-1451

127. Ardizzoni A, Tjan-Heijnen VCG, Postmus PE, *et al*. Standard versus intensified chemotherapy with granulocyte colony-stimulating factor support in small-cell lung cancer: A prospective European Organization for Research and Treatment of Cancer-Lung Cancer Group phase III trial-08923. *J Clin Oncol*, 2002, 20: 3947-3955

128. Evans WK, Feld R, Murray N, *et al*. Superiority of alternating non-cross-resistant chemotherapy in extensive small cell lung cancer. A multicenter, randomized clinical trial by the National Cancer Institute of Canada. *Ann Intern Med*, 1987, 107 (4):451-458

129. Feld R, Evans WK, Coy P, *et al*. Canadian multicenter randomized trial comparing sequential and alternating administration of two non-cross-resistant chemotherapy combinations in patients with limited small-cell carcinoma of the lung. *J Clin Oncol*, 1987, 5(9):1401-1409

130. Postmus PE, Scagliotti G, Groen HJ, *et al*. Standard versus alternating non-cross-resistant chemotherapy in extensive small cell lung cancer: an EORTC Phase III trial. *Eur J Cancer*, 1996, 32A (9):1498-1503

131. Jett JR, Hatfield AK, Hillman S, *et al*. Alternating chemotherapy with etoposide plus cisplatin and topotecan plus paclitaxel in patients with untreated, extensive-stage small cell lung carcinoma: a phase II trial of the North Central Cancer Treatment Group. *Cancer*, 2003, 97:2498-2503

132. Mavroudis D, Veslemes M, Kouroussis Ch, *et al*. Cisplatin-etoposide alternating with topotecan in patients with extensive stage small cell lung cancer (SCLC). A multicenter phase II study. *Lung Cancer*, 2002, 38:59-63

133. Giaccone G, Dalesio O, McVie GJ, *et al*. Maintenance chemotherapy in small-cell lung cancer: long-term results of a randomized trial. European Organization for Research and Treatment of Cancer Lung Cancer Cooperative Group. *J Clin Oncol*, 1993, 11(7):1230-1240

134. Spiro SG, Souhami RL, Geddes DM, *et al*. Duration of chemotherapy in small cell lung cancer: a Cancer Research Campaign trial. *Brit J Cancer*, 1989, 59(4):578-583

135. Bleehen NM, Fayers PM, Girling DJ, *et al*. Controlled trial of twelve versus six courses of chemotherapy in the treatment of small-cell lung cancer. Report to the Medical Research Council by its Lung Cancer Working Party. *Br J Cancer*, 1989, 59(4):584-590

136. Bleehen NM, Girling DJ, Machin D, *et al*. A randomised trial of three or six courses of etoposide cyclophosphamide methotrexate and vincristine or six courses of etoposide and ifosfamide in small cell lung cancer (SCLC). I: Survival and prognostic factors. Medical Research Council Lung Cancer Working Party. *Br J Cancer*, 1993, 68(6):1150-1156

137. Hanna NH, Sandler AB, Loehrer PJ, *et al*. Maintenance Daily Oral Etoposide Versus No Further Therapy Following Induction Chemotherapy with Etoposide plus Ifosfamide plus Cisplatin in Extensive Small Cell Lung Cancer: A Hoosier Oncology Group Study. *Ann Oncol*, 2002, 13(1):95-

138. Schiller JH, Adak S, Cella D, *et al*. Topotecan versus observation after cisplatin plus etoposide in extensive-stage small-cell lung cancer: E7593-a phase III trial of the Eastern Cooperative Oncology Group. *J Clin Oncol*, 2001, 19(8):2114-2122

139. Porter LL 3d, Johnson DH, Hainsworth JD, *et al*. Cisplatin and etoposide combination chemotherapy for refractory small cell carcinoma of the lung. *Cancer Treatment Reports*, 1985, 69(5):479-481

140. Einhorn LH, Pennington K, McClean J. Phase II trial of daily oral VP-16 in refractory small cell lung cancer: a Hoosier Oncology Group study. *Semin Oncol*, 1990, 17(12):32-35

141. Johnson DH, Greco FA, Strupp J, *et al*. Prolonged administration of oral etoposide in patients with relapsed or refractory small-cell lung cancer: a phase II trial. *J Clin Oncol*, 1990, 8(10):1613-1617

142. von Pawel J, Schiller JH, Shepherd FA, *et al*. Topotecan versus cyclophosphamide, doxorubicin, and vincristine for the treatment of recurrent small-cell lung cancer. *J Clin Oncol*, 1999, 17(2):658-667

143. Eckardt JR, von Pawel J, Hainsworth JD, *et al*. Single agent oral topotecan (PO) versus intravenous (IV) topotecan in patients (pts) with chemosensitive small cell lung cancer (SCLC). An international phase III study. *Proc Am Soc Clin Oncol*, 2003, 22:619

144. Eckardt JR, von Pawel J, Manikhas G, *et al*. Comparable activity with oral topotecan/cisplatin (TC) and IV etoposide/cisplatin (PE) as treatment for chemotherapy-naive patients (pts) with extensive disease small cell lung cancer (ED-SCLC): Final results of a randomized phase III trial (389). *Proc Am Soc Clin Oncol*, 2005, 23:621s

145. Kosmas C, Tsavaris NB, Malamos NA, *et al*. Phase II study of paclitaxel, ifosfamide, and cisplatin as second-line treatment in relapsed small-cell lung cancer. *J Clin Oncol*, 2001, 19(1):119-126

146. Einhorn L, Krause M, Hornback N, *et al*. Enhanced pulmonary toxicity with bleomycin and radiotherapy in oat cell lung cancer. *Cancer*, 1976, 37:2414-2416

147. Murray N, Coy P, Pater JL, *et al*. Importance of timing for thoracic irradiation in the combined modality treatment of limited-stage small-cell lung cancer. The National Cancer Institute of Canada Clinical Trials Group. *J Clin Oncol*, 1993, 11(2):336-344

148. Turrisi AT, Kim K, Blum R, *et al*. Twice-daily compared with once-daily thoracic radiotherapy in limited small-cell lung cancer treated concurrently with cisplatin and etoposide. *New Engl J Med*, 1999, 340(4):265-271

149. Videtic GM, Fung K, Tomiak AT, *et al*. Using treatment interruptions to palliate the toxicity from concurrent chemoradiation for limited small cell lung cancer decreases survival and disease control. *Lung Cancer*, 2001, 33:249-258

150. M Takada, M Fukuoka, M Kawahara, *et al*. Phase III study of concurrent versus sequential thoracic radiotherapy in combination with cisplatin and etoposide for limited-stage small-cell lung cancer: results of the Japan Clinical Oncology Group Study 9104. *J Clin Oncol*, 2002, 20(14):3054-3060

151. Tsujino K, Hirota S, Endo M, *et al*. Predictive value of dose-volume histogram parameters for predicting radiation pneumonitis after concurrent chemoradiotherapy for lung cancer. *Int J Radiat Oncol Biol Phys*, 2003, 55(1):110-115

152. Choi NC, Carey RW. Importance of radiation dose in achieving improved loco-regional tumor control in limited stage small-cell lung carcinoma: an update. *Int J Radiat Oncol Biol Phy*, 1989, 17(2):307-310

153. Peters LJ, Withers HR. Applying radiobiological principles to combined modality treatment of

154. Hochstenbag MM, Twijnstra A, Wilmink JT, et al. Asymptomatic brain metastases (BM) in small cell lung cancer (SCLC): MR-imaging is useful at initial diagnosis. *J Neurooncol*, 2000, 48:243-248

155. Ball DL, Matthews JP. Prophylactic cranial irradiation: More questions than answers. *Semin Radiat Oncol*, 1995, 5:61-68

156. Hagedorn HE, Haaxma-Reiche H, Canrinus AA, et al. Results of whole brain radiotherapy for brain metastases of small cell lung cancer. *Lung Cancer*, 1993, 8: 293-300

157. Arriagada R, Le-Chevalier T, Borie F, et al. Prophylactic cranial irradiation for patients with small-cell lung cancer in complete remission. *J Natl Cancer Inst*, 1995, 87: 183-190

158. Gregor A, Cull A, Stephens RJ, et al. Prophylactic cranial irradiation is indicated following complete response to induction therapy in small cell lung cancer: results of a multicenter randomized trial. *Eur J Cancer*, 1997, 33:1752-1758

159. Auperin A, Arriagada R, Pignon JP, et al. Prophylactic cranial irradiation for patients with small-cell lung cancer in complete remission: Prophylactic cranial irradiation overview collaborative group. *N Engl J Med*, 1999, 341: 476-484

160. Johnson BE, Patronas N, Hayes W, et al. Neurologic, computed cranial tomographic, and magnetic resonance imaging abnormalities in patients with small cell lung cancer: further follow-up of 6-13 year survivors. *J Clin Oncol*, 1990, 8:48-56

161. Lee JS, Umsawasdi T, Lee YY, et al. Neurotoxicity in long-term survivors of small cell lung cancer. *Int J Radiation Oncology Biol Phys*, 1986, 12:313-321

162. van Oosterhout AG, Ganzevles P, Wilmink JT, et al. Sequelae in long-term survivors of small cell lung cancer. *Int J Radiat Oncol Biol Phys*, 1996, 34:1037-1044

163. Folkman J. Tumor angiogenesis: therapeutic implications. *N Engl J Med*, 1971, 285:1182-1186

164. Cleaver O, Melton D A. Endothelial signaling during development. *Nat Med*, 2003, 9(6):661-668

165. Folkman J. Angiogenesis in cancer, vascular, rheumatoid and other disease. *Nat Med*, 1995, 1(1):27-31

166. Li CY, Shan S, Huang Q, et al. Initial stages of tumor cell-induced angiogenesis: evaluation via skin window chambers in rodent models. *J Natl Cancer Inst*, 2000, 92(2):143-147

167. Toi M, Matsumoto T, Bando H. Related Articles. Vascular endothelial growth factor: its prognostic, predictive, and therapeutic implications. *Lancet Oncol*, 2001, 2(11):667-673

168. Yuan A, Yu CJ, Kuo SH, et al. Vascular endothelial growth factor 189 mRNA isoform expression specifically correlates with tumor angiogenesis, patient survival, and postoperative relapse in non-small-cell lung cancer. *J Clin Oncol*, 2001, 19(2):432-441

169. Presta LG, Chen H, O'Connor SJ, et al. Humanization of an anti-vascular endothelial growth factor monoclonal antibody for the therapy of solid tumors and other disorders. *Cancer Res*, 1997, 57(20):4593-4599

170. Gordon MS, Margolin K, Talpaz M, et al. Phase I safety and pharmacokinetic study of recombinant human anti-vascular endothelial growth factor in patients with advanced cancer. *J Clin Oncol*, 2001, 19(3):843-850

171. Hurwitz H, Fehrenbacher L, Cartwright T, et al. Bevacizumab (a monoclonal antibody to vascular endothelial growth factor) prolongs survival in first-line colorectal cancer (CRC): results of a phase III trial of bevacizumab in combination with bolus IFL as first-line therapy in subjects with metastatic CRC. *Proc Am Soc Clin Oncol*, 2003, 22:Abstr3646

172. Johnson DH, Fehrenbacher L, Novotny WF, et al.

Randomized phase II trial comparing bevacizumab plus carboplatin and paclitaxel with carboplatin and paclitaxel alone in previously untreated locally advanced or metastatic non-small-cell lung cancer. *J Clin Oncol*, 2004 , 22(11):2184-2191

173. Novotny W, Holmgren E, Griffing S, *et al*. Identification of squamous cell histology and central, cavitary tumors as possible risk factors for pulmonary hemorrhage (PH) in patients with advanced NSCLC receiving bevacizumab (BV). *Proc Am Soc Clin Oncol*, 2001, 20:330

174. Tyagi P. Bevacizumab, when added to paclitaxel/carboplatin, prolongs survival in previously untreated patients with advanced non-small-cell lung cancer: preliminary results from the ECOG 4599 trial. *Clin Lung Cancer*, 2005, 6(5):276-278

175. Hurwitz H, Holden SN, Eckhardt SG, *et al*. Clinical evaluation of ZD6474, an orally active inhibitor of VEGF signaling, in patients with solid tumors. *Proc Am Soc Clin Oncol*, 2002, 21: 82

176. Minami H, Ebi H, Tahara M, *et al*. A Phase I study of an oral VEGF receptor tyrosine kinase inhibitor ZD6474, in Japanese patients with solid tumors. *Proc Am Soc Clin Oncol*, 2003, 22:194

177. Herbst RS, Hess KR, Tran HT, *et al*. Phase I study of recombinant human endostatin in patients with advanced solid tumors. *J Clin Oncol*, 2002, 20(18):3792-3803

178. Herbst RS, Mullani NA, Davis DW, *et al*. Development of biologic markers of response and assessment of antiangiogenic activity in a clinical trial of human recombinant endostatin. *J Clin Oncol*, 2002, 20(18):3804-3814

179. Y Sun, J Wang, Y Liu, *et al*. Results of Phase III trial of EndostarTM (rh-endostatin, YH-16) in advanced non-small cell lung cancer (NSCLC) patients. *Proc Am Soc Clin Oncol*, 2005, 23:654

180. Castelao JE, Bart RD 3rd, DiPerna CA, *et al*. Lung cancer and cyclooxygenase-2. *Ann Thorac Surg*, 2003 , 76(4):1327-1335

181. Altorki NK, Keresztes RS, Port JL, *et al*. Celecoxib, a selective cyclo-oxygenase-2 inhibitor, enhances the response to preoperative paclitaxel and carboplatin in early-stage non-small-cell lung cancer. *J Clin Oncol*, 2003, 21(14):2645-2650

182. Csiki I, Dang T, Gonzalez A, *et al*. Cyclooxygenase-2 (COX-2) inhibition plus docetaxel (Txt) in recurrent non-small cell lung cancer (NSCLC): preliminary results of a Phase II trial (THO-0054). *Proc Am Soc Clin Oncol*, 2002, 21: 297

183. Milella M, Ceribelli A, Gelibter A, *et al*. Celecoxib combined with fixed dose-rate Gemcitabine (FDR-Gem)/CDDP as induction chemotherapy for stage III non-small cell lung cancer (NSCLC). *Proc Am Soc Clin Oncol*, 2005, 23:701

184. Sandler AB, Blumenschein G, Henderson T, *et al*. Phase I/II trial evaluating the anti-VEGF MAb bevacizumab in combination with erlotinib, a HER1/EGFR-TK inhibitor, for patients with recurrent non-small cell lung cancer. *Proc Am Soc Clin Oncol*, 2004, 23:127

185. Baker CH, Kedar D, McCarty MF, *et al*. Blockade of epidermal growth factor receptor signaling on tumor cells and tumor-associated endothelial cells for therapy of human carcinomas. *Am J Pathol*, 2002, 161(3):929-938

186. Feroz K, Williams E, Riese DJ 2nd. ErbB2 and ErbB3 do not quantitatively modulate ligand-induced ErbB4 tyrosine phosphorylation. *Cell Signal*, 2002, 14(9):793-798

187. Fukuoka M, Yano S, Giaccone G, *et al*. Multi-institutional randomized phase II trial of gefitinib for previously treated patients with advanced non-small-cell lung cancer. *J Clin Oncol*, 2003, 21(12):2237-2246. Epub 2003 May 14. Erratum in: *J Clin Oncol*, 2004, 22(23):4811

188. Kris MG, Natale RB, Herbst RS, *et al*. Efficacy of gefitinib, an inhibitor of the epidermal growth factor receptor tyrosine kinase, in symptomatic

188. patients with non-small cell lung cancer: a randomized trial. *JAMA*, 2003, 290(16):2149-2158
189. Thatcher N, Chang A, Parikh P, *et al*. Gefitinib plus best supportive care in previously treated patients with refractory advanced non-small-cell lung cancer: results from a randomised, placebo-controlled, multicentre study (Iressa Survival Evaluation in Lung Cancer). *Lancet*, 2005, 366 (9496):1527-1537
190. Lee DH, Han JY, Lee HG, *et al*. Gefitinib as a first-line therapy of advanced or metastatic adenocarcinoma of the lung in never-smokers. *Clin Cancer Res*, 2005, 11(8):3032-3037
191. D. Pham M G, Kris T, McDonough, *et al*. Estimation of the likelihood of epidermal growth factor receptor (EGFR) mutations based on cigarette smoking history in patients with adenocarcinoma of the lung. *Proc Am Soc Clin Oncol*, 2005, 23:637
192. Cufer T, Vrdoljak E. Results from a Phase II, open-label, randomized study (SIGN) comparing gefitinib with docetaxel as second-line therapy in patients with advanced (stage IIIb or IV) non-small-cell lung cancer. *Proc Am Soc Clin Oncol*, 2005, 23:Abstract 7035
193. Shepherd FA, Rodrigues Pereira J, Ciuleanu T, *et al*. Erlotinib in previously treated non-small-cell lung cancer. *N Engl J Med*, 2005, 353(2):123-132
194. Giaccone G, Herbst RS, Manegold C, *et al*. Gefitinib in combination with gemcitabine and cisplatin in advanced non-small-cell lung cancer: a phase III trial-INTACT 1. *J Clin Oncol*, 2004, 22(5):777-784
195. Herbst RS, Giaccone G, Schiller JH, *et al*. Gefitinib in combination with paclitaxel and carboplatin in advanced non-small-cell lung cancer: a phase III trial-INTACT 2. *J Clin Oncol*, 2004, 22(5):785-794
196. Herbst R, Prager D, Hermann R, *et al*. TRIBUTE—A phase III trial of erlotinib HCl (OSI-774) combined with carboplatin and paclitaxel (CP) chemotherapy in advanced non-small cell lung cancer (NSCLC). *Proc Am Soc Clin Oncol*, 2004, 22:14s
197. Lilenbaum R, Bonomi P, Ansari R, *et al*. A phase II trial of cetuximab as therapy for recurrent non-small cell lung cancer (NSCLC): Final results. *Proc Am Soc Clin Oncol*, 2005, 23:16
198. Rosell R, Daniel C, Ramlau R, *et al*. Randomized phase II study of cetuximab in combination with cisplatin (C) and vinorelbine (V) vs. CV alone in the first-line treatment of patients (pts) with epidermal growth factor receptor (EGFR)-expressing advanced non-small-cell lung cancer (NSCLC). *Proc Am Soc Clin Oncol*, 2004, 23:Abstract7012
199. Kim E.S, Mauer AM, Tran HT, *et al*. A phase II study of cetuximab, an epidermal growth factor receptor (EGFR) blocking antibody, in combination with docetaxel in chemotherapy refractory/resistant patients with advanced non-small cell lung cancer: Final report. *Proc Am Soc Clin Oncol*, 2003, 22: Abstract 2581

第十二章 肺癌的中西医结合治疗

许云 杨宇飞

第一节 中医对肺癌的认识

一、中医有关肺癌的论述[1]

中医古医籍没有肺癌的文字记载，现代中医学将肺癌归于内科癌病范畴，从症状上看，肺癌应当属于古书中记载的"咳嗽、咯血、胸痛、积聚"等范畴。古代中医所治疗的肺癌与现代中医治疗的肺癌完全不同，一方面古代肺癌是少见病，另一方面，现代医学对肺癌的种种治疗手段，使肺癌患者出现很多新的症状和表现，比如手术并发症，放疗、化疗或介入治疗后的并发症，古代中医不可能遇到，更不可能记载，因此恶性肿瘤的中医治疗学可以说是现代中医学的发展，是一个全新的领域。现代中医学是从整体观点出发来认识肺癌的发病机制的，肺癌属本虚标实证，不同阶段，本虚和标实程度不同。本虚是指全身正气虚弱，五脏六腑气血阴阳都可能虚衰，在肿瘤发生发展的不同阶段，在同一阶段的不同个体，正虚的脏腑或正虚的程度都不会相同。这是由个体差异所造成。标实是指患者体内的痰浊、瘀血、热毒等病理产物，具体到肿瘤本身，中医认为就是因为正气虚弱，在某个局部产生了痰浊、瘀血、热毒等有形实邪造成的，属实。"积聚者，由阴阳不和，腑藏虚弱，受于风邪，搏于腑藏之气所为也。"（《诸病源候论》）。因此，肺癌的发病，主要是正气先虚，邪毒于是乘虚而入，由于邪毒的干扰，肺脏失去正常生理功能，肺气贲郁、宣降失司，气机不畅，由气滞而致血瘀，阻塞络脉，津液输布不利，壅结为痰，痰湿与瘀毒交阻，日久逐渐形成肺部肿瘤，此为因虚而得病，因虚而致实；虚是病之本，实为病之标；虚是全身性的，实为局部性的。从临床观察来看，虚以气虚、阴虚、气阴两虚、阳虚为多见，虚损的脏腑以脾、肺、肾三脏为主，肝和心也可见。实者不外乎痰凝、毒聚、气滞、血瘀。

二、肺癌的中医病因

肺癌的发病，中医是从内因、外因两方面分析的，外因为六淫、伤食、烟毒等邪毒郁积；内因为脏腑经络失调，阴阳气血亏损。邪毒乘虚而入，机体形成痰滞、气郁、血瘀、蓄毒等病理状态，而正气虚促使邪毒久聚不散成块而产生肿瘤。

1. 情志因素　中医认为情志过度变化会导致人体生理变化而生疾病。"百病皆生于气"。七情太过或不及，均能引起体内气血运行失常及脏腑功能失调，导致疾病。

2. 毒邪袭肺　脾、肺功能失调，阳气不宣，水湿不化，津液不布，升降失常，凝结成痰，痰湿蕴结，着于肺经而成阴毒，结于体表可为瘰疬。也有学者认为局部癌肿是热毒、积滞、瘀血、痰饮等在一定条件下相互凝结而成。其病机则是"因病致虚"。即患者虽可同时具有邪毒积聚和气血虚弱的表现，但其病因病机的基础是外邪入侵。

3. 正气虚弱、阴阳失调 中医认为肺癌是因虚而得病，由虚而致实。虚是病之本，可遍及全身；实为病之标，显示于局部。正虚由于程度和阶段不同，可能有显露和隐蔽的两种情况存在，再加上外感六淫（肺部各种感染），饮食失调（黄曲霉素，酒精性肺病，营养不良），七情内伤（精神创伤），气血失和等因素而引发阴阳亏损、脾虚不运、肾气不足等脏腑病变，均可导致肺气失调，气机不舒，血行不畅，留滞客邪而成肿物。

4. 内外结合，内因为主 认为本病是由内因和外因相互作用而产生的病理产物，患者正虚和邪实共存，但以正虚为主，病机是一种因虚致病，本虚标实。故临床表现为全身性虚，局部性实的疾病。

5. 根据病期区分病因病机 本病早期与痰阻或轻度气滞有关。中期出现气滞、血瘀、痰热表现。后期常见阴虚、津亏肾阴虚衰。有学者认为早期病理上癌变的关键可能是脾虚，因为脾为生痰之源，脾为肺之母，而晚期可出现肺脾肾诸脏俱虚的虚象。

6. 痰与肺癌 痰既是多种疾病的致病因素，又是某些疾病的病理产物，"顽痰生百病"，不论因痰致病，或是因病生痰，皆与肺、脾两脏关系最密切，故前人有"肺为储痰之器，脾为生痰之源"的说法。"痰之为物，随气升降，无处不到"，痰饮犯肺，阻塞气道，肺气不宣，则现咳喘咳痰；痰热互结，阻塞肺络，或痰饮泛滥，悬于胸中，出现肺癌种种症状，如咳嗽气促为痰湿壅肺，咯血胸痛为痰瘀搏结，肺癌淋巴结转移为痰核流窜皮下肌肤，肺癌脑转移为痰浊蒙蔽清窍；喘促抬肩、颈项臃肿，见于支气管肺癌及其所致的恶性胸腔积液。

三、肺癌的中医病机

肺主气，"肺气壅浊，则周身之气易致横逆而犯上"，肺癌发病机理以气滞为主，肺气舒畅则能辅助心脏贯血脉通达全身；肺气肃降可以通调水道，肺失肃降则上逆而为喘咳；如燥热灼伤肺阴，致"火邪刑金"，可成"肺热叶焦"，瘀热内结或气滞血瘀；如脾气虚弱，脾失健运，蕴湿化痰，遂成痰瘀郁肺；肾阴为一身之元阴，若肾阴亏损，肾水无以滋润肺阴，亦能使"肺热叶焦"、气阴两虚；母病及子，肺热阴亏又可及肾，而生肺肾阴虚之证。这些病理变化相互为用，日久形成癌瘤。肺癌整个过程，皆贯穿着痰、热、虚三证。肺癌早中期病在肺脏，或肺脾同病，正胜邪毒尚不强大，多以痰湿蕴肺、气滞血瘀为主；晚期病由肺、脾波及肾脏，邪胜正气渐衰，病及终末，则多致肺肾两虚，气血两亏。另外一种观点认为：放疗或化疗在中医相当于大温大热之品的体内治疗，最易伤人阴津，阴虚则生内热，阴虚则气也受损，造成气阴两伤的临床表现，故热为治疗后的表现。而从肿瘤本身来看，手术标本显示多数肿瘤病性属阴，病机是寒痰瘀毒内凝，邪盛正衰，理由如下：①从手术切除恶性肿瘤标本肉眼看,均为颜色灰白之物,不红不肿，当属阴证。②肿瘤肿块范围不局限,根脚散漫,表皮粘连属阴。③肿瘤的硬度多坚硬如石,表面高低不平属阴。④恶性肿瘤表皮温度不高属阴。⑤不痛、隐痛、酸痛或抽痛属阴。⑥肿瘤发病慢，病程长，病位深属阴。之所以临床常表现出虚热之象，多见接受放化疗治疗后。实验已证实，放化疗有中药温热药作用，使人体质偏性而掩盖疾病本身。因晚期肿瘤病人多表现为外热内寒，温热药应用受到很大限制，应用温热中药治疗恶性肿瘤的临床及实验报道少见，值得深入研究。

第二节 肺癌的中医中药治疗

一、中医治疗原则

中医治疗肺癌是根据病因、病机、病理变化而确立治疗原则。由于肺癌患者的个体差异，以及治疗过程中的症候演变，决定了肺癌治疗应以辨证论治的规则进行。肺癌患者在总体上存在着"正虚"和"邪实"两个主要因素，这就决定了在治疗过程中应始终注意正邪之间的力量对比。正虚是指五脏或六腑虚损，邪实是指痰浊、瘀血、热毒等病理产物。中医治疗肿瘤的特色是整体治疗而不着眼于肿瘤的大小。在早期肿瘤治疗中，患者体质尚强，表现为正盛邪不强，此时可扶正为辅，祛邪为主，但同时应用化疗或放疗等西医治疗手段，则主张单纯扶正，不加祛邪药，以减毒增效，如此时仍以祛邪为主，则中西药毒性会叠加，不仅起不到减毒作用，反而会增加毒性。中晚期肿瘤，邪盛正气开始衰减，应扶正祛邪并举或扶正为主，祛邪为辅。中医治病历来强调阴阳平衡，这就要求临床医生在治疗过程中时时注意达到阴阳平衡这一治疗目标。所以肺癌总的实施原则是辨证与辨病相结合，扶正与祛邪相结合，调整阴阳平衡。

二、中医辨证论治

（一）早中期

病在肺脏，或肺脾同病，正胜邪毒尚不强大，主证及病机如下：

1. 阴虚毒热型　干咳少痰，或痰少而粘，或痰中带血，气短胸痛，心烦寐差，或低热盗汗，口干便干，或咽干声哑，舌质红或暗红，苔薄黄或薄白，脉细数。肺喜润燥，外感内伤而致阴虚内热，火旺灼伤肺阴，见口干便干、咽燥、干咳。热灼肺络，而痰中带血。低热盗汗，舌、脉均为阴虚内热所致。

2. 痰湿蕴肺　咳嗽痰多，胸闷气喘，便溏纳呆，肢体浮肿，神疲乏力，面色萎黄，脘腹胀满，舌质淡胖边有齿痕，苔白腻，脉滑或濡细。感受风寒湿邪，使痰湿阻滞于肺。或肺失宣降，聚液成痰，上积于肺。痰浊阻肺，肺失肃降，气逆而喘咳。脾失运化，肺失宣肃通调，水湿聚肺多痰，偏于寒则痰清稀而白。痰浊滞肺，肺气不利则胸闷。痰湿影响脾之健运，脾气虚弱，则便溏腹胀。舌、脉为痰湿内蕴所致。

3. 气滞血瘀　咳嗽不畅，气急胸痛，痛有定处，如锥如刺，便秘口干，痰血暗红，唇暗舌绛，舌瘀斑点，苔薄黄，脉弦或细涩。邪毒侵肺，气机不畅，气滞血瘀，则气急胸痛。痰气互阻更加重气滞血瘀，故咳嗽不畅，胸胁作痛，便秘口干，舌见瘀点。痛如锥刺，舌、脉均为气滞血瘀之象。

（二）晚期

病由肺、脾波及肾脏，邪胜正气渐衰，病及终末，主证及病机如下：

1. 肺肾两虚　咳嗽气短，动则气喘，咳痰无力，胸闷腹胀，面色无华，腰膝酸软，身倦乏力，自汗便溏，肢凉畏寒，舌质偏淡，苔白或白腻，脉沉细无力。肺癌晚期，病久气血耗亏，阴损及阳致肺肾双亏，正气大虚，但邪毒流连不去，瘀阻气道而痰不易出。肺不主气，肾不纳气，故气短气喘。肾阳不足，则腰酸身倦，自汗畏寒。舌、脉为阳虚痰阻之象。

2. 气血两亏　咳嗽，咳声低微，气短不足以息，乏力倦怠，动则自汗，纳呆食少，面色苍白，消瘦神疲，舌质淡或黯淡，或舌体瘦小，脉沉细无力或虚大无根。病久肺、脾、肾三脏气虚，气虚不能生血，而致血虚，血虚不能养气，二者互相影响，气血更虚，而生气短乏力，纳少神疲，舌、脉均为气血两虚之证。

（三）配合放疗和化疗的减毒增效作用

大量临床和实验研究已证实[2]，中医治疗在改善患者放疗或化疗时消化道反应、骨髓抑制、肝功能损害、免疫功能低下均有明显疗效，另外还有增效作用[3]。

中医药在配合肿瘤放疗或化疗中的作用在20年前还是个热点，国内中西医结合先驱们经过数十年奋斗，从临床和实验两方面证明了化疗期间配合中药辨证论治可减轻消化道反应，减轻骨髓抑制，这个结论也得到了国内西医肿瘤学专家们的临床和实验证实，在当时没有很好的止吐药和提升白细胞药物的时代，中医药的这些作用得到了世人的瞩目和肯定。随着西药止吐新药5-羟色胺受体抑制剂和粒细胞刺激因子的出现，化疗的消化道反应和骨髓抑制已不成为问题，似乎中医药在化疗中的地位不再受到重视。但近年来，随着止吐药和粒细胞刺激因子的广泛应用，这些药物本身的副作用也日益显现，最好的止吐药虽然可以止吐，但患者仍感恶心，食欲不振，因为便秘是所有止吐药的副作用，而便秘是胃气不降、腑气不通的结果，所以患者不可能有食欲，因食欲不振，患者会在化疗期间消瘦。粒细胞刺激因子不仅价格昂贵，使化疗费用成倍增长，而且使用后会有乏力、低热、类似感冒的症状，病人仍感不舒服。而在化疗期间应用止吐药的同时坚持服用中药，会减轻止吐药的副作用，起到1加1大于 2 的效果，而坚持在化疗的全过程中应用中药会减轻骨髓抑制甚至不出现骨髓抑制，使下一周期化疗不因副作用而延迟，不仅节省了费用，而且使患者的生活质量明显提高。

1. 配合化疗用药　中国中医研究院西苑医院在长期临床实践中总结出化疗三阶段中医治疗方法，应用三个方剂，可取得显著临床疗效。治疗目标是：消化道反应控制在Ⅰ度以内（仅轻度恶心，无呕吐，不影响进食），体重减轻不能超过 2kg，骨髓抑制在Ⅱ度以内（白细胞在 $2 \times 10^9/L$ 以上），尽可能不用升白细胞药物，在白细胞刚开始减少时，服用中药同时应用足三里穴位注射中药，可使一半以上患者不用升白药，明显降低了住院费用。以上方法在中国中医研究院西苑医院肿瘤科病房和门诊应用多年，已成为临床诊疗常规。

（1）化疗第1周用药（消化道反应期）：脾胃虚弱，治以和胃降逆，健脾止呕为法，方用六君连苏汤。

太子参 30g、炒白术 10g、淡茯苓 10g、炙甘草 6g、鸡内金 30g、生麦芽 30g、黄连 3g、紫苏梗 10g、姜半夏 10g、广陈皮 10g、香砂仁 6g、广木香 6g。

（2）化疗第2周用药（骨髓抑制期）：脾肾气虚，治以健脾益肾为法，方用芪君补菟汤。太子参 30g、炒白术 10g、淡茯苓 10g、炙甘草 6g、鸡内金 30g、生麦芽 30g、生黄芪 30g、全当归 10g、补骨脂 10g、菟丝子 10g、香砂仁 6g、广木香 6g。

此期如出现感冒或发热，马上按温病辨证，换清热解表之品：银翘散或银翘白虎汤加减。

（3）化疗第 3～4 周：气阴两虚，治以益气养阴为法，方用八珍汤合当归补血汤加减。

太子参 30g、炒白术 10g、淡茯苓 10g、炙甘草 6g、北沙参 10g、寸麦冬 10g、生黄芪 30g、全当归 10g、炒白芍 10g、熟地黄 10g、香砂仁 6g、广木香 6g。

（4）病机分析：化疗第 1 阶段即化疗第 1 周内，因此期化疗药主要损伤胃肠道黏膜，故以恶心呕吐为主要症状，应用 5-羟色胺受体抑制剂类止吐药虽可使多数患者不呕吐，但可出现便秘、食欲不振等副作用，中医辨证属胃气不降。腑气不通，应当应用和胃降逆，健脾止呕中药汤剂。此期因患者味觉特别敏感，药量不可过大，每次煎药应充分浸泡 1～2 小时，水开后文火煎煮 25 分钟，每次服药不要超过 100～150ml，1 日 2 次，如煎煮出的药量过大可浓缩，必要时分 4 次服用，或加 10ml 生姜汁兑服。中药汤剂应当在化疗开始之前就应用，因为一旦出现了呕吐，再用汤药容易产生拒药。

化疗第 2 阶段即化疗第 2 周，此期化疗药物主要损伤骨髓功能，出现白细胞、血小板下降，或者贫血等症状，患者可感双腿乏力，疲劳，中医辨证属脾肾气虚，治以健脾益肾为法。及时应用芪君补菟汤可使患者骨髓抑制明显减轻，如再加用足三里穴位注射中药，一半以上患者不必应用升白细胞西药，大大减少了住院费用。此期如出现感冒或发热症状，多数是因为骨髓抑制期合并感染，必须马上停用芪君补菟汤以防引邪入里，及时换用清热解表或解毒之品；如白细胞正常，可单纯中药处理，如白细胞明显降低，应同时应用升白细胞西药，必要时应用抗生素治疗。此期如正确应用中医药，可事半功倍，但如使用不当，已有发热或感冒，继续应用健脾益肾的补药，就会雪上加霜，加重病情。

化疗第 3 阶段即第 3～4 周，此期骨髓已恢复正常，患者多表现为气阴两虚症状，应用益气养阴为法的八珍汤加减，可使患者尽快恢复免疫功能，为下一周期化疗按期进行提供保证。

（5）需要注意的几点：①三段三方是根据化疗毒性来设计的，有生理基础，不可不按此规律用药。中国中医研究院西苑医院肿瘤科曾有年轻医生不按此规律用药，不仅无效，患者还出现明显的化疗毒副作用。②第一阶段要于化疗开始前应用中药，否则一旦出现呕吐再用中药，患者就会拒药，而使治疗失败，患者很难在化疗期应用下一阶段中药。③化疗期间一旦出现感冒或发热，要立即停用三段三方，重新辨证论治，防止引邪入里，加重病情。同时检查血常规，如白细胞低于 $2 \times 10^9/L$，要应用粒细胞集落刺激因子，同时应用抗生素。如白细胞低于 $1 \times 10^9/L$，病人要进入隔离间，按西医治疗常规处理，不可死守中医治法，贻误病情。

2. 配合放疗用药　放疗的副作用除了机体衰弱、消化障碍、骨髓抑制外，常见照射野区域的皮肤、黏膜、组织、脏器的损伤，如炎症、溃疡、糜烂、水肿、纤维化、萎缩、穿孔、坏死等。中医学认为射线为热毒之邪，易致实火过盛，伤阴耗气，血液瘀滞。故主要治疗原则为凉补气血、生津润燥、化瘀通络之法。

（1）早期（2周）：急性放射损伤期，局部血液瘀滞为主，气阴两伤尚未显现，治疗法则为活血化瘀为主，益气养阴为辅，桃红四物汤加丹参、泽兰、太子参、天麦冬、生芪等。

（2）中后期（2周以后）：慢性放射损伤逐渐显现，气阴两伤为主，血液瘀滞为辅，故治疗上益气养阴为主，活血化瘀为辅，方用八珍汤酌加天冬、麦冬、丹参、泽兰等。

放疗期间可服用活血化瘀清热解毒的中成药制剂，如安替可、平消胶囊等。有条件可静脉输注榄香稀乳（300~600ml/d）或生麦注射液（60~100ml/d）1~2个疗程，有减毒增效作用[4]。

三、中医的综合治疗

（一）概念

在中医药理论指导下，辨证论治，与现代医学技术有机结合，有计划、合理地应用现有各种治疗手段，最大限度地发挥中医整体治疗优势，力争中医在肿瘤的全程治疗，恢复机体动态平衡，以期提高放疗和化疗的敏感性，最大限度地降低毒副作用，抗肿瘤转移和复发，改善晚期肿瘤病人的生活质量，延长带瘤生存期[5]。

（二）中医综合治疗手段

1. 中药口服制剂 适合各期各阶段恶性肿瘤患者（消化道完全阻塞或出现延髓性麻痹时不适用，可改用灌肠）。

传统口服中药汤剂：最好的个体化治疗手段，应在肿瘤治疗的全程不间断使用，才能收到最好疗效。

传统中成药口服制剂：适合各期各阶段恶性肿瘤患者。一般以祛邪药为主，配合扶正为主的汤药之剂，可弥补一些有毒祛邪药不好入汤药制剂的弊端。

2. 中药外用制剂 适用于肺癌皮肤转移或肝转移的止痛治疗。

3. 中药外贴剂 适用于胸腹水治疗，止痛治疗及表浅转移瘤治疗。

4. 中药肛栓剂 止痛、消炎、肠转移肿瘤治疗。

5. 中药静脉制剂 适合各期各阶段肺癌患者，有扶正和祛邪两类制剂。

6. 中药介入治疗 中药静脉点滴制剂均适用于中晚期肺癌患者的局部介入治疗。

7. 其他中医辅助治疗（气功、针灸、食疗、音疗、药浴、心理） 适合各期各阶段肺癌患者。

（三）中医综合治疗模式

1. 总治疗原则

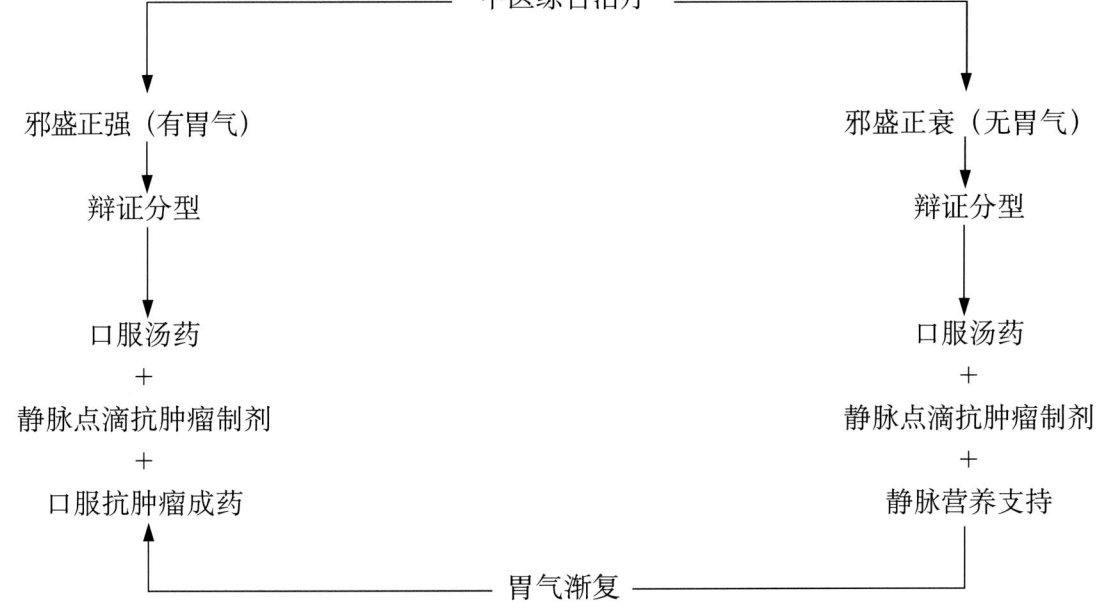

2. 不同辨证分期肺癌综合治疗模式举例

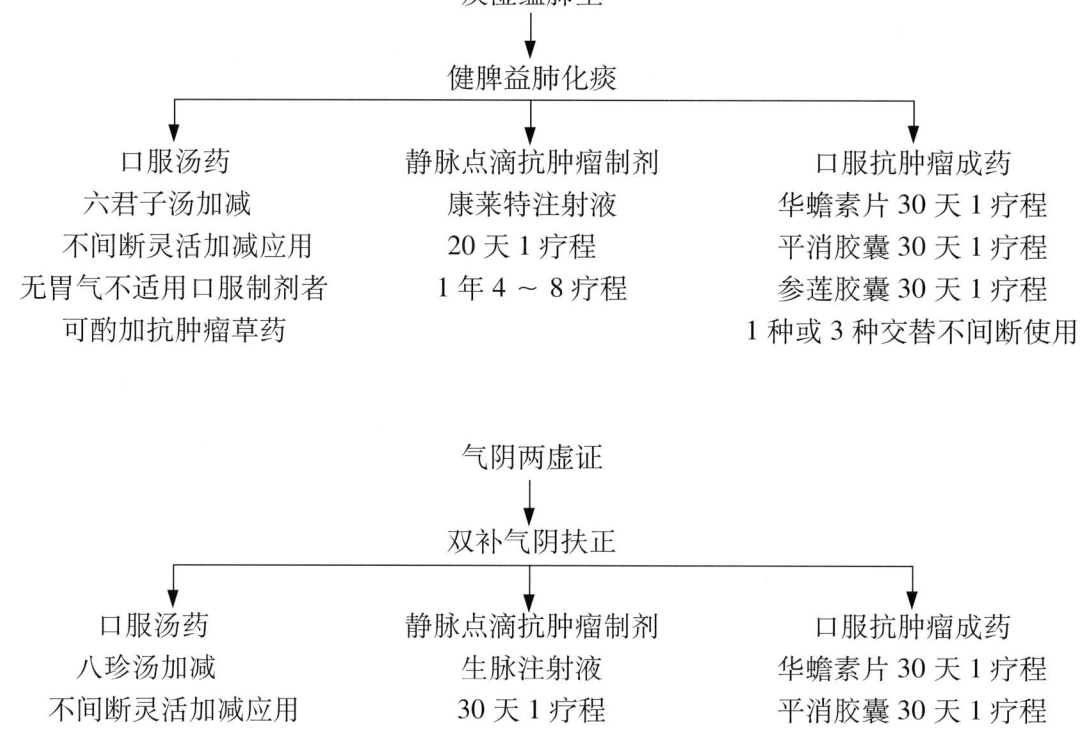

四、各期非小细胞肺癌的中西医结合治疗

（一）Ⅰ、Ⅱ期非小细胞肺癌的中医综合治疗

早期肺癌术后患者长期服用中药有抗转移复发的作用，这在临床已成为治疗常规，西医也常应用中成药制剂来抗转移复发，但尚无充分的临床证据。检索15年来国内有关文献，少量报道显示，术后应用中药与不用中药相比，5年生存率有明显提高[6]，但这些研究均非多中心、随机化、大样本临床研究，证据缺乏可靠性。目前参一胶囊正在做早期非小细胞肺癌随机双盲临床研究，研究周期5年，我们期待这一结果提供可靠证据。现在大批早期术后非小细胞肺癌患者在中医肿瘤专科门诊治疗，特别集中在名老中医手中，一般治疗方法是口服个体化中药汤剂至少1年以上，加或不加抗肿瘤成药，如华蟾素片、平消胶囊、参莲胶囊、去甲基斑蝥素片等。

本期首选手术治疗，Ⅰ、ⅡA期以肺叶切除加肺门淋巴结清扫为标准术式，ⅡB期以胸膜外或连同胸壁整块切除的肺叶切除加肺门淋巴结清扫术为标准术式。无论术前还是术后，均应尽早接受中医个体化扶正治疗。

因各种原因不能首选手术治疗者，应给予放射治疗，以连续超加速分割放疗（CHART）为好。放疗时加用中医扶正治疗，可减轻放疗毒副作用，增加放疗敏感性。

Ⅱ期做局部切除或术中有残留，属不完全切除，术后应做放疗，同时应加用中医扶正治疗以减毒增效。

手术完全切除的患者，低危组术后不必放疗和化疗，但一定要长期采用中医综合治疗，扶正祛邪并举抗转移和复发，并长期随访至少5年。

手术完全切除的患者，除Ⅰ期外，建议做4周期含铂类两药方案术后辅助化疗[7, 8]。化疗期间应加用中药扶正治疗以减毒增效。化疗后,要长期加用中医综合治疗,扶正祛邪并举抗转移和复发,并长期随访至少5年。

(二) III期非小细胞肺癌的中医综合治疗

在临床治疗上,我们主张各阶段都加用中医治疗,配合放疗和化疗的治疗同前所述。对体能状况不好的患者,不能接受放疗或化疗,只能纯中医综合治疗加最好的支持治疗。

首先分清是否有条件手术治疗,采用新辅助含铂类化疗方案2～4疗程,应配合中医扶正辅助治疗。手术术式同早中期。围手术期建议中医扶正辅助治疗。术后不管是否切除完全,均应做辅助性放疗,是否化疗根据患者体能决定,放化疗期间应配合中医扶正辅助治疗,放化疗结束后可长期中医综合治疗,扶正祛邪并举,抗转移复发,并长期随访。

无条件手术者,应根据体能状况,有良好功能状态(ECOG 0～1)、3个月内体重减轻少于5%的患者,用含铂类的联合化疗方案并联合放射治疗。胸部放射治疗为6周以上30次60Gy的程式。有胸水的患者不加放疗,只用化疗。放化疗期间应配合中医扶正辅助治疗,结束后可长期中医综合治疗,扶正祛邪并举,争取延长生存期,提高生活质量。

无上述体能条件患者,采用中医综合治疗和最好的支持治疗,延长带瘤生存期,提高生活质量。

(三) IV期非小细胞肺癌的中医综合治疗

我们对中国中医研究院西苑医院、中国中医研究院广安门医院、中日友好医院、北京中医医院四家医院肿瘤科1997年1月～1998年12月两年间280例晚期非小细胞肺癌病例进行了回顾性总结分析,探讨中医治疗对ⅢB期和IV期非小细胞肺癌的疗效以及中医药治疗在晚期非小细胞肺癌治疗中的作用。应用STATA统计软件进行统计,包括单因素分析、多因素分析和生存曲线的生成。结果显示:

1. IV期患者占全部病历的76.4%,其中有颅内和肝转移的患者近1/3(32.4%)。全部病例总的中位生存期为9.5个月,其中ⅢB期为11.7个月,IV期为8.8个月,疗效均达到国际治疗水平,提示中医治疗可能有延长生存期的作用。

2. 部分病人(25.63%)接受纯中医抗肿瘤治疗,中位生存期仍达10个月,提示纯中医抗肿瘤治疗在晚期非小细胞肺癌治疗中的作用,值得前瞻性多中心临床研究来验证。

3. 多因素分析显示,影响生存期的主要因素有临床分期、肝转移和治疗措施,其中单纯西医治疗与中西医结合治疗有统计学差异($P=0.0053$),值得进一步临床验证。

以上回顾性研究缺少体能状况评分、中医分型和卫生经济学分析等关键指标的统计学分析,但仍给予我们很好的提示:对大量中晚期非小细胞肺癌患者,中医治疗效果与国际报道水平相近[9]。

对于此期患者治疗原则是首先分清体能状态,任何治疗均为姑息性治疗。体能状态好[有良好功能状态(ECOG 0～1)和3个月内体重减轻少于5%的患者],可根据患者意愿,或选择化疗加中医扶正综合治疗加最好支持治疗,或选择中医综合治疗加最好支持治疗。化疗失败,根据体能状态和患者意愿,或选择二线化疗加中医综合扶正治疗加最好支持治疗,或选择中医综合治疗加最好支持治疗。体能状态差[有不好功能状态(ECOG 2～4)和3个月内体重减轻大于5%的患者],只能选择中医综合治疗加最好支持治疗。

(四) 小细胞肺癌中西医结合综合治疗

小细胞肺癌(small cell lung cancer, SCLC)占全部肺癌的20%～30%,不同于其他类型肺癌,SCLC细胞倍增时间最短(33天),所以恶性程度更高,对化疗和放疗更为敏感。临床分局限期和广泛期,只接受支持治疗中位生存期极短,局限期12周,广泛期5周[10],单纯中医治疗无效。小细胞肺癌的临床分期采用美国荣总医院肺癌研究组的VA分期,分为局限期(limited disease, LD)和广泛期(extensive disease, ED),初诊小细胞肺癌60%以上有肿瘤远处转移,属广泛期[11]。大量临床研究已证实:单纯局部治疗无论是手术还是放疗很难获得成功。自20世纪70年代起,化疗成为局限期和广泛期小细胞肺癌的主要治疗手段,目前化疗的疗效远远优于单纯手术和放疗。近十年来,小细胞肺癌的治疗策略主要集中在研究化疗效果的提高和多学科的综合治疗,中医综合治疗处于从属地位。

1. 局限期小细胞肺癌的中医综合治疗 刘叙仪教授等1980~1983将74例小细胞肺癌随机分为单纯放化疗组（对照组）和放化疗并用六味地黄丸或金匮肾气丸组（中药组），中药组总有效率、中位生存期及Kaplan-Meier生存曲线明显优于对照组。同期动物实验显示：六味地黄丸和金匮肾气丸均有显著提高体液及细胞免疫功能的作用。提示中药在辅助放疗或化疗上确有疗效[12]。尚未发现单纯中医治疗小细胞肺癌的报道。

首先进行联合化疗，CAV、EP交替3~6周期，化疗期间可配合中医综合治疗增效减毒。如果完全缓解，进行预防性头颅照射（PCI），同时中医治疗增效减毒，之后进入长期中医综合抗转移复发治疗并随访，用药与方法同非小细胞肺癌；如部分缓解，进行胸部放疗，完全缓解后可进行PCI，之后治疗同上；如化疗后难治或进展，用二线化疗同时中医综合治疗增效减毒。体能状态差的患者进行中医综合治疗，为化疗创造条件。

2. 广泛期小细胞肺癌的中医综合治疗 同局限期，单纯中医综合治疗不能控制肿瘤的进展。此期部分患者体能状态差，只能采取中医综合治疗和支持治疗，治疗原则是尽一切可能在短时间内为化疗或姑息性放疗创造条件。

分体能状态好和差两种情况，体能状态好者治疗方案与用药原则同局限期；体能状态差的患者中医综合治疗加支持治疗，创造一切化放疗条件。

第三节 常用治疗肺癌的中草药

一、草药

（一）常用扶正培本类中药

1. 人参 甘、微苦、平，归脾、肺、心、胃经，功效为大补元气，复脉固脱，补脾益肺，生津，安神。其中野山参补力较大，以生长年代久远者，功效最佳；生晒参适用于气阴不足者；红参为蒸煮过的生晒参，性偏温，适用于气弱阳虚者。移山参：野参的第一代人工移植品，功效仅次于野山参，价格明显比野山参便宜；西洋参适用于气阴不足者。每次2~10g，最佳服用方法是先用少量水将参泡软后，置密闭容器中隔水蒸服；如研粉吞服，1~2克/次，每日1~2次。

2. 黄芪 性甘、温，归肺、脾经。生用：益卫固表，托毒生肌，利水消肿。炙用：补中益气。常用剂量15~60g，水煎服。

3. 党参 性味甘、平，归脾、肺经,功用：补中益气，健脾益肺。常用剂量10~15g，水煎服。

4. 白术 性味苦、甘、温，归脾、胃经，功用：补脾益气，燥湿利尿，和中安胎，固表止汗，抗癌。生白术偏重于燥湿，利水，炒白术偏重于补气健脾，止汗安胎。常用剂量9~30g，水煎服。

5. 茯苓 性味甘、平、淡，归心、肺、脾、肾经,功用：渗湿利水，益脾和胃，宁心安神。常用剂量10~30g，水煎服。

6. 薏仁 性味甘、淡、凉，归脾、胃、肺经，功用：健脾渗湿，除痹止泻，清热排脓。常用剂量15~30g，水煎服。

7. 扁豆 性味甘、平、微温，归脾、胃经，功用:健脾止泻，和胃化湿。常用剂量10~30g，水煎服。

8. 淮山药 归脾、肺、肾经，功用：补脾养胃，生津益肺，补肾涩精。常用剂量15~30g，水煎服。

9. 刺五加 性味辛、微苦、温，归脾、肾、心经，功用：益气健脾，补肾安神，益精坚筋骨。常用剂量10~15g，水煎服。

10. 太子参 性味甘、微苦、平，归心、脾、肺经，功用：益气健脾，生津润肺。常用剂量10~30g，水煎服。

11. 北沙参 性味甘、苦、淡、寒，归肝、胃、脾经，功用：养阴生津，清肺止咳。与南沙参相比，本品重在养阴生津。常用剂量15~30g，水煎服。

12. 南沙参 性味甘、微寒，归肺、胃经，功用：养阴清肺，化痰止咳。与北沙参相比，本品重在清肺化痰力量强。常用剂量15~30g，水煎服。

13. 天门冬 性味甘、苦、寒，归肺、肾经，功用：滋阴润燥，清肺降火，兼有润肠作用。常用剂量10~20g，水煎服。

14. 麦门冬 性味甘、微苦、微寒，归心、肺、胃经，功用：养阴润肺，清心除烦，益胃生津。常用剂量10~20g，水煎服。

15. 玄参 甘、苦、咸、微寒，归肾、肺、胃经，功用：凉血滋阴，泻水解毒。常用剂量10～30g，水煎服。

16. 生地 性味甘、寒，归心、肝、肾经，功用：养阴生津，清热凉血，润肠。常用剂量15～60g，水煎服。

17. 百合 性味甘、寒，归心、肺经，功用：养阴润肺，清心安神。常用剂量10～15g，水煎服。

18. 石斛 性味甘、微寒，归胃、肺、肾经，功用：益胃生津，滋阴清热。常用剂量15～30g，水煎服。

19. 黄精 性味甘、平，归脾、肺、肾经，功用：补中益气，润心肺，益精气，强筋骨。常用剂量10～30g，水煎服。

20. 山茱萸 性味酸、涩、微温，归肝、肾经，功用：补益肝肾，涩精固脱。常用剂量6～15g，水煎服。

21. 女贞子 性味甘、苦、凉，归肝、肾经，功用：滋补肝肾，乌发明目，润肠通便。常用剂量6～15g，水煎服。

22. 枸杞 性味甘、平，归肝、肾经，功用：滋补肝肾，益精明目。常用剂量6～15g，水煎服。

23. 灵芝 性味甘、平、淡、温，归肾、肝、心、肺经，功用：滋补强壮，益精气，养心安神，止咳平喘。常用剂量10～30g，水煎服。

24. 冬虫夏草 性味甘、平，归肺、胃经，功用：补虚损，益精气，止咳化痰。常用剂量6～15g，水煎服。

25. 鳖甲 性味咸、平，归肝、脾、肾经，功用：滋阴潜阳，平肝熄风，软坚散结，退热除蒸。常用剂量10～30g，水煎服。

26. 龟板 性味甘、平，归心、肾经，功用：滋阴潜阳，补肾健骨。常用剂量10～30g，水煎服。

27. 天花粉 性味甘、微苦、微寒，归肺、胃经，功用：清热生津，消肿排脓。常用剂量15～30g，水煎服。

28. 淫羊藿 性味辛、甘、温，归肝、肾经，补肾壮阳，祛风除湿，强筋骨。常用剂量10～30g，水煎服。

29. 补骨脂 性味辛、苦、温，归肾、脾经，功用：补肾壮阳，固精缩尿，温脾止泻，纳气。常用剂量10～30g，水煎服。

30. 肉苁蓉 性味甘、咸、温，归肾、大肠经，功用：补肾益精，润燥滑肠。常用剂量10～30g，水煎服。

31. 菟丝子 性味辛、甘、温、平，归肝、肾、脾经，功用：补肝肾，益精髓，明目益精。常用剂量10～30g，水煎服。

32. 杜仲 性味甘、温，归肝、肾经，功用：补肝肾，壮筋骨，安胎。常用剂量10～15g，水煎服。

33. 骨碎补 性味苦、温，归肾、肝经，功用：补肾强骨，续伤止痛，活血，止血。常用剂量15～30g，水煎服。

(二) 常用清热解毒活血祛邪类中药

1. 七叶一枝花 性味苦、辛、微寒、有小毒，归心、肝经，功用：清热解毒，消肿止痛，散瘀定惊，平喘止咳。常用剂量15～30g，水煎服。

2. 石上柏 性味甘、平、温、微涩，归肺、大肠经，功用：清热解毒，活血消肿，止咳止血，祛风散寒。常用剂量15～30g，水煎服。

3. 石见穿 性味微苦、辛、平，归肺、脾经，功用：清热解毒，活血化瘀。常用剂量15～30g，水煎服。

4. 露蜂房 性味甘、平、有毒，归肝、胃、阳明经，功用：祛风攻毒，散肿止痛，杀虫。常用剂量9～15g，水煎服。

5. 干蟾皮 性味辛、凉、微毒，归心、脾、大肠经，功用：清热解毒，利水消肿，止咳化痰。常用剂量6～15g，水煎服。

6. 山豆根 性味苦、寒、有毒，归心、肺、胃经，功用：清热解毒，消肿止痛，利咽喉。常用剂量10～30g，水煎服。

7. 蜀羊泉（白英） 性味苦、辛、微寒，归肝、胆经，功用：清热解毒，祛风化瘀，利湿退黄。常用剂量15～30g，水煎服。

8. 苦参 性味苦、寒，归肝、肾、大肠、小肠经，功用：清热，燥湿，杀虫。常用剂量6～15g，水煎服。

9. 山慈姑 苦、微温、有毒，归肝、胃经，功用：清热解毒，消肿散结，止咳化痰平喘，散寒止痛。常用剂量10～30g，水煎服。

10. 猫爪草 性味甘、辛、温，归肝、肺经，功用：消肿，止咳祛痰。常用剂量15～30g，水煎服。

11. 蛇六谷 性味辛、温，有毒，归肝、肾经，功用：化痰散积，行瘀消肿。常用剂量30～60g，水煎服。

12. 生南星 性味苦、辛、温，有毒，归肺、肝、脾经，功用：燥湿化痰，祛风止痉，散结消肿。常用剂量15～30g，水煎服。

13. 天龙 性味咸、寒，有小毒，归心经，功用：祛风定惊，散结解毒止痛。常用剂量6～15g，水煎服；研粉吞服，每次1～2g，1日2～3次。

14. 地鳖虫 性味咸、寒，有小毒，归肝经，功用：活血散瘀，通经止痛，消痕，接骨续筋。常用剂量6～15g，水煎服。

15. 全蝎 性味辛、温，有毒，归肝经，功用：息风镇痉，攻毒散结，通络止痛。常用剂量6～15g，水煎服。

16. 鬼箭羽 性味苦、寒，归足厥阴经，功用：引血通经，散瘀止痛破血，杀虫。常用剂量15～30g，水煎服。

17. 莪术 性味苦、辛、温，归肝、脾经，功用：行气破血，消积止痛。常用剂量9～15g，水煎服。

18. 徐长卿 性味辛、温，归肝、胃经，功用：祛风，镇痛，止咳，利水消肿，活血解毒。常用剂量15～30g，水煎服。

19. 丹参 性味苦、微寒，归心、肝经，功用：活血祛瘀，安神宁心，消痈止痛。常用剂量10～30g，水煎服。

20. 川芎 性味辛、香，归肝、胆、心包经，功用：活血行气，祛风止痛。常用剂量6～15g，水煎服。

21. 三七 性味甘、微苦、温，归肝、胃、大肠经，功用：散瘀止血，消肿止痛。常用剂量10～15g，水煎服。

22. 八月扎 性味甘、寒，归肝经，功用：舒肝理气，活血止痛，除烦利尿。常用剂量15～30g，水煎服。

二、中药静脉制剂和中成药制剂

1. 康莱特注射液

(1) 主要成分：为薏苡仁油。

(2) 功能主治：有益气养阴、消癥散结的功效，适用于不易手术的气阴两虚、脾虚湿蕴型肺癌的治疗，对中晚期肺癌病人还有一定抗恶病质和止痛作用，也可配合放、化疗，有增敏减毒作用。

(3) 用量用法：100ml/瓶，200ml/d，静脉滴注，20日为1疗程。

(4) 用药说明：少数患者可有发热、脂质代谢一过性异常。高脂血症或肝功能明显异常者应在医生指导下使用。

2. 榄香烯乳注射液

(1) 主要成分：莪术。

(2) 功能主治：用于胃癌，肺癌，乳腺癌，骨转移癌等多种肿瘤，并对恶性肿瘤引起的腹腔积液、胸腔积液有效。

(3) 用量用法：静脉注射，每次400～600ml，15天为1疗程；也可用于介入治疗，胸腹腔注射给药以及局部瘤体注射。

(4) 用药说明：少数人可发生静脉炎，最好锁骨下静脉注射，或以3%芒硝溶液外敷。部分患者初用时发热，预防方法：给药前30分钟口服泼尼松或解热镇痛药。本品低剂量时有较强的活血作用，血小板减少症或有出血倾向者慎用。极少数病人会发生过敏或胃肠道反应，一旦出现应对症处理。该药从莪术中提取挥发油制成，实验及临床证实对多种肿瘤细胞有抑制作用，而且可以升高白细胞，保护免疫功能，缓解疼痛，多用于各类晚期肿瘤。

3. 生脉注射液

(1) 主要成分：红参、麦冬、五味子提取物。

(2) 功能主治：有益气养阴、复脉固脱之功，能提高患者生存质量，延长生存期。主要用于体虚久病的肺癌及其他肿瘤患者，可配合手术及化疗用药，也可在晚期单独使用。适用于气阴两虚、脉虚欲脱、邪盛正衰的中晚期肺癌患者。

(3) 用量用法：10ml/支，100ml溶于250～500ml生理盐水或葡萄糖中静脉滴注。

(4) 用药说明：适合心功能受损或血压下降的晚期患者，医疗保险列为抢救用药。

4. 参附注射液

(1) 主要成分：有效成分为人参皂苷、乌头类生物碱、人参多糖。

(2) 功能主治：有大补元气，益脾补肺，回阳救逆，益气固脱之功。能提高患者生存质量，延长生存期。主要用于体虚久病的肺癌及其他肿瘤患者，可配合手术及化疗用药，也可在晚期单独使用。适用于阳气虚弱、脉虚欲脱、邪盛正衰的中晚期肺癌患者。

(3) 用量用法：10ml/支，100ml溶于250～500ml生理盐水或葡萄糖中静脉滴注。

(4) 用药说明：适合心功能受损或血压下降的晚期患者，也适合肺脾肾阳虚的各期肺癌患者。

5. 华蟾素

(1) 主要成分：干蟾皮等。

(2) 功能主治：清热解毒，消肿止痛，活血化瘀，软坚散结。杀伤肿瘤细胞、抑制肿瘤细胞生长及乙肝病毒复制，减轻放疗辐射与化疗的毒副作用，用于晚期消化道肿瘤、肺癌、乳腺癌等，及慢性乙型肝炎及病毒携带者。

(3) 用量用法：静脉点滴：每日或隔日1次，每次10～20ml，用5%葡萄糖注射液500ml稀释后缓慢静脉滴注，每疗程4周，用药1周后休息1～2日，或遵医嘱服用。肌肉注射：每日2次，每次2～4ml，疗程同静脉滴注。口服：片剂，每次2片，每日2次，疗程同上。口服液：每次10ml，每日2～3次，疗程同上。

(4) 用药说明：个别人用药后30分钟左右出现发冷、发热，10分钟后恢复正常。少数静脉滴注后有局部刺激，应减慢滴速；个别人有荨麻疹、皮炎，停药后消失，即可正常用药。避免与剧烈兴奋心脏的药合用；心脏功能异常者慎用。该药对中晚期肺癌有一定疗效，静脉点滴效果尤佳。但对血管壁有刺激，输液速度需慢，最好行锁骨上穿刺输液以减轻刺激。

6. 西黄丸

(1) 主要成分：牛黄、麝香、乳香、没药等。

(2) 功能主治：解毒消痈，化痰散结，活血化瘀。临床多用于各类肿瘤，化脓性骨髓炎，淋巴结核等。

(3) 用量用法：丸剂，口服，每次3g，每日2次，温开水或黄酒送服。

(4) 用药说明：个别人口服后发生药物性皮炎。不易久服，有虚火者不宜。孕妇忌服。长久以来，该方多用于肿瘤患者的治疗，有一定疗效，特别是对合并炎症的肿大淋巴结，效果较为明显。应注意久服伤胃，故该药不宜久服。

7. 参莲胶囊

(1) 主要成分：苦参、山豆根、半枝莲、防己等。

(2) 功能主治：清热解毒，活血化瘀，攻坚消积，理气散结。对于胃癌、肺癌均有良好作用。

(3) 用量用法：每次6粒，每日3次，温开水送服。

(4) 用药说明：少数人用药后出现恶心，不影响继续用药。临床观察该药能稳定瘤体，抑制肿瘤生长，可用于不能手术的中、晚期患者。

8. 安替可胶囊

(1) 主要成分：蟾皮、当归。

(2) 功能主治：软坚散结，解毒定痛，养血活血。主治胃癌、肝癌、食管癌等。

(3) 用量用法：口服，每次2粒，每日3次，饭后服用。

(4) 用药说明：少数患者使用后可出现恶心、血细胞降低。过量、连续服用可致心慌。该药对消化道肿瘤有一定的抑瘤作用，对放射治疗有增敏作用。

9. 平消胶囊

(1) 主要成分：郁金、枳壳、仙鹤草、五灵脂、马钱子等。

(2) 功能主治：活血化瘀、止痛散结、清热解毒，扶正祛邪。用于消化系统及肺部肿瘤。具有缓解症状，抑制瘤体，改善生活质量的功效。

(3) 用量用法：口服，胶囊，每次4～8粒，每日3次；片剂，每片0.23g，每次4～8片，每日3次，连续用药3个月为1疗程。

(4) 用药说明：毒性轻微。肝功能异常者慎用。该药适用于治疗胃癌，肺癌，肝癌，食管癌和骨肿瘤，有一定疗效。个别病人应用后有轻微胃部不适，不影响用药。

10. 健脾益肾冲剂

(1) 主要成分：党参、白术、枸杞子、菟丝子等。

(2) 功能主治：健脾益肾，能清除体内有害自由基，提高免疫功能，保护血细胞，增强化疗疗效，并对肿瘤转移有抑制作用。能提高患者生存质量，延长生存期。主要用于体虚久病的胃癌及其他肿瘤患者，可配合手术及化疗用药。

（3）用量用法：口服，每日2次，每次1袋，温开水冲服。可长期服用或遵医嘱。

（4）用药说明：未见明显不良反应及毒性。

11. 贞芪扶正胶囊

（1）主要成分：黄芪、女贞子等。

（2）功能主治：益气，滋阴，补肾。提高机体免疫功能，减轻放化疗反应，保护骨髓和肾上腺皮质功能，用于各种疾病引起的虚损，配合手术、放疗、化学治疗，促进机体正常功能的恢复。

（3）用量用法：口服，胶囊剂，每粒0.5g，每次3～4粒，每日3次；或遵医嘱；冲剂，每次1袋，每日3次，温开水冲服。

（4）用药说明：少数病人服药后有口干口苦。应参考中医辨证，酌量加减。本方适用于气阴两虚型患者，合并放化疗应用可减轻副反应；有提高免疫功能的作用；另外该药还可用于萎缩性胃炎，2个月为1疗程，62%以上能减轻或好转。

参考文献

1. 徐振晔, 杨宇飞. 肺癌中西医综合治疗. 北京: 人民卫生出版社, 2002. 16-20
2. 张代钊主编. 中西医结合治疗放化疗毒副反应. 北京: 人民卫生出版社, 2000. 59-80
3. 王者人, 李德新. 中医药对肺癌放疗增敏减毒作用的研究. 辽宁中医杂志, 1996, 23 (5): 237
4. Yang Yufei. Status Quo in Treating Colorectal Cancer with Traditional Chinese and Western Medicine. *CJIM*, 2004, 10 (3): 238-240
5. 杨宇飞, 吴煜, 朱尧武, 等. 中医综合治疗在晚期恶性肿瘤中的地位与作用. 98国际中西医结合肿瘤防治学术研讨会论文集, 1998. 173
6. 邱志楠. 复方仙灵脾治疗肺癌术后118例临床疗效观察. 中国中医药科技, 1998, 5 (4): 245
7. Wirton TL, Livingstor R, Johnsor D, *et al*. A prospective randomized trial of adjuvant vinorelbine (vin) and cisplatin (cis) in completely resected stage ⅠB and Ⅱ non-small cell lung cancer (NSCLC) Intergroup. *Proc ASCO*, 2004, 23 Abstr 7018: 17
8. Strause GM, Herndor J, Maddaus MA, *et al*. Randomized clinical trial of adjuvant chemotherapy with paclitaxel and carboplatin following resection in stage ⅠB non-small cell lung cancer (NSCLC): report of cancer and Leukemia Group B (CALGB) protocol 9633. *Proc ASCO*, 2004, 23 (Abstr 7019): 17
9. 杨宇飞, 姚晨. 非小细胞肺癌中医临床研究方法探讨. 中国中西医结合杂志, 2003, 2 (23): 147-149
10. Zelen M. Keynote address on biostatistics and data retrieval. *Cancer Chemother Rep (Part3)*, 1973, 4: 31-35
11. Osterlind K, Ihde DC, Ettinger DS, *et al*. Staging and prognostic factors in small cell carcinoma of the lung. *Cancer Treat Rep*, 1983, 67: 3-8
12. 刘叙仪, 庞玉滨, 赵玉亮, 等. 六味地黄丸或金匮肾气丸辅助治疗小细胞肺癌的疗效观察. 中国中西医结合杂志, 1990, 10 (12): 720-722

第十三章 肺癌的综合治疗

王惠杰
张湘茹

综合治疗是"根据病人的机体状况、肿瘤的病理类型、侵犯范围（病期）和发展趋向，有计划地、合理地应用现有的治疗手段，以期较大幅度地提高治愈率，而且改善病人的生活质量"[1]。目前肺癌可选择的治疗手段包括外科切除、放射治疗、化学治疗、分子靶向治疗、生物免疫治疗以及中医药治疗等。化疗在晚期疾病的治疗中能有效地缓解症状、提高生活质量和延长生存时间，就目前的治疗水平而言，化疗和分子靶向治疗、生物免疫治疗等内科治疗本身不是治愈性手段，但内科治疗有利于控制远处转移和肿瘤潜在亚临床转移，因此作为辅助治疗可提高治愈率。外科是早期可切除肺癌最重要的治疗手段，单独放疗也是治愈性手段，但二者仅作用于局部病灶，对远处转移和潜在微转移瘤无能为力，因此单一疗法的治愈率均难以令人满意。循证医学研究结果表明经完全切除术后非小细胞肺癌仍有近半数最终出现复发转移，因此有些研究者认为肺癌是一种全身性疾病，即使在疾病早期也需要综合治疗以提高生存率，中晚期的患者经综合治疗后可望延长生存期和提高生活质量。

综合治疗包括了多学科的治疗手段，但绝非各种治疗手段的简单堆砌或相加，其核心是在循证医学的基础上寻求多种学科治疗的有机组合，即有计划地、合理地应用，以最大程度提高疗效。

一般来说，综合治疗的原则包括以下两点：①目的要明确。首先应明确治疗目的是治愈性或姑息性；治疗时应明确患者的机体状况与肿瘤负荷；确认肿瘤局限或播散，哪一个是首先要解决的问题；明确肿瘤的病理分型、分化程度、受体情况和基因及蛋白的表达情况，从而进行个体化治疗；充分权衡各种不同的治疗手段对特定患者的利弊，即患者耐受性与获益之间的关系；卫生经济学的成本效益关系也应考虑。②安排要合理。即在准确分期、明确治疗目的后，在循证医学的基础上制定合理、有计划的综合治疗方案。值得注意的是这需要多学科的医师充分讨论协商[1]。

循证医学的发展给综合治疗的应用提供了更多的实践依据。目前非小细胞肺癌（NSCLC）综合治疗的模式主要包括：辅助治疗（adjuvant therapy）（化疗或放疗），指治愈性外科治疗后，为了进一步提高治愈率而给予的治疗；新辅助治疗（neoadjuvant therapy），指在可切除病例进行外科治疗之前给予的化疗或化放疗；联合化放疗（combined chemoradiotherapy），指适于治愈性放射治疗的患者中序贯或同期给予化放疗。而一线化疗（primary chemotherapy）指对不适于进行治愈性外科切除或放射治疗者给予的初始化疗，治疗的目的是延长生存期，或降低分期以接受外科治疗或放疗；诱导化疗（induction chemotherapy）则包括了新辅助治疗和一线化疗。小细胞肺癌的综合治疗模式主要包括术后化放疗；局限期联合化放疗；广泛期以化疗为主的综合治疗。

第一节 非小细胞肺癌（NSCLC）的综合治疗

一、NSCLC的治疗现状和术后失败模式

目前，外科手术、放射治疗和化学治疗仍为NSCLC的三大治疗手段，其中外科切除在早期疾病的治疗中占有最重要的作用。但由于大多数患者在诊断时已是局部晚期或有远处转移，故整体的5年生存率仍较低。美国 Surveillance, Epidemiology and End Results（SEER）的研究资料显示，肺癌1974～1979年的5年生存率为12.4%，1989～1996年为14.2%。1996～2000年为15%，其中I期为56%、Ⅱ期32%、Ⅲ期9%、Ⅳ期2%、未知分期者为16%；男性为13%，女性为17%[2]。总生存率低的原因包括：缺乏有效的筛选和早期检测手段；肿瘤在早期即有全身播散的倾向；诊断时超过50%的病例不适于接受外科治疗，而接受单独外科治疗者的治愈率低于50%；现有治疗手段不能治愈晚期疾病等。

外科切除是可切除的NSCLC最重要的治疗手段，但即使是完全切除术后，仍有相当部分的患者最终死于肿瘤复发转移。Mountain[3]在1997年肺癌TNM分期系统分析中，可切除NSCLC各临床分期的5年生存率分别为ⅠA期61%、ⅠB期38%、ⅡA期34%、ⅡB期24%、ⅢA期9%；术后各病理分期的5年生存率分别为ⅠA期67%、ⅠB期57%、ⅡA期55%、ⅡB期39%、ⅢA期23%。对NSCLC术后患者治疗失败的复发模式研究显示TN分期与局部及远处转移呈正相关，不论其病理分型或是否伴淋巴结转移，远处转移均多于局部复发（表13-1、13-2）[4]。因此对完全性切除术后的NSCLC，急需有效的治疗手段来控制远处转移和局部复发，从而进一步提高治愈率。

表13-1 NSCLC术后N0者的复发模式

	分期	病例数	仅在胸部（%）	仅有远处转移（%）
Feld 等	T1N0	162	9	17
	T2N0	196	11	30
Pairolero 等	T1N0	170	6	15
	T2N0	158	6	23
Thomas 等	T1N0 鳞癌	226	5	7
	T1N0 非鳞癌	346	9	17

表13-2 NSCLC术后N+者的复发模式

	分期	病例数	仅在胸部（%）	仅有远处转移（%）
Feld 等	T1N1	32	9	22
Pairolero 等	T1N1	18	28	39
Martini 等	T1-2N1 鳞癌	93	16	31
	T1-2N1 腺癌	114	8	54
	T2-3N2 鳞癌	46	13	52
	T2-3N2 腺癌	103	17	61

二、术后辅助化疗

术后辅助治疗即对外科切除所有已知肿瘤、有复发危险者给予的治疗，但应除外不完全切除者、镜下切缘阳性者、术中肿瘤种植者以及伴有其他已知残留肿瘤者。临床研究证明尽管进行了"治愈性"手术（包括肿瘤的完全性切除及淋巴结清扫术），患者体内局部和（或）全身（淋巴结、同侧或对侧肺、脑、骨髓、肝、肾上腺等组织器官）有可能仍存在肿瘤细胞；对肿瘤细胞聚合成团（直径<2mm）的微转移瘤（micrometastases），如果不予干预，经过一定时间后，这些术后体内

残存的微转移瘤大部分最终发展为临床可检测的转移性疾病；而复发者的治疗极少是治愈性的，复发者的生存期缩短、生活质量降低。这一部分微转移瘤病例，术后肿瘤负荷相对小，细胞增殖快，化疗有效（有效率与晚期疾病相似，约20%~40%），因而适于进行术后辅助化疗[5]。对于循环中漂浮的孤立性肿瘤细胞，则应与微转移瘤区别对待，大部分单个肿瘤细胞被机体固有免疫系统清除，但有小部分最终发展为转移性疾病。理论上化疗对于这部分肿瘤细胞难以奏效，由于化疗所致全血系细胞减少及免疫抑制等有害作用，因此对于转移性单个肿瘤细胞而言，治疗的希望在于通过免疫治疗、疫苗等手段增强机体免疫功能而清除肿瘤细胞。

（一）1995年英国医学杂志（BMJ）发表的辅助化疗 meta 分析[6]

该文对14项NSCLC术后辅助化疗的临床试验共4 357病例、2 574死亡病例进行分析。其中5项研究使用烷化剂，共包括2 145病例、1 670死亡病例，主要的药物为环磷酰胺和亚硝脲类；8项临床试验选择以顺铂为基础的化疗方案，其中3项使用CAP（CTX，ADM，DDP）方案，3项使用DDP/VDS方案，DDP的剂量强度为每周期40~80mg/m^2，总剂量为50~240mg/m^2；有3项方案使用含替加氟（Tegafur）或优福定（UFT）。研究计划要求所有的化疗在术后6周内开始。结果：烷化剂化疗者的风险比（Hazard ratio，HR）为1.15（P=0.005），与单纯手术者相比增加15%的死亡危险，即绝对降低2年生存率4%、5年生存率5%；含DDP的辅助化疗HR为0.87（P=0.08），与单纯手术者相比减少13%的死亡危险，即绝对增加2年生存率3%（95%CI－0.5%~7%）、5年生存率5%（95%CI－1%~10%），但统计学上并没有显著意义。

（二）1995年后关于辅助化疗的Ⅲ期研究

1. Adjuvant Lung Project Italy（ALPI）研究[7]

1994年1月至1999年1月66个意大利研究中心、6个其他欧洲国家的中心参与研究。病例选择包括肺叶或全肺切除术后病理分期为Ⅰ、Ⅱ、ⅢA的NSCLC，患者在术后42天内随机进入化疗组或不化疗组，化疗组接受MVP方案化疗3周期（具体用药：MMC 8mg/m^2 d1，VDS 3mg/m^2 d1、8，DDP 100mg/m^2 d1，q3w），所有病例由各个中心根据分期决定是否给予术后辅助放疗，总放射剂量为50~54Gy，每分割剂量为2Gy，5~6周完成。化疗组的放疗在最后一次MVP化疗后2~5周开始。共入组1 209例，MVP组606例，对照组603例，可评价病例分别为548例和540例，接受放射治疗者共有470例。经过中位64.5个月的随访，总生存期：MVP组中位生存期为55.2个月、对照组为48个月，HR为0.96（95%CI 0.81~1.13，P=0.589），与对照组相比绝对增加2年生存率1%（95%CI－3%~5%）、5年生存率1%（95%CI－4%~7%）；无进展生存期：MVP组中位无进展生存期为36.5个月，对照组为28.9个月，HR为0.89（95%CI 0.76~1.03，P=0.128），与对照组相比绝对增加2年无进展生存率4%（95%CI－1%~9%）、5年无进展生存率4%（95%CI－1%~10%）。多变量分析显示分期（Ⅱ、Ⅲ期与Ⅰ期P<0.001）、性别（男性与女性，P=0.034）与总生存相关，无病生存期方面则仅分期之间（Ⅱ、Ⅲ期与Ⅰ期，P<0.001）有差异。而肿瘤p53、Ki-67表达情况、K-ras突变等与生存期无相关。ALPI研究是第一个病例数超过1 000的大宗病例前瞻性随机临床试验，但结果未能证实术后辅助化疗优于对照组，其阴性结果的原因可能包括：化疗组的依从性差，仅有350例（69%）完成MVP化疗，而其中又有177例有剂量或方案的改变；选用MVP为第二代方案，毒性大而疗效逊于第三代二药联合方案；联合胸部放疗可能影响结果等。

2. International Adjuvant Lung Cancer Trial（IALT）[8]　1995年2月至2000年12月31日，33个国家148个中心共1 867病例进入随机研究。截止随访日期为2002年9月2日，两组的中位随访期均为65个月。病例选择为接受完全性切除术、病理分期为Ⅰ、Ⅱ、ⅢA的NSCLC（根据AJCC1986年分期）。在1 867病例中，932例随机进入化疗组，935例进入对照组。各个参加研究的中心决定入组患者每周期DDP的剂量、联合DDP的化疗药物以及是否联合术后放射治疗。化疗方案的选择：DDP+VP-16者56%；DDP+NVB者27%；DDP+VLB者11%；DDP+VDS者6%。有30.6%的病例接受放射治疗（其中1.9%为PN0,

33.7%为PN1，64.3%为PN2）。报道时发生973起死亡事件，其中化疗组469例、对照组504例。化疗组和对照组的2年生存率分别为70.3%和66.7%、5年生存率分别为44.5%和40.4%，化疗组的总生存期优于对照组（$P<0.03$）。对IALT研究进行p16、p27、cyclin D1、cyclin D3、cyclin E、Ki-67进行免疫组化分析，其阳性率分别为37%、40%、74%、37%、55%和29%。各分子表达对总生存期无显著影响。p27阴性者接受辅助化疗的总生存期优于对照组（HR0.71，95%CI0.55~0.93），阳性者接受辅助化疗无明显获益（HR1.11，95%CI0.81~1.51）。ERCC1阳性者44%，结果显示ERCC1阴性者接受辅助化疗更能获益（HR=0.67，$P=0.002$），化疗组和对照组的中位生存期分别为56和42个月，5年生存率分别为47%和39%；而阳性者接受辅助化疗不能明显延长生存期（HR=1.14，$P=0.40$），化疗组和对照组的中位生存期分别为50和55个月，5年生存率分别为40%和46%。对照组的分析显示ERCC1阳性者的生存期优于阴性者（HR=0.65，$P<0.008$）。IALT是第一项证实辅助化疗能提高NSCLC术后生存率的大型Ⅲ期随机研究。研究成功主要得益于开放选择的设计，允许各中心选择治疗方案有利于入组足够的病例，从而使研究结果达统计学意义；但这种设计也使研究者不能在单变量和多变量分析中得到阳性结果。

3. UFT在肺腺癌辅助化疗中的随机研究[9]

1994年1月至1997年3月，共入选999例Ⅰ期肺腺癌患者，随机进入UFT化疗组（UFT的剂量根据替加氟100mg/（$m^2 \cdot d$）计算，连续2年）或不治疗对照组。491例接受UFT化疗，488例为对照组。经过中位73个月的随访，UFT组和对照组的5年生存率分别为88%和85%（$P=0.047$），UFT组危害比（HR）为0.72（95%CI 0.53~1.00）；T2N0者，UFT组和对照组的5年生存率分别为85%和74%（$P=0.005$），HR为0.48（95%CI:0.29~0.81）；而T1N0者，UFT组和对照组的5年生存率分别为89%和90%（$P=0.87$），HR为0.97（95%CI 0.64~1.46）。结果显示UFT辅助化疗能提高ⅠB期肺腺癌的总生存期。

（三）2004年新发表的辅助化疗meta分析

2004年发表的一项关于NSCLC术后辅助化疗的meta分析中，作者对1995年meta分析后发表的11项NSCLC术后辅助化疗随机临床研究进行分析，共包括5 716例，辅助化疗2 873例，对照组2 843例。8项研究（3 907例）选择以DDP为基础的方案，其中VDS最常与DDP联合使用（6项研究选用）[10]。5项研究（1 809）选择UFT单药方案。结果：与单纯手术治疗对照组相对比，术后辅助化疗能提高生存期，HR为0.872（95%CI:0.805~0.944, $P=0.001$）；以DDP为基础辅助化疗者的HR为0.891（95%CI:0.815~0.975, $P=0.012$）；UFT单药方案HR为0.799（95%CI:0.668~0.957, $P=0.015$）。毒性反应：2 873例辅助化疗中，2 594例可评价毒性，接受含DDP方案的Ⅳ级粒细胞减少为14%、Ⅳ级血小板减少2%、Ⅲ~Ⅳ级肾毒性2%、Ⅲ~Ⅳ级恶心呕吐10%等。UFT治疗者Ⅲ~Ⅳ级毒性主要包括恶心呕吐0.7%、腹泻0.2%、肝毒性0.2%等。治疗相关死亡率0.6%。这项meta分析在没有包括NCIC CTG BR10和CALGB 9633研究的情况下，从统计学的角度支持对完全切除术后NSCLC进行术后辅助化疗。

2004年ASCO会议报道了一项关于UFT在NSCLC完全切除术后辅助化疗的meta分析，共包括了6项临床试验，结果显示UFT辅助化疗能延长生存期，UFT和对照组的5年生存率分别为81.8%和76.5%（HR 0.77, 95%CI:0.63~0.94, $P=0.011$），7年生存率分别为77.2%和69.5%（HR 0.74, 95%CI:0.61~0.88, $P<0.001$）[11]。

（四）NCIC CTG BR10[12]

NCIC CTG BR10即NVB/DDP在早期NSLCL术后辅助化疗的研究，这是一项多中心Ⅲ期随机临床试验，研究包括了NCIC CTG BR10、SWOG JBR10、ECOG JBR10、CALGB 9795等。病例选择标准为完全切除术后病理分期为T2N0、T1N1、T2N1的NSCLC，ECOG身体状态评分（performance status, PS）0~1，术后40天内随机进入术后化疗组或对照组。研究在病理组织学选择上除外肺叶内弥漫性或多灶性支气管肺泡癌（bronchioloalveolar carcinoma, BAC），但结节型BAC仍可入组。化疗方案：DDP 50mg/m^2 d1、8, q4w连用4周期，NVB 30mg/m^2 qw连用16周，1995年8月因毒性反应大NVB减量为25mg/m^2。1994年7月至2001年4月，共随机482例，化疗组243例，对照组239例，两组的女性分别占34%和35%，中位年龄均为61岁。化疗组和对照组进行全肺切除者分别占26%和22%，腺癌分别占54%和53%。化疗依从性研究显示65%的病例完成3~4周期化疗，中位化疗周期数为3，化疗组所有病例均需1次以上的减量或推迟治疗。生存期分析显示：化疗组的中位生存期94个月、对照组为73个月；化疗组的5年总生存率69%、对照组54%（HR 0.69，P=0.012）；化疗组的中位无复发生存期报道时仍未达，对照组为46.7个月，化疗组的5年无复发生存率为61%、对照组为48%（HR 0.61，P= 0.0004）。亚组分析显示ⅠB期者（两组共219例）接受化疗并不能延长生存期（P=0.79）；Ⅱ期者化疗组和对照组的中位生存期分别为80个月和41个月（HR 0.59，P=0.004）；野生型 *ras* 者化疗能提高生存期，化疗组和对照组的5年生存率分别为69%和55%（P=0.034），而 *ras* 突变者（共117例，占17%）化疗组和对照组的生存期无明显差别（P=0.87）；COX回归分析中，接受化疗者生存期优于对照组（P= 0.006），鳞癌优于腺癌（P=0.005）；而老年者（P= 0.001）、男性（P=0.03）和全肺切除（P=0.02）的生存期短。对BR10研究中＞65岁者进行分析显示接受术后辅助化疗仍可降低死亡危险（HR0.61，P=0.04）。对JBR10研究中265例进行βⅢ微管蛋白的表达分析，对照组中βⅢ微管高表达者的无复发生存期（relapse-free survival，RFS）明显低于低表达者（HR 1.9，P=0.01），而化疗组中高表达者和低表达者的RFS无明显差别（HR 1.1，P=0.75）。研究显示高表达者接受辅助化疗更能获益（HR0.45，P=0.002）。最常见Ⅲ~Ⅳ级毒性反应的发生率：中性粒细胞减少73%、疲乏14%、恶心10%、呕吐7%、食欲不振9%、血红蛋白下降7.3%等。研究证明NVB/DDP方案可安全使用于完全切除术后的NSCLC，并能提高总生存期和无复发生存期。

（五）CALGB 9633研究[13]

CALGB 9633研究是使用PTX/CBP（紫杉醇/卡铂）方案对ⅠB期NSCLC术后进行辅助化疗的一项多中心Ⅲ期随机临床试验，病例选择为完全性切除术后病理分期为ⅠB期的NSCLC，共随机入选344例，39%为鳞癌，89%进行肺叶切除，其中化疗组173例、对照组171例，两组的中位年龄分别为61岁和62岁，女性分别占35%和37%。化疗方案：PTX 200mg/m^2 d1，CBP AUC5 d1，q3w 连续4周期。结果：化疗组85%的病例完成了4个或更多周期的化疗；化疗组的4年生存率为71%，对照组为59%；化疗组的4年无复发生存率为61%，对照组为50%；化疗组的死亡病例36例，对照组52例（P=0.028），化疗组死于NSCLC者19例，对照组为34例（P=0.018），死于其他原因者两组无区别（P=0.88）；最常见的Ⅲ~Ⅳ级毒性反应：中性粒细胞减少36%、高血糖14%、恶心呕吐6%、肌肉/关节疼痛6%、血小板减少5%、感觉神经毒性5%、感染5%、疲乏4%等。研究认为PTX/CBP辅助化疗在ⅠB期的NSCLC能提高总生存期和无复发生存期，能减少约50%的由肺癌引起的死亡危险。

（六）ANITA研究

ANITA（Adjuvant Navelbine International Trialist Association）研究中，840例完全切除后NSCLC随机接受NP方案辅助化疗或不化疗观察对照组[14]。病例选择包括完全切除术后、年龄18~75岁、术后分期为ⅠB、Ⅱ、ⅢA期的NSCLC者。NP化疗方案：NVB 30mg/m^2 d1、8、15、22，DDP 100mg/m^2 d1，q4w 连用4周期。淋巴结转移（N$^+$）者的术后辅助放疗方案由各个中心决定，总剂量50~70Gy，每分割剂量为2Gy，对照组放疗于术后2周后、辅助化疗组与完成化疗后2周开始。14个国家101个中心共入组840例（NP组407例、对照组433例），中位年龄59岁、男性占83%、PS 0~1者占95%、鳞癌占59%、全肺切除占37%、肺叶切除58%。研究在选择病例时除外支气管肺泡癌。可评价病例798例，ⅠB期占36%、Ⅱ期占24%、ⅢA期占39%，NP方案术后化疗和对照组分别为367和431例，两组接受术后放疗者分别为88例和144例。化疗的依从性研究显示：接受1周期、2周期、3周期辅助化疗者分别为90%、72%和61%，仅50%完成4周期化疗，NVB和DDP的剂量强度分别为18mg/m^{2}和22mg/m^2，相对剂量强度分别为59%和89%。外科术式对化疗的依从性无显著影响，全肺切除和肺叶切除者完成66% NVB计划剂量的比率分别为35%和40%（P=0.35），完成66%DDP计划剂量的比率分别为59%和67%（P=0.16）。

经中位超过76个月随访期后，结果显示辅助化疗能明显延长生存期，NP组和对照组的中位生存期分别为65.7个月和43.7个月（HR 0.80, P =0.017），5年生存率分别为51%和43%，中位无进展生存期（progression-free survival,PFS）分别为36.3个月和20.7个月（P =0.002）。与对照组相比，NP方案术后化疗能绝对提高2年、5年、7年生存率分别为4.7%、8.6%和8.4%。ⅠB期中NP组155例、对照组146例，5年生存率分别为62%和64%；Ⅱ期者NP组和对照组的中位生存期分别为65.8个月和36.5个月，5年生存率分别为52%和39%；ⅢA期者NP组和对照组的中位生存期分别为38.4个月和24.1个月，5年生存率分别为42%和26%。NP方案术后化疗的3～4级毒性反应包括粒细胞减少86%、疲乏28%、恶心呕吐27%、食欲下降15%、贫血14%、感染11%、脱发5%、便秘5%、外周神经毒性3%，治疗相关死亡率1%（5例）。单因素分析显示年龄<55岁的生存期优于≥55岁者（P =0.05）、PS 0者优于PS 1者（P =0.02）、肺叶切除优于全肺切除（P <0.001）、联合放疗优于不放疗者（P =0.003）、N0者优于N$^+$者（P <0.001）、Ⅰ/Ⅱ期优于ⅢA期（P <0.001），而鳞癌和腺癌的生存期无显著差异。多因素分析显示接受化疗（P =0.008）、年龄<55岁（P =0.003）、淋巴结转移状态（P <0.001）、分期（P <0.0001）为独立的预后因子。对术后放疗的分析显示，辅助化疗组中，N1者接受放疗和未接受放疗的5年生存率分别为40%和56%，N2者接受放疗和未接受放疗的5年生存率分别为47%和34%；对照组中，N1者接受放疗和未接受放疗的5年生存率分别为43%和31%，N2者接受放疗和未接受放疗的5年生存率分别为21%和17%。尽管有28%的患者接受术后放疗，本组资料显示支持对N2者进行术后化放疗，但术后放疗的选择属非随机性，因此其价值仍不能得到准确的评价。研究显示NP方案辅助化疗能明显提高Ⅱ、ⅢA期NSCLC术后生存期，目前显示对ⅠB期无显著影响。

（七）小结

外科切除是非小细胞肺癌的重要治疗手段，但单纯外科治疗治愈率并不理想。研究提示即使是早期的T1N0或被认为是不易发生远处转移的鳞癌，它们最常见的首次复发部位均为远处转移。这提示在手术治疗之前或治疗中就有局部或全身的亚临床微转移瘤的存在。理论上，化疗药物可以清除微转移灶而提高生存期。术后辅助化疗的价值已经在一些其他的肿瘤得以确定：早期乳腺癌的术后化疗绝对增加5年生存率3.2%、10年生存率约6.3%，辅助TAM治疗绝对增加5年生存率约3.6%、10年生存率约6.2%；早期的卵巢癌，含DDP方案增加5年生存率约8%；在Dukes B、C期结肠癌，5-FU+CF提高3年生存率约5%。2004年JCO发表的NSCLC辅助化疗meta分析显示以DDP为基础的化疗及UFT单药治疗能提高生存期。近年来报道的含铂二药联合化疗方案PTX/CBP、NVB/DDP在ⅠB、Ⅱ、ⅢA期NSCLC术后随机研究中进一步证实辅助化疗能提高总生存期和无复发生存期。ECOG正在进行的Ⅰ～Ⅱ期NSCLC术后TXT/DDP辅助化疗与不化疗的Ⅱ期随机对照研究，化疗方案：TXT 75mg/m^2 d1、DDP75mg/m^2 d1，q21d治疗6周期，2004年ASCO会议报道了前期的研究结果，共随机60例，研究发现进行第5、6周期化疗后患者的生活质量（QOL）下降，因此总结认为4周期化疗可耐受并据此把化疗总周期数修改为4周期[15]。

Berghmans等[16]进行的一项meta分析中，文献包括1984～2004年发表的术后辅助化疗的随机临床研究（包括GALCB9633和BR10），19项研究共7 644病例，其中16项研究选择含铂方案、6项选择含UFT方案化疗（全部来自日本），7项研究对象为Ⅰ～Ⅱ期、2项为Ⅲ期、10项为Ⅰ～Ⅲ期。依从性和耐受性：化疗组有15%的病例事实上未接受化疗，仅有一项研究中＞80%的病例完成了全部计划化疗（23.5%～85.1%）。结果显示术后化疗能延长生存期，HR 0.84（95%CI 0.78～0.89）；亚组分析显示：Ⅰ～Ⅱ期者HR 0.88（95%CI 0.83～0.94）、Ⅲ期者HR 0.85（95%CI 0.69～1.04）；UFT方案化疗者HR 0.72（95%CI 0.61～0.85）、含铂方案者HR 0.86（95%CI 0.80～0.92）；术后化疗+放疗者HR 0.86（95%CI 0.77～0.97）、单用化疗者HR 0.81（95%CI 0.73～0.89）。分析显示Ⅰ～Ⅱ期者术后化疗的获益更明确，而Ⅲ期者化疗与不化疗的生存差别接近统计学意义，需要更多选择第三代方案治疗的临床试验或其他多学科研究来确定其最佳的治疗策略。UFT辅助化疗的阳性结果令人颇感意外，因为其单药在晚期NSCLC的有效率低，而现有UFT临床研究的对象均为日本人，在其他人种的疗效仍待确定；含铂方案能延长生存期，但16项研究中除IALT、BR10和CALGB9633外均选择第二代化疗方案，一线化疗的随机研究中第三代方案疗效优于第二代方案而毒性较轻，但目前并没有两者在术后治疗的随机研究；与术后化疗相比，术后化放疗联合并不延长生存期。尽管研究显示术后化疗的依从性和耐受性并不令人满意，但应考虑到19项研究中仅有3项研究选择了目前认为"标准"的含铂二药联合方案，从而影响了治疗的耐受性，CALGB9633研究中有85%的病例完成预定化疗，与第二代方案相比第三代方案显示了更好的耐受性和疗效，随着第三代方案广泛应用于术后辅助化疗，可望进一步提高患者的生存期。2006年ASCO年会上报道了以顺铂为基础辅助化疗的荟萃分析，包括ALPI、IALT、ANITA、BLT、JBR10等研究。共4584例，中位年龄59岁，>70岁者9%；男性80%，中位随访51个月。病理分期：IA 8%、IB 30%、Ⅱ 35%、ⅢA 27%，全肺切除术31%；鳞癌49%、腺癌39%、其他12%。辅助化疗能减少16%的死亡危险（HR：0.84，95%CI 0.78~0.90；$P<0.001$），相当于绝对提高3年、5年生存率5.8%和5.5%。各分期之间的获益情况不同（$P=0.046$）：IA期HR 1.41（95%CI 0.96~2.09）、IB期HR 0.93（95%CI 0.78~1.10）、Ⅱ期HR 0.83（95%CI 0.73~0.95）、Ⅲ期HR 0.83（95%CI 0.73~0.95）。

BR10、CALGB9633和ANITA研究显示了明显的生存期益处，主要应归因于病例和治疗方案的选择，NP方案和CP方案的耐受性尚好，较多的病例能按计划完成4周期化疗。另外BR10、CALGB9633包括了较多的女性病例，约占35%~40%，APLI和IALT研究中女性仅占20%，而女性病例的预后较好可能影响总体病例的生存情况。

肺癌靶向治疗在晚期NSCLC的治疗中显示了新的希望，这些研究给术后辅助治疗带来更多的选择。但目前靶向治疗在NSCLC术后治疗中的地位尚未确定，在辅助化疗的基础上合理地应用靶向治疗从而最大程度地提高治愈率，这仍需要更多的临床研究来回答。抑氨肽酶B（乌苯美司，bestatin，BST）是氨基肽酶抑制剂，同时有免疫增强和抗肿瘤作用，在一项与安慰剂随机对照在I期肺鳞癌术后治疗的Ⅲ期临床试验中，患者随机接受BST 30mg/d或安慰剂治疗2年，共入组400例，结果bestatin治疗组的5年生存率为81%、对照组为74%（$P=0.033$），5年无肿瘤生存率治疗组71%、对照组62%（$P=0.017$）[17]。溶链菌制剂（Picibanil，OK-432）是经青霉素处理后的溶血性链球菌A组3型低毒变异株的菌体制剂，为非特异性免疫增强剂。Sakamoto等[18]进行的一项研究中，对包括11项对比化疗加或不加OK-432辅助治疗完全切除术后NSCLC的随机临床试验共1520例进行meta分析，经至少5年的随访后，化疗组和化疗+OK-432组的5年生存率分别为43.7%和51.2%，研究显示在化疗的基础上增加免疫治疗能提高NSCLC术后的生存期（OR 0.70，95%CI 0.56~0.87，$P=0.001$）。EGFR抑制剂的研究进展给治疗增加了新的手段，加拿大NCI正在进行IB、Ⅱ、ⅢA期NSCLC术后吉非替尼（gefitinib）辅助治疗的Ⅲ期随机临床研究。

总之，最近IALT、BR10、CALGB9633和ANITA等前瞻性Ⅲ期临床研究显示含铂化疗方案能提高完全切除术后NSCLC的生存期，目前已成为新的标准治疗。但是否所有外科切除后的NSCLC都应该接受辅助化疗？治疗的选择应权衡化疗的毒性反应和获益程度，其中应考虑到PS状态、年龄、伴随疾病及肿瘤分期等因素。因此目前含铂辅助化疗应限于PS好者、术后恢复快者以及无明显合并疾病者。尽管辅助化疗已成为标准治疗的选择，但仍有一些问题悬而未决。现有的临床试验超过70岁的病例较少，目前已进行的辅助化疗研究入选病例的中位年龄约为60岁左右，而肺癌发病的中位年龄约为70岁，因此对老年患者辅助化疗的作用和最佳方案仍未明确。IALT研究包括了183例IA期NSCLC，但并未对其生存情况进行分析，辅助化疗的作用仍未明确。因此对IA期者应在评价肿瘤分级及生物学行为、考虑患者的意愿选择的基础上全面权衡风险获益后作出治疗决定。CALGB9633研究显示对IB期NSCLC进行辅助化疗能提高无复发生存率，但是在同期报道的BR10和ANITA两项选择NP方案的研究中，辅助化疗对IB期的生存期却无显著影响，其中的原因仍然未明确。但研究中NP方案均选择毒性较大的SWOG方案（NVB qw）而不是欧洲方案（NVB d1、8），这是否影响结果尚不清楚。含铂二药联合方案化疗是晚期NSCLC的标准治疗，最近的meta分析显示以DDP为基础方案优于以CBP为基础方案，因此在辅助化疗中含DDP方案也应该优于含CBP方案。当然获益的前提是能按计划完成4周期化疗。目前对于那些PS好者、能耐受4周期全量化疗者，其化疗应选择DDP联合多西他赛（docetaxel, TXT）、吉西他滨（gemcitabine, GEM）、紫杉醇（paclitaxel）、长春瑞滨（vinorelbine, NVB）或依托泊苷（etoposide, VP-16）组成二药方案，对于不能耐受DDP化疗者可选择CBP联合多西他赛（docetaxel, TXT）、吉西他滨（gemcitabine, GEM）或紫杉醇（paclitaxel, PTX）方案。非铂方案的价值尚不清楚。日本的研究显示完全性切除术后UFT辅助化疗能提高生存期，但目前为止无其他国家进行的确认资料。虽然在对含铂方案辅助化疗的亚组分析中，日本人和欧美人种之间并没有明显差别，但目前仍不清楚日本人种是否存在对UFT敏感性基因，因此UFT疗效在人种之间是否有差别仍未确定。UFT辅助治疗的另一个问题在于其生存的获益仅在第3、4年后才逐渐体现。UFT尚未在欧美国家上市，脱氧氟尿苷（FUDR）和卡培他滨（capecitabine）等其他FU类药物并没有在辅助治疗中得到研究，因此不足以推荐作为常规辅助化疗方案。临床研究中化疗一般在术后8周内开始，但术后2个月以后再开始辅助治疗者是否影响疗效？生物免疫治疗、靶向治疗在一些选择性病例或联合化疗时是否能显示生存期的获益，是否存在辅助治疗的最佳综合治疗策略？在晚期NSCLC的研究中显示一些分子水平的标志物可预测化疗或靶向治疗的疗效，这些分子标志物的预测价值是否应该在辅助化疗中得到体现，从而使辅助治疗更有效、更个体化？ECOG4599研究显示在晚期NSCLC治疗中PC方案加贝伐单抗（bevacizumab）优于PC方案，辅助化疗中联合贝伐单抗（bevacizumab）是否能进一步提高生存率？患者的单核苷酸多态性（SNP）、肿瘤细胞的一些基因水平的改变对选择化疗方案是否有指导意义？所有这些问题仍有待更深入的临床研究回答。

三、术后辅助放疗

术前存在亚临床微转移瘤是完全切除术后的NSCLC出现胸部和（或）远处复发转移的原因。放疗可清除局部残存的肿瘤细胞，临床肿瘤研究者希望术后放疗降低局部复发率，从而降低远处转移的发生率而提高生存期。术后放疗的理论根据：外科已切除可见的肿瘤，残存肿瘤负荷少、细胞生长分数高，诊断时肿瘤组织较大，存在局部组织缺氧而影响放疗的疗效，术后微转移瘤的氧合状况改善，有利于放疗的作用等[5]。早期的一些回顾性研究报道认为术后放疗可延长生存期。1986年LCSG（Lung Cancer Study Group）报道了一项前瞻性随机研究，病例选择限于病理为Ⅱ、ⅢA期的鳞癌，其中绝大部分为N1，230例患者随机接受纵隔放疗50Gy或不治疗，结果对照组的局部复发率为20%，而放疗组为1%（$P<0.001$），但两组在总生存方面无差别。研究认为术后放疗能增加局部控制率，但这种优势并没有转化为生存期的延长[19]。Dautzenberg等[20]进行的一项多中心随机研究中，728例完全切除术后的NSCLC随机进入术后放疗组或对照组，其中Ⅰ期221例（30%）、Ⅱ期180例（25%）、Ⅲ期327例（45%），经中位5.7年的随访后，放疗组和对照组的中位生存期分别为27个月和42个月，2年生存率分别为55%和62%，5年生存率分别为30%和43%。生存分析显示术后放疗增加死亡的相对风险，HR为1.33（95%CI 1.11～1.59，$P=0.002$），亚组分析中对Ⅱ期者的生存影响最大，RR为1.73（95%CI 1.20～2.51，$P=0.003$），对Ⅰ期和Ⅲ期者生存影响未达统计学意义（Ⅰ期者RR为1.40，95%CI 0.97～2.03，$P=0.07$，Ⅲ期者RR为1.14，95%CI 0.89～1.46，$P=0.30$）。在局部控制率方面两组无明显差别，RR为0.85（95%CI 0.64～1.14，$P=0.28$）。

与术后化疗或术后放疗相比，术后化放联合治疗的研究相对较少。1995年发表的meta分析中，对术后放疗和术后放化疗联合治疗进行对比研究，共包括7项随机研究807病例（619死亡病例），6项研究选择含DDP方案，放疗的总剂量范围40～66Gy，结果显示术后化放疗与术后放疗的生存期相似（HR 0.98，$P=0.76$），含DDP方案的HR为0.94（$P=0.46$）。显然在术后放疗的基础上增加化疗并不能延长生存期[6]。Keller等[21]进行的一项随机Ⅲ期研究中，488例完全切除术后Ⅱ～ⅢA期NSCLC随机接受放疗（胸部放疗DT50.4 Gy/28次）或化放疗（EP方案4周期同期放疗）。放疗组有84%完成了治疗，化放疗组仅有69%接受化放疗，其中13%接受2周期、5%接受4周期化疗。经中位44个月随访后，放疗组和化放疗组的中位生存期分别为39个月和38个月（$P=0.56$），化放疗增加死亡危险，HR为0.93（95%CI 0.74～1.18）；两组的放射野内复发率分别为13%和12%（$P=0.84$），中位至复发时间分别为30.4个月和26.1个月（$P=0.88$）；治疗相关的死亡率分别为1.2%和1.6%。研究显示在术后放疗的基础上增加化疗不能使患者获益。

1998年Postoperative Radiation Therapy（PORT）Meta-analysis Trialists Group在 Lancet 发表了关于术后辅助放疗的meta分析，共收集了关于NSCLC术后对比放疗和不放疗的9项随机临床研究，包括2 128病例[22]。结果显示：与对照组相比，术后放疗降低生存期，绝对降低2年生存率7%（55%vs48%），增加死亡风险率约21%（HR1.21, 95%CI 1.08～1.34，$P=0.001$）。研究还发现PORT增加死亡风险与淋巴结转移（$P=0.016$）、分期情况（$P=0.0003$）成反比，即在Ⅰ期或N0病例中死亡风险明显增加，而Ⅲ期、N2病例与对照组无明显区别；而性别、年龄以及病理分型与PORT的疗效不相关。术后放疗组的局部复发率为18%，而对照组为26%，术后放疗组较低，但研究者认为术后局部复发受生存期影响，术后放疗者的生存期低于对照组影响了结果；无局部复发生存的分析中，放疗组的HR为1.16（95%CI 1.05～1.29, $P=0.005$），证据显示对照组的无局部复发生存占优势。结果表明术后放疗在总生存方面对完全切除术后Ⅰ、Ⅱ期NSCLC有害，即使术后放疗可能减少局部复发，但获益的幅度较小且对生存期的负面影响超过其在局部复发的获益可能，而在N2病例中的作用仍未确定，即术后放疗能降低局部复发率，但不影响总生存期。PORT meta分析的阴性结果也引起广泛的争论：引用文献包括20世纪60～90年代，各个研究之间分期、外科切除的技术（肺叶或全肺切除的选择、淋巴结切除的范围等）、放疗技术（放射野、剂量、分割、治疗开始时间、放射线的选择、放射计划等）存在较大的差别；7项研究选择目前认为不适于在肺癌使用的^{60}CO射线；仅有1项研究使用CT做治疗计划；7项研究允许使用脊髓遮挡，从而导致隆突下、气管前等纵隔结构组织的低剂量；包括N0病例；包括未发表的研究等[4, 23]。Burdett等[24]对PORT meta分析增加一项意大利研究后更新再分析，结果术后放疗的HR为1.18（95%CI 1.07～1.31，$P=0.002$），增加死亡相对危险性约18%。2006年NCCN肿瘤临床指南认为基于meta分析的结果，目前不推荐进行常规的术后放射治疗；对于T1-2N1伴有不恰当的纵隔淋巴结切除、肿瘤侵犯包膜外、多发肺门淋巴结转移、肿瘤切缘近等临床不良因素者和N2者可考虑使用，但推荐使用级别为ⅡB，即NCCN小组意见存在不一致性[23]。

虽然研究显示术后放疗可减少局部复发率，但其临床研究的第一终点是生存状况，目前没有任何一项研究确认术后放疗能延长生存期，PORT的meta分析也表明术后放疗对生存期的负性影响。对于ⅢA期者，目前的研究结果虽不能提高生存但也未见明显降低生存的作用，考虑放疗对局部复发的作用，对这部分病例的术后放疗可做个体化选择。考虑到近年来放射技术的进展，需要有更多的临床试验来确定术后辅助放疗的价值。

四、术前新辅助治疗

新辅助治疗（neoadjuvant therapy）或诱导治疗（induction therapy）是指在手术前进行的全身化疗加或不加胸部放疗。术前化疗的优点：化疗药物可通过完整的血管到达肿瘤；大多数病例在手术前就存在远处微转移灶，术前化疗为消除这些亚临床微转移灶提供了最早的机会；对于术前估计完全切除有困难者，可增加完全切除率；化疗对PS好者有效率高，而完全性切除术后患者的PS受影响，耐受性下降，因此患者对术前化疗的接受性、依从性和耐受性增高；可降低术中肿瘤播散的可能；可以评价体内肿瘤对化疗的反应，可能有助于术后治疗的设计[25]。潜在的缺点包括：小部分病例中如果肿瘤经化疗后进展，可能失去手术机会；术前治疗后影响术后病理分期的准确率；选择含铂方案或联合放疗会产生一些毒性反应、增加围手术期并发症等。尽管术前治疗存在局限性，其临床试验也存在样本小、研究对象的异质性、术前分期的不准确性等不足因素，但研究结果均显示能提高生存期，这表明术前治疗有重要的价值。

在接受术前化疗或术前化放联合治疗的Ⅲ期NSCLC可分为两类：一部分为诊断时可切除、肿瘤负荷较少的N2疾病，这些病例的治疗策略是在远处微转移瘤负荷最小的时候给予化疗，从而提高全身的控制率；另一部分则包括初始给予外科切除无明显生存期益处、或外科不能完全切除的局部晚期NSCLC，目前这些病例的标准治疗是化放疗联合治疗，但治疗后预后较差，局部和全身复发率均较高。因此从理论上，在化放疗治疗后切除残存肿瘤可能提高生存期。

早期术前放疗也进行了一些临床研究，但由于疗效欠佳，进入20世纪80年代后，作为一种单独的术前治疗手段在临床的应用逐渐减少。在20世纪70年代发表的两项大样本Ⅲ期临床研究中，两项研究分别入组331例和568例，患者随机接受术前放疗40～50Gy或直接手术治疗，结果术前放疗组的5年生存率分别为7%和14%，而直接手术组分别为12%和16%，术前放疗在总生存期、完全切除率和复发率方面均与直接手术治疗组无显著差别。尽管现在看来这两个研究存在局限性：当时的分期和放疗技术影响研究结果；包括了10%～15%的SCLC；40%～50%的病例在治疗结束后6个月内死亡，这表明诊断时可能包括了远处转移性病例等，但这毕竟是迄今为止仅有的两项术前放疗的随机研究，故现有的证据不支持单独使用术前放疗[26]。

（一）术前化疗

早期的术前化疗Ⅱ期研究与历史资料对照证实能延长生存期。Memorial Sloan-Kettering Cancer Center（MSKCC）进行的MVP术前化疗是最早的新辅助研究之一。136例临床分期N2转移的ⅢA期NSCLC，MVP化疗后有效率77%，其中10%完全缓解；65%得以完全性切除，14%达病理CR；总中位生存期19个月，完全切除者的3年生存率41%[27]。同样，多伦多的一项MVP研究也显示了相似的结果：有效率69%，完全切除率49%，中位生存期19个月[28]。

早期的3项随机临床试验对ⅢA期NSCLC进行术前化疗和手术对比研究，结果显示能延长生存期[29]。1992年Pass等进行的研究中，28例组织学确认N2转移的ⅢA期NSCLC，术前化疗组的中位总生存期和无疾病进展期分别为29个月、13个月，而手术组分别为16个月、6个月。Spanish Lung Cancer Group（SLCG）进行MIP（MMC，IFO，DDP）术前化疗的Ⅲ期随机研究，术前化疗组的中位生存期为26个月，而手术组为8个月（$P < 0.001$）；MD Anderson肿瘤医院Roth等的研究中，联合治疗组化疗（CTX，DDP，VP-16）3周期后手术、术后化疗，与单独手术组比较，联合组和手术组的完全切除率相似，分别为39%和31%，中位生存期则有明显差异分别为64个月和11个月（$P=0.008$），联合治疗组的3年、5年生存率分别为43%、36%。最近French Thoracic Cooperative Group进行的一项多中心术前化疗或手术治疗NSCLC的Ⅲ期随机临床试验，入选病例包括ⅠB、Ⅱ、ⅢA期，术前MIP化疗2周期，有效者术后继续化疗2周期，两组中病理分期pT3、pN2者术后均接受胸部放疗[30]。共随机355例，术前化疗的有效率64%，术前化疗组和手术组术后死亡率分别为6.7%和4.5%（$P=0.38$）；中位生存期分别为37个月和26个月（$P=0.15$），术前化疗组绝对增加1年生存率3.8%、4年生存率8.6%；亚组分析显示术前化疗获益仅限于N0-1者，能明显提高总生存期和无进展生存期（RR 0.68，95%CI 0.49～0.96，$P= 0.027$）；对于176例ⅢA期者，术前化疗组和直接手术组的5年生存率分别为29%和20%，但差别无统计学意义。由于治疗前根据CT诊断对纵隔淋巴结进行分期因而研究结果受到置疑。

Berghmans等[15]最近进行的1项meta分析中，回顾1990～2003年发表的6项术前化疗的随机研究，共包括590例，术前化疗方案选择包括DDP/CTX/VDS、DDP/VP-16、MIP、DDP/VP-16/CTX、DDP/VDS等，4项研究的研究对象为ⅢA期、2项为Ⅰ～Ⅲ期。研究显示：与术后化疗相比，术前化疗的耐受性较好，超过80%的病例完成了预定化疗（71%～100%）；术前化疗能明显延长生存期（HR:0.66，95%CI 0.48～0.93），对ⅢA期也显示趋于延长生存期（HR 0.65，95%CI 0.41～1.04）。分析显示术前化疗的耐受性较好和延长生存期的好处，但由于病例数较少，需要有更多的随机研究来确定最佳的治疗方案和病例选择。

瑞士（Swiss Group for Clinical Cancer Research）进行了TXT/DDP（TXT 85mg/m² d1, DDP 40mg/m² d1、2）方案术前化疗的研究[31]。研究选择90例pN2的ⅢA期NSCLC，患者接受TXT/DDP方案化疗3周期后进行外科切除，术后有肿瘤残留者或伴上纵隔淋巴结转移者接受胸部放疗（60Gy）。化疗中未见4级非血液学毒性。72例进行外科切除。化疗有效率66%，病理CR19%。中位生存期27.6个月，3年生存率33%。多因素分析显示纵隔淋巴结完全缓解（HR:0.22, P=0.0003）和完全性切除（HR:0.26, P=0.0006）是长期生存的独立预测因子。EORTC选择第三代方案对pN2的ⅢA期NSCLC进行了多项术前化疗的Ⅱ期临床试验[32]。EORTC 08955研究中，选择GEM/DDP（GEM 1000mg/m² d1、8、15，DDP 100mg/m² d2, q28d）方案术前化疗3周期，共入组47例，33例有效（RR 70.2%），17例接受手术，完全切除率71%。EORTC 08958进行了PTX/CBP（PTX 200mg/m² d1, CBP AUC 6 d1, q21d）方案术前化疗的研究。42例pN2的ⅢA期NSCLC接受3周期术前化疗，33例有效（RR 64%），12例接受手术，完全切除率80%，术后2例纵隔淋巴结病理CR。EORTC 08984研究选择TXT/DDP（TXT 85mg/m² d1，DDP 40mg/m² d1、2）方案术前化疗3周期，共46例，19例有效（RR39%）。虽然EORTC的3个Ⅱ期临床试验均未报道生存数据，但显示了第三代方案术前化疗的安全性和有效性。

意大利（Italian Lung Cancer Project）的一项Ⅱ期临床研究中，病例选择包括临床不可切除的N2 ⅢA期或ⅢB期NSCLC[33]。GEM/DDP（GEM 1000mg/m² d1、8，DDP 70mg/m² d2, q21d）方案化疗4周期，化疗后重新评价，可切除者接受手术、有纵隔淋巴结转移者术后放疗44～46Gy，不可切除者接受胸部放疗60Gy。共入组129例，化疗有效率62%。40例（31%）接受外科切除，38例（29%）获完全性切除。毒性可耐受，无围手术死亡病例。中位生存期19.5个月，1年生存率74%。

目前已进行的Ⅲ期随机研究均选择第一、二代的化疗方案，结果显示能延长生存期。近年来一些术前化疗的Ⅱ期临床试验选择第三代化疗方案进行研究，也证实了治疗的有效性和安全性。但各临床研究之间在病例选择和治疗方案的制定等方面均存在较大的变化，因此，选择术前化疗的最佳治疗方案仍存在困难，需要更多的Ⅲ期临床研究。

（二）Ⅰ～Ⅱ期NSCLC的新辅助化疗

BLOT（Bimodality Lung Oncology Team）进行了一项多中心Ⅱ期临床试验，病例选择纵隔镜检查阴性的T2N0、T1～2N1、T3N0～1 NSCLC 94例，患者接受PTX/CBP方案化疗2周期后外科切除，术后原方案化疗3周期[34]。结果90例（96%）接受计划术前化疗，而仅45%接受术后化疗；术前化疗后53例（56%）疗效评价PR，88例（94%）进行剖胸探查，81例（86%）得以完全性切除，其中有6例获病理CR；1年生存率85%，报道时未达中位生存期。2003年ASCO会议对BLOT的研究进行了更新报告，包括134例，由于初始方案中术后化疗的依从性不佳，因此方案修改为术前化疗3周期、术后化疗2周期。化疗有效率51%，仅5%疾病进展，94%的病例进行完全性切除，围手术死亡率为1%。1年、2年、5年生存率分别为85%、61%、42%，复发转移的器官包括：局部复发者17%，仅脑转移者21%，其他远处转移者43%，局部和远处转移同时出现者19%[35]。在这个研究的基础上，BLOT或KNOT（SWOG9900）进行一项对比术前3周期PTX/CBP化疗或单独手术治疗ⅠB期NSCLC的Ⅲ期临床试验。S9900研究中，病例选择包括临床分期为T2N0、T1-2N1、T3N0-1（上沟瘤除外）的NSCLC，患者随机接受PC方案（PTX 225mg/m² d1, CBP AUC 6 d1, q21d）化疗3周期后手术切除或直接外科切除术，研究在2004年7月因辅助化疗阳性结果而中止入组[36]。共入组354例，单独手术组174例、术前化疗组180例，中位年龄64岁，男性占66%、PS1者36%、腺癌占36%、T2N0者63%、T1N1者5%、T2N1者19%、T3N0者10%、T3N1者4%。PC化疗相关死亡3例，术后30天内死亡病例PC组7例、对照组4例。PC方案化疗的影像学评价有效率40%。术前化疗组的中位PFS 29个月、1年PFS率68%、2年PFS率54%，单独手术组分别为20个月、68%、47%（HR 0.85，95%CI 0.63～1.14, P=0.26），术前化疗组的中位生存期42个月、1年生存率

82%、2年生存率68%，单独手术组分别为37个月、79%、64%（HR 0.88，95%CI 0.63~1.23，P=0.47）。目前生存资料显示术前化疗组的生存期较长，但统计学并没有显著差别，更长时间的随访可能显示两组生存期的差别。

ChEST研究中，病例选择包括临床分期为T2N0、T1-2N1、T3N0-1的NSCLC，患者随机接受GP方案（GEM 1250mg/m^2 d1, 8, DDP 75mg/m^2 d1, q21d）化疗3周期后手术切除或直接外科切除术[37]。2000年9月~2004年12月，欧洲44个研究中心共入组267例，直接外科切除141例、术前化疗组126例，两组中位年龄分别为62.7岁和60.6岁，PS 0者分别占70.2%和74.6%，IB、IIA期比例分别占55.3%和50.8%，鳞癌比例分别为44.7%和36.5%，腺癌分别为29.8%和34.1%，术前化疗组79.4%完成3周期化疗，化疗有效率32.5%（另外21.1%未评价），化疗最常见的3~4级毒性反应包括粒细胞减少30.1%、血小板减少12.2%、白细胞减少8.9%。经中位10个月随访，75例发生疾病进展或死亡，手术组和术前化疗组的6个月PFS率分别为89.1%和79.6%。研究初步显示术前化疗在PFS方面优于对照组，但需要更长期的随访资料。

（三）术前化放疗

为了增加局部控制率和完全切除率，新辅助治疗在术前化疗的基础上增加放疗进行了一些临床研究。多项II期术前同期化放疗治疗NSCLC，结果中位生存期13~25个月，5年生存率18%~37%[38]。SWOG8805研究中，入组包括ⅢA（N2）和ⅢB期，术前EP化疗2周期，同时胸部放疗45Gy，结果3年、6年生存期分别为26%、20%，T4N0-1者术后6年生存率约50%[39]。

Hainsworth等[40]进行的一项II期临床研究，选择IIB、ⅢA和ⅢB期NSCLC进行术前PC（PTX/DDP）方案同期化放疗。化放疗共持续5周后，对疾病进行重新评价，可切除者接受外科切除，不可切除者继续完成同期化放疗。共包括107例，治疗前评价仅20例（19%）可切除，88例（92%）完成术前化放疗，49例（46%）接受外科治疗，其中34例获完全性切除。14例获病理学CR。其中T3N0者18例，13例（72%）得到完全性切除，33%获病理CR。经中位32个月随访后，总体病例的1年、2年生存率分别为64%和42%。预后好的亚组包括获完全性切除者和临床分期T3N0者（2年生存率均为67%）。研究显示术前PC方案同期化放疗安全有效。

Katayama等[41]的报道中，22例ⅢA期和选择性ⅢB期NSCLC接受TXT/DDP化疗同期胸部放疗，治疗方案包括TXT 40mg/m^2，DDP 40mg/m^2 d1、8、29、36，同期胸部放疗40~60Gy。11例按计划完成化疗，化放疗的有效率73%；20例接受外科切除，19例得以完全性切除，术后14例（64%）分期降低，6例（23%）达病理CR。总的3年生存率66%，其中14例分期降低者3年生存率93%。Eberhart等[42]进行的研究中，病例选择包括不可切除的ⅢA、ⅢB期NSCLC，患者首先接受PTX/DDP（PTX 175mg/m^2 d1, DDP 50mg/m^2 d1、8, q21d）方案化疗3周期，随后EP方案（DDP 50mg/m^2 d2、9, VP-16 100mg/m^2 d3~5）同期胸部超分割放疗（1.5Gy bid, DT 45Gy），治疗后进行重新评价，可切除者接受手术，不可切除者继续放疗。共64例，36例（56%）接受手术，32例（50%）得到完全切除，3例围手术期死亡。总体中位生存期25个月，4年生存率30%。而32例完全切除者，中位生存期为36个月，4年生存率49%。

关于术前放化疗的研究大多选择第二代化疗方案，与20世纪90年代发展的含铂二药联合第三代方案相比，疗效稍逊而毒性较重。已有较多的关于新方案的II期临床研究显示其安全性和有效率，但仍缺乏大样本的随机对照临床试验证实。

II、III期的临床试验表明术前化放疗的有效性和安全性，但术前化放疗是否优于术前化疗？最近GLCC（German Lung Cancer Cooperative Group）的一个III期临床研究试图对这个问题进行回答[43]。研究选择ⅢA、ⅢB期NSCLC，随机进入术前化放疗组或术前化疗组。术前化放疗：EP方案化疗3周期后，超分割放疗（DT 45Gy, 1.5 Gy bid）同期CBP/VDS化疗后手术，如果未进行切除术或术后有残留者增加放疗剂量24Gy；术前化疗组：EP化疗3周期后外科切除，术后放疗（DT 54Gy, 1.8 Gy/d），如果未进行切除术或术后有残留者放疗剂量为68.4Gy。经中位46个月随诊，共481例可评价病例，术前化放疗组245例，术前化疗组236例，两组诱导治疗的有效率分别为52%和

47%（P=0.35），肿瘤完全切除率分别为45%和50%（P=0.30），治疗相关死亡率分别为5.6%和5.3%，中位生存期分别为15个月和17个月（3年生存率分别为24%和23%，P=0.89），中位无进展生存期均为10个月（3年无进展生存率分别为17%和18%，P=0.37）；3、4级食管炎发生率分别为15%和4%（P<0.001），其他毒性反应两组无明显差别。研究认为与术前化疗相比，增加术前超分割同期放疗对生存期无影响，但却明显增加3、4级食管炎。研究中术前化放疗选择诱导化疗后同期放化疗，方案的设计上可能增加毒性反应，结果显示与单独化疗相比增加毒性而不增加疗效，但术前直接同期化放疗是否优于术前化疗目前仍不清楚。

（四）外科在ⅢA期NSCLC综合治疗中的作用

外科治疗仍是可切除ⅢA期NSCLC的重要治疗手段，目前的临床研究显示术前化疗和（或）放疗和术后化疗能提高生存期。但随着化放疗的研究进展，以手术为主的综合治疗是否优于化放疗联合治疗？INT0139研究对术前同期化放疗与直接同期化放疗进行随机对照研究，EORTC08941对术前化疗与序贯化放疗进行随机对照研究，结果却显示外科治疗的参与并不提高总生存期。这两项临床试验的结论动摇了外科切除作为可切除ⅢA期NSCLC"标准治疗"的地位，换言之，在ⅢA期的治疗中，外科治疗并不是不可或缺的。

INT 0139的研究背景：SWOG8805研究病例包括ⅢA（N2）和选择性ⅢB期，共126例，术前EP方案同期胸部放疗（DT45Gy），结果病理CR 21%，镜下局灶残留37%，病理缓解率达58%，6年生存率20%；SWOG9019研究，病例选择ⅢBN3或T4，共50例，其中T4N0-1者18例，T4N2者12例，N3者20例，直接进行同期化放疗：EP方案2周期（DDP 50mg/m² d1、8、29、35，VP-16 50mg/m² d1~5、29~33），同期胸部放疗61Gy，治疗后2周期以上的EP巩固化疗，结果总中位生存期15个月，5年生存率16%[44]。SWOG9019研究显示在直接根治性剂量的胸部放疗中，全量给予含顺铂的化疗，5年生存率与SWOG8805的术前放化疗相似。以上两项研究直接导致了INT 0139的产生，INT0139（RTOG9309）是一项国际多中心对比术前化放疗或直接化放疗治疗ⅢA期NSCLC的随机临床试验[45]。429例T1-3N2M0、PS0~1NSCLC随机进入术前化放疗组或直接化放疗组。治疗设计：术前化放疗组，DDP/VP-16同期胸部放疗（总剂量45Gy，常规分割1.8Gy/d），放化疗后疾病无进展者进行外科切除，术后EP化疗两周期；直接化放疗组，DDP/VP-16同期胸部放疗（总剂量61Gy，常规分割1.8Gy/d），放化疗后疾病无进展者进行EP化疗两周期。结果经中位71个月的随访，两组分别有42%和21%未能完成后两个周期化疗，术前化放疗组有96%按计划进行外科治疗，其中88%得以完全切除，病理CR 18%，病理纵隔淋巴结CR者，中位生存期36.7个月，3年生存率50%；诱导化放疗两组的死亡率均为1.6%，手术组的总治疗死亡率为7.5%，这可能归因于术前放疗；术前化放疗组和直接化疗组的中位生存期分别为22.1个月和21.7个月（P>0.05），3年生存率分别为38%和33%，两组无明显差别；中位无疾病进展生存期分别为14个月和11.7个月（P=0.02），3年无疾病进展生存率分别为29%和19%，术前化放疗组优于直接化放疗组。结果显示接受手术者有较多无肿瘤进展生存病例，但手术组同时也有较多的无肿瘤进展死亡病例。研究结论认为与直接化放疗相比，诱导化放疗后接受手术者能延长无病生存期但却不能提高总生存期。2005年ASCO会议，INT 0139研究经长期随访后报道，396例可评价病例中，同期化放疗后手术组202例,直接化放疗组194例[46]。化放疗后手术组治疗相关死亡病例16例（10例为术后30天内),直接化放疗组4例；164例接受外科切除者的术后病理分期包括T0N0 29例、TanyN0 76例。手术组的无疾病进展期优于直接化放疗组，中位PFS分别为12.8个月和10.5个月（P=0.017, HR 0.77），5年PFS生存率分别为22.4%和11.1%。化放疗后手术组存活病例中无疾病进展者较多（P=0.008），但无疾病进展的死亡病例也较多（P=0.021）。手术组和直接化放疗组的中位生存期分别为23.6个月和22.2个月（P=0.24），5年生存率分别为27.2%和20.3%（OR 0.63, P=0.10）。随机进入化放疗后外科切除组的5年生存率：未接受手术者8%、术后pN0者41%、pN1-3者24%（P<0.0001）。配对研究显示手术组和直接化放疗组需接受全肺切除者的中位生存期分别为19个月和29个月，5年生存率分别为22%

和24%，而手术组和直接化放疗组可进行肺叶切除者的中位生存期分别为34个月和22个月，5年生存率分别为36%和18%（P=0.002）。研究者的结论包括：ⅢA期pN2者诱导化放疗后外科切除能明显提高PFS，但不提高总生存期；化放疗后手术组趋于有稍优的5年生存率；术后pN0者的生存期较长；诱导化放疗后如果患者身体状况较好可进行外科切除；但如需要全肺切除者，进行外科治疗并非最佳方法。基于INT0139研究结果，美国NCCN临床指南对T1-2N2的ⅢA期者的初始治疗进行修订：患者首先进行诱导化疗加或不加放疗，疾病无进展者进行外科切除；或者直接进行治愈性化放疗。

EORTC 08941是在EORTC08955、08958、08984等研究的基础上进行的一项NSCLC的Ⅲ期临床研究，病例选择ⅢA期pN2者，572例接受含铂方案诱导化疗3周期后，有效者随机分组接受外科切除加或不加术后放疗或胸部放疗组[47]。诱导化疗的有效率61.5%，共332例接受随机分组，外科治疗组167例，胸部放疗组165例，中位年龄64岁，男性74%，鳞癌39%，T1者12%、T2者72%、T3者15%。154例接受外科治疗中，14%为剖胸探查、51%得到完全切除、42%病理分期降低，手术死亡率4%，术后放疗者39%；155例接受胸部放疗，中位放射时间43天（15~60天），92%使用CT计划，放疗组所有3、4级毒性发生率3.9%。结果经中位72个月随诊后，手术组的中位生存期为16.4个月、2年生存率35%、5年生存率16%，而胸部放疗组分别为17.5个月、41%和13%（HR 0.95，95%CI 0.75~1.19，P=0.60）；手术组和放疗组的中位PFS分别为9.0个月和11.4个月、2年PFS率分别为27%和24%（P=0.61）。ⅢA（N2）期NSCLC诱导化疗有效者随后接受外科切除和胸部放疗的总生存以及PFS无明显差别。

对于可切除的NSCLC而言，外科切除仍是可接受的标准治疗，局部晚期的Ⅲ期者，化疗和放疗是PS好者的标准治疗，新辅助治疗至今仍有许多问题悬而未决。2003年IASLC对术前诱导治疗的共识包括[48]：可切除的疾病，外科仍是标准治疗；PS好、不可切除的局部晚期者，联合化疗和放疗可视为标准治疗；不推荐放疗单独作为诱导治疗；大量的Ⅱ期研究证实术前化疗或化放疗的有效性和安全性，但没有确定"最佳"方案；超分割、加速超分割、三维适形放疗等应用于诱导化放疗中，但由于缺乏Ⅲ期临床而不能准确评价；ⅢB期中T4N0-1者预后相对较好；诱导化疗疾病进展率较低，约为3%~5%，诱导化疗后手术死亡率为0~17%，而诱导化放疗者为4%~15%；诱导化疗或化放疗后手术均有报道发生急性呼吸窘迫综合征（ARDS），右全肺切除增加ARDS的发生率，故仅限于肺功能良好者进行；术前CT评价有效不能预测生存，PET可能优于CT，完全切除者生存期长，病理缓解者生存期长；诱导治疗在ⅠB、Ⅱ期的作用未确定。亟待回答的问题包括：放疗的最合适技术、分割、剂量；现有研究的化疗均为含铂方案，而非铂方案的价值有待确定；对于长期生存的病例，首发转移最常见于脑，因此预防性脑放疗的角色值得进一步研究。基于INT0139的研究结果，手术在Ⅲ期诱导化疗或化放疗后的价值未确定；寻找最佳的预测和预后因子，从而对最可能获益的病例进行选择性治疗。

五、肺上沟瘤或Pancoast肿瘤的治疗

位于肺尖的肺癌并侵犯局部胸壁称肺上沟瘤（superior pulmonary sulcus tumors）或Pancoast肿瘤[49]。肺上沟瘤可侵犯第2和第3肋骨、臂丛神经、锁骨下血管、星状神经节和邻近椎体。Pancoast综合征（Pancoast's syndrome）包括沿C8、T1-2神经分布的肩臂疼痛、Horner综合征以及手肌肉萎缩无力等一系列症状体征。引起Pancoast综合征的常见原因包括肿瘤和感染性疾病，其中肿瘤包括了支气管肺癌、转移瘤、浆细胞肿瘤以及其他胸内原发肿瘤。1924年Henry Pancoast描述了这个综合征，并在1932年进行了病例报道，因而命名为Pancoast综合征，肺上沟瘤也被称为Pancoast瘤[50]。肺上沟瘤最典型的症状为侵犯臂丛神经而导致上肢放射性疼痛，但近年来由于影像学的发展使一些病例得到早期诊断，因此诊断时典型的症状相对减少。随着影像学进展和对局部解剖的了解，肺上沟瘤得到更精确的定义，疾病也包括了肿瘤侵犯最上部分肋骨或骨膜、臂丛神经的下支、肺尖附近的交感神经链、锁骨下血管以及其他胸顶部组织结构[49]。

肺上沟瘤的组织病理分型中，非小细胞肺癌占了绝大部分。MD Anderson 肿瘤医院的报道中，143例肺上沟瘤，腺癌占55%、鳞癌占27%、大细胞癌占8%[51]。而 Hagan 等[52]的73例病例报道中，鳞癌占38%、腺癌占15%、大细胞癌占36%、其他11%。两组资料组织学分布差异较大，说明肺上沟瘤的病理分型可能与不同时期、不同区域研究对象相关。肺上沟瘤的分期可包括T3-4N0-3，即ⅡB～ⅢB期之间，可切除和不可切除疾病均有。MD Anderson 医院报道ⅡB期（T3N0M0）占25%，ⅢA期（T1-3N2）占22%，ⅢB期（T4或N3）占53%[51]。

外科仍然是可切除病变的重要治疗手段。放射治疗有较好的姑息治疗作用，约75%的患者疼痛明显缓解。但单独放疗的疗效差，总体5年生存率仅为5%。一些对选择性病例的放疗研究显示平均中位生存期16个月，平均5年生存率20%（15%～23%）[49]。

1956年 Chardack 等报道中，1例 Pancoast 瘤经外科切除、术后放疗65Gy 后长期生存，这是首例多学科综合治疗 Pancoast 瘤的成功经验。1961年 Shaw 等则报道18例经术前放疗后外科切除，报道时12例存活（90%的随诊期＜2年），其中一例"不可切除"Pancoast 瘤经术前放疗30Gy后肿瘤缩小超过50%，随后进行了完全性切除，以后的随诊中患者术后生存27年而未见肿瘤复发。Paulson 等[53]总结131例 Pancoast 瘤的治疗，79例完成术前放疗后进行手术。其中78例得以切除，手术死亡率2.6%，5年生存率31%、10年生存率26%、15年生存率22%。但有肺门或纵隔淋巴结转移者预后较差，17例中仅有3例生存超过1年，没有2年生存报道。Sartori 等[54]的报道中，42例 Pancoast 瘤经术前放疗后外科切除，结果术后1例死亡，中位生存期14个月，5年生存率25%。放疗后疼痛缓解和未缓解者的5年生存率分别为36.4%和9%。椎体侵犯者无1年生存，5例锁骨下动脉侵犯者、5例N2者均只有1例生存期超过1年。Maggi 等[55]报道了50例 Pancoast 瘤的治疗，术前给予30 Gy 放疗，结果36例得以完全切除（R0）、5例镜下残留（R1）、19例为肉眼残留（R2），手术相关死亡3例（5%）。总体3年、5年生存率分别为34%和17.4%。R0者和R1～2者的3年生存率分别为45.8%和11.4%，5年生存率分别为23.5%和0（$P<0.025$），R0者和R1～2者的中位生存期分别为19个月和7个月。Alifano 等[56]的报道中，67例肺上沟瘤首先经外科切除，术后病理分期ⅡB 49例、ⅢA 12例、ⅢB 6例。55例（82%）得以完全性切除，手术死亡率8.9%（6例）。53例进行术后治疗，其中放疗42例、化放疗9例、化疗2例。总体病例的2年、5年生存率分别为54.2%和36.2%，其中完全切除者5年生存率44.9%，而不完全切除术者为0（$P=0.000065$）。

SWOG94-16研究选择同期化放疗后手术切除治疗无纵隔淋巴结转移的肺上沟瘤[57]。诱导治疗包括接受EP方案同期化放疗，DDP 50mg/m^2 d1、8、29、36，VP-16 50mg/m^2 d1～5、29～33，胸部放疗45Gy，随后化疗2周期。共入组116例，T4占28%。治疗后影像学有效率36%，75%的患者接受外科治疗，68%得以完全切除（完全切除率90%），结果36%病理学CR、30%显微镜下少量肿瘤残留，诱导治疗后手术者的2年生存率50%、5年生存率41%，病理CR者2年生存率70%。JCOG-9806研究中，76例肺上沟瘤进行术前同期化放疗，结果影像学有效率60%，75%接受外科治疗，68%完全切除，18%术后达病理CR，总体1年、2年生存率分别为77%和70%[58]。研究结果与SWOG9416相似。Wright 等[59]回顾术前放疗和术前化放联合治疗肺上沟瘤，患者治疗前进行纵隔镜检查以除外N2转移，所有病例术后病理分期均为N0。20例接受术前放疗（平均剂量39Gy）、15例接受术前同期化放疗（平均放疗剂量51Gy，联合DDP为基础的化疗），无治疗相关死亡病例。术前放疗的完全切除率80%（16/20）、术前化放疗为93%（14/15），两组无明显差异（$P=0.15$）。病理缓解率术前放疗者35%（7/20）、术前化放疗者为87%（13/15），联合治疗占优势（$P=0.001$）。术前放疗组的2年、4年生存率分别为49%和49%，化放疗组分别为93%和84%（$P=0.01$）；放疗组和化放疗组的局部复发率分别为30%和0（$P=0.02$）。研究显示术前化放疗优于术前放疗。

研究显示术前化放疗优于术前单独放疗，T3-4N0肺上沟瘤诱导化放疗后外科切除能使一部分病例长期生存，但有淋巴结转移者预后则非常差，有些临床指南甚至把纵隔淋巴结转移视为外科治疗的禁忌证。

2003年ACCP（American College of Chest Physician）对肺上沟瘤的临床指南包括：尽量在治疗前获得组织学诊断；术前检查应包括胸部CT、胸腔入口处MRI；无纵隔淋巴结及远处转移者，应由胸外科医师决定疾病的可切除性；不常规推荐锁骨下血管和椎体侵犯者进行外科切除；术前纵隔镜检查，纵隔淋巴结者为外科切除的禁忌证；可切除者，应进行术前化放疗，术前放疗可作为替代选择；手术包括肺叶切除、累及胸壁整块切除；不常规推荐术后放疗；不可切除、PS好者接受治愈性化放疗；如不适于治愈性治疗者，进行姑息性放疗[49]。

2006年NCCN对肺上沟瘤的临床指南包括：可切除者，同期化放疗后手术切除；可能切除者，同期化放疗后外科评价，如可切除者，外科切除，如果不可切除者，则完成治愈性放疗+化疗；不可切除者，治愈性同期化放疗[23]。

六、不可切除局部晚期ⅢA、ⅢB者（不伴恶性积液的Ⅲ期者）的治疗

放疗通过控制原发肿瘤和区域转移性淋巴结而提高生存期。随着局部肿瘤的进展，潜在远处转移的可能性也随之增加，因此放疗的疗效与肿瘤的分期呈负相关。目前放疗在NSCLC的治疗中包括治愈性和姑息性，其中姑息性放疗对晚期肺癌能有效缓解症状，因此也得到广泛应用。

目前对不可切除的局部晚期病变，直接胸部放疗（definitive thoracic radiotherapy）是临床的选择之一，但由于随机临床研究已表明联合化放疗优于单独放疗，故单独放疗已不作为局部晚期NSCLC的标准治疗方案。2003年ASCO的临床指南中推荐放疗总剂量不低于60Gy，每分割剂量为1.8～2Gy，病例选择包括PS0～1者（PS2者则存在争议）、肺功能良好者以及病变局限于胸部者[60]。不可切除Ⅲ期者经单独根治性放疗后的长期生存率约为1%～9%，放疗后≥50%者出现局部复发，约50%者出现远处转移，治疗失败模式表明为了增加局部控制率和减少远处转移，初始治疗应同时加强局部和全身控制的治疗。近20年来临床学者对治疗进行了新的研究，其中包括超分割等放疗新技术的应用、序贯化放疗、同期化放疗、同期化放疗后巩固化疗和诱导化疗后同期化放疗等。三维适形放疗（3DCRT）技术的应用允许在肿瘤局部给予高剂量提高局部控制率，同时周围正常组织照射较少而增加了治疗的耐受性。一项在欧洲进行的前瞻性随机临床试验中显示连续加速超分割放疗（continuous hyperfractioned accelerated radiotherapy, CHART）优于常规放射治疗，治疗方案：CHART治疗组总剂量54Gy，1.5Gy tid连续12天；常规放疗组总剂量60Gy，2.0Gy/d 6周完成[61]。共入组563例局部晚期NSCLC，结果2年生存率分别为29%和20%（$P=0.008$），CHART能减少21%局部疾病进展危险（$P=0.033$）；鳞癌占81%，其治疗后2年生存率分别为33%和20%（$P=0.0007$），CHART明显优于常规放疗；CHART能降低27%局部疾病进展危险（$P=0.012$）、减少24%远处转移危险（$P=0.043$）。但这项研究在病例选择中Ⅰ、Ⅱ期占33%，ⅢA期占38%，且病理分型鳞癌占绝大部分，因而其结果受到置疑。2003年ASCO临床指南对放射治疗未进行修改[61]。在放射源的选择上，2007年美国NCCN推荐使用4～6MeV电子线，而不建议使用$^{60}C_0$、低压射线或更高能量光子射线；但15MeV、18MeV等高能光子射线在以下情况优先选择：总体肿瘤体积（gross tumor volumes, GTV's）较大而且周围由实变和（或）不张的肺组织、巨大转移淋巴结、大血管等包绕，这种情况时放射剂量分布较好，能提高疗效[23]。

1995年的meta分析收集了22项临床试验（共3 033例及死亡病例2 814例），对比根治性放疗与放化疗治疗局部晚期NSCLC[6]。其中11项研究选择含铂方案，10项研究中化疗在放疗前开始，结果显示化放疗优于单独放疗：HR 0.90（$P=0.006$），或诠释为减少死亡危险约10%，绝对提高3年生存率3%，5年生存率2%；而对含铂方案化疗的分析显示更能获益：HR 0.87（$P=0.006$），减少死亡危险约13%，绝对提高3年生存率4%，5年生存率2%。同年的另一项meta分析中，与单独放疗相比，选择含铂方案的联合化放疗能减少1年死亡危险24%（OR 0.76，95%CI 0.6～0.9），2年死亡危险30%（OR 0.70，95%CI 0.5～0.9）；而非铂方案化放疗者的1年、2年死亡危险分别降低8%和15%，但其降低程度无统计学意义[62]。Pritchard等[63]进行的meta分析也再次证实联合化

放疗优于单独放疗，研究回顾了14项随机临床试验共2 569病例，结果显示联合化放疗能明显降低死亡危险性，1年相对死亡危险RR 0.88（95%CI 0.80～0.96），2年RR0.87（95%CI 0.81～0.94）、3年RR为0.83（95%CI 0.77～0.90），而且化放疗的获益随着时间略有增加，总体获益程度相当于中位生存期增加2个月。基于这三项meta分析的结果，含铂方案化疗联合放疗成为局部晚期NSCLC的标准治疗。

（一）序贯化放疗

超过10项前瞻性随机临床试验对序贯化放疗（sequence chemotherapy and radiation）和单独放疗进行对照研究，其中约一半的研究显示序贯化放疗优于放疗，文献报道序贯化放疗的中位生存期为10～14个月。

1. 放疗后化疗 1991年Arriagada等[64]报道的一项Ⅲ期随机临床试验中，353例不可切除的局部晚期NSCLC随机接受胸部放疗（65 Gy/26f）或放疗后化疗（放疗方案同上，化疗选择VCPC：VDS 1.5mg/m² d1～2, CTX 200mg/m² d2～4, DDP100mg/m² d2和CCNU 75 mg/m² d3，每月为1周期，连续3周期）。177例接受放疗、176例接受放疗后化疗，放化疗组在VCPC化疗两周期的有效率为26%。放疗结束3个月后评价疗效，两组的完全缓解率相近，分别为20%和16%，放疗组和放化疗组的2年生存率分别为14%、21%（$P=0.08$），远处转移率分别为67%和45%（$P<0.001$），1年局部控制率分别为17%和15%。研究显示，与单独放疗相比，放疗后化疗能明显减少远处转移的发生，而且生存期的增加接近统计学意义，但局部控制率仍是个未决的问题。

2. 诱导化疗后放疗 CALGB8433研究是一项对比放疗和序贯化放疗治疗ⅢA、ⅢB期NSCLC的Ⅲ期随机研究[65]。155例患者进入研究，随机接受单独放疗（胸部放疗60Gy）或序贯化放疗（DDP/VLB化疗两周期后胸部放疗60Gy），结果有效率分别为43%和56%（$P=0.092$），中位生存期分别为9.6个月和13.7个月（$P=0.012$），5年生存率分别为6%和17%，序贯化放疗优于单独放疗。生存随访发现两组80%～85%的病例在5年内出现局部和（或）远处转移，其中放疗组90%、化放疗组80%出现局部复发，提示应进行深入的治疗研究以有效控制局部和远处的疾病进展。RTOG88-08/ECOG4588研究中，490例ⅢA、ⅢB期NSCLC随机接受序贯化放疗（DDP/VLB化疗2周期后常规胸部放疗60Gy）、常规胸部放疗或超分割放疗（DT69.6Gy, 1.2Gy bid）[66]。共458可评价病例，结果：三组的中位生存期分别为13.6个月、11.4个月和12.3个月（log rank $P=0.05$, Wilaxon $P=0.04$），2年生存率分别为31%、20%和24%，4年生存率分别为11%、4%和9%；三组的局部控制率无显著差别；远处转移方面，化放疗组的非脑远处转移发生率低于放疗组（$P=0.04$），对于病理为鳞癌者，化放疗组的非脑远处转移发生率明显低于其他两组（$P=0.0015$），而常规放疗者的胸壁复发率高于其他两组（$P=0.009$）；三组中非鳞癌患者的复发模式无明显区别，但化放疗组的生存期较长（$P=0.04$）。研究显示化放疗在生存期方面优于常规放疗和超分割放疗。英国Cullen等[67]进行的Ⅲ期研究中，466例局部晚期NSCLC随机接受MIP化疗四周期后放疗或直接进行放疗，研究包括了部分PS2者（化放疗组15%、放疗组11%），结果化放疗和放疗者的中位生存期分别为11.7个月和9.7个月，2年生存率分别为20%和16%，但两组的差别无统计学意义（$P=0.14$），PS2者的入组可能影响了研究的结果。Sharma等[68]报道的一项随机研究中，506例局部晚期NSCLC随机接受胸部放疗（DT60Gy）作为对照组或MIP方案化疗3周期后胸部放疗，460例可评价病例中，化放疗228例，化疗的有效率48.9%（CR5.7%）、SD 21%、PD31.1%。完成治疗计划后，化放疗组和对照组的有效率分别为62.3%和42.2%，稳定率分别为10.1%和15.5%，2年生存率分别为20%和7.4%。

最近Belani等[69]报道的一项Ⅲ期随机临床研究中，对诱导化疗后常规分割放疗（QDRT）或加速超分割放疗（hyperfractionated accelerated radiation therapy, HART）进行对照。病例选择PS 0～1、不可切除ⅢA、ⅢB期NSCLC共141例。患者接受CP方案（CBP AUC 6 d1,Paclitaxel 220mg/m² d1,q21d）诱导化疗2周期，有效或稳定者随机接受QDRT（DT 64Gy, 2Gy/d）和HART（DT 57.6Gy, 1.5 Gy tid, 共2.5周）。诱导化疗后83%接受随机，HART 60例、QDRT 59例，HART和QDRT的有效率分别为25%和22%（$P=0.69$），中位生存期

分别为20.3个月和14.9个月（$P=0.28$），HART组的2年、3年生存率分别为44%和34%，而QDRT分别为24%和14%。HART组和QDRT组的3级食管炎分别为14例和9例、3、4级肺炎分别为0例和6例。研究显示HART的毒性可耐受，生存期优于QDRT，但统计学无显著差异。

序贯化放疗优于单独放疗，但一线诱导化疗后放疗（序贯化放疗）是否优于单纯化疗呢？在Leung等[70]进行的一项Ⅲ期临床试验中，119例不可切除NSCLC随机接受EP化疗3周期后胸部放疗40Gy或不放疗，化疗的有效率为20.6%，两组的中位生存期分别为12.4个月和8.7个月（$P=0.047$）。研究显示在诱导化疗的基础上增加胸部放疗能提高生存期。European Lung Cancer Working Party进行的一项Ⅲ期临床试验中，462例ⅢA、ⅢB期NSCLC接受MIP方案化疗3周期，化疗的有效率35%，115例有效者随机接受MIP 3周期或胸部放疗（60Gy，2 Gy bid），结果两组的生存期无显著差别，中位生存期分别为42周和54周，2年生存率分别为18%和22%，但接受胸部放疗者的中位无局部进展生存期明显优于化疗组（分别为158周和31周，$P=0.0007$）[71]。研究显示诱导化疗后胸部放疗增加局部控制率但不提高生存期。

（二）同期化放疗

在序贯化放疗发展的同时，同期化放疗（concurrent chemotherapy and radiation）也得到研究。与序贯治疗相比，同期化放疗的优点包括化疗的放射增敏、缩短总治疗时间以及避免诱导化疗后肿瘤细胞的加速增殖等，但同期化放疗也存在增加毒性反应的缺点（表13-3）[72]。Cochroane的一项meta分析中，对同期化放疗和放疗的随机对照研究进行分析，包括14项临床试验2 393例，结果显示同期化放疗能减少2年死亡危险，RR0.93（95%CI 0.88～0.98，$P=0.01$），提高2年无局部进展生存率，RR0.84（95%CI 0.72～0.98，$P=0.03$），提高2年无进展生存率，RR0.90（95%CI 0.84～0.97，$P=0.005$）[73]。同期化放疗的不良反应特别是食管炎发生率明显比单独放疗高，然而治疗相关死亡、放射性肺炎、肺纤维化以及后期食管结构破坏等不良反应，同期化放疗和放疗组的发生率无显著差别。另外值得注意的是同期化放疗组的贫血发生率高可能影响了疗效。

表13-3　序贯化放疗、同期化放疗理论优劣势

	序贯化放疗	同期化放疗
优势	化疗可先治疗亚临床的微转移瘤；有效者可减少原发肿瘤的负荷，增加放疗的疗效，降低靶病灶的体积；避免两种治疗手段毒性的直接相加	联合化疗时增加肿瘤对放射的敏感性，从而增加肿瘤的局部控制率；不延迟对原发肿瘤的治疗
劣势	无化疗药物的放疗增敏作用	由于两种治疗手段的同时应用，毒性相加导致两种治疗均不能给予全量治疗

同期化放疗中包括每周较高剂量给药的化疗和每日低剂量给药的化疗方案，同期化放疗时化疗药物的剂量高低是否影响疗效？Rakovitch等[74]进行的一项meta分析中，选择10项对比每周化疗和每日化疗方案的随机研究，共包括1 802病例，结果每周化疗组的2年死亡危险比RR0.93（95%CI 0.87～0.99）、每日化疗组RR0.92（95%CI 0.85～1.00），每周化疗组的3年死亡危险比RR0.93（95%CI 0.89～0.98）、每日化疗组RR 0.90（95%CI 0.81～1.01）；发生3、4级食管的危险比：每周化疗组的RR为2.07（95%CI 0.96～4.46），每日化疗组RR1.70（95% CI 1.17～2.48）；发生3、4级放射性肺炎的危险比，每周化疗组为1.52（95%CI 0.93～2.48），每日化疗组为1.17（95%CI 0.65～2.09）；发生3、4级粒细胞减少的危险比，每周化疗组为8.57（95%CI 3.75～19.58）、每日化疗组为11.93（95%CI 1.55～92.12）。本项研究显示高剂量和低剂量化疗同期放疗的疗效和毒性反应未见显著差别。

（三）同期化放疗与序贯化放疗的对照研究

在进行的四项对比序贯或同期化放疗的随机研究中，三项显示同期化放疗的中位生存期延长

有统计学意义，仅有一项研究显示无差异。1999年Furuse等[75]第一次报道了同期化放疗与序贯化疗对比的Ⅲ期随机临床试验，选择MVP方案序贯或同期化放疗治疗局部晚期NSCLC，序贯化疗组MVP化疗2周期后常规胸部放疗56Gy；同期化放疗MVP化疗2周期同期胸部放疗（总量56Gy，分段放疗28 Gy，休息10天后再放疗28 Gy）。共入组320例，ⅢB期占72%，序贯组和同期化放疗组的有效率分别为66%和84%（$P=0.0002$），中位生存期分别为13.3个月和16.5个月（$P=0.039$），序贯组的2、3、4、5年生存率分别为27.4%、14.7%、10.1%和8.9%，同期化放疗组分别为34.6%、22.3%、16.9%和15.8%，同期化放疗组占优势。此外，同期化放疗能显著提高5年无局部复发生存率（46% vs 30%，$P=0.0021$）。然而同期化放疗组的骨髓抑制发生率较高（$P=0.0001$），研究认为选择分段同期放疗可减少3、4级食管炎的发生率（4/156），与序贯治疗组相似（3/158）。RTOG9410研究中，595例局部晚期NSCLC随机进入三组治疗：VLB/DDP序贯化放疗、VLB/DDP同期化放疗（常规分割放疗）和EP同期化放疗（DDP和口服VP-16化疗，放疗分割为每日2次）[76]。结果中位生存期分别为14.6个月、17个月和15.2个月，4年生存率分别为12%、21%和17%，常规分割放化疗优于序贯化疗（$P=0.046$），而分割为每日2次者与序贯者无明显差别（$P=0.296$）。在捷克进行的一项研究中，102例ⅢA、ⅢB期NSCLC随机接受NVB/DDP方案同期或序贯化放疗，其中ⅢA期15例、ⅢB期87例[77]。治疗方案：同期治疗组NVB/DDP化疗4周期，胸部放疗在第2周期第4天开始，总量60Gy；序贯治疗组NVB/DDP化疗4周期后，两周内开始胸部放疗60Gy。结果同期和序贯化疗组的有效率分别为80%和47%（$P=0.001$），中位生存期分别为16.6个月和12.9个月（HR 0.61，95%CI 0.39～0.93，$P=0.023$），中位TTP分别为11.9个月和8.5个月（HR 0.62，95%CI 0.38～0.93，$P=0.024$）；3、4级毒性反应：中性粒细胞减少分别为53%和19%（$P=0.009$），恶心呕吐分别为39%和15%（$P=0.044$）。研究显示与序贯治疗相比，同期化放疗能提高生存期，但骨髓抑制和消化道反应也相应增加。最近Cochroane的meta分析中，与序贯治疗相比，同期化放疗能明显减少14%的2年死亡危险（RR 0.86，95%CI 0.78～0.95，$P=0.003$），但其治疗的毒性也相应增加[73]。

（四）诱导化疗后同期化放疗

同期化放疗在疗效增加的同时，其毒性的增加通常导致化疗不能进行全量治疗。诱导化疗后同期化放疗的研究设计允许在同期化放疗前给予患者全量的化疗。诱导化疗的有利因素包括全量化疗的耐受性好和化疗有效后肿瘤缩小可减少放射野等。CALGB9431对比GEM、PTX、NVB联合DDP诱导化疗后同期胸部放化疗的随机Ⅱ期临床试验，三个方案均化疗4周期，放疗于第3周期同期进行，总剂量66Gy/6～7周[78]。共入组187例，结果总的中位生存期为17个月，1年生存率66%。GEM/DDP、PTX/DDP和NVB/DDP三组治疗后的有效率分别为74%、67%和73%，三组的生存率无显著差别，1年生存率分别为68%、62%和65%，2年生存率分别为37%、29%和40%，3年生存率分别为28%、19%、23%。3、4级毒性反应主要包括粒细胞减少、血小板减少和食管炎等，其中GEM治疗组诱导化疗时骨髓抑制、同期化放疗时食管炎较重。第三代方案诱导化疗后同期化放疗的Ⅱ期研究显示希望，但是否优于序贯化放疗呢？最近的德国一项Ⅲ期临床研究中，所有患者先接受PTX 200mg/m^2，CBP AUC6 d1 3周方案化疗2周期，治疗后无进展者随机接受胸部放疗（DT 60Gy）和PTX 75mg/m^2 qw同期化疗[79]。共入组303例不可切除的ⅢA、ⅢB期NSCLC，诱导化疗后219例进入随机，化放疗组104例、放疗组115例。结果化放疗组和放疗组的中位生存期分别为18.67个月和14.1个月，化放疗组占优势；中位PFS分别为11.3个月和5.57个月（$P=0.0003$）；化放疗组的复发转移率明显低于放疗组（62.1% vs 83.8%，$P<0.001$）。研究认为诱导化疗后同期化放疗在生存期、PFS等方面优于诱导化疗后放疗，而且无明显增加毒性。

另一项Ⅲ期随机临床试验（CALGB 39801）中，366例Ⅲ期NSCLC随机接受直接同期化放疗或诱导化疗后化放疗，其中66%为男性，63%年龄>60岁；同期化放疗方案，CBP AUC 2、PTX 50mg/m^{2}每周给药，胸部放疗总剂量66Gy；诱导化疗后化放疗方案，CBP AUC 6 d1，PTX 200mg/

m² d1，q21d化疗2周期，化疗后同期化放疗（方案同上组）[80]。结果显示：诱导化疗最常见的3、4级毒性反应为中性粒细胞减少（38%）；直接同期化放疗组和诱导化疗后化放疗组在化放疗期间的3、4级中性粒细胞减少发生率分别为15%和27%，3级贫血分别为5%和11%，3、4级疲乏分别为17%和20%，3、4级食管炎分别为31%和35%，3、4级呼吸困难分别为12%和19%；直接同期化放疗组和诱导化疗组的4级毒性发生率分别为24%和41%（$P=0.001$）；直接同期化放疗组和诱导化疗后化放疗组的有效率分别为65%和60%，中位生存期分别为11.4个月和14.0个月，诱导化疗组稍长但差别无统计学意义（$P=0.154$），1年生存率分别为48%和54%，3年生存率分别为17%和25%。研究者认为尽管在同期化放疗的基础上增加诱导化疗中位生存期增加2.6个月，但统计学方面并不支持诱导化疗的生存期优势，而且诱导化疗组的毒性反应明显增加，因此目前而言不足以成为常规治疗。

Gervais等[81]进行的一项Ⅲ期临床研究中，584例不可切除局部晚期Ⅲ期NSCLC随机分组接受NP方案诱导化疗3周期后，有效或稳定者接受胸部放疗或同期化放疗（DT 66Gy/同期CBP 15mg/(m²·d)。诱导化疗后194例接受单独胸部放疗、233例放疗加CBP化疗，放疗组和化放疗组的中位生存期分别为11个月和14个月，1年的局部控制率分别为62%和70%（$P=0.068$），其中有效率分别为66%和72%（$P=0.21$），放疗组和化疗组的3年转移率分别为64%和65%。两组3、4级食管炎的发生率相似，但同期化放疗的毒性相关死亡病例（21例）高于放疗组（10例）。研究表明诱导化疗后胸部放疗联合同期小剂量CBP化疗并不能明显增加局部控制率和总生存期。

最近的一项Ⅲ期临床研究中，病例选择220例PS 0～1、ⅢA、ⅢB期NSCLC，入组后接受PTX/CBP方案诱导化疗2周期，随后PTX 45 mg/m²，CBP AUC 2 qw连续7周，同期胸部66.6Gy/37次，治疗后119例有效或稳定者随机进入观察对照组或PTX 75mg/m²每周巩固化疗。结果对照组和巩固化疗组的有效率分别为71%和63%，中位无进展生存期分别为9.5个月和8.2个月，3年无疾病进展生存率分别为19%和7%，两组的中位生存期分别为26.9个月和16.1个月，3年生存率分别为34%和23%。对照组和巩固化疗组的3级毒性发生率分别为71%和66%，4级毒性发生率分别为17%和15%。研究数据表明对照组稍优，即诱导化疗后同期化放疗，随后巩固化疗并不能延长生存期[82]。

（五）同期化放疗后巩固化疗

SWOG9019研究，病例选择ⅢBN3或T4，共50例；直接进行同时化放疗：EP方案2周期（DDP 50mg/m² d1、8、29、35，VP-16 50mg/m² d1～5、29～33），同时胸部放疗61Gy，治疗后EP方案巩固化疗2周期；结果总中位生存期15个月，2年、3年、5年生存率分别为34%、26%和17%[44]。另一项Ⅱ期临床研究（SWOG9504）中，83例ⅢB期NSCLC接受EP方案2周期化疗同期胸部放疗（方案同SWOG9019研究），共74例完成同期化放疗，有效率67%，稳定率23%，65例（78%）于治疗后4～6周开始多西他赛单药100mg/m²巩固化疗3周期。结果显示同期化放疗的总体耐受性好；巩固化疗最明显的毒性反应是4级粒细胞减少（58%），1例治疗相关死亡。中位生存期超过26个月，中位TTP16个月，3年、4年、5年生存率分别为40%、29%和26%。其中ⅢB期各亚类的中位生存期和5年生存率如下：T4N0-1者为32个月和29%，T4N2者为26个月和37%，N3者为16个月和20%。45例治疗失败者的模式显示53%首见远处转移、36%首见局部复发、11%局部远处并见，15例首见脑转移（其中孤立性转移8例）。研究认为经长期随访后S9504的生存情况略优于S9019研究，ⅢB期的5年生存率约20%～37%。LAMP（Locally Advanced Multimodality Project）研究中，病例选择标准包括不可切除ⅢA、ⅢB期NSCLC、KPS 70～100、体重下降＜10%等，276例患者随机接受PTX/CBP方案的三种联合化放疗方案：序贯化放疗PTX 200 mg/m² d1, CBP AUC 6 d1, q21d 2周期，随后胸部放疗（63.0 Gy）；诱导化疗后同期化放疗, PTX 200 mg/m² d1, CBP AUC 6 d1, q21d 2周期，随后 PTX 45mg/m², CBP AUC 2, q21d 连续7周同期胸部放疗（63.0 Gy）；同期化放疗后巩固化疗，PTX45mg/m², CBP AUC 2, qw 连续7周同期胸部放疗（63.0 Gy），随后 PTX 200 mg/m² d1, CBP AUC 6 d1, q21d 巩固化疗2周期[84]。 结果三组的中位生存期分别为13个月、12.7个月和16.3个月，同期化放疗后巩固化疗的生存期占有优势。毒性反应中三组的3级食管炎发生率分别为3%、19%和28%，巩固化疗组的发生率最高，尽管如此仍有67%完成了巩固化疗。研究显示与其他两种化放疗联合治疗相比，放化疗后巩固化疗能延长生存期而且毒性可耐受。

Sekine等[85]进行的一项Ⅱ期临床研究中，选择NP方案同期化放疗、TXT单药巩固化疗3周期治疗局部晚期NSCLC。治疗方案包括DDP 80mg/m^2 d1、29、57，NVB 20mg/m^2 d1、8、29、36、57、64，胸部放疗于第2天开始（DT60Gy/30f），化放疗后TXT 60mg/m^2 q3～4w共3周期。共93个可评价病例，中位年龄60岁，男性76例，女性17例，ⅢA期41例、ⅢB期52例。同期化放疗的耐受性较好，80例（86%）完成3周期NP，87例（94%）完成60Gy放疗，3、4级毒性粒细胞减少62例、食管炎11例、肺炎3例。docetaxel巩固化疗3、4级毒性中粒细胞减少51例、食管炎2例、肺炎4例。研究中有4例死于放射性肺炎。治疗有效率82%，其中CR5例，PR71例，中位PFS12.8个月，中位生存期30.8个月。研究显示了较好的疗效，但毒性反应得以妥善处理。

Lchiki等[86]进行的研究中，Ⅰ期研究推荐TXT/DDP方案，同期化放疗的剂量为docetaxel 25mg/m^{2}d1、8, cisplatin 70mg/m^2 d2, q28d，剂量限制性毒性（DLT）是食管炎和发热性粒细胞减少。Ⅱ期研究中，43例Ⅲ期NSCLC经TXT/DDP化疗两周期同期放疗后，续以全量TXT/DDP方案（TXT 60mg/m^2 d1, DDP 80mg/m^2 d1, q28d）2周期巩固治疗。主要3、4级毒性包括粒细胞减少28例、贫血10例、血小板减少4例、食管炎4例、肺炎2例。有效率76.7%（33例），中位生存期22个月，2年生存率44%。SCLG0008研究中，随机对照TXT/GEM诱导化疗后TXT/CBP同期化放疗或同期化放疗后TXT/GEM巩固化疗治疗Ⅲ期NSCLC[87]。TXT/GEM诱导化疗或巩固化疗均为2周期，TXT 40mg/m^2, GEM 1 200mg/m^2, d1、8, q21d；TXT/CBP同期化放疗的方案包括TXT 20mg/m^2, CBP AUC2, qw，同期胸部放疗（DT60Gy）。目前研究正在进行中，中期总结诱导化疗组28例、巩固化疗组27例，两组血液学和食管炎等方面的3、4级毒性发生率相当，但巩固化疗需减量者高于诱导化疗，分别为39%和7%。巩固化疗组有效率为68.7%、诱导组为50%，9例因毒性而中止研究，2例毒性相关死亡。研究显示TXT/CBP同期化放疗可行，非铂方案可用于诱导或巩固化疗，诱导和巩固化疗占优仍未确定。

在联合化放疗的基础上联合分子靶向治疗是否能增效？SWOG0023研究中，患者在接受EP方案同期化放疗、多西他赛巩固化疗后，随机接受吉非替尼或安慰剂维持治疗[88]。目前可评价病例包括接受EP方案同期化放疗575例，接受多西他赛巩固化疗412例，255例进入随机，吉非替尼维持治疗组124例、安慰剂组131例。两组的间质性肺炎发生率无显著差异。吉非替尼维持治疗与安慰剂组的中位生存期分别为19个月和29个月（$P=0.009$），中位PFS分别为11个月和10个月（$P=0.54$），维持治疗不能延长生存期。L-BLP25是肿瘤相关黏液素（cancer associated mucins）的脂质体MUC1疫苗（liposomal vaccine, MUC1），在一项对ⅢB期NSCLC一线化疗后维持治疗的研究中，65例有效或稳定患者随机接受L-BLP25+最佳支持治疗（best supportive care, BSC）或BSC治疗，L-BLP25组35例，BSC组30例，报道时BSC组的中位生存期13.3个月，而L-BLP25治疗组的中位生存期未到达，治疗组的生存期趋向占优势（$P=0.0924$，HR0.5652，95%CI 0.29～1.09），更长的随访可能进一步显示两组之间的生存差别[89]。目前正在进行的CALGB 30106研究中，患者经分层后PS2、体重下降＞5%者接受PTX/CBP方案诱导化疗后吉非替尼联合胸部放疗，治疗后吉非替尼维持治疗，或PS0～1、体重下降＜5%者接受PTX/CBP方案诱导化疗后吉非替尼联合同期化放疗，治疗后吉非替尼维持治疗。RTOG0324研究中，选择西妥昔单抗（cetuximab）联合同期化放疗治疗Ⅲ期NSCLC。治疗方案包括西妥昔单抗（cetuximab）400mg/m^2, d1，以后200mg/m^2 qw（第2～17周），第2周开始同期化放疗，CBP AUC 2, PTX 45mg/m^2, qw连续6周，同时胸部放疗（DT63Gy），化放疗结束后PC方案（CBP AUC 6, PTX 200mg/m^2, d1）巩固化疗2周期。目前初步报告显示治疗的毒性可耐受。其他一些靶向治疗药物也将陆续在联合化放疗中得到研究。

(六) 小结

与常规放疗相比,三维适形放疗(three dimensional conformal radiotherapy, 3DCRT)的优势包括更准确地界定肿瘤靶区,减少正常组织的损伤和提高靶区剂量强度增加局部控制从而改善生存等。一些Ⅰ、Ⅱ期研究结果显示,3DCRT联合化疗的有效性,但化放疗联合中选择3DCRT是否优于传统的二维放疗技术?化疗有助于控制亚临床微转移瘤,但是否能影响放射野的设计,即放射野仅包括选择性临床转移区域是否影响疗效?这些问题目前还没有明确答案,但在放射野的设计中应考虑到肿瘤的个体特点,中心型病变、巨块肿瘤潜在亚临床转移的可能性大,较大的放射野可能更合适,其他肿瘤病理及分子特点也可能有助于治疗的选择。化疗方案的选择方面,已完成的化放疗Ⅲ期临床试验大多选择第二代方案,第三代方案中只有PTX/CBP、NVB/DDP方案得到研究,众多的含铂化疗方案中,同期化放疗作为初始治疗时,放疗中或巩固治疗中化疗药物是否全量给予可能影响对远处转移的控制率,但目前同期化放疗中能全量给药的只有EP方案,因此在权衡疗效和毒性反应后,化疗方案是否有更佳的选择仍待确定[90]。

在关于局部晚期 NSCLC 众多预后因子的研究中,年龄(＜60岁或＜70岁)、PS好者、无明显体重下降者(＜10%)是独立的生存预测因子,而且这些因子也成为一些同期化放研究的病例选择标准[90]。目前的临床研究对化放疗联合治疗中最佳的化疗周期数仍未确定,大部分临床研究中化疗的周期数为2～3周期,2003年ASCO对局部晚期、不可切除NSCLC临床指南中推荐化放联合治疗中化疗的总周期数为2～4周期[60]。

不可切除的局部晚期NSCLC预后不佳,但经积极治疗后有一小部分患者能长期生存。放疗可单独作为一种可能的治愈性手段,但治疗后长期生存率低下,文献报道中位生存期约1年,5年生存率＜10%。化疗有效且能延长生存期,但其治疗是姑息性的,因此单独化疗并非合适的选择。在放疗的基础上,联合化疗以及新的放射治疗技术的进展使5年生存率有了明显的提高。目前临床研究的重点是更深入了解化疗和放疗的互相作用机制以及最合理的联合方案,从而使联合治疗能最大程度地提高疗效,同时尽可能减少毒性反应。总之,越来越多的临床证据支持化放疗联合(序贯或同期化放疗)优于单独放疗,但增加化疗也增加毒性反应;诱导化疗后放疗(序贯治疗)优于单独化疗;同期化放疗优于序贯治疗;同期化放疗中化疗的剂量强度差别对疗效无明显的影响;诱导化疗后同期化放疗并不优于直接同期化放疗;同期化放疗后的巩固化疗可能优于序贯化放疗及单独放疗,但同期化放疗后巩固化疗是否优于无巩固治疗者仍未清楚;分子靶向治疗的治疗价值、地位以及最佳的治疗策略尚未确定。

七、非小细胞肺癌的综合治疗

(一) 根据分期的综合治疗

1. 隐性肺癌 TxN0M0　指痰细胞学阳性而胸部X线及CT没有阳性发现,进行纤维支气管镜检查、血卟啉荧光检查、自体发光荧光检查(autofluorescence),如果发现肿瘤则根据Tis、T1-3等治疗,如果仍未发现肿瘤,则每3个月支气管镜复查。

2. 原位癌 TisN0M0　治疗选择气管内激光消融治疗、外科切除、腔内近距离放射治疗、光动力治疗等;如患者不愿接受以上治疗,也可选择每3个月支气管镜复查。

3. Ⅰ期 T1-2N0M0

(1) 外科治疗:Ⅰ期NSCLC若没有手术禁忌证,应进行外科切除。根据情况术式可选择肺叶切除或全肺切除,所有病例均应进行纵隔淋巴结切除以便准确分期。肺段或楔形切除等范围较小的手术因术后局部复发率高,仅用于生理情况不能耐受肺叶或全肺切除者。

(2) 术后辅助治疗:Naruke等和Mountain报道的对Ⅰ期NSCLC术后生存的两项回顾性分析中,共超过1 500病例,ⅠA期(T1N0M0)的5年生存率为71.25%,ⅠB期(T2N0M0)为57%。ⅠA期术后仍有接近30%的病例最终出现复发转移,显然ⅠA期包括了异质性的疾病组合,将近30%的病例经完全切除术后仍不能治愈,因此在选择性病例进行化疗或免疫治疗是否能获益仍有待临床研究回答。2006年NCCN临床指南提出对"高危"病例术后辅助治疗,"高危"定义为低分化、血管侵犯、楔形切除、肿瘤离切缘近等。ⅠB期术后应进行辅助化疗，化疗方案选择含铂的二药联合方案，一般推荐连续4周期，若患者不愿接受含铂化疗，病理分型为腺癌者也可选择UFT单药化疗；不推荐进行术后放疗；新辅助治疗在Ⅰ期NSCLC的作用仍未确定，因此不推荐为常规治疗。

（3）对于生理原因不能接受手术或拒绝手术者，如果没有放疗禁忌证，可选择治愈性放射治疗，文献报道5年生存率约30%。三维适形、立体定向、加速超分割等放疗技术的进展可能进一步提高疗效。Gauden等[91]进行的一项回顾性研究中，病例包括不适于外科治疗的T1、T2N0M0者，中位年龄70岁（34～92岁），结果≥70岁与＜70岁相比，两组的总生存期和无复发生存期相近，≥70岁的5年生存率34%，中位生存期26个月，两组的耐受性相似。2004年ASCO会议报道的一项日本的多中心回顾性研究中，病例包括276例Ⅰ期NSCLC（其中不适于外科治疗者169例），中位年龄76岁（35～92岁），T1者175例、T2者98例，病理分型鳞癌119例、腺癌125例、其他29例，选择低分割、高剂量立体定向放疗（stereotactic hypofractionated high-dose irradiation），治疗的中位生物学有效剂量（biologic effective dose，BED）为105Gy（57～180Gy）[92]。结果269例评价疗效的病例中，CR 71例（26.4%）、PR 159例（61.9%），34例（12.5%）出现局部疾病进展；经中位24个月（7～127个月）的随访后，仅6例（2.6%）发生NCI CTC 2级以上毒性反应；总生存期方面，报道时已发生43例（15.8%）死亡病例，230例存活；对97例可切除者，接受BED≥100Gy者与＜100Gy者的3年生存率分别为95.2%和69.4%（$P<0.005$）。2006年ASCO会议再次报道时包括了300例Ⅰ期NSCLC，IA期193例、IB期107例，腺癌138例、鳞癌129例、其他33例。医学不可切除者190例，可切除者110例，中位生物有效剂量（BED）108Gy，BED≥110Gy者（227例）及＜100Gy者的5年局部控制率分别为86%和67%（$P<0.001$），可切除者和不可切除者的5年生存率分别为65%和37%。可切除者BED≥110Gy者（85例）及＜100Gy者（24例）的5年生存率分别为74%和37%（$P<0.001$）。

4. Ⅱ期　Ⅱ期包括ⅡA期（T1N1M0）和ⅡB期（T2N1M0、T3N0M0）。

（1）ⅡA期（T1N1M0）和ⅡB期（T2N1M0）者，首先选择外科治疗，当袖状切除术和全肺切除术均能完全切除肿瘤时，袖状切除术因为可以保存肺组织而应该优先选择。

（2）术后治疗：若术后切缘阳性者，可选择再次切除或术后放疗+化疗。术后切缘阴性者，即完全性切除者，术后进行4周期辅助化疗。虽然术后放疗可以增加局部控制率，但不影响生存期，meta分析显示术后放疗增加Ⅱ期的死亡危险，故不推荐作为常规治疗，但以下情况可以考虑选择：没有进行规范纵隔淋巴结清扫者、淋巴结包膜外侵犯者、肺门淋巴结广泛转移者以及切缘近者。虽然有一些关于术前治疗的研究，但并没有Ⅲ期随机对照临床研究的证据支持生存期的优势，故不推荐常规使用。

（3）ⅡB期（T3N0M0）即肿瘤直接侵犯了下述部位之一者：胸壁（包括上沟瘤）、膈肌、纵隔胸膜、壁层心包；肿瘤位于距隆突2cm以内的支气管，但未侵及隆突；全肺的肺不张或阻塞性炎症，而没有淋巴结和远处转移者。这些病例术前评价能完全切除者，可先选择外科切除，根据术后情况选择化疗或化放疗联合治疗。

（4）对T3N0M0侵犯胸壁者（包括上沟瘤），可以选择肿瘤连同累及胸壁整块切除，术后化放疗；或化放疗诱导治疗后外科切除；若诱导治疗后仍不能完全切除，可直接给予根治性同时化放疗。

5. ⅢA期包括T3N1M0、T1N2M0、T2N2M0、T3N2M0。

ⅢA期病例介于可切除的Ⅰ、Ⅱ期和不可切除的局部晚期ⅢB期之间，对其治疗的临床研究包括外科、放疗和化疗等手段组成各种各样的联合治疗模式，有术前化放疗、术后化放疗和直接治愈性化放疗等，但由于缺乏大样本的Ⅲ期随机临床试验，因而最佳的治疗策略仍未确定。因此ⅢA期是NSCLC治疗研究中最活跃、同时也是最有争论的领域。

ⅢA期包括了一系列异质性疾病组合，其中T3N1M0的治疗与ⅡB期中的T3N0M0者相一致，而另一部分ⅢA N2者中的不同病例群在临床表现、诊断、治疗及预后方面仍然存在较大的差异。ACCP 2003年肺癌临床指南建议对ⅢA N2者进行分层：ⅢA1，术前分期、术中未见转移，但病理"意外"确认N2转移；ⅢA2，术前未诊断、术中发现N2单站转移；ⅢA3，术前分期经活检或PET诊断单站或多站N2转移；ⅢA4术前分期见巨大或与周围组织固定的多站N2转移[93]。临床治疗可根据不同的分层进行。偶然性N2（incidental N2 disease），即ⅢA1~2者：即使术前纵隔镜检查阴性，仍有约1/4术后病理发现N2转移。而N2转移者并非必需伴有N1转移，文献报道术后N2转移者，27%~36%没有肺门或肺叶淋巴结转移。外科切除是最重要的治疗，并且应进行纵隔淋巴结切除（多站采样或系统性清扫）。完全切除术后者进行辅助化疗，辅助放疗目前仍有争论，在第三代化疗方案的基础上联合放疗能否使患者进一步获益仍无结论。可切除性N2（potentially resectable N2 disease），即ⅢA3者：文献回顾显示这部分患者综合治疗的疗效优于单独手术治疗，但即使直接外科切除、术后进行化疗/放疗，其预后也相当差。目前临床证据支持进行新辅助治疗（诱导化放疗后外科治疗），但INT0139研究显示术前化放疗相比，直接给予治愈性化放疗总生存与之相似，因此可作为选择。不可切除N2（unresectable, bulk N2 disease），即ⅢA4者，临床的困难在于如何界定"unresectable"和"bulk"的概念。ACCP指南中"bulk nodal disease"的定义为：N2转移淋巴结短轴≥2cm、尤其伴有明显淋巴结外侵犯者，多站N2转移者和（或）多站N2小淋巴结融合成团者。治疗上，不可切除者可选择放疗或联合化放疗，单独常规放疗后的5年生存率约为5%~10%，CHART优于常规放疗，因而可作为选择。联合化放疗优于单独放疗，同期优于序贯化放疗。诱导治疗后肿瘤缩小成为可切除者，进行外科切除能否获益仍然未知。

外科切除仍是可切除ⅢA期的"标准治疗"。单纯完全切除术后者5年生存率约为23%，目前的证据支持术后辅助化疗。术后放疗可以增加局部控制率，但局部复发率的降低并没有转换为生存期的延长，meta分析显示术后放疗不增加Ⅲ期的死亡危险，但也不减少死亡危险，故目前临床推荐术后放疗方面存在争议，虽然术后放疗未能明显获益，但至少也未见对生存有明显损害，因此应权衡治疗的获益程度及可能毒性反应后进行

治疗。RTOG9705研究中，88例术后Ⅱ、ⅢA期NSCLC接受术后化放疗，选择PTX/CBP方案化疗，放疗在第1、2周期化疗时同期进行，结果中位生存期56.3个月，1年、2年、3年生存率分别为86%、70%和61%。最近Lally等对SEER数据库中7 465例Ⅱ、Ⅲ期术后NSCLC进行术后放疗的回顾性分析，结果显示术后放疗对生存期无显著影响，亚组分析显示术后放疗能显著降低N2者的死亡危险（HR 0.855，$P=0.0077$），但却显著增加N0（HR 1.176，$P=0.0435$）和N1者（HR 1.097，$P=0.0196$）的死亡危险。基于这两项研究，2007年NCCN临床指南对术后放疗进行修订：完全切除术后N2转移者，4周期化疗后放疗，如果患者可耐受，可选择同期化放疗；切缘阳性者，再切除或放疗后化疗或同期化放疗。可切除ⅢA期的术前新辅助治疗（单用化疗或同期化放疗）在一些临床试验中显示了生存期的获益，但仍缺乏大样本的临床随机研究，考虑到外科切除、术后化放疗的疗效欠佳，目前术前新辅助治疗可作为治疗选择。

不可切除ⅢA期者可直接进行治愈性的化放疗，临床试验显示同期化放疗优于序贯化放疗，毒性反应也相应增加。不可切除ⅢA期者经诱导治疗后如能完全切除可选择外科治疗。但INT0139选择可能切除的pN2 ⅢA期进行研究，结果显示诱导治疗后外科切除与增加剂量至根治性化放疗的总体生存期没有差别。EORTC 08941研究中，含铂方案诱导化疗3周期后有效者随机分组接受外科切除或胸部放疗组，结果两组在总生存期和PFS方面均无显著差别。因此诱导化疗后外科切除的角色仍有待确定。

6. ⅢB期包括T4任何NM0和任何T N3 M0者。

ⅢB期是一组异质性疾病的组合，其中包括T4N0-1M0者、T4为恶性积液者、其他局部晚期T4或N3者。诊断时ⅢB期约占所有NSCLC的10%~15%，治疗主要根据疾病的侵犯范围而定，治疗后5年生存率约3%~7%。

外科治疗可应用于一些选择性的病例中。T4为同一肺叶内有肿瘤卫星结节者的预后较好，文献报道外科切除后5年生存率64%，其中T4N1者60%、T4N2者34%[94]。因此对这部分病例可进行

外科切除，术后根据病理及分期选择辅助治疗。

T4为局部侵犯者的标准治疗为化放疗联合治疗，但其中无伴纵隔淋巴结转移者，即T4N0-1者，回顾性研究显示在选择性病例进行外科切除可使部分患者获得长期生存[95]。日本的一项临床研究中，共包括101例局部晚期的T4者，治疗相关死亡率13%，总体5年生存率为13%，其中完全切除者（R0）5年生存率为22%，镜下残留（R1）者为18%，而肉眼肿瘤残留者为0[96]。Detterbeck等[97]对T4侵犯隆突的8项研究共327病例进行综合分析，平均5年生存率26%（13%~42%），但治疗的代价是平均围手术期死亡率达18%（2%~29%）。一些临床试验对诱导治疗后外科切除进行研究，Rendina等[98]的研究中，57例T4者接受诱导化疗后，62%的患者得以完全切除，总体4年生存率19.5%，完全切除者为31%。

对不可切除的T4N0-1M0者、其他T4或N3者（其中T4非胸腔或心包积液者），联合化放疗优于单独放疗，同期化放疗优于序贯放疗，但同期化放疗的毒性也增加，因此在选择治疗方案时应考虑患者的耐受性。S9019的回顾性分析显示同期化放疗后，T4N0-1者的生存率明显优于其他ⅢB期者，2年生存率分别为64%和33%，因此T4N0-1者如果PS好应该积极治疗。但T4N0-1者同期化放疗后，增加外科治疗是否能增加生存率，目前尚不清楚。

T4为恶性胸腔或心包积液者，治疗根据Ⅳ期NSCLC治疗原则，必要时可进行恶性积液的腔内治疗。

7.Ⅳ期　Ⅳ期包括有远处转移的病例，也包括其他完全切除术后复发转移者。最常见的转移器官包括脑、肾上腺、骨和肺等。

转移性NSCLC最佳支持治疗后的中位生存期4~5个月、1年生存率10%，第一代"老的化疗方案"治疗后中位生存期5~6个月、1年生存率10%~15%，第二代化疗方案治疗后中位生存期6个月，1年生存率20%~25%[6]。目前第三代含铂二药联合方案一线治疗的疗效似乎到达一个平台期，有效率25%~35%，中位TTP 4~6个月，中位生存期8~10个月，1年生存率30%~40%，2年生存率10%~15%，3、4年生存率极低[23]。转移性NSCLC的一线治疗是含铂的二药联合化疗，化疗能延长生存期、提高1年生存率，但获益仅限于PS好者，因此PS评分为0~2者进行化疗，而PS 3~4者则进行最佳支持治疗。以DDP为基础的方案优于以CBP为基础的方案。Zojwalla等[99]对5项第三代含铂二药方案的随机研究进行meta分析，结果显示含DDP方案优于含CBP方案，中位生存期分别为9.8个月和8.7个月。总之，在与含CBP化疗的对比中，含DDP新药联合方案化疗显示了轻~中度的生存期优势，但晚期肺癌的治疗是姑息性的，而含DDP方案的消化毒性较大可能损害患者的生活质量，因此需要有更多的研究来评价两者的优劣性。非铂新药二药联合方案在晚期NSCLC的治疗中也得到广泛的研究。D'Addario等[100]进行的一项对含铂或非铂方案治疗晚期NSCLC的meta分析中，文献包括1996~2002年公开发表的Ⅱ、Ⅲ期随机临床试验，共37项研究包括了7 633病例。结果显示含铂方案能增加有效率（OR 1.62，95%CI 1.46~1.8，$P=0.0001$），提高1年生存率约5%（34% vs 29%，OR 1.21，95%CI 1.09~1.35，$P=0.0003$），在含铂方案与第三代方案对比时，1年生存率并没有显著差别（OR 1.11，95%CI 0.96~1.28，$P=0.17$）。含铂方案的血液学毒性、肾毒性、胃肠道反应明显较高，但在神经毒性、发热性粒细胞减少、毒性相关死亡率等方面两组未见显著差别。最近Barlesi等[101]进行了另一项关于含铂和非铂方案治疗晚期NSCLC的meta分析，共包括了14项研究，其中试验方案分别为4项GEM/NVB、7项GEM/TXT或GEM/PTX、1项GEM/EPI、1个NVB/PTX、1个GEM/IFO，共包括5 943随机病例。但总体病例的统计学分析显示存在不均一性（$P=0.049$），主要原因是有两项研究的含铂方案选择三药联合作为对照组，因此研究仅对选择标准含铂二药联合方案作为对照组的11项研究进行分析，结果显示与非铂方案相比，含铂方案能减少1年死亡危险约12%（OR 0.88，95%CI 0.78~0.99，$P=0.044$）。一线治疗后维持治疗是否能获益，目前尚无结论。2003年ASCO的临床指南认为对疾病稳定者一线化疗应在3~4周期后停止，而有效者的一线化疗亦不应超过6周期[60]。

PS2化疗方案的选择存在争议，现有的临床研究证据显示，PS2者有效率和生存期均比PS 0~

1者差，化疗的获益程度较小，第三代药物单药化疗可作为优先选择的治疗，联合化疗可能优于单药治疗，靶向治疗应该在选择性的病例进行研究，但最佳的治疗策略尚未确定。这些病例可选择单药化疗、降低强度的含铂联合化疗或非含铂化疗方案。2003年欧洲专家组（European Experts Panel）对PS2的治疗共识包括：现有的临床证据支持PS2者进行化疗；NVB、PTX、TXT、GEM等第三代新药在随机研究中显示单药化疗优于最佳支持治疗，因此临床优先选择这些药物，但具体药物的选择则应根据每个药物的毒性反应和患者的合并疾病而决定；目前的证据不支持含高剂量DDP（>100mg/m^2）方案或非铂联合方案替代单药化疗；虽然缺乏有利的证据支持，含低剂量DDP（<100mg/m^2）方案可作为替代选择；基于CALGB9730研究，含CBP二药联合方案可应用于选择性病例；未来的研究应包括pemetrexed单药或其他单药口服治疗、调整单药化疗的剂量或给药方案的研究、低剂量DDP联合化疗方案或含CBP方案的研究、非铂方案的研究以及生物治疗靶向治疗的研究等[102]。

肿瘤分子靶向治疗（Molecular targeted therapy）在基础和临床中也得到广泛而深入的研究。西妥昔单抗（cetuximab, C225）是人/鼠源嵌合的EGFR的单克隆抗体。Rosell等[103]对比NVB/DDP方案加或不加西妥昔单抗的II期随机研究。治疗方案：DDP 80 mg/m^2 d1，NVB 25 mg/m^2 d1、8，q21d；西妥昔单抗首次400 mg/m^2，随后每周250mg/m^2。共入组112例，90%EGFR阳性。西妥昔单抗治疗组43例，对照组43例，可评价疗效治疗组41例，有效率31.7%（13例PR，18例SD，3例PD），对照组40例，有效率20%（8例PR，17例SD，13例PD）。研究者认为西妥昔单抗联合NP方案能提高疗效，毒性可耐受，但生存情况仍未见报道。贝伐单抗（bevacizumab）是VEGF的单克隆抗体，ECOG4599研究中，随机对比PC（PTX/CBP）与PCB（PTX/CBP+贝伐单抗）方案一线治疗晚期NSCLC[104]。病例选择标准包括非鳞癌初治NSCLC、PS 0～1者、无脑转移者。患者随机接受PC方案（PTX 200 mg/m^2、CBP AUC=6 d1，q3w）或PCB方案（PC+贝伐单抗 15mg/kg d1，q3w）治疗，PCB组化疗6周期后无进展者贝伐单抗单药治疗至疾病进展或出现不可耐受毒性。2001年7月至2004年4月共入组878例，PC组444例、PCB组434例，IIIB占14%。PC方案和PCB方案的有效率分别为10%和27.7%（$P<0.0001$），男性有效率分别为12.2%和23.5%（$P=0.006$）、女性分别为7.4%和31.7%（$P<0.0001$）；PC方案和PCB方案的中位PFS分别为4.5个月和6.4个月（$P<0.0001$）、1年PFS率分别为6.4%和14.6%，中位生存期分别为10.2个月和12.5个月（$P=0.0075$）、1年生存率分别为43.7%和51.9%，PCB方案均优于PC方案。分层分析显示总生存期方面男性接受PCB方案更能获益，HR0.69（$P=0.003$）、而女性的HR为0.96（$P=0.80$），PFS资料则显示接受PCB治疗男女均可获益，男性HR为0.53（$P<0.0001$）、而女性的HR为0.68（$P=0.002$）。PC和PCB方案的4级粒细胞减少分别为16.4%和24%（$P=0.006$）、4级血小板减少分别为1.4%和0（$P=0.01$）、3、4级出血分别为0.7%和4.5%（$P<0.001$）、咯血分别为1.9%和0.2%（$P=0.04$）、高血压分别为6%和0.7%（$P<0.001$），治疗相关死亡病例PC组2例、PCB组9例，5例咯血均在PCB组。研究显示与PC方案相比，PCB在非鳞癌的治疗中能明显提高生存，而且毒性可耐受。

一线治疗后疾病进展者，如PS 3～4者应进行BSC，PS 0～2者可进行二线治疗，目前可选择的方案：多西他赛单药化疗，75mg/m^2 d1 q21d是标准的治疗方案，近年的研究发现每周用药方案的疗效相当且骨髓抑制较轻，故也可以选择；培美曲塞（pemetraxated）单药治疗500mg/m^2 d1 q21d方案在随机研究中证明与多西他赛疗效相当而毒性反应较轻；吉非替尼单药在II期临床试验中作为二、三线治疗能延长生存期和提高生活质量，虽然在ISEL研究中与安慰剂的随机对照没有显示生存期的优势，但亚组分析显示对东方人及不吸烟者能延长生存期，故可以作为选择性病例的二、三线治疗；厄罗替尼（erlotinib）在与安慰剂的随机对照研究中显示生存期的优势，可作为二、三线治疗的选择。ZD6474、索拉非尼（Sorafenib）、舒尼替尼（Sunitinib）为VEGFRs的酪氨酸激酶抑制剂，最近的II期临床研究中，多西他赛联合ZD6474优于多西他赛单药治疗，索拉非尼二线治疗 NSCLC 的中位生存期 6.7 个月，舒尼替尼二线治疗 NSCLC 的有效率 9.5%、中位生存期 23.9 周。

肾上腺是肺癌常见的转移器官，尸检发生率约 33%。但临床检查时查出的孤立性肾上腺结节有相当一部分是良性病变，因此对于伴有孤立性肾上腺结节而胸部病变可完全切除者，一些研究显示外科切除病变能延长生存期，但目前对这种治疗仍有争议。近年来经腹腔镜微创手术在良性肾上腺肿瘤的治疗中得到推广应用，这种技术对肾上腺转移病例的治疗可能获益。文献报道对高选择性病例进行肺部、肾上腺切除，5 年生存率 10%~23%，其中肿瘤得以完全切除且无淋巴结转移者预后好，其他组织类型、同时或异时、单侧或双侧转移等因素则没有明显预测意义。

（二）脑转移的治疗

约 25% 的 NSCLC 发生脑转移，不治疗者自然病程中位生存期小于 7 周，激素治疗的中位生存期约 2 个月，全脑放射治疗（whole brain radiation therapy，WBRT）的中位生存期为 3~5 个月，WBRT 能有效缓解症状、延长生存期而成为标准治疗。WBRT 联合立体定向放疗或外科切除的中位生存期 8~11 个月[105]。

立体定向外科放射治疗（stereotactic radiosurgery，SRS）可作为孤立性（solitary）或寡转移瘤（oligo 2~4 个）的治疗，也可作为 WBRT 治疗后复发的治疗手段。文献报道对孤立性或寡转移瘤经 SRS 治疗后 WBRT 的疗效与外科切除后 WBRT 的疗效相近，局部肿瘤控制率 85%~96%，80% 的病例治疗后神经功能迅速改善，中位生存期 3.3~13.9 个月，同时和异时脑转移者的中位生存期分别为 3.3 个月和 8.3 个月。回顾性研究提示孤立性脑转移者、无脑外病变者在 SRS 后进行 WBRT 更能获益。但目前并没有关于 SRS 加或不加 WBRT、SRS 或外科切除后 WBRT 的随机对照研究。

Ⅳ期远处转移为孤立性脑转移者，如果胸部病变可完全切除，对胸部病变和脑转移瘤进行外科切除可使患者获益，文献报道 5 年生存率 10%~20%。这些患者术后应进行脑放疗和全身化疗。一项包括 220 例脑转移 NSCLC 外科切除治疗的回顾性研究显示，中位生存期 24 个月，5 年生存率 21%，但这些病例仅 13% 为同时脑转移[106]。在一个包括 103 例同时发生的脑转移瘤的研究中，转移瘤数目 1~3 个，经外科切除脑转移瘤后，原发病灶也完全切除，结果 5 年生存率为 11%，单变量和多变量分析显示病理为腺癌、原发肿瘤小以及无胸内淋巴结转移者预后较好[107]。2003 年 ASCO 临床指南认为对于这部分病例，外科切除后 WBRT 优于单独 WBRT。

血脑屏障可阻止化疗药物进入脑组织，但脑转移瘤生长到一定大小后，肿瘤新生血管的不完整性、肿瘤周围水肿等因素可能导致血脑屏障的破坏，因此药物可能对肿瘤有效。Cortes 等[108]报道选择 PTX/DDP 方案治疗 26 例 NSCLC 脑转移，结果脑转移的有效率 38%，胸部肿瘤的有效率为 50%。Ⅳ期的一线治疗以全身化疗为主，但在需要 WBRT 时，放疗开始时机是否对生存有影响？一项Ⅲ期随机临床试验中，176 例伴脑转移的 NSCLC 接受 NVB/DDP 化疗，2 周期后评价有效者继续化疗至 6 周期，患者随机进入早期 WBRT（治疗起始时放疗）或延迟 WBRT（2 周期后放疗），结果显示两组的有效率分别为 20% 和 21%，2 周期后评价颅内转移瘤有效率分别为 33% 和 27%（$P=0.12$），中位生存期分别为 21 周和 24 周（$P=0.83$），6 个月生存率分别为 40% 和 46%，4 级中性粒细胞减少分别为 35% 和 36%，两组在疗效、生存期、毒性反应等无明显差别，因此 WBRT 开始的时机并不影响生存[109]。

一些临床试验报告吉非替尼治疗颅内肿瘤或脑转移瘤有效。Hotta 等[110]的报道中，14 例脑转移者接受吉非替尼治疗，14 例中病理腺癌 12 例，其中 6 例经脑放疗（中位距放疗时间 2 个月），中位转移瘤数目 4 个/例，中位肿瘤直径 3cm，结果 14 例患者的颅内转移瘤全部得到控制，1 例 CR、5 例 PR、8 例 SD，有效率 42.9%，颅外肿瘤评价 50%（7/14 例）达 PR，7 例颅外肿瘤有效者其颅内转移瘤 6 例有效、1 例稳定。Chiang 等[111]报道吉非替尼治疗 76 例复治 NSCLC，其中 21 例伴颅内转移 NSCLC（11 例脑转移未接受治疗、9 例接受 WBRT、1 例接受化疗），总的颅内肿瘤控制率 90.2%，8 例可测量病灶有效率 50%。总体病例的中位生存期 9 个月，有无脑转移者的生存期无明显差别（$P=0.223$）。

(三) 骨转移的治疗[112]

大约30%～40%的晚期肺癌出现骨转移。肺癌骨转移通常是溶骨性病变，常见转移部位包括盆骨、肋骨、椎骨和近端长骨等。骨转移可导致严重疼痛、病理性骨折、脊髓压迫、高钙血症、降低患者的功能状态等并发症。骨转移的治疗目的为姑息止痛和保全功能。

预防性外科切除在选择性病例主要用于防止病理性骨折，其应用指征包括：放疗后仍见持续性或进行性疼痛加重；边界清楚的孤立性溶骨性病灶、累及周围骨皮质超过50%；累及近端股骨小转子骨折者；长骨的弥漫性病变等。但如果患者的预测生存期<4周则不考虑外科治疗。对脊髓压迫者，2003年ASCO会议的一项对照研究显示，与立即给予放射治疗相比，外科切除椎板减压、术后放疗者的行动恢复及二便功能的保全等方面明显占优。

放疗是骨转移最广泛使用的姑息治疗手段，1982年RTOG的研究显示短程低剂量和延长时间高剂量方案的姑息止痛效果一样，但随后的分析中显示高剂量方案的止痛效果更好。最近BPTWG (Bone Pain Trial Working Group) 的一项随机研究中，患者随机接受单次放射（8Gy）和多次分割放疗（30Gy/10次），结果单次放疗组需要再次放疗的比例较高。其他研究也显示单次放疗的疼痛控制率较低。但如果患者的预测生存期较短，单次放疗仍是一个合适的选择。脊髓压迫者单独放疗后，约40%～60%的患者神经功能有所恢复。

放射性核素在肺癌骨转移的治疗应用相对较少，其治疗副作用包括骨髓抑制（主要为血小板减少），尤其对先前接受化疗和（或）放疗者更明显。

止痛药物包括非甾体类抗炎药（NSAID）、鸦片类药物、皮质激素、抗抑郁药、安定镇静药物等，其使用按WHO三阶梯止痛原则。在选择性病例，可考虑神经根阻滞或神经离断术。

二膦酸盐的研究显示能降低骨相关事件 (skeletal-related events, SREs)。SREs包括病理性骨折、高钙血症、脊髓压迫以及需要放疗或外科治疗率等。在帕米膦酸钠（paimidronate sodium）和安慰剂治疗乳腺癌骨转移的两个随机对照研究中，帕米膦酸钠均显示能明显减少SREs和延迟至第一次SREs时间（time to first SREs），而且随诊2年后仍有效。帕米膦酸钠治疗能减少疼痛评分和止痛药物的使用，且对生存期、生活质量和PS无明显影响。唑来膦酸盐（zoledronate）和帕米膦酸钠治疗乳腺癌骨转移、多发性骨髓瘤的Ⅲ期临床试验显示二者疗效相当，但前者使用更方便。在一项与安慰剂随机对照双盲治疗肺癌或其他肿瘤骨转移的Ⅲ期研究中，其中NSCLC占50%。唑来膦酸盐显示能减少SREs，延迟至第一次SREs时间约2个月，但两组的9个月SREs率、生存期、生活质量等方面未见明显差别。

除了抗骨转移之外，二膦酸盐的抗肿瘤作用还包括诱导肿瘤细胞凋亡、抑制肿瘤骨侵犯、抑制血管生成和免疫调节作用等。在一项研究中，氯屈膦酸二钠（clodronate disodium）能降低乳腺癌的骨转移和内脏转移，并且明显提高无转移生存期和总生存期。虽然此结果在另一项研究中没有得到重复，但或许更多的研究能明确二膦酸盐在肺癌中的抗肿瘤角色。

第二节 小细胞肺癌的综合治疗

小细胞肺癌（SCLC）约占肺癌的15%～20%。1926年，Barnard首先认识到SCLC有别于其他病理类型的肺癌，作为一种独特的病理类型存在。SCLC与NSCLC的共同点包括：发病均与吸烟相关；诊断时大部分病例已属晚期；化疗是晚期病例重要的治疗手段，化疗与最佳支持治疗相比能延长生存期；含铂方案仍是标准方案；三药联合在疗效方面并不优于二药联合方案，但却明显增加毒性反应；维持治疗和高剂量化疗获益不明显；局部晚期或转移性疾病的生存期相似等。但与NSCLC相比，SCLC有其明显的临床病理特点：倍增时间快；生长分数高；易于出现全身性播散；易于出现伴瘤综合征；初治者对化放疗敏感，但又迅速产生获得性耐药；如果不治疗，转移性疾病迅速进展，中位生存期约5周；PS差的患者仍然可从化疗中获益等[113]。SCLC诊断时1/3属于局限期（LD），2/3为广泛期。SCLC的自然病程较短，如果不治疗，局限期和广泛期的中位生存期分别为3个月和2个月。因为诊断时大多数疾病为播散性，失去了手术机会，故外科治疗在SCLC的作用不如在NSCLC中重要。治疗的策略方面，化疗是最重要的治疗手段，放疗也在其中扮演重要角色，起着"巩固治疗"（consolidation therapy）的作用，化放疗联合是局限期的标准治疗，而单独化疗是广泛期的标准治疗。目前治疗后局限期的中位生存期14～20个月，2年生存率40%，广泛期的中位生存期8～13个月，2年生存率5%[114]。

20世纪70年代以前，SCLC的治疗原则与NSCLC相似，主要包括外科切除和放射治疗。1969年报道的一项随机对照外科或放疗治疗SCLC的研究中，144例SCLC，其中放疗73例、外科治疗71例，放疗和外科治疗的中位生存期分别为300天和199天（P=0.04），放疗的5年生存率为5%（3例）而外科治疗为1%（1例），10年后放疗仍有3例生存而外科治疗无生存者[115]。显然单纯局部治疗在SCLC的疗效均较差，此项研究的结果对SCLC治疗模式的转变产生重要影响。随着对SCLC临床表现和生物学特点的了解，SCLC被认为是一种全身性的和对放疗化疗敏感的疾病。20世纪60年代至70年代，化疗开始应用于转移性SCLC的治疗中。60年代的临床研究显示烷化剂化疗能获益，在与安慰剂的随机对照研究中，CTX的中位生存期约为5个月，安慰剂为2个月。70年代以后，随着ADM和DDP的诞生、联合化疗的广泛应用，化疗显示了有效率高和延长生存期的作用，临床研究证实联合化疗能使一小部分患者长期生存[116]。但尽管放疗在70年代和80年代更频繁地应用于SCLC的治疗，但是由于70年代后化学治疗药物的进展，化疗更多地使用于临床治疗，放疗并未确定其在标准治疗中的地位，直至90年代后才确立了放射治疗作为联合治疗的一个必不可少的重要手段。目前放化疗联合治疗已成为LD SCLC的标准治疗。ED SCLC是播散性疾病，放射治疗等局部治疗不属于治愈性手段，放疗更多是作为一种姑息性治疗手段。研究认为放射治疗也可能在部分ED SCLC病例的治疗中扮演重要角色。对脊髓压迫、上腔静脉压迫综合征等肿瘤急症，放疗能迅速缓解症状。此外放疗也广泛应用于复发、转移性SCLC的姑息治疗中[117]。

一、局限期SCLC的治疗

（一）外科联合化放疗

尽管早期的研究显示，外科单独治疗SCLC的疗效极差，目前化疗已成为SCLC最重要的治疗手段，但化放联合治疗的生存率仍不高，对可切除SCLC，在联合化放疗的基础上，外科治疗是否能进一步提高生存率仍有争论。外科治疗在SCLC综合治疗中的理论优势包括：①增加对原发肿瘤的控制率。局限期SCLC化放疗后有效率80%～100%，完全缓解率50%～70%，但停止治疗后，大部分病例在短暂的时间内出现复发转移，其中最常见的部位是原发灶、肺门及纵隔淋巴结。因此切除原发肿瘤及区域淋巴结可增加局部控制率，从而提高生存期。②切除混合的非小细胞癌成分。约5%～10%的SCLC混合非小细胞癌成分，非小细胞癌对化疗相对不敏感，全身化疗不易控制而成为复发转移的根源。③一些回顾性研究显示，在成功的化放疗后长期存活者发生第二原发肿瘤的危险性增高，切除后可降低第二原发肿瘤的机会[118]。目前在选择性可切除SCLC进行的包括外科切除的综合治疗方式有术后辅助化疗或（和）放疗、新辅助治疗后外科切除。

一些Ⅱ期研究显示在选择性病例进行单纯手术治疗的最好结果为：Ⅰ期术后5年生存率35%～57%、Ⅱ期为15%～23%；多个术后辅助化疗的Ⅱ期研究中，入选病例包括Ⅰ～ⅢA期，结果5年生存率23%～52%；一些术前化疗的研究也显示较好的疗效，5年生存率35%～65%。但没有随机临床试验对比外科治疗后辅助治疗和直接化放联合治疗可切除SCLC的研究。多伦多的一项研究中，选择49例Ⅰ～Ⅱ期SCLC，术后化放疗+预防性脑照射（prophylactic cranial irradiation, PCI），结果中位生存期15.7个月，5年生存率18%[119]。

Karrer等进行的一项多中心Ⅱ期临床研究中，170例临床分期Ⅰ、Ⅱ期的SCLC接受外科切除，术后随机接受CAV（CTX，ADM，VCR）方案或交替方案化疗（CTX/MTX/BCNU、CAV、IFO/VP-16三个方案交替），治疗后无肿瘤残留者接受预防性脑放疗。结果63例病理分期为期的4年生存率为61%，54例Ⅱ期为35%，13例pT3-4 N0-1M0为59%，而40例N2者为35%。研究认为Ⅰ、

Ⅱ期者先接受手术，术后化疗可能获益，N2者也有较高的生存率。Ulsperger等[120]报道的一项多中心Ⅱ期临床研究中，146例临床分期Ⅰ、Ⅱ期的SCLC接受外科切除，术后化疗，化疗后疾病无进展者接受PCI。术后63例N0者的4年生存率为50%，51例N1者为31%，32例N2者为23%。最近Badzio等[121]的报道中，对67例术后化疗的SCLC进行回顾性分析，同时根据病例配对对照方法，从同期可切除但选用传统的化放疗的176例中选择76例作为对照组，134病例中男性109例、女性25例，T1者20例、T2者114例、N0者51例、N1者43例、N2者40例。两组之间的病例分布大致平衡，手术组有23例、化放疗组有39例接受预防性脑放疗。结果显示手术组和化放疗组的中位生存期分别为22个月和11个月（$P<0.001$），手术组的2年、5年生存率分别为43%和27%，而化放疗组分别为17%和4%。亚组分析表明除N2者外，其他T1、T2、N0、N1接受手术者均能延长生存期。手术组和化放疗组的局部复发率分别为15%和55%（$P<0.001$），远处转移率分别为36%和40%。研究者认为对局限期SCLC的选择性病例进行外科切除能减少局部复发率，而局部控制率的增加则转化为生存期的延长。因此外科在可切除的LD SCLC治疗中可能扮演更积极的角色，但需要前瞻性Ⅲ期临床来确定其价值。

Lad等[122]进行唯一一项评价外科在化放疗后"辅助"治疗作用的前瞻性Ⅲ期随机研究中，328例LD SCLC入组后接受CAV（CTX，ADM，VCR）化疗5周期，以及胸部放疗、预防性脑部放疗，研究不包括T1N0M0者。治疗后总有效率66%（共217例，CR 90例、PR 127例）。其中146例进入随机，分为不手术观察组或手术治疗组，接受手术的70例中完全性切除率88%，19%达病理完全缓解，9%仅有非小细胞成分残留，总体病例的中位生存期12个月，进入随机的病例为16个月，但手术治疗组与不进行手术组的生存期无明显差别（$P=0.78$）。研究认为放化联合治疗后进行外科切除不能使患者获益。但研究选择CAV方案而不是目前认为"最佳"的EP方案联合化放疗，是否会影响结果尚不清楚。

临床研究显示外科联合化放疗治疗SCLC的可行性和安全性，治疗后的生存率与病理分期密切相关。临床分期T1-2N0M0的患者应进行纵隔淋巴结转移的评价，如果纵隔淋巴结无转移，可进行外科完全性切除（肺叶或全肺切除＋纵隔淋巴结清扫），术后N0者辅助化疗，或者可选择术前化疗。外科治疗对Ⅱ期者的可能获益程度相对较低，而对Ⅲ期者的作用更微弱，因此不推荐作为常规治疗。但对于化疗后肿瘤无明显缓解或者混合非小细胞癌成分者，外科可作为综合治疗中的一种选择。

（二）化放疗联合治疗

20世纪70年代以来，化疗已逐渐成为SCLC的主要治疗，局限期SCLC化疗后的中位生存期为10～14个月，化疗后有80%～90%病例出现胸内病变复发。联合放射治疗因为能减少局部复发、增加局部控制率，从而提高总生存期因而被临床所重视，化放联合也逐渐确立了作为局限期SCLC标准治疗的地位。

1. 化疗加或不加放疗　1986年Osterlind等[123]报道的化疗和化疗联合放疗的随机临床研究中，145例LD SCLC随机接受化疗或化放疗，在125例可评价病例中，两组的生存期无明显差别（$P=0.24$），18个月无病生存率分别为9.2%和9.8%，化疗和化放疗组的完全缓解率分别为37%和46%（$P=0.33$），中位持续时间分别为40周和52周（$P=0.67$），局部复发率分别为85%和61%（$P=0.005$），化疗联合放疗能明显减少局部复发率。Carlson等[124]进行的一项Ⅲ期研究中，223例LD SCLC接受POCC（PCZ，VCR，CCNU，CTX）和VAM（VP-16，ADM，MTX）方案交替化疗6～9个月，有效者随机接受继续化疗或胸部放疗，所有有效者接受PCI。180例可评价病例，初始化疗有效率66%（80例CR率44%、39例PR率22%），总中位生存期11.6个月，2年生存率16%，5年生存率11%。48例进入随机，化疗和放疗各24例，两组的TTP和生存期无明显差别，化疗组的胸部复发率58%，高于放疗组29%（$P=0.042$）。研究认为放疗可增加局部控制率但不改善生存期。

1992年Warde等[125]的一项对比化疗或化放疗联合治疗局限期SCLC的meta分析中，包括了11项随机临床试验共1 911病例，结果显示与化疗相比，联合化放疗能明显增加局部控制率，绝对增加局部控制率25.3%（95%CI 16.5%～34.1%）；

联合治疗也增加 2 年生存率（OR 1.53，95%CI 1.30～1.76，$P<0.001$），即绝对提高 2 年生存率 5.4%（95%CI 1.1%～9.7%，$P<0.05$）。1994 年关于化疗联合胸部放疗的 meta 分析包括 13 项研究共 2 140 例局限期病例，经中位 43 个月随访后，尽管各研究在放疗的剂量和开始时间存在多种选择，化疗方案主要包括烷化剂和以 ADM 为基础的联合化疗方案而不是目前的 EP 方案，但结果仍显示化疗联合胸部放疗能明显降低相对死亡危险，HR 0.86（95%CI 0.78～0.94，$P=0.001$），即减少 14% 的死亡危险，联合治疗组 3 年生存率为 14.3%，而化疗者为 8.9%，绝对增加 5.4%[126]。亚组分析表明＜55 岁者更能获益，HR 0.72（95%CI 0.56～0.93），而大于 70 岁者的 HR 为 1.07（95%CI 0.70～1.64）。这两项 meta 分析确定了化放疗联合作为局限期 SCLC 标准治疗的地位。

2. 序贯或同期化放疗 局限期 SCLC 的综合治疗方案包括序贯治疗、同期化放疗或交替进行化放疗。EORTC 的一项研究中，355 例 LD SCLC 接受 CAE（CTX/ADM/VP-16）化疗 5 周期联合胸部放疗（DT50Gy），患者随机分为化放疗交替治疗或化放疗序贯治疗，结果交替和序贯方案的生存期无明显差别，中位生存期分别为 14 个月和 15 个月（$P=0.24$）[127]。JCOG 9104 研究中，231 例 LDSCLC 随机接受序贯化放疗或同期胸部化放疗，序贯治疗组 EP 方案每 3 周重复，4 周期化疗后胸部放疗（45 Gy，1.5 Gy Bid 3 周完成）；同期化放疗组 EP 方案每 4 周重复，放疗在第 1 周期的第 2 天开始，共化疗四周期。结果同期化放疗组的生存期略高于序贯治疗组，但差异无统计学意义（$P=0.097$），中位生存时间分别为 27.2 个月和 19.7 个月。同期化放疗组 2 年、3 年、5 年生存率分别为 54.4%、29.8% 和 23.7%，而序贯治疗组分别为 35.1%、20.2% 和 18.3%。两组 3、4 级食管炎的发生率分别为 9% 和 4%，同期化放疗的血液学毒性也较重。研究认为 LD SCLC EP 方案同期化放疗疗效优于序贯化放疗，但毒性反应也相应增加[128]。上海的一项随机研究中，90 例 LD SCLC 随机接受同期化放疗或交替化放疗，所有的病例均接受 CBP/VP-16 化疗 6 周期和胸部放疗（DT60Gy/30f），同期化放疗组放疗于第 1 周期化疗给予，交替组化疗 4 周期后胸部放疗、放疗后继续 2 周期化疗。结果同期和交替化放疗的中位生存期分别为 26 个月和 19 个月，5 年生存率分别为 27% 和 16%（$P<0.05$）[129]。

Murray 和 Coldman 进行的 meta 分析中，选择 3 年无进展生存率替代 5 年生存率作为研究终点，结论认为选择烷化剂和以 ADM 为基础的联合化疗者，同期或序贯放疗对生存的影响不大，这些研究在同期化放疗时难以按计划给予全量治疗；选择 EP 方案时，同期化放疗优于序贯化放疗（化疗后放疗）；EP 方案同期化放疗时，早期（第 1 周）联合放疗是否优于后期（第 6 周以后）联合放疗仍未确定[130]。

3. 早期或后期同期化放疗 Jeremic 等[131]报道的临床试验对早期或后期同期化放疗进行研究，治疗方案包括：同期化放疗者接受加速超分割放疗（1.5Gy bid，DT 54Gy），放疗时 CBP/VP-16 各 30mg/d 同期化疗；EP 方案（DDP 30mg/m^2、VP-16 120 mg/m^2 d1～3，q21d）化疗 4 周期。共 107 局限期 SCLC 随机接受早期同期化放疗（第 1～4 周同期化放疗后 EP 化疗 4 周期）或后期同期化放疗（EP 2 周期后，第 6～9 周同期化放疗，随后 EP 2 周期），治疗后有效者于第 16～17 周进行 PCI。结果早期和后期化放疗的中位生存期分别为 34 个月和 26 个月，5 年生存率分别为 30% 和 15%（多因素分析 $P=0.027$），早期组的局部控制率优于后期化放疗，但远处转移率两组无明显差别。两组在急性和慢性 3、4 级毒性反应方面无显著差别。研究认为早期同期化放疗可提高局部控制率和生存率。HeCOG 的一项随机研究中，81 例 LD SCLC 随机接受化疗第 1 周期或第 4 周期时开始同期胸部超分割放疗，化疗方案选择 CBP AUC6、VP-16 100mg/m^2 d1～3，q21d 共 6 周期；化放疗后完全缓解者接受 PCI[132]。结果早期放疗和后期放疗者的有效率分别为 76% 和 92.5%（$P=0.07$），CR 率分别为 40.5% 和 56.5%，两组的生存期无明显差异，中位 TTP 分别为 9.5 个月和 10.5 个月，中位生存期分别为 17.5 个月和 17 个月，早期放疗的 2 年、3 年生存率分别为 36% 和 29%，而后期放疗组分别为 22% 和 13%。远处转移率分别为 38% 和 61%（$P=0.046$）。研究显示尽管早期放疗能减少远处转移的发生率，但对总生存期无显著影响。

2004 年 Fried 等[133]进行了一项 meta 分析，研

究目的是评价早期（early radiation therapy，ERT，定义为化疗第9周之前开始放疗）或后期（later radiation therapy，LRT，定义为化疗第9周之后开始）胸部放疗，包括7项随机研究共1524病例，meta分析同时包括了同期化放疗和序贯化放疗。结果生存期方面ERT组的2年生存率优于LRT组（RR1.17，95%CI 1.02～1.35，P=0.03），3年生存率ERT与LRT相当（RR1.13，95%CI 0.92～1.39，P=0.2）；亚组分析中显示选择HFRT者，ERT的2年生存率（RR1.44，95%CI 1.17～1.77，P=0.001）、3年生存率（RR1.39，95%CI 1.02～1.90，P=0.04）均优于LRT，而选择常规分割剂量者，ERT和LRT之间的生存期无差别；选择含DDP化疗方案者，ERT的2年生存率（RR1.30，95%CI 1.10～1.53，P=0.002）、3年生存率（RR1.35，95%CI 1.07～1.70，P=0.01）均优于LRT，而选择不含DDP为基础的化疗方案者，ERT和LRT之间的生存期无差别。研究认为与LRT相比，ERT能提高2年生存率，但提高幅度不大，ERT的获益相当于在化疗基础增加胸部放疗或预防性脑放疗的获益程度。而且获益仅限于使用超分割放疗者、选择含DDP化疗方案者。

4. 联合治疗中化疗方案的选择　Laurie等[134]回顾了1985～2002年共21项治疗LD SCLC的随机临床研究，结果EP和CAV是最常选择的两个方案。在同期化放疗时，CAV方案的食管炎、心肺系统不良反应、血液学毒性等较明显，因此临床认为在同期化放疗中优先选择EP方案。20世纪80年代以后EP方案在SCLC的治疗中凭借其有效性和较轻的毒性反应而逐渐取代CAV方案成为一线治疗，联合胸部放疗时EP的心肺毒性轻而成为首选方案。

Fukuoka等[135]的研究中，对比CAV与EP方案治疗SCLC，其中局限期（146例）化疗4周期后序贯胸部放疗，结果CAV与EP方案的生存期无显著差别，中位生存期分别为12.4个月和11.7个月，2年生存率分别为15%和21%。CAV治疗组的白细胞减少和神经毒性较明显。Sundstrom等[136]报道的一项EP（DDP，VP-16）和CEV（CTX，EPI，VCR）随机对照的Ⅲ期临床试验，436例SCLC随机接受EP（n=218）或CEV（n=218）方案化疗，其中LD 214例、ED 222例。EP组中VP-16 100 mg/m^2 iv d1，随后口服200 mg/m^2 d2～4，DDP 75 mg/m^2 iv d1，连续五周期；CEV组中EPI 50 mg/m^2、CTX 1000 mg/m^2、VCR 2 mg，均d1，连续5周期。LD者在第3周期接受同期胸部放疗，其中完全缓解者接受预防性脑放疗。结果EP治疗组的2年、5年生存率分别为14%和5%，明显高于CEV方案（6%和2%，P=0.0004）。LD患者EP组和CEV组的中位生存期分别为14.5个月和9.7个月（P=0.001），EP治疗组的2年、5年生存率分别为25%和10%，而CEV治疗组分别为8%和3%（P=0.0001）。ED患者中，两个方案之间的生存期无明显差别。研究显示局限期SCLC的治疗中，EP方案优于CEV方案。这个研究的结果支持在局限期同期化放疗中优先选择EP方案。

5. 放射治疗方案的选择　Turrisi等[137]的报道中，417例局限期SCLC均接受四周期EP方案化疗，化疗同期胸部放疗（DT 45Gy），患者随机接受加速分割（每日2次，3周完成）或常规分割（每日1次，5周内完成）放疗。结果显示每日2次放疗的生存期优于常规分割放疗（P=0.04），两组的中位生存期分别为23个月和19个月，2年生存率分别为47%和41%，5年生存率分别为26%和16%。但加速分割的3级食管炎较常见（27%和11%，P<0.001）。研究认为加速分割同期化放疗能提高生存期。Bonner等[138]进行的一项Ⅲ期临床研究中，311例LD SCLC接受EP方案化疗（VP-16 130 mg/m^2、DDP 30 mg/m^2 d1～3，q21d）3周期后，262例疾病无进展者在第4、5周期化疗（VP-16 100 mg/m^2、DDP 30 mg/m^2 d1～3，q21d）期间，随机接受每日1次或每日2次同期胸部放疗方案，放疗后完成第6周期化疗。每日1次放疗常规分割方案DT 50.4Gy/28次，每日2次放疗为DT 48Gy/32次（分段放疗），前24Gy与后24Gy间隔2.5周。化放疗后完全缓解者接受PCI。262随机进入同期化放疗，结果两组在总生存期、总进展率、局部进展率等方面无显著差别。每日2次放疗方案的3、4级食管炎发生率较高（12.3% vs 5.3%，P=0.05）。研究显示与常规分割相比，每日2次加速分割放疗不能提高疗效。Schild等[139]对研究进行长期随诊（中位时间7.4年）后于2004年再次报道结果，常规分割组的中位生存期20.6个月、5年生存率21%，加速分割组分别为20.6个月和22%（P=0.68），

两组在疾病进展率（$P=0.68$）、胸内复发率（$P=0.45$）、放射野内复发率（$P=0.62$）和远处转移率（$P=0.82$）等方面均无明显差别。两组在总体3级（$P=0.83$）、4级（$P=0.95$）毒性反应也未见差别，但治疗相关死亡率加速分割组为4例（3%），而常规分割未发生（$P=0.04$）。研究在长期随诊后仍显示加速分割并不优于常规分割同期化放疗。

Komaki等[140]报道的一项回顾性研究中，对1985~1998年324例接受同期化放疗的SCLC进行分析，化放疗后完全缓解者接受PCI。病例情况：中位年龄60岁，男性60%，KPS 90~100者71%，体重下降<5%者80%，伴胸腔积液者20%。患者接受DDP为基础的同期化放疗，其中217例接受常规放疗（QDRT），中位剂量50Gy/5周；107例接受超分割放疗（hyperfractionated/accelerated thoracic radiation therapy，HFXRT），中位剂量45Gy/3周。168例接受PCI，QDRT组108例、HFXRT组60例。HFXRT组和QDRT组的5年生存率分别为25%和12%（$P=0.02$），接受PCI者的5年生存率分别为32.3%和18.9%（$P=0.02$），中位生存期分别为24个月和18个月。HFXRT和QDRT的3级食管炎分别为21.5%和9.2%（$P=0.002$）、3级肺纤维化分别为30.8%和12.4%（$P<0.0001$）。多因素分析显示接受PCI（$P=0.001$）、HFXRT（$P<0.0001$）和胸腔积液（$P<0.0001$）为影响预后因子。研究显示同期化放疗HFRT优于常规放疗，但毒性反应也相应增加。

6. 小结 最近Gaspar等[141]对美国国家癌症数据库（National Cancer Database）1985~2000年局限期SCLC的治疗进行回顾性分析，选择1985年、1990年、1995年、2000年新诊断局限期SCLC（Ⅰ~Ⅲ期）共22 969例。在治疗的选择上，化放疗联合得到了更多的选择，1985年占34.6%，而2000年为51.9%（<70岁者分别为37.0%和60.5%，≥70岁者分别为29.5%和41.3%）。与之相应的是选择单独化疗者明显下降，1985年占30.7%而2000年为21.7%。尽管化放疗联合治疗得到越来越广泛的使用，但生存期并没有得到显著提高，1985年、1990年、1995年化放联合治疗的5年生存率分别为10.5%（95%CI 6.75%~14.25%）、11.88%（95%CI 9.63%~14.13%）和13.3%（95%CI 11.2%~15.4%），研究者认为需要更有效的治疗方案以改善疾病的预后。

总之，局限期SCLC的治疗中，化放疗联合优于单独化疗，化放疗联合治疗是标准治疗，序贯和交替化放疗疗效相当，同期化放疗优于序贯或交替化放疗。meta分析显示EP方案同期化放疗优于序贯化放疗，而其他化疗方案则未见明显差别；同期化放疗中，超分割放疗技术早期优于后期同期化放疗，而选择常规放疗时放疗开始的时机则对生存无影响。目前Ontario循证医学研究（Lung Cancer Disease Site Group of Cancer Care Ontarios Program in Evidence-based Care）对局限期SCLC的临床指南要点包括：联合放疗时，优先选择EP方案；EP与CAV交替化疗方案可作为临床的一个选择，但胸部放疗期间不建议同期使用蒽环类药物；建议选择标准剂量方案，不推荐常规使用高剂量强度化疗；如果选择EP方案（bolus），应先用VP-16后用DDP；VP-16的总剂量在3~5天给予；化疗的最佳持续时间尚未确定，没有证据显示维持化疗（对有效者超过6周期化疗）能延长生存期，因此推荐一线化疗最多6周期；虽然CBP经常替代DDP组成联合化疗方案，但目前支持CBP/VP-16取代EP方案联合放疗的证据尚不充分[134]。

二、广泛期SCLC的治疗

（一）一线化疗

2000年Pujol等[142]在 *BJC* 发表的meta分析对含DDP化疗方案和不含DDP方案治疗SCLC进行分析，包括19项随机研究共4 054病例，10项研究选择DDP/VP-16方案与不含DDP、VP-16方案对照，9项研究对比含DDP和不含DDP但可选择VP-16方案（包括1 579病例）。结果显示含DDP方案和不含DDP方案的有效率分别为69%和62%，含DDP方案为优（OR1.35，95%CI 1.18~1.55，$P<0.0001$）；含DDP方案能显著降低6个月死亡危险（OR 0.87，95%CI 0.75~0.98，$P=0.03$）和1年死亡危险（OR0.80，95%CI 0.69~0.93，$P=0.002$），相当于绝对提高6个月生存率2.6%、1年生存率4.4%。含DDP和不含DDP方案的治疗毒性相关死亡率分别为3.1%和2.7%（差异无统计学意义）。对比含DDP和不含DDP但

可选择VP-16方案进行亚组分析也显示相似的结论。研究认为含DDP方案能提高有效率和生存率而没有明显增加毒性。Mascauxde等[143]进行的另外一项meta分析中，包括36项随机临床试验（7 173病例）。其中9项研究（共1 945病例）对选择DDP/VP-16方案和选择不含DDP或VP-16方案进行对照研究，结果EP方案明显减低死亡危险，HR 0.57（95%CI 0.51～0.64，$P < 0.001$）；另外9项研究（共1 633病例）对选择DDP/VP-16方案和选择含VP-16或VM-26（teniposide,替尼泊苷）但不含DDP方案进行对照研究，结果EP方案也明显占优势，HR0.674（95%CI 0.66～0.83，$P < 0.001$）；17项研究（共3 454病例）对选择含VP-16但不含DDP方案与选择不含DDP或VP-16方案进行对照研究，结果含VP-16方案能明显降低死亡危险，HR0.72（95%CI 0.68～0.78，$P < 0.001$）。以上两项meta研究显示含DDP和（或）VP-16方案能延长生存期。这样，含DDP方案被视为PS好、广泛期SCLC的一线治疗方案，其中EP（DDP，VP-16）是目前欧美的标准治疗方案。

卡铂对SCLC有效，其毒性反应与DDP有明显差别，在一些方案中卡铂替代DDP组成联合化疗方案。丹麦Lassen等[144]进行的一项Ⅲ期临床中，484例SCLC（ED者230例）随机接受DDP/VM26/VCR（A组）或CBP/VM26/VCR（B组）方案化疗3周期,化疗后非含铂方案交替化疗8周期，或者直接非含铂方案（CTX/VCR/BCNU/VP-16，ADM/VCR，HMM/VDS）交替化疗11周期（C组）。结果三种方案3周期化疗的有效率分别为63%、72%和65%，三组之间有效率无明显差别，毒性反应也相当。三组的中位生存期分别为8.3个月、8.5个月和6.6个月。A组和B组疗效相当，A+B组的中位生存期比C组增加7周（$P=0.02$），2年生存率增加6%（15%vs9%）。研究显示DDP与CBP疗效相当，但含铂方案优于非铂方案。HCOG（Hellenic Cooperative Oncology Group）进行了一项对比EP（VP-16 100mg/m^2 d1～3, DDP 50mg/m^2 d1～2, q3w）和CE（VP-16 100mg/m^2 d1～3, CBP 300mg/m^2 d1, q3w）治疗SCLC的临床试验，共143例可评价病例，其中LD82例，两组化疗最多6周期，LD者在第4周期化疗同期胸部放疗[145]。结果EP和CE的中位生存期分别为12.5个月和11.8个月，两者无显著差别；两组的有效率相当，但其中EP和CE局限期有效率分别为73%（CR44%）和86%（CR37%）、广泛期分别为50%（CR10%）和64%（CR16%），但无详细生存期的资料。研究者认为CE与EP方案剂量强度相似、疗效相近，但CE方案的毒性反应较轻，而且CE联合胸部放疗也显示有效性和耐受性。JCOG9702研究中，病例选择包括初治疗广泛期SCLC、≥70岁PS 0～2或＜70岁PS3者。220例随机接受CE方案（CBP AUC5 d1，VP-16 80mg/m^2 d1～3 q21d）或EP方案（DDP 25mg/m^2 d1～3，VP-16 80mg/m^2 d1～3 q21d）治疗[146]。病例情况：中位年龄74岁（92%≥70岁），男性88%，PS 0～1和2～3者分别为74%和26%。CE组63%、EP组67%接受4周期化疗。CE和EP主要3、4级毒性反应中除血小板减少CE方案较高（56%和16%）外，两个方案的毒性反应无明显差别。CE和EP方案的有效率均为73%，中位PFS分别为5.3个月和4.7个月（$P=0.20$），中位生存期分别为10.6个月和9.8个月，1年生存率分别为41%和35%（$P=0.54$）。研究显示CE和EP方案的疗效无明显差别，但症状评分显示CE优于EP。最近Jezdic等[147]报道的一项Ⅲ期随机临床研究中，101例SCLC（包括LD和ED）随机接受EP方案（DDP 100mg/m^2 d1，VP-16 120mg/m^2 d1、3、5，q28d）或CE方案（CBP 400mg/m^2 d1，VP-16 120mg/m^2 d1、3、5，q28d）治疗。EP和CE方案的有效率无显著差异，分别为67.3%和57.2%。两组中位生存期分别为12个月和10个月，EP优于CE方案（$P=0.041$），LD的中位生存期分别为16个月和12个月。CE方案的3～4级粒细胞、血小板毒性比EP方案明显。尽管关于DDP与卡铂的疗效是否相当的研究资料有限，目前的证据显示在老年ED SCLC中疗效相当，但考虑到广泛期为姑息性治疗，卡铂毒性反应较轻，故可替代DDP作为临床的一个选择，而局限期的病例数较少，不足以作出结论。

Stupp等[148]回顾了一些新药单药一线治疗SCLC的Ⅱ期研究的有效率：紫杉醇34%～54%、多西他赛12%～43%、吉西他滨17%～30%、伊立替康（irinotecan）35%、拓扑替康（topotecan）

48%、吉西他滨26%。

联合化疗的研究中，JCOG（Japan Clinical Oncology Group）进行的一项Ⅲ期临床试验中，病例选择广泛期SCLC随机接受IP（CPT-11/DDP）或EP方案化疗，计划入组230例，但入组154例后由于两组的生存期存在显著差别而中止研究[149]。两组均有70%病例完成4周期化疗，IP和EP的有效率分别为84.4%（CR2.6%）和67.5%（CR9.1%），IP优于EP方案（$P=0.02$）。IP的中位生存期为390天、1年生存率58%、2年生存率19.5%，而EP组分别为287天（$P=0.002$）、38%和5.2%，IP方案能明显减少死亡危险，HR0.60（95%CI 0.43～0.83）。IP和EP的中位PFS分别为6.9个月和4.8个月（$P=0.003$）。IP和EP的3、4级粒细胞减少分别为65.3%和92.2%（$P<0.001$），3、4级血小板减少分别为5.3%和18.2%（$P=0.02$），3、4级腹泻分别为16%和0（$P<0.001$），IP的血液毒性轻而腹泻反应较明显，其他毒性反应两组未见明显差别。研究认为CPT-11/DDP方案的有效率和生存期均优于经典的EP方案，且毒性可耐受，可作为广泛期SCLC的一线治疗方案。最近报道的在北美进行的一项对比IP（CPT-11 65mg/m²、DDP 30mg/m²，d1、8，q21d）或EP方案（DDP 60mg/m² d1、VP-16 120mg/m² d1～3，q21d）治疗ED SCLC的Ⅲ期研究中，336例ED SCLC按2:1比例随机接受IP方案或EP方案化疗[150]。共322例可评价病例，IP组216例、EP组106例，IP和EP的3、4级毒性反应：腹泻分别为21%和0%、粒细胞减少分别为36%和86%、发热性粒细胞减少分别为4%和11%、贫血分别为5%和11%、血小板减少分别为4%和19%。与EP相比，IP方案的骨髓抑制较轻，但腹泻较明显。IP和EP方案的有效率分别为52%和51%，中位TTP分别为4.1个月和4.6个月，中位生存期分别为9.3个月和10.2个月，1年生存率分别为35%和36.1%，两组的生存期无明显差别。北美的验证临床研究中IP方案与EP方案疗效相当（IP给药方案的改变是否影响研究结果尚不清楚），尽管其并没有重复JCOG研究中IP方案明显占优的结果，但仍支持IP方案作为广泛期SCLC的一线治疗选择。

0389研究中，859例广泛期SCLC随机接受对比TC方案（DDP/口服TPT，TPT 1.7mg/m² d1～5，DDP 60mg/m² d5，q21d）和静脉给药EP方案（VP-16 100mg/m² d1～3，DDP 80mg/m² d1，q21d）治疗，共784可评价病例[151]。结果TC和EP方案的中位化疗时间分别为5周期和6周期，有效率分别为63%（CR 25/220）和68.9%（CR 21/251），中位生存期为39.3周和40.3周（HR1.06，$P=0.47$），中位TTP分别为24.1周和25.1周，两组的1年生存率均为31.4%。研究显示TC和EP方案一线治疗ED SCLC疗效相当。毒性反应：TC和EP方案的4级粒细胞减少分别为26%和56.8%、4级血小板减少分别为8.7%和5.7%、3～4级贫血分别为37.3%和21.1%、3～4级呕吐分别为4.5%和9.4%、3～4级腹泻分别为5.8%和2.3%、3～4级食欲下降分别为3.7%和0.5%。TC方案的粒细胞毒性较轻而贫血稍重。

在CALGB进行的一项国际多中心Ⅲ期临床试验中，587例ED期SCLC患者随机接受EP或TEP（EP+PTX）化疗，结果中位生存期分别为9.8个月和10.8个月，1年生存率分别为35.7%和36.2%，两组无差别，但TEP组的化疗相关死亡率高于EP组（6.4%vs2.7%）[152]。Greek Lung Cancer Cooperative Group进行另一项对比TEP和EP的Ⅲ期临床试验中，研究同时包括局限期和广泛期病例[153]。由于TEP的治疗相关毒性及死亡病例（8例）高于EP组（0例）而提前中止研究，意向治疗（intention-to-treat）分析两组的有效率和生存期未见明显差别，广泛期EP和TEP的中位生存分别为7个月和9个月。德国的一项随机研究中，606例SCLC（LD和ED各303例）结果TEC（PTX，CBP，VP-16）或CEV（CBP，VP-16，VCR）方案化疗，结果TEC和CEV的有效率分别为72.1%和69.4%，中位生存期分别为12.8个月和12个月（ED分别为10.2个月和9.8个月）；TEC和CEV的2年生存率为20%和15%（$P=0.026$），其中LD者分别为29%和23%（$P=0.13$），ED者分别为13%和7%（$P=0.007$）[154]。研究显示TEC方案能降低死亡危险（HR1.22，95%CI 1.03～1.45，$P=0.024$），并提高PFS率（HR1.21，95%CI 1.03～1.42）。最近该研究经6年随访后报道，TEC和CEV的5年生存率分别为14%（95%CI 9.6%～18.0%）和6%（95%CI 3.4%～9.5%），TEC治疗组明显优于对照组[155]。Smit等[156]进行了一项CP（CBP/

PTX）方案和CDE（CTX，ADM，VP-16）方案治疗初治广泛期SCLC的Ⅲ期临床研究，CDE方案98例，CTX 1000 mg/m² d1、ADM 45 mg/m² d1、VP-16 100 mg/m² d1～3 q3w 5周期；CP方案99例，CBP AUC 7 d1、pPTX 175 mg/m² d1 q3w 5周期。两组的中位治疗时间均为5周期，CDE组47%、CP组44%需减量。CDE和CP的有效率分别为64%和67%，中位生存期分别为6.5个月和6.7个月（$P=0.68$），中位PFS分别为141天和102天（$P=0.89$）。CDE组和CP组的4级白细胞减少分别为59%和9%（$P<0.0001$），发热性粒细胞减少分别为24%和7%（$P=0008$），其他毒性两组无明显差别。研究显示CP方案与CDE方案相比不能提高生存期，但CP方案的血液学毒性较轻。London Lung Cancer Group的一项Ⅲ期临床试验中，共随机241病例（包括LD和ED），对比EP和GEM/CBP的疗效，结果两组的疗效相当，有效率分别为58%和62%，中位生存期分别为8.1个月和8.2个月，在毒性反应、治疗相关死亡率、症状改善和生活质量方面均无差别[157]。培美曲塞（pemetrexed）是多靶叶酸抑制剂，目前已批准于恶性间皮瘤和NSCLC的治疗。最近的一项随机对照培美曲塞联合DDP或CBP治疗ED SCLC的Ⅱ期临床研究中也显示其有效性和安全性[158]。两组可评价病例共78例，化疗最多6周期，pemetrexed/DDP和pemetrexed/CBP的有效率分别为35.0%和39.5%，稳定率分别为35.0%和26.3%，中位TTP分别为4.9和4.5个月。pemetrexed/DDP的中位生存期为7.6个月、1年生存率39%，pemetrexed/CBP分别为10.4个月和39%。含DDP和含CBP方案的3～4级粒细胞减少分别为14.3%和18.2%、3～4级贫血分别为8.6%和6.1%、3～4级血小板减少含CBP组的发生率高于DDP组（21.2%和11.4%）。研究显示培美曲塞联合铂类一线治疗ED SCLC疗效较好且毒性反应可耐受。

尽管新药含铂联合化疗方案在临床研究中显示了抗肿瘤活性，CPT-11/DDP方案在日本早期的随机研究显示优于EP方案，在最近的北美验证研究中却仅显示与EP方案疗效相当，可作为临床的一线化疗选择。TPT/DDP与EP的Ⅲ期临床研究显示两个方案疗效相当。其他一些含新药的方案并没有明显优于EP、CE方案，故尚不推荐临床常规使用。

一线选择交替方案化疗是否能获益目前仍有争议。Fukuoka等[135]报道的研究中，288例SCLC随机接受CAV（CTX，ADM，VCR）或EP（VP-16，DDP）或CAV/EP交替化疗，CAV 97例、EP 97例、CAV/EP94例，三组的有效率分别为55%、78%和76%，CR率分别为14%、16%和15%。39例CAV无效者经EP化疗后有效率23%（9例），而13例EP方案治疗无效者经CAV化疗后有效率为8%（1例）。CAV/EP方案的缓解期比CAV方案长（$P=0.004$），CAV/EP的中位生存期11.8个月，优于CAV方案（9.9个月，$P=0.027$），也优于EP方案（9.9个月，$P=0.056$）。对局限期者CAV/EP交替方案的优势更明显，优于CAV方案（$P=0.014$）和EP方案（$P=0.023$）。研究者认为CAV/EP的交替方案略优于CAV或EP方案。SCSG（Southeastern Cancer Study Group）的一项随机研究中，437例ED SCLC随机接受EP、CAV或EP/CAV方案交替化疗，结果有效率分别为61%、51%和59%，中位生存期分别为8.6个月、8.3个月和8.1个月，中位TTP分别为4.3个月、4.0个月和5.2个月，交替化疗并不优于单一方案[159]。EORTC的一项研究中，143例ED SCLC随机接受CAE方案或CAE/IFO+CBP+VCR交替化疗，CAE组和交替组的中位生存期分别为7.6个月和8.7个月（$P=0.243$），中位TTP分别为5.8个月和6.4个月（$P=0.166$），中位缓解期分别为7.0个月和6.8个月（$P=0.221$），两组在有效率、中位生存期、中位TTP方面均无明显差别[160]。

（二）胸部放疗在广泛期中的角色

化疗在ED SCLC的治疗中扮演重要角色，不治疗者的中位生存期为1.5～3个月，与之相比化疗者为9～12个月。尽管化疗的有效率高，但即使是治疗后达CR者最终也出现局部复发和（或）远处转移。诱导化疗缓解者，联合胸部放疗能否增加局部控制率、远处转移率，最终提高生存期呢？

Joss等[161]的报道中，266例SCLC（主要包括广泛期）随机接受三种方案化疗：AEP（ADM，DDP，VP-16）4周期、CAE（CTX，ADM，VP-16）4周期或CTX/EP与MOC（MTX，VCR，CTX）各2周期交替化疗。CTX/EP与MOC方案者在完

成4周期化疗和预防性脑放疗后,有效者随机分组接受胸部放疗或未进行放疗。结果化疗总有效率70%、CR者21%,中位生存期9.3个月,2年生存率8%;AEP方案的疗效最好,有效率80%、CR者32%;CTX/EP与MOC方案者与AEP相近;CAE疗效最差,有效率56%、CR者7%。CTX/EP与MOC方案接受随机者,其中局限期病例较少不能进行分析,广泛期者接受胸部放疗者的生存期比对照组短,中位生存期分别为148天和239天($P=0.011$)。研究认为在广泛期SCLC化疗后增加胸部放疗对生存期有害。

Jeremic等[162]进行的一项随机研究中,选择210例预后好的ED SCLC:2周期EP化疗后远处转移病灶达CR,而胸部肿瘤评价为CR或PR者;患者随机进入放化疗组或继续化疗组;研究选择加速超分割放疗(HFRT DT54Gy, 1.5Gy bid)。研究目的是通过化疗将ED SCLC"转化"为LD SCLC,然后对比放化疗和化疗的疗效,从而评价放疗在这部分病例的治疗价值。结果109例符合标准进入随机,放化疗者接受CBP/VP-16同期化疗,随后EP化疗2周期;而对照组继续给予EP化疗4周期。206例SCLC的总体中位生存期9个月,5年生存率3.4%;放疗者的中位生存期为17个月、5年生存率为9.1%,而单纯接受化疗者分别为11个月和3.7%($P=0.041$);放疗者的中位至局部复发时间为30个月,5年无局部复发生存率为20%,而化疗组分别为22个月和8.1%,接受放疗者占优,但无统计学意义($P=0.062$)。两组的无远处转移率无明显差异。研究显示对ED SCLC诱导化疗后,远处转移肿瘤评价达CR、胸内病变达CR或PR者,接受胸部放疗能一定程度地延长生存期。

以上两项关于广泛期SCLC化疗后胸部放疗的随机研究得出相反的结论,但后者的研究选择标准EP方案作为诱导化疗,随后同期化放疗而得到阳性的结果,其可信度更高,因此对广泛期病例诱导化疗后的选择性病例进行胸部放疗可能增加局部控制率和生存率。

三、一线化疗的持续时间、维持治疗及含新药方案的应用

尽管SCLC对化疗敏感性、有效率高,但随着化疗周期的增多,毒副反应随之增加,患者的耐受性也逐渐下降,一线治疗有效或稳定者在4~6周期的化疗后继续维持化疗能否获益尚不明确。巩固治疗(consolidation therapy)指在完成一线化疗后,选择先前未使用的药物继续治疗。维持治疗(maintenance therapy)指4~6周期化疗后,继续选择同样方案继续治疗。尽管两者在概念上有所区别,但临床研究中维持治疗也包括了巩固治疗[163]。

1998年Sculier等[164]在Lung Cancer发表了一项SCLC维持化疗的回顾性分析,包括13项随机临床试验,其中有1项研究显示维持化疗能延长生存期,5项研究在亚组的分析中有生存期的优势,1项研究维持化疗对生存有害,余下6项研究没有差别。研究认为维持治疗可能仅对部分选择性病例有益,但需进行更深入的研究确定这些特定人群。

Veslemes等[165]进行的一项研究中,70例SCLC随机接受EP方案化疗4周期或6周期,可评价病例69例,4周期和6周期的有效率分别为62%和69%,中位TTP分别为6个月和7个月($P=0.06$),中位生存期分别为8.5个月和9.5个月($P=0.04$)。局限期的中位生存期无显著差异,分别为10.5个月和12个月。广泛期6周期化疗的中位生存期趋于优于4周期,分别为9个月和6.5个月($P=0.09$)。6周期化疗的毒性明显高于4周期组。研究认为LD SCLC 4周期化疗CR后获益程度小,而ED者增加2周期化疗可能获益。在一项对比VP-16/CTX/MTX/VCR方案化疗6周期或12周期治疗SCLC的研究中,共入组497例(74%为局限期),LD者在第2、3周期化疗时给予同期胸部放疗(40Gy)[166]。6周期化疗后,265例有效者随机接受6周期维持化疗或无继续治疗。结果总体中位生存期39周,1年生存率31%,2年生存率6%,3年生存率3%。接受12周期化疗与对照组的生存期无显著差别($P=0.27$),99例CR者接受维持化疗者(42周)的中位生存期优于对照组(32周,$P<0.05$)。研究认为维持化疗增加毒性、降低生活质量而不增加生存期。

SWOG9713研究中,89例局限期SCLC接受EP方案2周期同期化放疗后PTX+CBP方案巩固化疗3周期[167]。具体方案:DDP 50mg/m² d1、8、

29、36, VP-16 50mg/m² d1～5、d29～33，第1天开始同期放疗（DT60Gy），随后CBP AUC 6、PTX 200mg/m²，d1 q21d 3周期。结果87例可评价疗效和毒性，有效率86%（CR33%），中位生存期17个月，1年、2年生存率分别为61%和33%。中位PFS为9个月，1年、2年PFS率分别为40%和21%。2005年ASCO会议报道的WJTOG 9902研究，51例LD SCLC接受EP方案同期胸部放疗（DT45Gy,1.5Gy bid）后，CPT-11/DDP方案化疗3周期。结果49例可评价病例中，有效率87.8%，CR率40.8%，4级毒性包括粒细胞减少10%、贫血10%、腹泻2%、感染2%，血小板未见4级毒性。1年生存率86.4%，2年生存率50.7%[168]。以上的两个研究均显示EP同期化放疗后，选择第三代化疗方案巩固治疗的有效性、可耐受性，但是否优于单一EP方案有待Ⅲ期研究确认。

Han等[169]报道的一项Ⅱ期临床研究中，选择IP方案（irinotecan 60mg/m²、cisplatin 40mg/m²，d1、8, q21d）诱导化疗2周期后，第3周期开始EP方案（DDP60mg/m² d1、22, VP-16 100mg/m² d1～5、22～26）同期胸部放疗（1.5Gy/bid, DT45Gy）治疗LD SCLC。共包括35例，IP方案诱导化疗有效率97%（CR3例、PR31例），同期化放疗后有效率100%（CR15例、PR20例），中位生存期25个月，1年、2年生存率分别为85.7%和53.9%，中位PFS为12.9个月，1年、2年PFS分别为58.5%和36.1%。最常见的3～4级毒性为粒细胞减少，诱导化疗68%、同期化放疗100%，发热性粒细胞减少诱导化疗20%、同期化放疗60%。IP诱导化疗后EP同期超分割胸部放疗显示了较好的生存情况，但血液学毒性较为明显，值得在Ⅲ期临床进一步研究。

ECOG7593研究中，402例广泛期SCLC在接受EP化疗4周期，有效或稳定者随机接受TPT [topotecan 1.5mg/（m²·d）d1～5 q21d] 化疗4周期或不治疗观察对照组。223例进入随机。结果EP方案的有效率35%，中位生存期9.6个月；TPT的有效率7%（CR 2%、PR5%），TPT维持治疗组的无疾病进展生存期高于对照组（3.6个月和2.3个月，$P<.001$），但中位生存期无差异，分别为8.9个月和9.3个月（$P=0.43$）[170]。维持治疗增加患者血小板减少、粒细胞减少、感染和贫血的发生率，TPT治疗和对照组的生活质量分析也无显著差别。此项研究认为PS好、ED SCLC一线治疗EP4周期仍是标准方案，维持治疗不能获益。Hoosier Oncology Group的另一项随机研究中，233例广泛期SCLC一线接受EIP方案（VP-16 75mg/m²、IFO 1.2g/m²、DDP 20 mg/m²，d1～4 q21d）化疗4周期，144例稳定或有效病例随机接受VP-16单药口服（VP-16 50mg/m² d1～21 q28d）4周期或不治疗观察组[171]。结果治疗组的无疾病进展生存期优于对照组，分别为8.2个月和6.5个月（$P=0.0018$），治疗组和对照组的中位生存期分别为12.2个月和11.2个月，1年生存率分别为51.4%和40.3%、2年生存率分别为16.7%和6.9%、3年生存率分别为9.1%和1.9%（$P=0.0704$），治疗组的生存期稍长但没有统计学差别。VP-16治疗组的血液学毒性明显：3～4级中性粒细胞减少42%，3～4级血小板减少20%。这些研究表明尽管维持治疗能延长PFS，但对总生存期（OS）无绝对好处，故目前不推荐临床常规使用。

EORTC进行了一项IFN-γ维持治疗的随机对照研究[172]。选择一线治疗后达CR或接近CR的SCLC，包括局限期和广泛期，59例接受IFN-γ4MU隔天1次共4个月，61例未接受维持治疗。IFN-γ的耐受性尚好，随机后IFN-γ治疗组和对照组的中位生存期分别为8.9个月和9.9个月，维持治疗不能延长生存。Marimastat是基质金属蛋白酶抑制剂，研究发现SCLC治疗有效者marimastat维持治疗不能提高生存且影响生活质量[173]。EORTC 08971（SILVA study）选择BEC2单克隆抗体联合BCG与安慰剂进行维持治疗的随机对照研究，研究显示BEC2/BCG维持治疗不能提高生存期[174]。

沙利度胺（thalidomide）在动物研究中显示抗血管生成的作用，Cooney等[175]进行了沙利度胺在ED SCLC化疗有效者的维持治疗的临床研究。共入组22例，均为PR病例，初始方案EP/CE者20例、IP方案2例，沙利度胺200mg/d于化疗结束后3～6周开始治疗直至疾病进展。维持治疗的毒性反应较轻，Ⅰ级神经毒性2例、Ⅰ级便秘2例，1例发生肺栓塞而出组，18例参与生存分析，中位生存期15.7个月，1年生存率60%。2006年ASCO年会报道的另一项沙利度胺在ED SCLC的维持治疗研究，PCDE方案2周期化疗后，有效者随机接受PCDE/沙利度胺或PCDE/安慰剂化疗4周期。92例接受随机，沙利度胺和安慰剂组6周期后有效率分别为81.6%和62.8%（$P=0.05$），沙利度胺组能降低死亡危险，HR0.48 $P=0.03$，沙利度胺和安慰剂组的中位生存期分别为11.7个月和8.7个月，1年生存率分别为49%和30.2%。沙利度胺维持治疗显示能提高生存期，但需要更大样本的Ⅲ期临床确定其获益程度。Temsirolimus（CCI-779）通过抑制mTOR而抑制肿瘤细胞的增殖，Pandya等[176]的报道中，病例选择86例经4~6周期标准EP或CE或IP方案化疗后无进展（CR/PR/SD者）的ED SCLC，随机接受2个剂量水平的CCI-779维持治疗。患者于化疗结束后4~8周继续CCI-779研究，44例接受低剂量（25mg iv qw）、42例接受高剂量（250mg iv qw）维持治疗直至疾病进展。治疗相关3~4级毒性包括粒细胞减少两组均为4例，低剂量和高剂量组的血小板减少分别为3例和9例，高脂血症分别为1例和3例，低磷血症分别为2例和6例，3级过敏反应各1例。经中位33.8个月随访后，总体病例中位生存期19.8个月，低剂量和高剂量组分别为16.5个月和22.9个月，总的中位PFS为5.5个月，低剂量和高剂量组分别为4.7个月和6.3个月。研究显示高剂量组的毒性反应较明显，但其生存期也相应延长。E7593研究中，ED SCLC经EP方案化疗后CR/PR/SD者TPT维持治疗组的中位生存期8.9个月，沙利度胺和CCI-779的维持治疗虽然样本少，但其结果均明显优于E7593研究，值得关注。

总之，随机临床试验显示SCLC的一线治疗中，短程化疗与延长化疗的疗效相当，但目前尚没有明确最佳的化疗周期数，临床推荐总数为4~6周期。CAV与EP序贯化疗可作为一种选择。一线治疗后维持化疗不能提高总生存期，故不推荐常规使用。IFN等生物免疫制剂的研究结论存在不一致，也不足以常规使用。

四、二线治疗

SCLC是对化疗及放疗敏感性肿瘤，尽管有效率高，仍仅有一小部分患者能长期存活，绝大部分患者最终出现复发转移。在复发转移者中仍有一些PS好者需要二线化疗，但目前二线化疗的预后不佳，中位生存期极少超过12个月，经常小于6个月。二线化疗的疗效取决于患者对一线治疗的反应情况，根据一线疗效将接受二线化疗者分为三类：敏感性（sensitive），指一线治疗结束有效持续超过90天；难治性（refractory），指一线治疗无效或治疗过程中出现肿瘤进展；化疗耐药性（resistant），指一线治疗有效，但在结束治疗后90天内出现肿瘤进展[177]。临床试验中经常把难治性和化疗耐药性归于一类。二线治疗的缓解率和缓解期均不如一线化疗，一线化疗有效者复发转移后接受治疗更可能获益，一线治疗结束3个月内出现复发转移者有效率约10%，3个月后复发转移者的有效率约为初治的一半。如果一线给予CAV化疗，化疗结束6个月后复发者选择EP方案的有效率约45%~50%，而如果一线EP化疗后，CAV的有效率仅为11%。由于20世纪80年代中期以来铂类与VP-16的二药联合化疗方案已成为北美和大多数欧洲国家的标准治疗，因此近年来关于二线方案的研究极少包括EP或CE方案。与维持治疗一样，二线化疗方案的选择上也面临两个问题：肿瘤的获得性耐药和患者对化疗的耐受性下降。

拓扑替康在Ⅱ期研究中显示对铂类敏感和抗拒性患者的疗效不同，共治疗92例，对铂类敏感者的有效率38%，铂类抗拒者为6%，两组中位生存期分别为6.9个月和4.7个月（$P<0.002$）。在一项对比拓扑替康（TPT1.5 mg/m^2 d1~5 q21d）和CAV（CTX 1000 mg/m^2, ADM 45mg/m^2, VCR 2 mg, d1 q21d）二线治疗SCLC的Ⅲ期临床研究中，入组标准为一线治疗结束2个月后复发转移的SCLC。共随机211例，结果TPT和CAV的有效率分别为24.3%和18.3%（$P=0.285$），中位生存期分别为25周和24.7周（$P=0.795$），中位TTP分别为13.3周和12.3周（$P=0.552$）；TPT和CAV方案的3、4级中性粒细胞减少分别为70.2%和71.7%，但3、4级血小板减少分别为57.6%和14.9%（$P<0.001$），3、4级贫血分别42.3%和19.8%（$P<0.001$），TPT发生率较高；TPT在呼吸困难、厌食、声嘶、疲乏等症状及日常活动等方面的改善明显优于CAV组[178]。研究认为TPT单药在SCLC的二线治疗中与CAV方案相当，并且能改

善症状。在口服TPT和静脉TPT二线治疗SCLC的Ⅱ期随机研究中，方案选择：口服 TPT 2.3mg/m² d1～5 q21d，静脉 TPT1.5mg/m² d1～5 q21d[179]。病例选择一线化疗结束3个月后复发转移者，共入组106例，两组的疗效无差别，口服组和静脉组的确认有效率分别为23.1%和14.8%，中位生存期分别为32.5周和25.1周，1年生存率分别为33%和29%；口服组和静脉组的4级中性粒细胞减少率分别为35.3%和67.3%（P=0.001），而非血液学毒性中仅恶心呕吐较明显，两组的恶心发生率分别为36.5%和31.5%，呕吐分别26.9%和40.7%；生活质量评分两组无明显差别。该研究显示TPT口服和静脉给药均对复发SCLC有效，但口服给药的4级粒细胞减少较轻且使用方便。

最近的一项口服TPT+BSC与单独BSC二线治疗SCLC的随机Ⅲ期临床研究中，共入组141例[180]。TPT 2.3mg/m² d1～5，q21d为一周期。TPT与BSC的中为生存期分别为26周和14周，6个月生存率分别为49%和26%（HR 0.64，P=0.01）。研究也显示TPT能提高生活质量。

氨柔比星（amrubicin）为合成的q氨基蒽环类药物，TopoⅡ抑制剂。2006年ASCO会议报道一项Amrubicin二、三线治疗SCLC的Ⅱ期临床研究中，病例选择既往接受1～2个方案（其中至少1个含铂方案）化疗后，对44例敏感性SCLC的有效率52%、对16例难治性SCLC为50%，中位TTP分别为4.2个月和2.9个月、中位生存期分别为11.6个月和10.3个月，1年生存率分别为45.5%和40.3%。主要的3～4级血液学毒性包括粒细胞减少83%、血小板减少20%、贫血33%，3～4级非血液学毒性包括肺炎3%、疲乏15%、低钠8.3%、大脑出血1.7%。

有两项Ⅱ期研究对一线治疗结束3个月后进展者重新使用一线方案化疗，也取得较好疗效（有效率超过60%）。IFO、NVB、PTX、TXT、GEM、CPT-11等药物也在一些Ⅱ期临床试验显示一定疗效。部分新药联合化疗二线治疗SCLC的Ⅱ期疗效：CPT-11/VP-16方案为71%、DDP/TPT方案为29%、VP-16/HMM方案为22%、CPT-11/PTX方案为45%、CBP/PTX方案为17%[177]。

总之，二线治疗的缓解率和缓解期均不如一线化疗，一线化疗有效者复发转移后接受治疗更可能获益。topotecan在随机研究中证实对肿瘤客观有效率、能有效缓解症状，口服给药与静脉给药同样有效。其他可选择的方案包括CAV、含IFO方案、含第三代新药的方案。但总体预后欠佳。

五、SCLC的提高剂量化疗

尽管SCLC对化疗高度敏感，一线治疗有效率高，但缓解期短，这可能是由于肿瘤组织中存在对化疗不敏感的细胞成分或获得性耐药，一些临床试验对提高剂量治疗进行研究，以期克服耐药。提高化疗剂量强度的治疗方案包括：①增加方案中各个化疗药物的剂量；②缩短化疗周期；③同时增加剂量和缩短周期；④选择多个有效药物组成每周化疗方案或在标准方案上增加药物；⑤外周血干细胞移植或骨髓移植等[134]。一些早期随机研究并没有完全证实提高剂量化疗的生存期好处。最近有人对剂量密度进行研究，即在rhG-CSF的支持下，将传统3周重复方案改为2周重复而不减少给药剂量，这样总体剂量强度增加33%。Thatcher等[181]进行的一项对照研究中，403例SCLC患者随机接受标准剂量的CTX/ADM/VP-16 3周方案或2周方案治疗，2周方案选择G-CSF支持治疗，两组均化疗6周期。结果3周方案和2周方案的有效率分别为79%和78%，其中CR率分别为28%和40%（P=0.02），1年生存率分别为39%和47%，2年生存率分别为8%和13%，2周方案占优（HR 0.80，95% CI 0.65～0.99，P=0.04），而两组之间的PFS、非血液学毒性、生活质量相似。研究认为2周方案+G-CSF支持增加剂量强度约1/3，并显示了生存期的好处。Sculier等[182]的Ⅲ期临床研究中，233例广泛期SCLC随机接受三种方案化疗：A组EVI（EPI 60mg/m²、VDS 3mg/m²、IFO 5g/m²，d1 q21d，6周期；B组EVI每2周重复，GM-CSF支持，6周期；C组EVI每2周重复，预防性口服抗生素，6周期。结果A、B和C组的有效率分别为59%、76%和70%，B组有效率优于A组（P=0.04）。A组的中位缓解期286天、2年生存率5%，B组分别为264天和6%，C组分别为264天和6%。B组的严重血小板减少发生率高于其他组，但没有增加出血的发生率，C组的严重感染率较少。研究表明增加剂量密度的2周化疗并不优于传统的3周方案。EORTC 08923研究中，244例SCLC随机接受标准CAE 3周方案化疗（CTX 1 000mg/m² d1，ADM 45mg/m² d1，VP-16 100mg/m² d1～3，q21d，5周期）或高剂量强度CAE化疗+G-CSF支持方案（CTX 1250mg/m² d1，ADM 55mg/m² d1，VP-16 125mg/m² d1～3，G-CSF 5μg/kg d4～13，q14d，4周期）[183]。高剂量组的实际化疗强度比标准方案高70%。标准剂量和高剂量组的有效率分别为79%和84%（P=0.315），中位生存期分别为54周和52周，2年生存率分别为15%和18%（P=0.885）。高剂量组的4级白细胞减少（79% vs 50%）、4级血小板减少（44% vs 11%）均高于标准剂量组，食欲降低、恶心、黏膜炎也较明显。但两组的发热性粒细胞减少率及治疗相关死亡无显著差别。研究显示CAE增加剂量强度导致毒性的增加却不提高疗效。

自体骨髓移植或外周血干细胞移植支持下高剂量化疗也在一些研究中应用于一线治疗。Leyvraz等[184]进行的外周血干细胞移植支持下高剂量化疗治疗SCLC的研究中，69例SCLC（LD 30例、ED 39例）首先接受3周期ICE高剂量化疗（IFO10g/m²、CBP 1 200 mg/m²、VP-16 1 200 mg/m² 分4天给药，q28d），EPI 150mg/m² 分2天给药，G-CSF 5 μg/（kg·d）动员采集干细胞，随后接受高剂量化疗和自体干细胞移植，与标准剂量的ACE方案相比，剂量强度增加290%，治疗相关死亡6例（9%）。结果50例（72%）完成所有治疗计划，总体有效率86%、CR率51%，局限期的中位生存期18个月、广泛期为11个月。最近Lorigan等[185]的一项Ⅲ期随机临床研究的报道中，对比标准剂量强度化疗和自体外周血干细胞支持下提高剂量密度化疗治疗SCLC。研究选择ICE方案（IFO, CBP, VP-16），共入组318例，随机接受标准4周方案ICE化疗6周期或提高剂量密度2周方案ICE化疗（患者第4～14天G-CSF支持，第2～6周期前采集外周血干细胞、化疗结束24h后回输）。标准方案组148例、剂量密度组147例可评价病例，结果显示标准方案组的中位剂量强度为99%，剂量密度组为182%。经中位14个月随访，标准方案组和剂量密度组的有效率分别为80%和88%，中位生存期分别为13.9个月和14.4个月，2年生存率分别为22%和19%，中位无治疗时间（treatment-free time）分别为286天和367天（P=0.109），两组在有效率和生存期方面均未见显著差别。剂量密度组的血液学毒性明显高于标准剂量组，但发生粒细胞减少性败血症（neutropenic sepsis）的周期数，标准剂量组高于剂量密度组（分别为15.3%和11.6%，P=0.03）。研究认为2周方案提高剂量密度组能缩短治疗时间，但不能提高生存期。

Ⅱ期临床的结果显示提高剂量强度化疗能增加完全缓解率，但总生存期的资料却不尽如人意，主要原因为治疗相关的并发症以及死亡病例，而且目前多数研究样本量较小，最近的Ⅲ期随机临床研究也未能证实提高剂量强度的生存优势，故目前仅限于临床试验，不推荐常规临床使用。

六、根据SCLC分期的综合治疗

（一）局限期

临床分期T1-2N0M0者，可选择外科切除（肺叶或全肺切除+纵隔淋巴结清扫）；完全切除术后，若无淋巴结转移者，辅助化疗4～6周期，可选择EP方案。如果有淋巴结转移者，进行化放疗联合治疗；如果术后有肿瘤残留者，同时化放疗。

非T1-2N0M0的局限期者，如果体力状态好，PS 0～2者，目前的标准治疗是化、放联合治疗，优先选择同期化放疗。同期化放疗优于序贯、交替化放疗，序贯与交替化放疗未见显著差别，可选择的联合方案包括：早期或后期同期化放疗；序贯化放疗；交替化放疗，即化疗2～3周期后胸部放疗，最后巩固化疗2～3周期，NCCN临床指南推荐优先选择早期同期化放疗。与NSCLC不同，初治SCLC对化疗放疗非常敏感，PS差的SCLC仍可从化疗或放疗中获益。因此PS 3～4者仍应积极治疗，以全身化疗为主，治疗过程中根据情况决定是否联合胸部放疗。一线同期化放疗优先选择EP方案，CE可作为替代的选择，治疗中如无疾病进展，也可不更换化疗方案。放射治疗的剂量分割为1.5Gy 每日2次，总剂量至45 Gy；或者1.8～2.0 Gy每日1次，总剂量为50～70 Gy。

1999年的meta分析对SCLC完全缓解后预防性脑放疗（PCI）的7项随机临床试验进行回顾性

研究，结果显示PCI能减少死亡危险（RR 0.84，$P=0.01$），PCI和对照组的3年生存率分别为20.7%和15.3%。PCI也能提高无疾病进展生存率（RR 0.75，$P<0.001$）、降低累计脑转移发生率（RR 0.46，$P<0.001$）；研究发现增加放射剂量可降低脑转移发生率（$P<0.05$），但对总生存期无明显意义；诱导治疗结束早期给予PCI比延迟治疗更能降低脑转移危险（$P=0.01$）[74]。研究认为对一线治疗达完全缓解者，PCI能提高总生存和无疾病进展生存期。

2006年美国NCCN对预防性脑放疗（PCI）的推荐治疗包括：化放疗后疗效评价完全缓解者或胸部X线片示放射瘢痕或CT显示肿块≤10%初始病变者，PS 0～2者，进行预防性脑放射。而高龄、PS差、有神经功能损害者不推荐行预防性脑放疗。PCI的总剂量为30 Gy、分割为15次，或总剂量为36Gy、分割为18次，或总剂量为25 Gy、分割为10次。

一线治疗后或治疗期间出现疾病进展者，如果PS0～2者，选择二线化疗。

（二）广泛期

广泛期患者的一线标准治疗是全身化疗，如果身体状态好（PS 0～2），可选择标准剂量的EP、CE、CAV、CPT-11/DDP等方案，一般化疗4～6周期；广泛期PS3～4者，可在最佳支持治疗的基础上，根据患者的肿瘤情况、机体生理功能、患者及家属的选择、临床医师的经验进行综合分析，权衡利弊，谨慎地选择治疗方案，可能的选择包括单药化疗、降低剂量强度的联合化疗、必要时联合局部放疗等。

一线治疗后评定疗效：如果全身播散病灶少，治疗后疾病得以良好控制、PS 0～2者，在选择性病例中可进行胸部放疗；一线治疗达完全缓解者，PS 0～2者，预防性脑放疗也可以在选择性病例中使用。

诊断时伴有脑转移者，如果无症状，可全身化疗后进行脑放射治疗；如果有症状性脑转移，全脑放疗后全身化疗。

伴上腔静脉压迫综合征、阻塞性肺不张、骨转移者：全身化疗加或不加症状性局部病变放射治疗；治疗转移性骨结构破坏，放疗和（或）二膦酸盐治疗；伴有脊髓压迫者，化疗加或不加局部病变放射治疗。

一线治疗失败的二线化疗，在最佳支持治疗的基础上根据情况选择治疗方案，优先考虑参加临床试验；治疗结束后2～3个月复发、PS0～2者，可选择含IFO、PTX、TXT、GEM的化疗方案；治疗结束后2～3个月至6个月复发者，可选择含TPT、CPT-11、CAV方案、GEM、PTX、口服VP-16、NVB的化疗方案；治疗结束6个月后复发者，可选择初始化疗方案。

（三）SCLC的随诊

初始治疗结束后第1年内，每2～3个月复查1次；第2～3年，每3～4个月复查1次；第4～5年，每4～6个月复查1次；以后每年1次。每次复查包括病史、体检、胸影像学检查和血液学检查。随诊2年后新发现的肺部结节应考虑第二原发肿瘤。

参考文献

1. 孙燕，周际昌主编. 临床肿瘤内科手册. 第4版. 北京: 人民卫生出版社, 2003.21-39
2. Gloeckler RLA, Reichman ME, Leiwis DR, et al. Cancer Survival and Incidence from the Surveillance, Epidemiology and End Results (SEER) Program. *The Oncologist*, 2003, 8:541-552
3. Mountain CF. Revisions in the international system for staging lung cancer. *Chest*, 1997, 111 (6): 1710-1717
4. Wagner H. Postoperative Adjuvant therapy for patients with resected Non-Small Cell Lung Cancer: still controversial after all these years. *Chest*, 2000, 117(suppl1):110s-118s
5. Hoffmann H. Resected non-small-cell lung cancer stage Ⅰ/Ⅱ:indication for adjuvant/ neoadjuvant therapy? *Lung Cancer*, 2004, 45(Suppl2):S91-97
6. Non-small Cell Lung Cancer Collaborative Group. Chemotherapy in non-small cell lung cancer: a meta-analysis using updated data on individual patients from 52 randomised clinical trials. *Br Med J*, 1995, 311(7010):899-909
7. Scagliotti GV, Fossati R, Torri V, et al. Randomized study of adjuvant chemotherapy for completely resected stage Ⅰ,Ⅱ,Ⅲ A Non-Small-Cell Lung

Cancer. *J Natl Cancer Inst*, 2003, 95 (19):1453-1461

8. The International Adjuvant Lung Cancer Trial Collaborative Group. Cisplatin-based adjuvant chemotherapy in patients with completely resected non-small-cell lung cancer. *N Engl J Med*, 2004, 350(4): 351-360

9. Kato H, Ichinose Y, Ohta M, *et al*. A randomized trial of adjuvant chemotherapy with Uracil-Tegafur for adenocarcinoma of the lung. *N Engl J Med*, 2004, 350(17):1713-1721

10. Hotta K, Matsuo K, Ueoka H,*et al*. Role of adjuvant chemotherapy in patients with resected non-small-cell lung cancer: reappraisal with a meta-analysis of randomized controlled trials. *J Clin Oncol*, 2004, 22(19):3860-3867

11. Hamada C, Ohta M, Wada H, *et al*. Survival benefit of oral UFT for adjuvant chemotherapy after completely resected non-small-cell lung cancer. *Proc Am Soc Clin Oncol*, 2004, 23:abstr 7002

12. Winton TL, Livingston R, Johnson D, *et al*. Vinorelbine plus cisplatin vs. observation in resected non-small-cell lung cancer. *N Engl J Med*, 2005,352(25):2589-2597

13. Strauss GM, Herndon J, Maddaus MA, *et al*. Randomized clinical trial of adjuvant chemotherapy with paclitaxel and carboplatin following resection in stage 1B non-small cell lung cancer (NSCLC):report of Cancer and Leukemia Group B(CALGB) protocal 9633. *Proc Am Soc Clin Oncol*, 2004,23:abstr 7019

14. Douillard JY, Rosell R, De Lena M, *et al*. Adjuvant vinorelbine plus cisplatin versus observation in patients with completely resected stage ⅠB-ⅢA non-smallcell lung cancer (Adjuvant Nvelbine Internationial Trialist Association [ANITA]): a randomised controlled trial. *Lancet Oncol*, 2006, 7:719-727

15. Tomek S, End A,Klipetko E, *et al*. Adjuvant docetaxel plus cisplatin in stage Ⅰ/Ⅱ non-small cell lung cancer(NSCLC): preliminary results of a randomized phase pilot Ⅱ trial of the Central European Cooperative Oncology Group(CECOG). *Proc Am Soc Clin Oncol*, 2004, 23: 7297

16. Berghmans T, Paesmans M, Meert AP, *et al*. Survival improvement in resectable non-small cell lung cancer with (neo)adjuvant chemotherapy: Results of a meta-analysis of the literature. *Lung Cancer*, 2005, 49(1):13-23

17. Ichinose Y, Genka K, Koike T, *et al*. Randomized double-blind placebo-controlled trial of bestatin in patients with resected stage I squamous-cell lung carcinoma. *J Natl Cancer Inst*, 2003, 95(8):605-610

18. Sakamoto J, Teramukai S, Watanabe Y, *et al*. Meta-analysis of adjuvant immunochemotherapy using OK-432 in patients with resected non-small-cell lung cancer. *J Immunother*, 2001, 24(3):250-256

19. The Lung Cancer Study Group.Effects of postoperative mediastinal radiation on completely resected stage II and stage Ⅲa epidermoid cancer of the lung.*N Eng J Med*, 1986,315:1377-1381

20. Dautzenberg B, Arriagada R, Chammard A, *et al*. A controlled study of postoperative radiotherapy for patients with completely resected nonsmall cell lung carcinoma. *Cancer*, 1999, 86:265-273

21. Keller SM, Adak S, Wagner H, *et al*. A randomized trial of postoperative adjuvant therapy in patients with completely resected stage II or IIIa non-small cell lung cancer. *N Engl J Med*, 2000, 343(17): 1217-1222

22. PORT Meta-analysis Trialists Group.Postoperative radiotherapy in non-small-cell lung cancer: systematic review and meta-analysis of individual patient data from nine randomised controlled trials. *Lancet*, 1998, 352(9124):257-263

23. http://www.nccn.org/professionals/physician_gls/ PDF/nscl.pdf(2005 Vision 2)

24. Burdett S, Lesley S. Postoperative radiotherapy in non-small-cell lung cancer:update of an individual patient data meta-analysis.*Lung Cancer*, 2005, 47 (1):81-83

25. Betticher DC,Rosell. Neoadjuvant treatment of early-stage resectable non-small-cell lung cancer.

Lung Cancer, 2004, 46(Suppl 2):S23-32

26. Detterbeck FC, Socinski MA. Induction therapy and surgery for I-IIIA,B non-small cell lung cancer. In: Detterbeck FC, Rivera MP, Socinski MA, Rosenman JG, eds. *Diagnosis and treatment of lung cancer : An evidence-based guide for the practicing clinician*, Philadelphia: W.B. Saunders, 2001. 267-282

27. Martini N, Kris MG, Flehinger BJ, *et al*. Preoperative chemotherapy for stage ⅢA(N2) lung cancer: the Sloan-Kettering experience with 136 patients. *Ann Thorac Surg*, 1993, 55:1365-1374

28. Burkes RJ, Ginsberg RJ, Sheoherd FA, *et al*. Induction chemotherapy with mitomycin, vindesine, and cisplatin for stage ⅢA unsectable non-small-cell lung cancer:results of the Toronto phase trial. *J Clin Oncol*, 1992, 10:580-586

29. Bunn PA, Mault J, Kelly Karen. Adjuvant and neoadjuvant chemotherapy for non-small cell lung cancer.*Chest*, 2000, 117(Suppl1):S119-122

30. Depierre A, Milleron B, Moro-Sibilot D, Preoperative chemotherapy followed by surgery compared with primary surgery in resectable stage I (except T1N0), II, and IIIa non-small-cell lung cancer. *J Clin Oncol*, 2002, 20(1):247-253

31. Betticher DC, Scmitz SH, Totsch M, *et al*: Mediastinal lymph node clearance after docetaxel-cisplatin neoadjuvant chemotherapy is prognostic of survival in patients with stage IIIA pN2 non-small-cell lung cancer: A multicenter phase II trial. *J Clin Oncol*, 2003,21(9):1752-1759

32. Farray D, Mirkovic N, Albain KS, *et al*. Multimodality therapy for stage III non-small-cell lung cancer.*J Clin Oncol*, 2005, 23(14):3257-3269

33. Cappuzzo F, Selvaggi G, Gregorc V, *et al*.Gemcitabine and cisplatin as induction chemotherapyfor patients with unresectable stage IIIAbulky N2 and stage IIIB nonsmall cell lung carcinoma: An Italian Lung Cancer Project Observational Study. *Cancer*, 2003, 98(1):128-134

34. Pisters KM, Kris M, Ginsberg RJ, *et al*. Induction chemotherapy before surgery for early-stage lung: a novel approach.Bimodality Lung Oncology Team.*J Thorac Cardiovasc Surg*, 2000, 119(3):429-439

35. Pisters KM, Ginsberg RJ, Giroux DJ, *et al*. Bimodality Lung Oncology Team(BLOT) trial of induction paclitaxel/carboplatin in early-stage non-small cell lung cancer(NSCLC). *Proc Am Soc Clin Oncol*, 2003, 22:633

36. Pisters K, Vallieres E, Bum P, *et al*. S9900:a phase III trial of surgery alone or surgery plus preoperative(preop) paclitaxel/carboplatin(PC) chemotherapy in early stage non-small cell lung cancer (NSCLC):preliminary results. *Proc Am Soc Clin Oncol*, 2005, 24:abstr 7012

37. G. V. Scagliotti on behalf of Ch. E.S.T. investigators. Preliminary results of Ch.E.S.T.: A phase III study of surgery alone or surgery plus preoperative gemcitabine-cisplatin in clinical early stages non-small cell lung cancer (NSCLC). *Proc Am Soc Clin Oncol*, 2005, 24:abstr 7023

38. Felip E, Rosell R. Neoadjuvant chemotherapy in Non-small cell lung cancer. *Curr Med Chem*, 2002, 9(8):893-898

39. Albain Ks, Rush VW, Crowley JJ, *et al*. Concurrent cisplatin/etoposide plus chest radiotherapy followed by surgery for stages ⅢA(N2) and ⅢB non-small cell lung cancer:mature results of Southwest Oncology Group phase II study 8805. *J Clin Oncol*, 1995, 13(8):1880-1892

40. Hainsworth JD, Gray JR, Litchy S, *et al*. A phase II trial of preoperative concurrent radiation therapy and weekly paclitaxel/carboplatin for patients with locally advanced non-small-cell lung cancer. *Clin Lung Cancer*, 2004, 6(1):33-42

41. Katayama H, Ueoka H, Kiura K, *et al*. Preoperative concurrent chemoradiotherapy with cisplatin and docetaxel in patients with locally advanced non-small-cell lung cancer. *Br J Cancer*, 2004, 90(5):979-984

42. Eberhardt W, Le Pechoux C, Gauler T.Multicenter German/French phase-II trial of induction chemotherapy (CTx) followed by hyperfractionated ac-

celerated thoracic radiotherapy concurrent with CTx +/- surgery in locally advanced inoperable non-small-cell lung cancer stage III patients-Mature results of a novel induction CTx regimen. *Lung Cancer*, 2004, 46:S40-S41

43. Thomas M, Macha HN, Ukena D, et al. Cisplatin/etoposide(PE) followed by twice-daily chemoradiation(hfRT/CT) versus PE alone bofore surgery in stage III non-small cell lung cancer (NSCLC): a rondomized phase III trial of the German Lung Cancer Cooperative Group(GLCCG). *Proc Am Soc Clin Oncol*, 2004, 23:abstr 7004

44. Albain Ks, Crowley JJ, Turrisi AT, et al.Concurrent cisplatin, etoposide,and chest radiotherapy in pathologic stage IIIB non-small cell lung cancer : a Southwest Oncology Group phase II study 9019. *J Clin Oncol* , 2002, 20(16):3454-3460

45. Albain KS, Scott CB, Rusch VR, et al. Phase III comparison of concurrent chemotherapy plus radiotherapy(CT/RT) and CT/RT followed by surgical resection for stage III A(pN2) non-small cell lung cancer: initial results from intergroup trial 0139(RTOG 93-09). *Proc Am Soc Clin Oncol*, 2003, 22:abstr 2497

46. Albain KS, Swann RS, Rusch VR, et al. phase III study of concurrent chemotherapy and radiotherapy (CT/RT) vs CT/RT followed by surgical resection for stage III A(pN2) non-small cell lung cancer (NSCLC):outcomes update of North American Intergroup 0139(RTOG 9309). *Proc Am Soc Clin Oncol*, 2005, 24:abstr 7014

47. Van Meerbeeck JP, Kramer G, Van Schil PE, et al. A randomized trial of radical surgery (S) versus thoracic radiotherapy (TRT) in patients (pts) with stage IIIA-N2 non-small cell lung cancer (NSCLC) after response to induction chemotherapy (ICT) (EORTC 08941). *Proc Am Soc Clin Oncol*, 2005, 24:abstr 7015

48. Eberhardt WE, Albain KS, Pass H, et al. Induction treatment before surgery for non-small cell lung cancer. *Lung Cancer*, 2003, 42(11):S9-14

49. Detterbeck FC, Jones DR, Kernstine KH, et al. Special treatment issues. *Chest*, 2003,123 (11): S244-258

50. Arcasoy SM, Jett JR. Superior pulmonary sulcus tumors and Pancoast's syndrome. *N Engl J Med*, 1997, 337:1370-1376

51. Komaki R, Roth JA, Walsh GL, et al. Outcome predictors for 143 patients with superior sulcus tumors treated by multidisplinary approach at the university of Texas MD Anderson Cancer center. *Int J Radiat Oncol Biol Phys*, 2000, 48:347-354

52. Hagan MP, Choi NC, Mathisen DJ, et al. Superior sulcus lung tumors:impact of local control on survival.*J Thorac Cardiovasc Surg*, 1999,117: 1086-1094

53. Paulson DL. Technical considerations in the stage III disease:the superiorsulcus lesion. In:Delarue NC, Eschapasse H, eds. *International Trends in General Surgery*. Philadelphia:WB Saunders, 1985. 121-131

54. Sartori F, Rea F, Calabro F, et al. Carcinoma of the superior pulmonary sulcus. Results of irradiation and radical resection. *J Thorac Cardiovasc Surg*, 1992, 104(3):679-683

55. Maggi G, Casadio C, Pischedda F, et al. Combined radiosurgical treatment of Pancoast tumor. *Ann Thorac Surg*, 1994, 57(1):198-202

56. Alifano M, D'Aiuto M, Magdeleinat P, et al. Surgical treatment of superior sulcus tumors: results and prognostic factors. *Chest*, 2003, 124(3): 996-1003

57. Rusch VW, Giroux D, Kraut MJ et al. Induction chemoradiotherapy and surgical resection for non-small cell lung carcinomas of the superior sulcus (Pancoast tumors): mature results of Southwest Oncology Group trial 9416 (Intergroup 0160). *Proc Am Soc Clin Oncol*, 2003, 22: abstr 2548

58. Kunitoh H, Kato H, Tsuboi M et al. A phase II trial of preoperative chemoradiotherapy followed by surgical resection in Pancoast tumors: initial report of Japan Clinical Oncology Group trial (JCOG 9806). *Proc Am Soc Clin Oncol*, 2003, 22: abstr 2549

59. Wright CD, Menard MT, Wain JC, *et al*. Induction chemoradiation compared with induction radiation for lung cancer involving the superior sulcus. *Ann Thorac Surg*, 2002, 73(5):1541-1544

60. Pfister DG, Johnson DH, Azzoli CG, *et al*. American Society of Clinical Oncology treatment of unresectable non-small cell lung cancer guideline: update 2003.*J Clin Oncol*, 2004, 22(2):330

61. Saunders M, Dische S, Barrett A, *et al*. Continuous, hyperfractionated, accelerated radiotherapy (CHART) versus conventional radiotherapy in non-small cell lung cancer: mature data from the randomised multicentre trial. CHART Steering committee. *Radiother Oncol*, 1999,52(2):137-148

62. Marino P, Preatoni A, Cantoni A. Randomized trials of radiotherapy alone versus combined chemotherapy and radiotherapy in stages IIIa and IIIb nonsmall cell lung cancer. A meta-analysis. *Cancer*, 1995, 76(4):593-601

63. Pritchard RS, Anthony SP. Chemotherapy plus radiotherapy compared with radiotherapy alone in the treatment of locally advanced, unresectable, non-small-cell lung cancer. A meta-analysis. *Ann Intern Med*, 1996, 125(9):723-729

64. Arriagada R, Le Chevalier T, Quoix E, *et al*. ASTRO (American Society for Therapeutic Radiology and Oncology) plenary: Effect of chemotherapy on locally advanced non-small cell lung carcinoma: a randomized study of 353 patients. GETCB (Groupe d'Etude et Traitement des Cancers Bronchiques), FNCLCC (Federation Nationale des Centres de Lutte contre le Cancer) and the CEBI trialists. *Int J Radiat Oncol Biol Phys*, 1991, 20(6):1183-1190

65. Dillman RO, Herndon J, Seagren SL, *et al*.Improved survival in stage III non-small-cell lung cancer: seven-year follow-up of cancer and leukemia group B (CALGB) 8433 trial. *J Natl Cancer Inst*, 1996,88(17):1210-1215

66. Komaki R, Scott CB, Sause WT, *et al*.Induction cisplatin/vinblastine and irradiation vs. irradiation in unresectable squamous cell lung cancer: failure patterns by cell type in RTOG 88-08/ECOG 4588. Radiation Therapy Oncology Group. Eastern Cooperative Oncology Group. *Int J Radiat Oncol Biol Phys*, 1997, 39(3):537-544

67. Cullen MH, Billingham LJ, Woodroffe CM, *et al*. Mitomycin, ifosfamide, and cisplatin in unresectable non-small-cell lung cancer: effects on survival and quality of life. *J Clin Oncol*, 1999, 17(10):3188-3194

68. Sharma S, Sharma R, Bhowmik KT. Sequential chemoradiotherapy versus radiotherapy in the management of locally advanced non-small-cell lung cancer. *Adv Ther*, 2003, 20(1):14-19

69. Belani CP, Wang W, Johnson DH, *et al*. Phase III study of the Eastern Cooperative Oncology Group (ECOG 2597): Induction chemotherapy followed by either standard thoracic radiotherapy or hyperfractionated accelerated radiotherapy for patients with unresectable stage IIIA and B non-small-cell lung cancer. *J Clin Oncol*, 2005, 23(16): 3760-3767

70. Leung WT, Shiu WC, Pang JC, *et al*.Combined chemotherapy and radiotherapy versus best supportive care in the treatment of inoperable non-small-cell lung cancer. *Oncology*, 1992, 49(5): 321-326

71. Sculier JP, Paesmans M, Lafitte JJ, *et al*.A randomised phase III trial comparing consolidation treatment with further chemotherapy to chest irradiation in patients with initially unresectable locoregional non-small-cell lung cancer responding to induction chemotherapy. European Lung Cancer Working Party. *Ann Oncol*, 1999, 10(3): 295-303

72. Laurie SA, Rosenzweig K. Treatment of local and locoregional non-small cell lung cancer. In: Ginsberg RJ, ed. *American Cancer Society Atlas of Clinical Oncology: Lung Cancer*. London: BC Decker Inc. 2002. 101-120

73. Rowell NP, O'Rourke NP. Concurrent chemoradiotherapy in non-small cell lung cancer. *Cochrane Database Syst Rev*, 2004, (4):CD002140

74. Rakovitch E, Tsao M, Ung Y, et al. Comparison of the efficacy and acute toxicity of weekly versus daily chemoradiotherapy for non-small-cell lung cancer: a meta-analysis. *Int J Radiat Oncol Biol Phys*, 2004,58(1):196-203

75. Furuse K, Fukuoka M, Kawahara M, et al. Phase III study of concurrent versus sequential thoracic radiotherapy in combination with mitomycin, vindesine, and cisplatin in unresectable stage III non-small-cell lung cancer. *J Clin Oncol*, 1999, 17(9):2692-2699

76. Curran WJ Jr, Scott C, Langer C, et al. Phase III comparison of sequential vs concurrent chemoradiation for patients with unresected stage III non-small cell lung cancer (NSCLC): Initial report of radiation therapy oncology group(RTOG) 9410. *Proc Am Soc Clin Oncol*, 2000,19: abstr 1891

77. Zatloukal P, Petruzelka L, Zemanova M, et al. Concurrent versus sequential chemoradiotherapy with cisplatin and vinorelbine in locally advanced non-small cell lung cancer: a randomized study. *Lung Cancer*, 2004, 46(1):87-98

78. Vokes EE, Herndon JE 2nd, Crawford J, et al. Randomized phase II study of cisplatin with gemcitabine or paclitaxel or vinorelbine as induction chemotherapy followed by concomitant chemoradiotherapy for stage IIIB non-small-cell lung cancer: cancer and leukemia group B study 9431. *J Clin Oncol*, 2002, 20(20):4191-4198

79. Huber RM, Flentje M, Gosse H, et al. Induction chemotherapy and followling simultaneous radiochemotherapy versus induction chemotherapy and radiotherapy alone in inoperatable NSCLC (stage IIIBA/ IIIB):update of CT/RT 99/97. *Proc Am Soc Clin Oncol*, 2004, 23:abstr 7075

80. Vokes EE, Herndon JE, Kelley MJ, et al. Induction chemotherapy followed by concomitant chemoradiotherapy (CT/XRT) versus CT/XRT alone for regionally advanced unresectable non-small cell lung cancer(NSCLC):initial analysis of a randomized phase III trial. *Proc Am Soc Clin Oncol*, 2004, 23:abstr 7005

81. Gervais R,Ducolone A, Lechevalier T, et al. Conventional radiation (RT) with daily carboplatin (Cb) compared to RT alone after induction chemotherapy (ICT) [vinorelbine (Vr)-cisplatine (P)]: Final results of a randomized phase III trial in stage III unresectable non small cell lung (NSCLC) cancer. Study CRG/BMS/NPC/96 of the French Lung Cancer Study Group FNCLCC and IFCT. *Proc Am Soc Clin Oncol*, 2005, 24:abstr 7016

82. Carter DL, Keller AM, Tolley RC, et al. A randomized phase III trial of combined paclitaxel, carboplatin,and radiation therapy followed by either weekly paclitaxel or observation in patients with stage IIInon-small cell lung cancer. *Proc Am Soc Clin Oncol*, 2004, 23:abstr 7076

83. Gandara DR, Chansky K, Gaspar LE, et al. Long term survival in stage IIIB non-small-cell lung cancer (NSCLC) treated with Consolidation docetaxel following concurrent chemoradiotherapy (SWOG S9504). *Proc Am Soc Clin Oncol*, 2005, 24:abstr 7059

84. Hak Choy, Walter J Curran Jr, Charles B Scott, et al. Preliminary report of locally advanced multimodality protocol (LAMP): ACR 427: a randomized phase II study of three chemo-radiation regimens with paclitaxel, carboplatin, and thoracic radiation (TRT) for patients with locally advanced non small cell lung cancer (LA-NSCLC). *Proc Am Soc Clin Oncol*, 2002, 21: abstr 1160

85. Sekine I, Nokihara H,Sumi M, et al.Docetaxel(D) consolidation therapy following cisplatin(P), vinorelbine(V) and concurrent thoracic radiotherapy(TRT) in patients with unresectable stage IIIB non-small-cell lung cancer (NSCLC). *Proc Am Soc Clin Oncol*, 2005, 24: abstr 7125

86. Ichiki M, Fujiki R, Hanada M, et al. phase Ⅰ/Ⅱ study of cisplatin(CDDP) and docetaxel (DOC) with concurrent chest radiotherapy followed by full dose of consolidation chemotherapy with CDDP/DOC in locally advanced non-small cell lung cancer. *Proc Am Soc Clin Oncol*, 2005, 24:

abstr 7108
87. Garrido P, Massuti B, Cardenal F, et al. Induction (I) or consolidation(C) chemotherapy with docetaxel(D) and gemcitabine(G) plus concomitant chemotherapy (CT/TRT) with docetaxel and carboplatin(Cb) for unresectable stage III non-small-cell lung cancer (NSCLC) patients.Initial report of the randomized phase II trial SLCG 0008. *Proc Am Soc Clin Oncol*, 2005, 24:abstr 7129
88. Kelly K, Gaspar LE, Chanksy K, et al. SWOG 0023:a randomized phase III trial of cisplatin/etoposide(PE) plus radiation therapy followed by consolidation docetaxel then maintenance therapy with gefitinib or placebo in patients with locally advanced unresectable stage III non-small cell lung cancer(NSCLC). *Lung Cancer*, 2005, 49 (Suppl 2):S64-69
89. Murray N, Butts C, Maksymiuk A, et al. A liposomal MUC1 vaccine for treatment of non-small cell lung cancer (NSCLC); updated survival results from patients with stage IIIB disease. *Proc Am Soc Clin Oncol*, 2005, 24:abstr 7037
90. Sause WT. Combined modality therapy for unresectable non-small cell lung cancer.*Lung Cancer*, 2003, 42(Suppl2):S47-51
91. Gauden SJ, Tripcony L. The curative treatment by radiation therapy alone of Stage I nonsmall cell lung cancer in a geriatric population. *Lung Cancer*, 2001, 32(1):71-79
92. Onishi H, Nagata Y, Shirato H, et al. Stereotactic hypofractionated high-dose irradiation for stage I non-small cell lung carcinoma:clinic outcomes in 273 cases of a Japanese multi-insititutional study. *Am Soc Clin Oncol*, 2004, 23:abstr 7003
93. Robinson LA, Wagner H, Ruckdeschel JC. Treatment of stage IIIA non-small cell lung cancer. *Chest*, 2003, 123(1):202-220S
94. Detterbeck FC, Jones DR, Funkhouser WK Jr. Satellite nodules and multiple primary cancers. In: Detterbeck FC, Rivera MP, Socinski MA, et al, eds. *Diagnosis and treatment of lung cancer: An evidence-based guide for the practicing clinician.* Philadelphia: WB Saunders, 2001. 437-449
95. Dettterbeck Fc, Jones DR, Kernstine KH, et al. Special treatment issues. *Chest*, 2003, 123(Suppl1):S244-58
96. Tsuchiya R, et al. Extended resection of the left atrium, great vessels, or both for lung cancer. *Ann Thorac Surg*, 1994, 57(4):960-965
97. Detterbeck FC, Jones DR. Surgery for stage IIIb non-small cell lung cancer. In: Detterbeck FC, Rivera MP, Socinski MA, et al, eds. *Diagnosis and treatment of lung cancer: An evidence-based guide for the practicing clinician*. Philadelphia: WB Saunders, 2001. 283-289
98. Rendina EA, Venuta F, De Giacomo T, et al. Inductcion chemotherapy for T4 centrally located non-small cell lung cancer. *J Thorca Cardiovasc Surg*, 1999, 117(4):225-233
99. Zojwalla NJ, Raftopoulos H, Gralla RJ, et al. Are cisplatin and carboplatin equivalent in the treatment of non-small cell lung cancer?Results of a comprehensive review of randomized studies in over 2300 patients. *Proc Am Soc Clin Oncol*, 2004, 23:abstr 7068
100. D'Addario G, Pintilie M, Leighl NB, et al. Platinum-Based Versus Non-Platinum-Based Chemotherapy in Advanced Non-Small-Cell LungCancer: A Meta-Analysis of the Published Literature. *J Clin Oncol*, 2005, 23(13):2926-2936
101. Barlesi F, Pujol JL, Daures JP, et al. Should chemotherapy(Cx) for advanced non-small cell lung cancer(NSCLC) bo platinum-based?A literature-based meta-analysis of randomized trial. *Proc Am Soc Clin Oncol*, 2005, 24:abstr 7213
102. Gridelli C, Ardizzoni A, Le Chevalie T, et al. Treatment of advanced non-small-cell lung cancer patients with ECOG performance status 2: results of an European Experts Panel. *Ann Oncol*, 2004, 15(3):419-426
103. Rosell R, Daniel C, Ramlau R, et al. Randomized phase II study of cetuximab in combination with cisplatin (C) and vinorelbine (V) vs. CV alone in

the first-line treatment of patients (pts) with epidermal growth factor receptor (EGFR)-expressing advanced non-small-cell lung cancer (NSCLC). *Proc Am Soc Clin Oncol*, 2004, 23: abstr 7012

104. Sandle AB, Gray R, Brahmer J, *et al*. Randomized phase II/ III trial of paclitaxel plus carboplatinm with or without bevacizumab (NSC#704865) in patents with advanced non-squamous non-small cell lung cancer(NSCLC): an Eastern Cooperative Oncology Group(ECOG) trial -E4599. *Proc Am Soc Clin Oncol*, 2005,23: 2S abstr LBA4

105. Zabel A, Debus J. Treatment of brain metastases from non-small-cell lung cancer (NSCLC): radiotherapy. *Lung Cancer*, 2004, 45(Suppl 2): S247-252

106. Billing PS, Miller DL, Allen MS, *et al*. Surgical treatment of primary lung cancer with synchronous brain metastases. *J Thorac Cardiovasc Surg*, 2001, 122(3):548-553

107. Bonnette P, Puyo P, Gabriel C, *et al*. Surgical management of non-small cell lung cancer with synchronous brain metastases. *Chest*, 2001, 119: 1469-1475

108. Cortes J, Rodriguez J, Aramendia JM, *et al*. Frontline paclitaxel/cisplatin-based chemotherapy in brain metastases from non-small-cell lung cancer. *Clin Stud Oncol*, 2003, 6(1)4:28-35

109. Robinet G, Thomas P, Breton JL, *et al*. Results of a phase III study of early versus delayed whole brain radiotherapy with concurrent cisplatin and vinorelbine combination in inoperable brain metastasis of non-small-cell lung cancer: Groupe Francais de Pneumo-Cancerologie (GFPC) Protocol 95-1. *Ann Oncol*, 2001, 12(1):59-67

110. Hotta, K, Kiura K, Ueoka H, *et al*. Effect of ge. tinib ('Iressa', ZD1839) on brain metastases in patients withadvanced non-small-cell lung cancer. *Lung Cancer*, 2004, 46(2):255-261

111. Chiang SC, Liou JL, Perng RP. Gefitinib is active in patients with brain metastases from non-small cell lung cancer and response is related to skin toxicity. *Lung Cancer*, 2005, 47: 129-138

112. Wozniak AJ. Management of bone metastases in lung cancer. *Am Soc Clin Oncol*, 2004, Educational Book:471-475

113. Kurup A, Hanna NH. Treatment of small cell lung cancer. *Crit Rev Oncol/Hemat*, 2004, 52(1):117-126

114. http://www.nccn.org/professionals/physician_gls/PDF/scl.pdf(2005 Vision1)

115. Miller AB, Fox W, Tall R. Five-year follow-up of the Medical Research Coumcil comparative trial of surgery and radiotherapy for the primary treatment of small-celled or oat-celled carcinoma of the bronchus. *Lancet*, 1969, 2:501-505

116. Johnson BE, Janne PA. Basic treatment considerations using chemotherapy for patients with small cell lung cancer. *Hematol Oncol Clin N Am*, 2004, 18 (2):309-322

117. Jeremic B. Radiation therapy in small cell lung cancer. *Hematol Oncol Clin N Am*, 2004, 18 (2): 297-307

118. Shepherd FA. The role of surgery in SCLC.In: Movsas B, Langer CJ, Goldberg M, eds. *Controversies in lung cancer: a multidisciplinary approach*. New York: Marcel Dekker, Inc. 2001

119. Dusmet M, Goldstraw P.Surgery for small cell lung cancer. *Hematol Oncol Clin N Am*, 2004, 18 (2):323-341

120. Ulsperger E, Karrer K, Denck H.Multimodality treatment for small cell bronchial carcinoma. Preliminary results of a prospective, multicenter trial. The ISC-Lung Cancer Study Group. *Eur J Cardiothorac Surg*, 1991, 5(6):306-309

121. Badzio A, Kurowski K, Karnicka M, *et al*. The role os surgery in limited disease small cell lung cancer(SCLC):a retrospective comparative study. *Proc Am Soc Clin Oncol*, 2004, 23:abstr 7221

122. Lad T, Piantadosi S, Thomas P,*et al*.A prospective randomized trial to determine the benefit of surgical resection of residual disease following response of small cell lung cancer to combination

chemotherapy. *Chest*, 1994,106(Suppl6):320S-323S
123. Osterlind K, Hansen HH, Hansen HS, *et al.* Chemotherapy versus chemotherapy plus irradiation in limited small cell lung cancer. Results of a controlled trial with 5 years follow-up. *Br J Cancer*, 1986, 54(1):7-17
124. Carlson RW, Sikic BI, Gandara DR, *et al.* Late consolidative radiation therapy in the treatment of limited-stage small cell lung cancer. *Cancer*, 1991, 68(5):948-958
125. Warde P, Payne D. Does thoracic radiotherapy improve survival and local control in limited-stage small-cell carcinoma of the lung? A meta-analysis. *J Clin Oncol*, 1992,10:890-895
126. Arriagada R, Pignon JP, Ihde DC, *et al.* Effect of thoracic radiotherapy on mortality in limited small cell lung cancer. A meta-analysis of 13 randomized trials among 2, 140 patients. *Anticancer Res*, 1994, 14(1B):333-335
127. Gregor A, Drings P, Burghouts J, *et al.* Randomized trial of alternating versus sequential radiotherapy/chemotherapy in limited-disease patients with small-cell lung cancer: a European Organization for Research and Treatment of Cancer Lung Cancer Cooperative Group Study. *J Clin Oncol*, 1997, 15(8):2840-2849
128. Takada M, Fukuoka M, Kawahara M, *et al.* Phase III study of concurrent versus sequential thoracic radiotherapy in combination with cisplatin and etoposide for limited-stage small-cell lung cancer: results of the Japan Clinical Oncology Group Study 9104. *J Clin Oncol*, 2002, 20(14):3054-3060
129. Qiao T, Zhou D. Concurrent radiotherapy combined with carboplatin and etoposide in limited stage small cell lung cancer. *Proc Am Soc Clin Oncol*, 2004, 23:abstr 7220
130. Murray N, Coldman A. The relationship between the thoracic irradiation timing and long-term survival in combined modality therapy of limited stage small cell lung cancer(LSCLC). *Proc Am Soc Clin Oncol*, 1995, 14:abstr 1099
131. Jeremic B, Shibamoto Y, Acimovic L, *et al.* Initial versus delayed accelerated hyperfractionated radiation therapy and concurrent chemotherapy in limited small-cell lung cancer: a randomized study. *J Clin Oncol*, 1997, 15(3): 893-900
132. Skarlos DV, Samantas E, Briassoulis E, *et al.* Randomized comparison of early versus late hyperfractionated thoracic irradiation concurrently with chemotherapy in limited disease small-cell lung cancer: a randomized phase II study of the Hellenic Cooperative Oncology Group (HeCOG). *Ann Oncol*, 2001, 12(9):1231-1238
133. Fried DB, Morris DE, Poole C, *et al.* Systematic review evaluating the timing of thoracic radiation therapy in combined modality therapy for limited-stage small cell lung cancer. *J Clin Oncol*, 2004, 22(23):4837-4845
134. Laurie SA, Logan D, Markman BR, *et al.*Practice guideline for the role of combination chemotherapy in the initiatial management of limited-stage small cell lung cancer.*Lung Cancer*, 2004, 43(2):223-240
135. Fukuoka M, Furuse K, Saijo N, *et al.* Randomized trial of cyclophosphamide, doxorubicin, and vincristine versus cisplatin and etoposide versus alternation of these regimens in small-cell lung cancer. *J Natl Cancer Inst*, 1991, 83(12):855-861
136. Sundstrom S, Bremnes RM, Kaasa S, *et al.* Cisplatin and etoposide regimen is superior to cyclophosphamide, epirubicin, and vincristine regimen in small-cell lung cancer: results from a randomized phase III trial with 5 years'follow-up. *J Clin Oncol*, 2002, 20(24):4665-4672
137. Turrisi AT, Kim K, Blum R, *et al.* Twice-daily compared with once-daily thoracic radiotherapy in limited small-cell lung cancer treated concurrently with cisplatin and etoposide. *N Engl J Med*, 1999, 340(4):265-271
138. Bonner JA, Sloan JA, Shanahan TG, *et al.* Phase III comparison of twice-daily split-course irra-

138. diation versus once-daily irradiation for patients with limited stage small-cell lung carcinoma. *J Clin Oncol*, 1999, 17(9):2681-2691

139. Schild SE, Bonner JA, Shanahan TG, *et al*. Long-term results of a phase III trial comparing once-daily radiotherapy with twice-daily radiotherapy in limited-stage small-cell lung cance r. *Int J Radiat Oncol Biol Phys*, 2004, 59(4):943-951

140. Komaki R, Allen P, Glisson B, *et al*. Hyperfractionated/accelerated radiation therapy (HFXRT) increased survival compared to dailt RT(GDRT)for small cell lung cancer(LSCLC) with concurrent chemotherapy(CHT). *Proc Am Soc Clin Oncol*, 2005, 24:abstr 7158

141. Gaspar LE, Gay GE, Crawford J, *et al*. Limited small cell lung cancer (stage Ⅰ- Ⅲ): observations from the National Cancer Database. *Proc Am Soc Clin Oncol*, 2004, 23:abstr 7042

142. Pujol JL, Carestia L, Daures JP. Is there a case for cisplatin in the treatment of small-cell lung cancer? A meta-analysis of randomized trials of a cisplatin-containing regimen versus a regimen without this alkylating agent. *Br J Cancer*, 2000, 83(1):8-15

143. Mascaux C, Paesmans M, Berghmans T, *et al*. European Lung Cancer Working Party(ELCWP). A syatematic review of the role of etoposide and cisplatin in the chemotherapy of small cell lung cancer with methodology assessment and meta-analysis, *Lung Cancer*, 2000, 30(1):23-36

144. Lassen U, Kristjansen PE, Osterlind K, *et al*. Superiority of cisplatin or carboplatin in combination with teniposide and vincristine in the induction chemotherapy of small-cell lung cancer. A randomized trial with 5 years follow up. *Ann Oncol*, 1996, 7(4):365-371

145. Skarlos DV, Samantas E, Kosmidis P, *et al*. Randomized comparison of etoposide-cisplatin vs etoposide-carboplatin and irradiation in small cell lung cancer: A Hellenic Cooperative Oncology Group study. *Ann Oncol*, 1994, 5(7):601-607

146. Okamoto H, Watanabe K, Kunikane H, *et al*. Randomized phase III trial of carboplatin(C) plus etoposide (E) vs. split doses of cisplatin (P) plus etoposide (E) in elderly or poor-risk patients with extensive disease small cell lung cancer (ED-SCLC): JCOG9702. *Proc Am Soc Clin Oncol*, 2005, 24: abstr 7010

147. Jezdic S, Jelic S, Radosavljevic D, *et al*. Cisplatin or carboplatin-based regimens for small-cell lung cancer-a randomized phase III study.*Lung Cancer*, 2005, 49(Supp l 2):S322

148. Stupp R, Monnerat C, Turrisi AT, *et al*. Small cell lung cancer:state of the art and future perspectives. *Lung Cancer*, 2004, 45(1):105-117

149. Noda K, Nishiwaki Y, Kawahara M, *et al*. Irinotecan plus cisplatin compared with etoposide plus cisplatin for extensive small-cell lung cancer. *N Engl J Med*, 2002, 346(2):85-91

150. Hanna NH,Einhorn L, Sandler A, *et al*. Randomized, phase III trial comparing irinotecan/cisplatin (IP) with etoposide/cisplatin (EP) in patients (pts) with previously untreated, extensive-stage (ES) small cell lung cancer (SCLC). *Proc Am Soc Clin Oncol*, 2005, 24: abstr 7004

151. Eckardt JR, von Pawel J, Manikhas G, *et al*. Comparable activity with oral topotecan/cisplatin (TC) and IV etoposide/cisplatin (PE) as treatment for chemotherapy-na? patients (pts) with extensive disease small cell lung cancer (ED-SCLC): Final results of a randomized phase III trial (389). *Proc Am Soc Clin Oncol*, 2005, 24: abstr 7003

152. Niell HB, Herndon JE, Miller AA, *et al*. Randomized phase III intergroup trial (CALGB 9732) of etoposide (VP-16) and cisplatin (DDP) with or without paclitaxel (TAX) and G-CSF in patients with extensive stage small cell lung cancer (EDSCLC). *Proc Am Soc Clin Oncol*, 2002, 21: abstr 1169

153. Mavroudis D, Papadakis E, Veslemes M, *et al*. A multicenter randomized clinical trial comparing paclitaxel-cisplatin-etoposide versus cisplatin-

etoposide as first line treatment in patients with small cell lung cancer. *Ann Oncol*, 2001, 12(4): 463-470

154. Reck M, von Pawel J, Macha HN, *et al*. Randomized phase III trial of paclitaxel, etoposide, and carboplatin versus carboplatin, etoposide, and vincristine in small-cell lung cancer. *J Natl Cancer Inst*, 2003, 95(15):1118-1127

155. Martin R, Hans-Nikolas M, Eckhard K, *et al*. A randomized phase III trial of taxol-based chemotherapy in previously untreated small cell lung cancer(SCLC):long term survival over six years. *Lung Cancer*, 2005, 49(Suppl 2):S325

156. Smit EF, Groen HJM, Biesma B, *et al*. Phase III study comparing cyclophosphamide, doxorubicin, and etoposide (CDE) to carboplatin and paclitaxel (CP) in patients (pts) with extensive disease small cell lung cancer (ED SCLC). *Proc Am Soc Clin Oncol*, 2005, 24: abstr 7158

157. James LE, Rudd R, Gower NH, *et al*. A phase III randomised comparison of gemcitabine/carboplatin (GC) with cisplatin/etoposide (PE) in patients with poor prognosis small cell lung cancer (SCLC). *Proc Am Soc Clin Oncol*, 2002, 21: abstr 1170

158. Socinski MA, Weissman CH, Hart LL, *et al*. A randomized phase II trial of pemetrexed(P) plus cisplatin or carboplatin in extensive stage small cell lung cancer(ES-SCLC). *J Clin Oncol*, 2006, 24(30): 4840-4847

159. Roth BJ, Johnson DH, Einhorn LH, *et al*. Randomized study of cyclophosphamide, doxorubicin, and vincristine versus etoposide and cisplatin versus alternation of these two regimens in extensive small-cell lung cancer: a phase III trial of the Southeastern Cancer Study Group. *J Clin Oncol*, 1992, 10(2):282-291

160. Postmus PE, Scagliotti G, Groen HJ, *et al*. Standard versus alternating non-cross-resistant chemotherapy in extensive small cell lung cancer: an EORTC Phase III trial. *Eur J Cancer*, 1996, 32A (9):1498-1503

161. Joss RA, Alberto P, Bleher EA, *et al*. Combined-modality treatment of small-cell lung cancer: randomized comparison of three induction chemotherapies followed by maintenance chemotherapy with or without radiotherapy to the chest. Swiss Group for Clinical Cancer Research (SAKK). *Ann Oncol*, 1994, 5(10):921-928

162. Jeremic B, Shibamoto Y, Nikolic N, *et al*. Role of radiation therapy in the combined -modality treatment of patients with extensive disease small-cell lung cancer: A randomized study. *J Clin Oncol*, 1999, 17(7):2092-2099

163. Davies AM, Lara PN, Lau DH, *et al*. Treatment of extensive small cell lung cancer.*Hematol Oncol Clin N Am*, 2004, 18(2):373-385

164. Sculier JP, Berghmans T, Castaigne C, *et al*. Maintenance chemotherapy for small cell lung cancer: a critical review of the literature.*Lung Cancer*, 1998, 19(2):141-151

165. Veslemes M, Polyzos A, Latsi P, *et al*. Optimal duration of chemotherapy in small cell lung cancer: a randomized study of 4 versus 6 cycles of cisplatin-etoposide. *J Chemother*, 1998,10(2): 136-140

166. No authors listed. Controlled trial of twelve versus six courses of chemotherapy in the treatment of small-cell lung cancer. Report to the Medical Research Council by its Lung Cancer Working Party. *Br J Cancer*, 1989, 59(4):584-590

167. Edelman MJ, Chansky K, Gaspar LE, *et al*. Phase II trial of cisplatin/etoposide and concurrent radiotherapy followed by paclitaxel/carboplatin consolidation for limited small-cell lung cancer: Southwest Oncology Group 9713. *J Clin Oncol*, 2004, 22(1):127-132

168. Mitsuoka S, Kudoh S, Takada Y, *et al*. Phase II study of cisplatin,etoposide and concurrent thoracic radiotherapy(TRT) followed by irinotecan and cisplatin in patients with limited stage small cell lung cancer(SCLC);update results of WJTOG9902. *Proc Am Soc Clin Oncol*, 2005,

23: abstr 7045

169. Han JY, Cho KH, Lee DH, et al. Phase II Study of Irinotecan Plus Cisplatin Induction Followed by Concurrent Twice-Daily Thoracic Irradiation With Etoposide Plus Cisplatin Chemotherapy for Limited-Disease Small-Cell Lung Cancer.*J Clin Oncol*, 2005, 23: 3488-3494

170. Schiller JH, Adak S, Cella D, et al. Topotecan versus observation after cisplatin plus etoposide in extensive-stage small-cell lung cancer: E7593 — a phase III trial of the Eastern Cooperative Oncology Group. *J Clin Oncol*, 2001, 19(8):2114-2122

171. Hanna NH, Sandier AB, Loehrer PJ Sr, et al. Maintenance daily oral etoposide versus no further therapy following induction chemotherapy with etoposide plus ifosfamide plus cisplatin in extensive small-cell lung cancer: a Hoosier Oncology Group randomized study. *Ann Oncol*, 2002,13(1):95-102

172. Van Zandwijk N, Groen HJ, Postmus PE, Role of recombinant interferon-gamma maintenance in responding patients with small cell lung cancer. A randomised phase III study of the EORTC Lung Cancer Cooperative Group. *Eur J Cancer*, 1997, 33(11):1759-1766

173. Shepherd FA, Giaccone G, Seymour L, et al. Prospective, randomized, double-blind, placebo-controlled trial of marimastat after response to first-line chemotherapy in patients with small-cell lung cancer: a trial of the National Cancer Institute of Canada-Clinical Trials Group and the European Organization for Research and Treatment of Cancer. *J Clin Oncol*, 2002,20(22):4434-4439

174. Giaccone G, Debruyne C, Felip E, et al, Phase III study of BEC2/BCG vaccination in limited disease small cell lung cancer (LD-SCLC) patients, following response to chemotherapy and thoracic irradiation (EORTC 08971, the SILVA study). *Proc Am Soc Clin Oncol*, 2005, 23:abstr 7020

175. Cooney MM,Subbiah S, Chapman R, et al. Phase II trial of maintaince daily oral thalidomide in patients with extensive-stage small cell lung cancer(ES-SCLC) in remission. *Proc Am Soc Clin Oncol*, 2005, 24:abstr 7166

176. Pandya KJ, Levy DE, Hidalgo M, et al. A randomized, phase II ECOG trial of two dose levels of temsirolimus (CCI-779) in patients with extensive stage small cell lung cancer in remission after induction chemotherapy. A preliminary report. *Proc Am Soc Clin Oncol*, 2005, 24: abstr 7005

177. Davies AM, Lara PN, Lau DH, et al. Treatment of extensive small cell lung cancer.*Hematol Oncol Clin N Am*, 2004, 18(2):373-385

178. Von Pawel J, Schiller JH, Shepherd FA, et al. Topotecan versus cyclophosphamide, doxorubicin, and vincristine for the treatment of recurrent small-cell lung cancer. *J Clin Oncol*, 1999, 17(2):658-667

179. Von Pawel J, Gatzemeier U, Pujol JL, et al. Phase II Comparator Study of Oral Versus Intravenous Topotecan in Patients With Chemosensitive Small-Cell Lung Cancer.*J Clin Oncol*, 2001, 19(6):1743-1749

180. O'Brien M, Ciuleanu T, Tsekov H, et al. Survival benefit of oral topotecan plus supportive care alone in relapsed,resistant SCLC. *Lung Cancer*, 2005, 49(Suppl 2):S54

181. Thatcher N, Girling DJ, Hopwood P, et al. Improving survival without reducing quality of life in small-cell lung cancer patients by increasing the dose-intensity of chemotherapy with granulocyte colony-stimulating factor support: results of a British Medical Research Council Multicenter Randomized Trial. Medical Research Council Lung Cancer Working Party. *J Clin Oncol*, 2000, 18(2): 395-404

182. Sculier JP, Paesmans M, Lecomte J, et al. A three-arm phase III randomised trial assessing, in patients with extensive-disease small-cell lung cancer, accelerated chemotherapy with support

of haematological growth factor or oral antibiotics. *Br J Cancer*, 2001,85(10): 1444-1451

183. Ardizzoni A, Tjan-Heijnen VC, Postmus PE,*et al*. Standard versus intensified chemotherapy with granulocyte colony-stimulating factor support in small-cell lung cancer: a prospective European Organization for Research and Treatment of Cancer-Lung Cancer Group Phase III Trial-08923. *J Clin Oncol*, 2002, 20(19):3947-3955

184. Leyvraz S, Perey L, Rosti G, *et al*. Multiple courses of high-dose ifosfamide, carboplatin, and etoposide with peripheral-blood progenitor cells and filgrastim for small-cell lung cancer: A feasibility study by the European Group for Blood and Marrow Transplantation. *J Clin Oncol*, 1999, 17(11):3531-3539

185. Lorigan P, Woll PJ, O'Brien MER, *et al*. Randomized Phase III Trial of Dose-Dense Chemotherapy Supported by Whole-Blood Hematopoietic Progenitors in Better-Prognosis Small-Cell Lung Cancer. *J Natl Cancer Inst*, 2005, 97(9): 666-674

186. Auperin A, Arriagada R, Pignon JP, *et al*. Prophylactic cranial irradiation for patients with small-cell lung cancer in complete remission. Prophylactic Cranial Irradiation Overview Collaborative Group. *N Engl J Med*, 1999, 341(7):476-484

第十四章 肿瘤的心理治疗

唐丽丽
刘淑俊

第一节 肿瘤心理治疗的历史、现状与未来

20世纪80年代国际上出现了一门新兴交叉科学，叫心理社会肿瘤学（psychosocial oncology），它是心理学的一个分支，研究心理、行为因素在肿瘤的发生、发展、康复及生存中的作用。肿瘤心理治疗正是在这一框架下形成的，是心理社会肿瘤学的一个重要组成部分，它主要探讨心理治疗对肿瘤患者心理、行为、躯体功能、躯体症状的作用。因此，肿瘤心理治疗的历史就是心理社会肿瘤学发展的历史，两者是不可分的。肿瘤心理治疗不仅揭示心理治疗技术的使用对肿瘤转归、康复的作用。探求人类战胜肿瘤的心理社会学途径，同时，它将心理治疗的理论、方法和技术运用于肿瘤临床，开辟了心理治疗新的应用领域。

心理社会肿瘤学自20世纪80年代建立以来，在国际发达国家得到了迅速而长足的进展，有关的研究机构、团体不断建立，1984年成立了国际心理社会肿瘤协会（International Psycho-oncology Society，IPOS）在此前后还有欧洲心身医学肿瘤研究工作小组（The European Working Group for Psychosomatic Cancer Research，EUPSYCA），美国心身医学协会（The American Psychosomatic Society）等。此后英国、加拿大、澳大利亚、巴西等国也相继成立了心理社会肿瘤学会。1992年首次在法国召开了国际心理肿瘤学大会，同年创办了国际心理社会肿瘤学杂志《心理社会肿瘤学》。

我国心理学发展的相对滞后，阻碍了心理社会肿瘤学的发展。直到20世纪80年代末，在国内期刊能查到零星几篇有关肿瘤患者心身特点方面的文献。90年代，有关应对方式、生活质量方面的研究才开始增多，但可喜的是，目前此领域研究的必要性和迫切性已经被医这界所认识。近几年发表论文的数量不断增加，肿瘤心理治疗的研究范围也越来越广，心理干预手段逐渐增多。尽管如此，心理社会肿瘤学的发展还面临着两大障碍，其一是缺少客观衡量心理社会变量的指标，其二是经肿瘤临床和心理社会两方面训练的临床医生和研究人员甚少，阻碍了该学科的发展。

第二节 肿瘤患者常见的心理问题

随着目前癌症处理和治疗技术的不断发展，大约有1/2新诊断的癌症患者，预计可生存5年，被治愈或带病生存多年的癌症患者的数量不断增加，他们面临着癌症治疗后重新适应生活的复杂过程。即使已经成功完成治疗的癌症患者，他们

仍然有许多特殊需求。大量研究表明尽管癌症可以获得生存，但是从本质上说疾病还是对生存者的生理和心理的许多方面产生影响。这些生理和心理的"滞后效应"使生存者感到苦恼，如攻击性治疗的躯体并发症，临近死亡的应激以及被贴上"癌症标签"后的影响。这种仍处于患者的角色，使生存者还要处理与此有关的问题，令他们很难恢复到病前的状态。癌症生存者及其家属仍生活在癌症随时可能复发的阴影下，众多心理问题也时常困扰着他们。

一、心理痛苦

（一）对心理痛苦的一般描述及其研究进展

心理痛苦（distress）这一术语主要是指面对生活应激事件（如癌症）所形成的较为一般的心理不适应的状态。像癌症这样严重疾病所引起的痛苦虽已经被文献所描述，但很少进行系统调查。由癌症而引起的各种情况如心理不适，情绪不佳，功能丧失，外貌的改变，治疗的不良反应，社会角色的变化，以及生活层次的改变等都是如此变化繁杂，从而使与癌症有关的心理痛苦的测量变得极为复杂。癌症患者的心理痛苦多年来受到临床医生和研究人员的关注，而且已有许多文献描述了癌症及其治疗所带来的心理后果。一些动物实验的结果更使这类研究受到鼓舞，许多动物实验表明应激可以促进病毒诱导的动物肿瘤形成，尤其是老年动物。另一些研究显示，应激可以增强几种已知的潜在性致癌物质促使易感动物的基因突变。虽然这方面的某些研究尚存争议，但这些研究还是促进了有关癌症的发生、发展与心理痛苦相关性这一理论研究的发展。

为了消除以往测量心理痛苦水平量表的易变性，Noyes及其同事最近研制了一个疾病痛苦量表（IDS），作为对严重疾病有关的生理和情绪痛苦程度的简易测理，包含的测量尺度有失意、躯体疾病、医疗和社会孤独等。他们调查了438名患有各器官实体瘤的患者，被调查者大部分为门诊患者，调查发现癌症引起的身体变化是严重痛苦的来源，另外还发现，患者越年轻，诉说的痛苦越严重，尤其是未婚患者。肿瘤进展期的患者，尤其是已被证明出现转移者，痛苦水平的评分最高。表明身体状况的下降与心理状态有直接的关系。

（二）心理痛苦是一个结果变量

一些研究人员已经将肿瘤患者的痛苦视为一种特定的结果量度。他们整理了很多这方面的研究，即调查生活应激事件与肿瘤的发生、发展之间的关系。Temoshok和他的合作者们广泛研究了社会心理因素作为一个预后指标在皮肤恶性黑色素瘤患者中的作用。在一个报告中，Temoshok回顾性地观察了一组曾接受过调查的恶性黑色素瘤患者，他们或者已经死亡，或者疾病还在发展。以肿瘤和人口统计学特征为基础，将这组患者与另一组无明显疾病的正常人群相匹配追踪观察，发现结果不好的那一组患者自我报告量表中焦虑情绪和痛苦的分值比较高，这部分患者都曾接受过1～3年的治疗。Hislop等也做过类似的研究，他们用患者自己填写的调查表测验133例刚刚被诊断为乳腺癌的患者，结果发现轻度的认知紊乱对于无病生存期来说是一个有意义的预后因素。另外还发现，那些经常参加社会活动的妇女很少体验和表达愤怒情绪，而那些性格外向的妇女，生存期和无病生存期都比较长。

二、抑郁

（一）抑郁的诊断标准

心理痛苦的概念是指对于疾病的一般不适应状态，而抑郁（depression）的概念则是指特定的可诊断的临床情况。癌症的诊断一旦被确立，自然会导致一系列的感情反应。对癌症患者来说，产生悲观的情绪是对这种痛苦生活体验的正常反应。感觉紊乱会引起众多其他情绪变化如震惊、否认、焦虑等等。当这些症状达到一定程度，符合DSM-III-R诊断抑郁的标准时，确定诊断和治疗就是非常必要的了。抑郁最先出现的一个症状是烦躁不安或快感缺乏，也可能这两个症状同时出现，因此可将抑郁定义为持续2周以上的兴趣丧失和快感缺乏。患者至少应具有下列症状中的4种（如果烦躁不安和快感缺乏同时存在，至少出现以下3种症状）：睡眠紊乱、食欲改变、疲劳、精神运动性迟滞或易激惹、自我形象降低或罪恶感、注意力不集中或犹豫不决，想到自杀或有自杀意念（表14-1）。

表 14-1 DSM-III-R 中诊断严重抑郁的标准

烦躁不安（情绪压抑）或快感缺乏（失去兴趣或快乐），
或两者都有，症状持续2周以上。
出现以下症状的至少四种（如果患者烦躁不安和快感缺乏同时存在，至少要有以下症状的三种）自主神经系统症状
   食欲改变，亢进或减退
   睡眠问题，嗜睡或失眠
   精神运动性迟滞或易激惹
   疲劳、失去精力
心理症状
   无价值感或罪恶感
   注意力不集中或不能作出决定
   想到死或自杀意念

（二）癌症患者抑郁诊断的困境

诊断一个肿瘤患者患有抑郁症不可避免地会遇到一定程度的争议。Kathol 及同事们报道了对癌症患者诊断抑郁症时所遇到的以下几个问题：①抑郁症状常与严重临床疾病引起的应激反应相适合。②许多抑郁症状与临床疾病本身的症状相似。③已有很多用来诊断抑郁的诊断系统，其中一些诊断系统在总体上相互重叠。Cohen Cole 等人回顾了用概念的方法诊断患者的主要抑郁状态，他们根据排除法（主要以科研为目的）和包含法（以临床为目的），设计了两套系统。以科研为目的，研究人员在 Sloan-Kettering 肿瘤研究所优化各种特性，首先提出了排除法，即从列出的9项抑郁诊断标准中除去厌食和疲劳2项指标，在余下的7项指标中需出现4个症状才能诊断为严重抑郁，从而消除了对癌症患者来说2个最有争议的症状——厌食和疲劳，因为这2个症状在癌症过程或治疗所引起的不良反应中是最常见的。

然而，为了严格的临床目的，用包含法诊断抑郁很明显具有最佳的特异性，同时最大程度地避免了诊断过程中出现的问题（所谓假阳性）。这种特别的方法可用来指导临床医生通过统计所有相关症状来诊断抑郁，只要有理由认为这些症状可能是抑郁综合征的组成部分即可，尽管产生这些症状的病因可能是生理性的，也可能是心理性的。采用这种方法与最近的研究证据有关，即生理性疾病引起的抑郁，与疾病加重、住院时间延长，甚至完全丧失各种能力相关。最新的证据还表明，患有抑郁综合征但不完全符合DSM-III-R诊断标准的抑郁症患者，在抗抑郁治疗后生活质量会明显提高。因此，临床多使用包含法指导诊断和治疗患有严重抑郁症状的癌症患者。

许多患者不完全符合抑郁的诊断标准，对这类患者可以诊断为伴随抑郁情绪的适应紊乱。按照DSM-III-R，这种紊乱是由明确的心理应激源引起，它可以导致患者社会的、职业的、人际关系的诸多功能的减退。严格的定义是，这种紊乱症状持续时间不少于6个月，并且出现在应激事件发生的3个月内。这种紊乱通常是暂时的，不伴有严重的认知症状，短暂的心理干预治疗通常有效。然而，部分患者可能进展为严重的抑郁症，需药物的治疗。

三、焦 虑

（一）焦虑的常见症状与诊断

与诊断抑郁相同，对癌症患者做出焦虑（anxiety）诊断要比普通人群困难得多。由于癌症可能导致死亡、外形受损、残疾等患者因此会产生一系列的心理反应，并可达到相当严重的程度，而从正常的恐惧到严重的焦虑状态具有延续性，并不能截然分开。而且焦虑的类型也比较多：与危机有关的反应性焦虑；与躯体症状相关的焦虑，如无法控制的疼痛引发的焦虑；癌症治疗引起的焦虑；既往有焦虑障碍病史等。但无论是哪种类型，焦虑的症状和体征都大同小异，只要符合DSM-IV焦虑的诊断标准，诊断即可成立。焦虑的症状和体征表参见14-2。

（二）焦虑的主要类型

焦虑是正常的和普遍的情绪，像抑郁一样，躯体疾病引起的异常焦虑和正常焦虑的界限很难区分。癌症患者的焦虑症状可出现在疾病的不同阶段，而且从正常到异常是一个连续的临床过程。

1. 正常焦虑　由于癌症及其治疗所带来的应激或危机而产生的焦虑一般是正常的焦虑反应，这种焦虑反应多在疾病的终末期产生。

2. 适应障碍——反应性焦虑　如果焦虑持续时间过长（14天以上），焦虑的程度过重，可以认为患者是带有焦虑情绪的适应障碍。反应性焦虑常伴随特定的事件或应激，抑郁症状通常与焦虑

表 14-2 焦虑的症状和体征[3]

外表与行为：	脸红、紧张、忧虑的言语、坐立不安、咬手指、抽烟、手掌潮湿、多汗
神经心理：	注意力不集中、记忆下降、日常兴趣减退、易激惹、眩晕、虚弱、衰竭、细微震颤、肢体麻木、协调性差、失眠、噩梦、头痛、嗜睡
心血管系统：	心悸、窦性心动过速、收缩压升高、心前区疼痛
呼吸系统：	过度呼吸、呼吸困难、窒息感
胃肠道系统：	厌食、腹泻、烧灼感、吞气、多食
妇科/生殖泌尿系统：	阳痿、性冷淡、尿频尿急、排泄不畅、经期疼痛、月经紊乱

共存。

3. **器官焦虑综合征** 这种焦虑的发生是由于存在严重的或不能缓解的躯体症状，尤其是未得到控制的疼痛或呼吸困难，焦虑也可以发生于任何原因的精神错乱或特定药物的不良反应。

4. **焦虑障碍** 癌症及其治疗可以引起或加重一般性焦虑、惊恐发作和各种强迫症。一般性焦虑障碍的特征是慢性的不合实际的担心，伴随自主活动性过高、忧虑和过高的警惕性。治疗过程中的一些情况可以激活或加重既往存在的强迫。尽管患者知道这种担心是不合理的，但是情景的暴露导致焦虑或惊恐障碍。

四、其他情绪问题

癌症患者还会存在其他许多情绪问题，最常见的包括急性和慢性疼痛、失眠、疑病症、预期性的恶心和呕吐等。表14-3列出了一些最常见的癌症患者及其家属所面临的心理社会反应。

表 14-3 癌症常见的反应

医疗结果	可能的反应
最初诊断	危机反应
确立诊断	对临床检查的焦虑反应
	急性疼痛
	应激反应
医疗干预（手术、化疗、放疗）	与治疗有关的急性疼痛
	与疼痛、不舒服、预后有关的焦虑反应
	应激反应
	预期性恶心和呕吐
	逃避治疗
	抑郁
缓解	焦虑、疑虑症
	抑郁
	家庭紧张

续表

医疗结果	可能的反应
临终	慢性疼痛
	焦虑反应
	痛苦
	抑郁
	家庭紧张
	易激惹
居丧	焦虑反应
	失眠
	负罪感
	抑郁

引自 Martin D Abeloff, James O Armitage. *Clinical Oncology*

第三节 肿瘤患者的生活质量

一、测量生活质量的必要性

随着工业化的迅速发展、科学的进步和社会生活的变化，疾病和健康的概念有了变化，人们不仅仅满足于活着，还要追求更美好的生活。然而目前对许多慢性病尚无根治性手段，治疗仅能缓解一些症状，尤其是对晚期癌症患者，目前的治疗手段对延长生命并无肯定的疗效，而化疗、放疗本身引起的严重生理、心理反应（如脱发、胃肠道反应、感染、焦虑、抑郁等），某些手术对患者体型、功能的损害，还有"疾病标签"对患者及其家属造成的心理压力，无疑均使患者生活质量下降，对此，应如何评价治疗方法的利与弊？大量诸如此类的问题，使人们日益认识到，对不可治愈的疾病，医学的目的不应只是延长生命，更应注重生活质量（quality of Life，QOL）。

在临床实践中，医生不应只满足于了解患者生物性的一面，还要关注患者的心理和社会性的一面，包括生活质量。医生应该知道如何系统地询问生活质量问题，在做治疗决定时应在多大程度上结合患者的意见。进行生活质量测查可以提供比较丰富的疾病、治疗作用及其患者负担等方面的资料。如在随机性的Ⅲ期临床实验中进行生活质量的检查可以为治疗方案的选择提供依据，尤其是当生物效果相似或相同情况下，不同的治疗方法所致的毒性对患者生活质量的影响有差别，原因可能是对情绪或社会功能的影响不同。

二、生活质量的定义

尽管医学的目的是保存生命和健康，但是多数临床试验都难以对患者的主观感受进行质量性评估，所以很难给生活质量下一个确切的定义，也缺乏客观测量的技术，因此有关生活质量的概念至今仍意见不一。目前大多数专家认为生活质量的内容由4个主要部分所组成：

1. 躯体功能　个人自理活动的操作、功能状态、运动、身体活动、角色活动等；
2. 与疾病和治疗有关的症状　疼痛、气短、恶心、呕吐、脱发等；
3. 心理功能　焦虑、抑郁等；
4. 社会功能　日常社会活动的中断等。

此外，生活质量的评定还应包括物质方面、性功能、身体形象以及对健康关注的满足感等。因此，不论生活质量的定义多么复杂和抽象，一个可操作的生活质量定义可以描述为"包括心理的、社会的、躯体的功能，以及完好的正性方面和疾病或虚弱的副性方面的结合。"

三、癌症对生活质量的影响

尽管一些癌症的生存率较以往比较大的提高，但是人们仍然对"癌症"一词感到恐惧。不仅是因为疾病本身会带来痛苦，而且还有在治疗中可能受到的折磨。因为这一切使患者的躯体功能、对生活的满意感、社会交往等都下降，即伴有生理的、心理的、社会的功能均下降，使整个生活质量受到影响。在有外科治疗以前，影响患者生活质量的主要因素是疾病本身，由于手术的运用，放、化疗和生物治疗的出现，使患者不得不面临由这些治疗所带来的各种毒副反应。

（一）外科治疗对QOL的影响

外科治疗常以根治性手术为手段，容易引起患者新的畸形及功能障碍。近年来，随着癌症的早期诊断和综合治疗的加强，外科手术在强调根治性的同时，还要求尽可能保持患者的机体功能及外形，即要考虑患者的生活质量。有学者提出要尽量避免那些对患者生活质量影响较大而对延长生存期作用不大的侵袭性手术。

（二）化疗对QOL的影响

化疗对生活质量的影响是双重的，一是通过化疗可提高生活质量，二是治疗的不良反应可使生活质量降低。因此，对化疗进行评价时，应从正反两方面进行考虑。如全面评估患者的躯体和心理功能，癌症及非癌病变，肿瘤的生物学行为，患者的经济承受能力，化疗的利与弊，最后决定治疗策略——根治、延长生存还是改善症状。制定治疗方案，如怎样确定最佳的治疗剂量、治疗时间，如何选择适合的诊治和护理指标，怎样提高患者接受化疗的顺应性，甚至如何推断预后。

（三）放疗对QOL的影响

同化疗一样，放射治疗对患者QOL的影响也是正反两方面的。如乳腺癌术后放疗虽然可减少局部复发的危险性，但是，放疗对正常组织的损害，如胸壁、肺纤维化、皮肤硬结、变色、重复癌等问题，又会影响患者的QOL。

第四节　癌症患者的心理社会治疗

一、概　述

为了探讨心理行为治疗的具体措施，思考一下曾经研究过的癌症患者的心理反应是很重要的。19世纪以前就发现了癌症的存在，但是对其进行明确诊断是很困难的，直到能够在一般麻醉下用外科手术的方法将肿物取出才使确诊变为可能。最初，癌症一旦确诊就等于判了死刑，迫使患者经受一种被隔绝、被打上烙印以及自卑的折磨。由于癌症与死亡联系在一起，因此癌症的诊断通常不告诉患者本人，而且，他的家庭也对他保密。这些观念直到今天也还在继续着。癌症所带来的一些躯体问题也对癌症患者的心理产生强大的冲击。例如，一些肿瘤引起的恶臭味的分泌物使患者感到害羞和耻辱，失去性功能、疼痛、失去以往的魅力。心理斗争进一步的问题是担心传染和蔓延。

今天，我们不仅仅关心与癌症诊断和疾病过程有关的心理社会因素，而且已经产生一个真正的临床亚专业——心理行为治疗，以处理与疾病各个方面有关的心理社会问题。疾病事件（如诊断、缓解、复发、治疗和死亡等）同样也涉及对患者及家庭有强烈冲击性的独特的心理社会事件。调查这些临床事件以及它们所产生的心理社会问题要与每个患者独特的个性联系在一起考虑。这种结合就产生了对实际生活质量的理解，这就是这个亚专业目前研究的核心。

二、心理社会因素的重要性

在医学进化过程中，最初为了更好地研究躯体，要求将整个人分为心理和躯体两部分。把躯体与心理分开来解释疾病，使医生将注意力只集中在疾病的各个躯体部分。将躯体分成许多系统和子系统，以便更精细地对躯体生物功能进行研究。遗憾的是在这个研究过程中，与躯体紧密联系的每个人独立的人格常常被忽视，并且被认为对治疗结果的影响甚小。

近年来，医学领域已经有了很大的改变，又回到了那些已被科学和医学方面简化了的研究方法上，并开始将分离的心身重新合并起来。呼唤将人作为整体，回复每个躯体中的个性，再一次考虑将人作为一个完整的人。在这种观念下，疾病的躯体方面仅仅是需要干预的大系统中的一个部分。心理对疾病的影响现在已经受到注意，社会方面也是如此。人的所有四个象限躯体、精神、情感、心灵，一并伴随着社会的影响，都在限定的疾病中起作用。这些影响，最典型的就是患病和疾病过程中的心理社会因素，心理社会因素在了解患病和疾病的生理过程方面已经变得非常重要。因为医疗已经认识到人的整体性，疾病已经开始被重新定义为不仅仅包括躯体还包括其他三个象限精神、情感和心灵方面。现在的医学已经成熟，对人体生物功能方面已有了高度的认识，因此它能够既把人体分成很细的部分，又能够综合人体所有方面来干预躯体的病痛，并有助于恢复健康和使患者拥有全面健康的感觉。

无疑，心理社会因素影响患者对疾病的概念，从而影响对诊断和治疗的行为反应和随后的护理。当发生患者不顺应医疗时，可能需要及时解决其心理社会决定因素，是焦虑吗？是家庭成员不配合吗？是经济问题吗？还是患者只是对临床检查或扫描感到恐惧？这些不是生物医学能够回答的问题。

三、心理社会干预的必要性

初步确立癌症诊断并没有包括癌症的全部含义。当患者从早期的反应中清醒过来时，意识到自己是一个癌症生存者，便开始了每天重新规范他们生活的各个方面。对癌症患者的心理社会关怀有四个主要观点，第一，生存状态的判断，作为癌症患者，他们开始在确诊后的最初三个月内经历着"生存危机"。虽然多数患者都在努力奋斗回复常态，但是还有一些人无法从这种强烈的感情痛苦中自拔出来，被迫承认再也无法回复以往的生活。第二，即使当疾病缓解时，也会感到每天都生活在癌症的阴影下，严重地影响他们的日常生活。第三，担心复发或是真的复发，更使每个患者的心理社会过程变得复杂，尽管许多医生认为忍受最大痛苦的患者可能容易复发，但事实常常不是这样。当患者在获得有关疾病和治疗的关键性信息和知识后，与医务人员及其他患者建立了支持性的关系，从而使患者能参与和理解以后复发的过程。即使患者并未复发，这些关键性的知识也可以减轻一旦复发时引起的痛苦。最后，如果治疗失败，疾病进入晚期和存在放弃治疗的潜在威胁，是否能适应是患者面临的最大挑战。有些患者能够适应他们的临终阶段，但对有些患者来说，死亡是他们永远都不能接受的。

目前研究认为，医学临床需要心理治疗性服务的理由至少有两个：一个是在医学各科临床中发生精神症状的比例比较高，尤其是焦虑和抑郁。据统计，有47%的癌症患者伴有具有诊断价值的精神障碍；另一个是对严重疾病所产生的应激反应，没有一个人会对威胁生命的疾病有准备，伴随这种疾病发生的恐惧、社会隔离、丧失能力、复杂的治疗以及对家庭和朋友的影响等等，对一个人整个生活（尤其是情绪）的冲击是巨大的。虽然有些问题还没有达到精神疾病诊断的程度，但仍需要某种支持，尤其是对情绪的支持。

四、心理社会治疗的方法

（一）情绪支持（emotional support）

癌症常引起强烈的情绪反应，包括恐惧、焦虑、悲伤、抑郁、愤怒等，这些心理反应直接影响疾病的治疗和康复。许多患有严重疾病的个体常常被恐惧和悲伤等情绪所包围，不能与他们的健康专家、家庭成员或朋友交谈，不能宣泄自己的情绪，有研究证明，那些能够发泄他们强烈情感的患者，对癌症适应的比较好。情绪支持治疗是通过提供讨论的场所，让患者表述他们关心的所有有关疾病的问题，倾诉与疾病相关的恐惧、悲伤、愤怒等情绪。这种干预可以是职业性干预，即由职业人员担任"听众"，并提供指导、支持；也可以是非专业性干预，由非专业人员担任"听众"和提供指导、支持。

（二）认知行为干预（cognitive intervention）

与癌症有关的疼痛、恶心、呕吐以及焦虑等反应是癌症患者最常见的症状。情感的、行为的、动机的和知觉的变化对这些症状有明显影响。而认知——行为技术的出现成为治疗这些症状的主要方法。认知行为治疗方法起源于条件反射的学习——条件规律。通过恰当的鉴别患者的思想、情感和行为之间相互作用的重要性（尤其是未被测查的自主反应），各种认知行为干预均可以被系统的应用。使患者获得应对策略，学会忍耐和处理与疾病有关的强烈情绪，更重要的是学会将问题搞清楚并能够有针对性的处理。

（三）社会支持（social support）

目前对社会隔离的研究发现，社会隔离增加了癌症患者死亡的危险，而较好的婚姻预示着癌症患者有较好的医疗结果。社会刺激，比如离婚、失业、丧失亲人，则与癌症的发生有关。因此，当疾病使一个人感到被社会所抛弃而产生退缩和恐惧时，心理治疗性支持提供了一个比较好的社会接触，通过支持小组建立新的社会网络具有非常重要的医学意义，可以起到医学和心理学的保护作用。

（四）适应性行为训练（coping skill training）

许多集体和个体治疗方案是训练特殊的适应性行为技巧，包括寻求所需医疗信息的方法，增进与医务人员的交往，改善家庭和其他社会支持；还有许多自我行为控制技巧的有效训练方案，比如自我催眠、冥想、生物反馈、渐进性肌肉放松等。研究证明这些方法在减轻心理和躯体症状，如疼痛和焦虑方面有比较好的效果。

（五）教育性干预（educational intervention）

教育性干预是通过向患者提供有关诊断、治疗、治疗不良反应、预后、医疗费用等方面的信息，使患者对疾病及其治疗有一个比较客观、全面的认识，消除患者不必要的恐慌，减轻因癌症及其治疗而出现的适应不良。

五、心理社会治疗的进展及有关问题

对于癌症患者具体的心理干预方法，各种文献、著作进行了大量描述，但还缺乏对其远期效果的调查研究。对癌症患者的心理适应已经有了很多的治疗干预方法，包括个别心理治疗、集体心理治疗、心理分析、催眠疗法、意念疗法、教育、放松训练和自助小组。目前正在进行的研究更加重视社会心理支持对患者生活质量以及与肿瘤相关的患病率和生存时间的影响。

关于如何恰当地处理心理社会问题还存在不同的意见，主要是社会工作和心理以及精神服务究竟是否有效，以及哪类患者需要心理社会干预。在这些基本问题中，人们提出了一些中肯的观点。第一，最基本的问题是，"多少患者需要心理社会的干预和帮助？"第二，无论多少患者，最有关的问题是"他们需要什么类型的干预？"。很明显，在诊断初期即具有严重情感痛苦的癌症患者，其后在整个治疗和康复过程中将可能继续存在这种痛苦感。但不应将注意力只放在这些有痛苦感的人群上，能够完全适应而没有痛苦症状的患者同样需要心理社会支持。任何癌症患者都需要心理教育的服务，像提供如何应对保险困境、职业歧视或性问题的有关知识，以便帮助患者更好地适应环境。即使当患者完全成功的适应后，他们也可能还要追求更高一级别的服务如心理治疗，从而获得更多的支持和自控能力。

第五节 目前存在的问题及对未来的展望

传播心理社会肿瘤学领域的知识颇为重要。

对于如何真正理解癌症对患者及其家属所带来的全部影响，我们的能力还相当有限。虽然已经有一些很好的例子，如认知行为干预和心理教育课程对癌症生存者进行干预，然而，我们现有的知识有多少已经真正地付诸于实践？必须承认，心理治疗尤其是对疾病和治疗引起的症状干预在这个领域中仅仅是刚开始，从事心理治疗的人员还需要很好的训练，许多问题还需要长时间的研究，回顾过去的成绩和目前尚未实现的目标，预示着这一领域有着更广阔的前景。有学者研究认为，以下4个方面是这一领域研究有待解决的问题和未来的发展前景。

1. 多学科合作研究 在对疾病的各个方面实施综合治疗的过程中，应基于包括心理社会康复在内的多学科途径。由于医学已被分为许多专业和亚专业，任何强调疾病整个过程的综合性医疗模式都需要多学科的途径。当考虑癌症的诊断和疾病的每个阶段时，各个学科的专业人员必须将他们各自的专业技术综合在一起，对躯体的、精神的、情感的和心灵的每一部分给予必要的关注，无疑，目前医学发展的趋势，认为患病不仅涉及躯体，而且是一种影响人类其他特性的更为广泛的过程。因此，医生在寻找治疗疾病的方法时，必须将心理社会康复列为日常医疗。这种对疾病综合而统一的途径将很快变为肿瘤治疗的模式。

2. 加强基础性研究 这个领域近来的发展存在一种倾向，就是大多数研究为应用性研究，只想通过研究获得立即的应用效果。然而，该学科发展的基础，在很大程度上是依靠我们理解和测量基本的人类行为的能力，我们必须掌握这些基础性的内容，不要将所有的研究都作为应用性研究。要求每一个研究在减轻症状方面都有一个快速的结果，将有碍于这人领域的发展。研究者们应该努力确保基础性研究和应用性研究两方面的连续性，并且以适当的形式相互促进。

3. 干预机制的探讨 如果心理干预能够对症状进行调节，那么起作用的机制是什么？在实质上是生物的、心理的、还是社会的？过去的研究大多关心治疗的结果，而没有关注运用基本的机制来解释这些结果。临床结果固然重要，但机制研究对促进我们理解症状是如何发生的、应如何预防和治疗是最基本的，这些信息有助于我们辨别作出错误的假设，以及依据这些假设制定无效的或有害的措施或者构建误导性的理论，因而在将来的研究中应该更注重原因性因素的探讨。

4. 人员培训 如果不规划和制定很好的心理社会肿瘤学培训计划，那么这个领域就不可能持续的发展下去。因为不断有新的或是从别的领域转过来的研究者加入到这个领域，由于这个领域的复杂性和多学科的交叉性，特殊的训练也就变得越来越重要。即使是基础比较好的人员，对癌症和癌症治疗的生物学和心理学基础都应有比较好的理解。不论他们具有生物医学还是行为医学的教育基础，额外的特殊训练将是必要的。

抑郁和焦虑等心理因素与恶性肿瘤的发生和发展明显相关，负性情绪会削弱免疫功能，影响患者的生活质量和治疗效果。WHO提出将姑息治疗列入肿瘤防治四大任务之一。目的是针对那些伴有致命性疾病的患者及其家属，全面提高他们的生活质量。通过早期的认识，准确地评估以及对疾病和其他躯体、社会、心理及精神等各种问题的治疗来达到预防和缓解这些痛苦的目的。姑息治疗提高生活质量，包括对患者躯体、心理、精神的关顾，对家属主要是社会、心理、精神的关顾。而对医务人员同样进行心理和精神关顾，这里更强调了精神、心理在癌症姑息治疗中的作用。

William Dugan 等报道1 109例癌症病人抑郁症状发生率为35.9%。国内文献报道抑郁症状发生率在23.7%～66.7%，焦虑症状发生率在14.04%～47.6%。张金芳等报道247例癌症患者抑郁、焦虑症状的发病率分别为41.01%和38.94%，并指出抑郁和焦虑同时伴不同的躯体症状，后者尤为显著，这常常是造成医生仅注重躯体症状而忽略心理、精神异常的原因。将住院、门诊及康复科的患者进行比较，抑郁、焦虑症状的发生率依次递减。刘淑俊等对1 082例癌症患者进行调查发现，抑郁症状和焦虑症状的发生率分别为57.7%和28.7%，并发现抑郁患者有41.9%伴焦虑症状，而94.6%焦虑症状者伴抑郁症状。该心理异常的发生率随ECOG评分和肿瘤分期的增高而增加。住院患者、缺乏锻炼者发生比率亦高。肝癌、胰腺癌的抑郁、焦虑症状发生率分别为72.7%和68.0%，居各种癌症患者的首、次位。肺癌患者抑郁、焦虑症状发生率分别为62.9%和35.7%，与食道癌、胃癌、肠癌者相近，均高于癌症患者发生率之均值。

肺癌患者抑郁、焦虑症状可发生在疾病的不同阶段、诊断后、治疗中、甚至根治术后1年内。赵华等报道53例肺癌围手术期患者的负性情绪，如抑郁、焦虑及术前强迫症状等均高于对照组。吕尊香等报道31例放疗期肺癌抑郁和焦虑均高于对照组，且随放疗时间的处长而发生率增加。张丽辉等对155例肺癌患者采用汉密尔顿抑郁量表（HAMD）测定，发现焦虑躯体化、体重变化、认知障碍、昼夜变化、睡眠障碍、绝望感等七项评分均高于155例对照组。经多元逐步回归分析发现HAMD评分与疼痛程度、肺癌UICC-TNM分期、年龄呈正相关，而与KPS评分、家庭关心程度、家庭收入等呈负相关（P值均<0.05）。

癌症患者心理异常的报道较多，且逐渐向专一病种、不同治疗阶段的心理变化发展。但由于病例选择（病种、分期、治疗干预、性别、年龄等）、评价工具、种族、文化背景、社会支持等诸方面影响的不同，其心理异常的表现及发生率各异。通过本章节的介绍，希望会给读者对肺癌患者心理疾病一些启示，从而全面提高患者的生活质量。

参考文献

1. 王建平, 陈仲庚, 崔俊南. 癌症患者的心理健康状况及影响因素分析. 中国临床心理学杂志, 1997, 5(1): 27-28
2. 徐光炜主译. 临床肿瘤学(美). 沈阳: 辽宁教育出版社, 2000
3. 黄丽, 罗健主编. 肿瘤心理治疗. 北京: 人民卫生出版社. 2000. 50-70
4. 4th Annual Conference of the International Society for Quality of Life Research. *Qual Life Res*, 1997, 6(7-8): 613-753
5. Andersen B L. Psychological Interventions for Cancer Patients to Enhance the Quality of Life. *J Consult Clin*, 1992, 60(4): 552-568
6. Andersen B L, Kiecolt-Glaser J K, Glaser R. A Biobehavioral Model of Cancer Stress and Disease Course. *Am Psychologist*, 1994, 49(5): 389-404
7. Hose J s, Landis K R, Umberson D. Social Relationships and Health. *Science*, 1988, 241: 540-544
8. Lovejoy NC, Matteis M. Cognitive-Behavioral Interventions to Mange Depression in Patients with Cancer: Research and Theoretical Initiatives. *Cancer Nuring*, 1997, 20(3): 155-167
9. Meyer TJ, Mark M M. Effects of Psychosocial Interventions with Adult Cancer Patients: A Meta-Analysis of Randomized Experiments. *Herlth Psychology*, 1995, 14(2): 101-108
10. Osoba D. Current Applications of Health-Related Quality of Iife Assessment in Oncology. *Support Care Cancer*, 1997, 5: 100-104
11. Redd WH. Behavioral Intervention for Cancer Treatment side Effects. *Acta Oncologica*, 1994, 33(2): 113-117
12. Spiegel, D. Psychosocial Intervention in Cancer. *J Nati Cancer Inst*, 1993, 85(15): 1198-1205
13. Vaserling J, Jenkins R A, Tope D T *et al*. Cognitive Distraction and Relaxation Training for the Control of side Effects Due to Cancer Chemotherapy. *J Behav Med*, 1993, 16(1): 65-80

第十五章 肺癌病人的护理

薛淑岚 张淑香 朱珍

第一节 肺癌病人手术护理

一、术前护理

(一) 术前评估

1. 健康史 以了解病人的发病情况。

(1) 一般资料：年龄，有无吸烟史，吸烟的时间和数量等。

(2) 家庭史：家庭中有无肺部疾患、肺癌或其他肿瘤病人。

(3) 既往史：有无其他部位的肿瘤史或手术治疗史，有无其他伴随疾病，如糖尿病、冠心病、高血压、慢性支气管炎等。

2. 身体状况

(1) 主要症状：是否出现刺激性干咳，有血痰，间断少量咯血；有无呼吸困难、发绀、杵状指（趾）；有无癌肿压迫、侵犯邻近器官组织引起的受累组织相关征象，如持续、剧烈胸痛等。

(2) 营养状况：有无贫血、低蛋白血症；有无体重减轻，全身乏力。

(3) 辅助检查结果：包括X线胸片，CT检查，送检痰常规、痰细菌培养加药敏试验，查痰中脱落细胞，各种内镜检查（纤维支气管镜、食管镜）及有关手术耐受性检查（肺功能、心电图等）。

3. 心理和社会支持状况

(1) 病人对疾病的认知程度，对手术有何顾虑，有何思想负担。

(2) 亲属对病人的关心程度、支持力度，家庭对手术的经济承受能力。

(二) 术前护理问题

1. 焦虑、恐惧 与害怕手术、担忧疾病预后有关。

2. 气体交换受损 与肿瘤堵塞大支气管，肺气体交换面积减少有关。

3. 低效性呼吸形态 与肺组织受压、呼吸道梗阻等有关。

4. 营养失调—低于机体需要量 与肿瘤的慢性消耗有关。

5. 疼痛 与肿瘤侵犯周围组织有关。

6. 知识缺乏 缺乏疾病相关的治疗、护理、康复知识。

7. 体温过高 与癌肿本身或肿瘤阻塞支气管引起感染有关。

8. 便秘 与情绪、饮食、活动或环境改变等有关。

(三) 术前护理措施

1. 减轻焦虑

(1) 给病人提问的机会，认真耐心地回答病人所提出的任何问题，以减轻病人焦虑不安或害怕的程度。

(2) 向病人及家属详细说明手术前的准备及手术后可能出现的问题，各种治疗护理的意义、方法、配合要点与注意事项，让病人及家属有充分的心理准备。

(3) 给予情绪支持，关心、同情、体贴病人，动员亲属给病人以心理和经济方面的全力支持。

2. 纠正营养和水分的不足

(1) 建立令人愉快的进食环境，提供色香味齐全的均衡饮食，注意口腔清洁，以促进食欲。

(2) 伴营养不良者，经肠内或肠外途径补充营养。

3. 呼吸道准备　改善肺泡的通气与气体交换，预防术后感染。

(1) 戒烟：指导并劝告病人戒烟。因为吸烟会刺激肺、气管及支气管，使气管、支气管分泌物增加，妨碍纤毛的活动和清洁功能，以致肺部感染。

(2) 咳嗽的训练：①爆发性咳嗽：先深吸气后关闭声门，随之胸腹肌骤然收缩，一声将气冲出，这种方法常会引起伤口剧烈疼痛；②分段咳嗽：一连串的小声咳嗽，这样效果虽差一点，但病人疼痛较少；③发声咳嗽：术后当病人咳嗽有剧痛时，可先使病人深吸气，而后保持声门开放后咳嗽。

(3) 保持呼吸道通畅：痰量超过50ml/d的病人应先行体位引流；痰多不易咳出的病人，可行超声雾化吸入3～4次/天，20～30分钟/次，必要时经支气管镜吸出分泌物。注意观察痰液的量、颜色、黏稠度及气味；遵医嘱给予支气管扩张剂、祛痰剂等药物，以改善呼吸状况。

(4) 注意口腔卫生，指导病人正确刷牙。若有龋齿或上呼吸道感染应先治疗，以免手术后并发肺部感染等合并症。

(5) 遵医嘱应用抗生素控制呼吸道感染。

4. 皮肤准备　剃须并剃净手术区皮肤毛发，注意勿剃破皮肤，并请另一人检查。

备皮范围：手术对侧胸骨旁线至后脊柱线，包括腋下，上从锁骨水平线至剑突下。

5. 手术前指导

(1) 告知病人术前12小时禁食水，并于术前晚灌肠1次。

(2) 指导病人练习腹式呼吸、有效咳嗽和翻身，促进肺扩张，并利于术后配合。

(3) 指导病人练习使用深呼吸训练器，以有效配合术后康复，预防肺部并发症的发生。

(4) 指导病人在床上进行腿部运动，以避免腓肠肌血栓的形成。

(5) 手术侧手臂及肩膀振动练习，可维持关节全范围运动及正常姿势。

(6) 介绍胸腔闭式引流的设备，并告诉病人及家属在手术后安放胸管的目的及注意事项。

6. 术日准备

(1) 将病历、胸片、CT、胸瓶、胸带、术中用药等物品准备好，随病人带入手术室。

(2) 病人去手术室后，常规备好麻醉床、输液、吸氧设备、吸引器、心电监护仪、抢救物品（舌钳、开口器、口咽导气管等）。

二、术后护理

(一) 术后评估

1. 术中情况　了解手术、麻醉方式与效果、病变组织切除情况、术中出血、补液、输血情况和术后诊断。

2. 生命体征　生命体征是否平稳，麻醉是否清醒，末梢循环、呼吸状态如何，有无胸闷、呼吸浅快、发绀及肺部痰鸣音。

3. 伤口与各引流管情况　伤口是否干燥，有无渗液、渗血，各引流管是否通畅，引流量、性质与颜色。

4. 心理状态与认知程度　有无紧张，康复训练和早期活动是否配合，对出院后的继续治疗是否清楚。

(二) 术后护理问题

1. 焦虑、恐惧　与担心手术并发症及疾病愈后有关。

2. 气体交换受损　与手术切除肺组织有关。

3. 低效性呼吸形态　与术后疼痛有关。

4. 营养失调—低于机体需要量　与肿瘤慢性消耗有关。

5. 疼痛　与手术创伤有关。

6. 知识缺乏　缺乏相关的术后康复知识。

7. 活动无耐力　与手术肺叶切除、手术创伤有关。

8. 潜在并发症　出血、感染、肺不张、心律失常、支气管胸膜瘘、肺水肿。

（三）术后护理措施

1. 按全麻术后护理常规，维持生命体征平稳

（1）手术后1小时内，每15分钟测生命体征1次；若脉搏和血压稳定，手术后第2～3小时改为30分钟测量1次；若生命体征平稳，术后第3小时以后改为每1小时测量一次直至次日晨8点。

（2）观察病人呼吸频率、幅度及节律，以及双肺呼吸音；病人有无气促、发绀等缺氧征象，若有异常及时告知医师予以处理。

（3）手术后24～36小时，血压常会有波动，需严密观察。若血压持续下降，心率加快，应考虑是否为心脏疾病、出血、疼痛、组织缺氧或循环血量不足所造成。

2. 呼吸道管理

（1）全麻清醒后立即鼓励病人咳嗽和深呼吸，以形成呼吸道冲击力，使分泌物排出。

（2）术后协助病人翻身、活动肢体，并扶病人坐起拍背，借助重力和震荡力，使黏附在呼吸道的分泌物松动脱落，以利引流。方法为：嘱病人做数次深呼吸后，护士将手掌面屈曲呈凹状，反复轻拍胸壁两侧及前后1～2分钟，再按压刺激胸骨上窝处气管诱发病人的咳嗽反射。每小时应有2次以上的有效咳嗽、咳痰。

（3）氧气吸入：术后1～3日，由于麻醉药物的抑制、手术创伤疼痛及胸带包扎等，可使呼吸频率和幅度受限，肺容量减少，病人常有缺氧表现，应持续吸氧4～6L/min，以维持有效的呼吸功能。

（4）稀释痰液：若病人呼吸道分泌物黏稠，可用糜蛋白酶、地塞米松、氨茶碱、抗生素等药物进行超声雾化吸入，以达到稀释痰液、消炎、解痉、抗感染的目的。

（5）若以上方法不能奏效，可采取鼻导管或支气管镜吸痰。

3. 给予合适体位

（1）病人麻醉未清醒前取平卧位，头偏向一侧，以免呕吐物、分泌物吸入而窒息或并发吸入性肺炎。

（2）神志清醒、血压平稳后给予半坐卧位，以利呼吸及闭式引流。

（3）肺叶切除术者，可采取侧卧位。

（4）肺节切除术或楔形切除术者，应避免手术侧卧位，最好选择健侧卧位，以促进患侧肺组织扩张。

（5）全肺切除术者，应避免过度侧卧，可采取1/4侧卧位，以预防纵隔移位和压迫健侧肺而导致呼吸循环功能障碍。

（6）避免采用垂头仰卧式，以防因横膈上升而妨碍通气。若有休克现象，可抬高下肢或穿弹性袜以促进下肢静脉血液回流。

4. 疼痛护理　开胸手术后切口较大，胸肌及神经均受到损伤，切口疼痛较剧烈，因而患者常不敢深呼吸、咳嗽，引起分泌物潴留，导致肺炎、肺不张。术后1～2日内，每4～6小时给予1次镇痛剂或镇静剂。用药后应观察有无呼吸抑制现象。

5. 维持液体平衡和补充营养

（1）严格掌握输液的量和速度，防止前负荷过重而导致肺水肿。全肺切除术后应控制病人钠盐的摄入量，一般24小时补液量宜控制在2 000ml内。

（2）记录液体出入量，维持体液平衡。

（3）当病人意识恢复且无恶心现象，即可少量饮水；肠蠕动恢复后可开始进食清淡流食、半流食；若病人进食后无任何不适可改为普通饮食。

（4）饮食宜为高蛋白、高热量、丰富维生素、易消化，以保证营养，提高机体抵抗力，促进伤口愈合。

6. 活动与休息

（1）术后早期活动可预防肺不张，改善呼吸循环功能，增进食欲，振奋精神。术后第1日，生命体征平稳，应鼓励及协助病人下床或在床旁站立移步；带有引流管者要妥善保护；严密观察病人病情变化，出现头晕、气促、心动过速、心悸和出汗等症状时，应立即停止活动。术后第2日起，可扶持病人围绕病床在室内行走3～5分钟，以后根据病人情况逐渐增加活动量。

（2）促进手臂和肩膀的运动，预防术侧肩关节强直及失用性萎缩。病人麻醉清醒后，护士可协助病人进行肩部、躯干和四肢的轻度活动，每4小时1次；术后第1日开始做肩臂的主动运动。

全肺切除术后的病人，鼓励取直立的功能位，以恢复正常姿势。

7. 伤口护理　检查敷料是否干燥，有无渗血，有无胶布过敏现象，发现异常及时告知医师并处理。

8. 胸腔闭式引流的护理

（1）胸腔闭式引流管接水封长玻璃管，置于水面下2cm，注意有无漏气。

（2）密切观察玻璃管水面波动情况，保持引流通畅。橡皮管用别针固定，留出翻身的长度。注意橡皮管勿过长下垂成角影响液体的排出。

（3）经常挤压引流管，以防堵塞。观察引流液量、性状，并认真记录。

（4）若术后3小时内引流量在100~200ml/h，引流液呈鲜红色并有较多血凝块，患者出现烦躁不安、血压下降、脉搏增快、尿少等血容量不足的表现，应考虑有活动性出血，需立即通知医师处理。

（5）若引流液量增多，由清亮渐转浑浊，提示有乳糜胸，应采取相应措施，明确诊断，及时处理。

（6）若术后2~3日引流出的暗红色血性液逐渐变淡，量减少，24小时小于100ml，可拔除引流管。

（7）全肺切除术后所置胸腔引流管一般呈夹闭状态（详见下述）。

9. 全肺切除术后病人的护理

（1）术后应随时检查病人的气管是否居中、有无呼吸或循环功能障碍。切除一侧全肺后，纵隔可因两侧胸膜腔内压力的改变而移位。明显的纵隔移位能造成胸内大血管扭曲，心排出量减少并影响健侧肺的通气和换气，最终导致循环、呼吸衰竭。为防止纵隔的摆动，在术后早期常常持续夹闭胸腔引流管，使患侧胸腔内保留适量的气体及液体，以维持两侧胸腔内压力平衡。如发现气管明显向健侧偏移，应立即告知医师，听诊肺呼吸音，在排除肺不张后，由医师开放胸腔引流管，排出术侧胸腔内的部分气体或液体，纵隔即可恢复至中立位。一般放出100~200ml液体及少量气体后夹闭引流管，观察1~2小时后，根据病人情况重复操作。应特别注意开放胸腔引流管一定要控制引流速度，一次过快过量地放出胸腔内气体和液体，病人可出现胸痛、胸闷、呼吸困难、心动过速甚至低血压、休克。

（2）控制静脉输液量和速度，避免发生急性心力衰竭及肺水肿。输血量不宜超过失血量。术后第一个24小时的输液总量在2 000ml左右，滴速控制在40滴/分钟以内。

（3）一侧全肺切除术后病人能否顺利康复，保护好健肺的正常功能甚为重要。必须保持呼吸道通畅，防止发生术后肺炎、肺不张及呼吸功能不全。有效的护理方法可帮助病人咳嗽、咳痰，加强雾化吸入及口腔护理，遵医嘱应用有效的抗生素等（详见前述）。

（4）约20%的病人常在术后4天内出现心动过速、心房颤动、室性或室上性期前收缩等心律失常。应监测病人的心率、心律及血压变化，发现异常及时通知医师并协助处理。

（四）术后并发症的观察和护理

1. 出血

（1）病因　肺部大血管的结扎线或吻合线部分或完全脱落；肋间血管破裂；粘连剥离范围广泛；出血性疾病及凝血机能障碍。

（2）临床表现　血压下降，脉搏增快，面色苍白，尿量减少，胸腔引流出血性引流液连续3小时，每小时超过200ml。

（3）护理要点

①严密监测血压、脉搏、尿量，注意有无血压下降、脉搏增快、尿量减少等低血容量表现。

②定期检查切口敷料及引流管旁有无出血或渗血。

③严密观察出血的量及速度并及时记录。

④遵医嘱应用止血药。

⑤加快静脉输血补液速度，合理安排血液、晶体液、胶体液及血浆代用品的输入。

⑥经积极抗休克治疗后，低血容量症状无明显好转，单位时间内引流量不减少，应做开胸探查准备。

2. 肺不张

（1）病因：开胸手术使病人1~2根肋骨和肌肉损伤，切口深而大，术后伤口疼痛剧烈。全麻使病人膈肌受抑制，术后软弱无力或胸部包扎过紧等，均限制呼吸运动，使病人咳痰无力。术中肺受到牵拉，对支气管黏膜有刺激的吸入麻醉药使肺受刺激，引起支气管分泌物增多，纤毛运动减弱，影响病人排痰。术后病人不能有效排痰，易导致分泌物堵塞支气管，引起肺炎、肺不张。

（2）临床表现：病人出现烦躁不安、不能平卧、心动过速、体温增高、哮鸣、发绀、呼吸困难等症状。肺部听诊可有管状呼吸音，血气分析显示低氧血症、高碳酸血症。X线胸片气管偏向患侧，可见段性不张或一叶肺不张，或仅可见局部一片密度增高的阴影。

（3）护理要点：肺不张的护理应着眼于预防。

1）戒烟。

2）进行深呼吸和咳嗽的动作训练，以增加肺活量及呼吸肌的强度。

3）术前术后加强口腔卫生。

4）做好呼吸道管理，经常鼓励病人自行或协助其咳嗽排痰。痰液黏稠者应雾化吸入以稀释痰液。

5）有效应用止痛剂，避免病人因疼痛而拒绝咳嗽排痰。

6）遵医嘱合理应用抗生素预防感染。

7）必要时行鼻导管深部吸痰或支气管镜吸痰。

3．心律失常

（1）病因：手术在胸腔内操作，对心脏及大血管有直接的刺激，或由于一侧全肺切除直接使心功能受到一定的影响以及术中失血、缺氧及术后的水、电解质失衡等。

（2）护理要点

1）遵医嘱合理、及时用药补液。

2）严密监测心电图的变化，出现房颤、频发房早、频发室早及时通知医师处理。

4．支气管胸膜瘘

（1）病因：支气管残端处理不当；支气管残端有病变，导致愈合不良；术后胸腔感染侵蚀支气管残端；一般情况差、严重贫血。

（2）临床表现：多发生于术后1周，病人可出现发热、呼吸短促、胸闷、刺激性咳嗽，在健侧卧位时咳嗽加剧，伴有多量血性痰液。空气经瘘管进入胸膜腔，可造成张力性气胸、皮下气肿。X线可见液气胸及余肺膨胀不全。胸膜腔内注入美蓝液1～2ml后，病人咳出蓝色痰液即可确诊。

（3）护理要点

1）协助医师及时行胸腔闭式引流术，保持引流通畅，排出脓液。控制感染。小的瘘口可愈合，但引流管要保持较长时间。

2）患侧卧位，以防漏出液流向健侧。

3）注意观察有无张力性气胸的发生。

4）当胸腔闭式引流改为开放时，应随时更换敷料，保护窗口周围皮肤不被脓液浸泡腐蚀。

5）遵医嘱给予有效抗生素，肺结核病人积极抗结核治疗。

6）加强营养，改善全身状况，多次小量输血或给予白蛋白、氨基酸等。

三、出院指导

1．出院返家后数星期内，仍应进行呼吸运动及有效咳嗽、咳痰的训练，练习深呼吸，吹气球等，以增加通气量，促进肺膨胀。

2．坚持患侧上肢功能锻炼，防止失用性萎缩。

3．注意保持良好的口腔卫生，避免出入公共场所或与上呼吸道感染者接近，避免居住或工作于布满灰尘、烟雾及化学刺激物品的环境，戒烟。

4．保持良好的营养状态，每天有充分的休息与活动。

5．若有伤口疼痛、剧烈咳嗽及咯血等症状，或有进行性倦怠情形，应返院追踪治疗。

6．鼓励患者出院后坚持放、化疗，以巩固疗效。

第二节　肺癌病人化疗的护理

一、心理护理

肺癌病人多表现为悲伤、无助、焦虑、恐惧等。及时掌握病人的心理特征，介绍治疗成功的病例，让治疗成功的病人现身说法。关心体贴病人，多与病人沟通，了解病人痛苦，指导病人正确面对现实，树立战胜疾病的信心，积极配合治疗，改善生存质量。

二、胃肠道毒副作用的护理

恶心、呕吐、腹泻、便秘、口腔炎是化疗中最常见的毒副反应，恶心、呕吐发生率65%～

85%。按医嘱给予止吐药治疗,床边备好盆或桶,污染的床单及时更换,呕吐后及时漱口,化疗前2小时避免进食,化疗期间鼓励多饮水,少食多餐,进清淡易消化、刺激性小的高蛋白、高维生素饮食,根据个人口味配制膳食,少吃有刺激性气味的食物,没有食欲时可加调味品,喝果汁,不吃油炸食品、油腻食物。腹泻时记录大便次数,检查大便常规,保持会阴清洁;便秘患者嘱多食蔬菜水果,必要时予开塞露或缓泻剂。定期检查口腔有无溃疡,做好口腔护理,保持口腔清洁,饭后漱口,早晚用软牙刷刷牙。口腔炎发生后用1%过氧化氢或5%碳酸氢钠漱口,外敷口腔溃疡胶冻等治疗。

三、骨髓抑制的护理

化疗药对骨髓有抑制作用,表现为粒细胞减少、血小板降低,应定期检查血常规,白细胞降至 $3.0 \times 10^9/L$ 以下,停止化疗,降至 $1.0 \times 10^9/L$ 以下,采用保护性隔离,谢绝探视,严格无菌操作,地面用消毒液擦拭,病房空气消毒每日2次,每次30分钟。给予抗生素,输血,应用升白细胞药物,观察皮肤、黏膜有无出血现象,每日4次测体温,体温大于39℃应物理降温或药物降温。

四、皮肤毒性反应及护理

化疗药物可影响皮肤代谢,引起脱发,向患者解释脱发原因,安慰患者,脱发以后可以再生新发,未长出新发前戴帽子或假发,以维持自身形象。

五、局部毒副反应及护理

化疗药物多静脉应用,对血管具有很强的刺激作用,易引起静脉炎;一旦渗漏,轻则引起酸、麻、胀、痛等刺激性症状,重则造成局部组织坏死,如处置不当还可造成瘢痕挛缩,关节僵直等功能障碍,给病人身心带来巨大的痛苦。因此应注意保护血管,正确选择静脉并有计划地使用,力争一针见血,选择静脉应从远端至近端,从小静脉到大静脉,每天更换注射部位,以免发生静脉损伤。同时应用2种化疗药时,先用无化疗药的液体引导注射,静脉滴注通畅,再接化疗药,用药过程中密切观察,指导病人和家属自我观察输液情况,一旦外渗或患者自觉局部有烧灼感,立即停止用药,回抽,更换输液部位,注射解毒剂,5%利多卡因5ml,地塞米松5mg局部环行封闭后间断冰敷24小时,配合海普林(低分子肝素钠)软膏外涂。

六、心、肝、肾毒性及护理

阿霉素可引起心律失常,用药时密切监测心率、脉搏的变化,做心电图检查。化疗药经肝肾代谢、排泄,使用顺铂时25%~30%的病人出现氮质血症,一般剂量下损伤是可逆的,大剂量或用药过频可产生肾功能衰竭。环磷酰胺可引起出血性膀胱炎。为防止肾脏毒性,用药前后大量输液、水化,以降低血浆浓度,增加肾脏清除率。鼓励多饮水,每日记录液体出入量,入量大于3 500ml,尿量3 000ml以上,观察尿色及性质、有无排尿困难,查尿常规及生化常规。

七、神经系统毒性反应及护理

顺铂在体内达到一定累积剂量即能引起末梢神经病变,表现为运动失调、肌痛、感觉异常,短时高浓度给药可损伤耳蜗和前庭神经,引起耳鸣、听力降低,所以,在大剂量输入顺铂时重点在于控制血铂和尿铂峰浓度(主要是控制输液速度)。长春碱类可引起腱反射消失,注意观察。

八、出院指导

化疗是一个长期反复的过程,由于经济原因,许多病人化疗药用完后马上出院,许多副作用在家中发生。为了提高病人生存质量,对病人护理不应局限在院内,指导病人及家属如何做好家庭护理非常重要。出院时根据病人不同特点因人而异,有针对性地做好饮食、休息、生理卫生、锻炼、用药、并发症预防及观察、复诊等指导,对每一个病人进行详细具体的教育,反复讲解自我护理措施,并做书面交代。

第三节 肺癌病人放疗的护理

一、心理护理

治疗前简明扼要地向病人及家属介绍放疗的

相关知识，治疗中可能出现的副作用及需要配合的事项。并说明放疗时工作人员不能留在室内的原因，使病人消除恐惧心理，积极配合治疗。

二、局部皮肤的护理

放疗过程中可出现不同程度的皮肤反应，建议患者选用全棉柔软内衣，避免照射野受到粗糙衣物的摩擦；照射野可用温水和柔软毛巾轻轻沾洗，局部禁用肥皂擦洗或热水浸浴；局部皮肤禁用碘酒、酒精等刺激性消毒剂，避免冷热刺激如热敷、冰敷等；外出时给予遮挡，防止日光直接照射；局部皮肤不要搔抓，皮肤脱屑切忌用手撕剥；多汗区皮肤如腋窝等保持清洁干燥。

三、骨髓抑制的护理

白细胞减至 $4.0 \times 10^9/L$ 以下，血小板减至 $10 \times 10^9/L$ 以下，应暂停放疗，并给予升白细胞药物。如继续下降，应注意预防感染和出血情况，必要时采取保护性隔离，给予抗生素并输血治疗。如病人发热达38℃以上，应暂停放疗，预防继发性感染的发生。

四、肺癌放疗的注意事项

肺癌病人应注意保暖，防止门窗同时开放造成空气对流，诱发放射性肺炎。对于刺激性咳嗽，应给予镇咳剂，及时给病人喝一些热水，以减轻咽喉部的刺激而缓解咳嗽。病人如有咯血，应给予止血药，使病人的头侧向一边，及时清除口腔内积血，以免引起窒息。如病人有急性胸痛、胸闷、气急、发绀等表现，应及时报告医生并随时准备好胸腔闭式引流装置，以备急需。

参考文献

张惠兰, 陈荣秀. 肿瘤护理学. 天津: 天津科学技术出版社, 1999, 152-155, 171-181

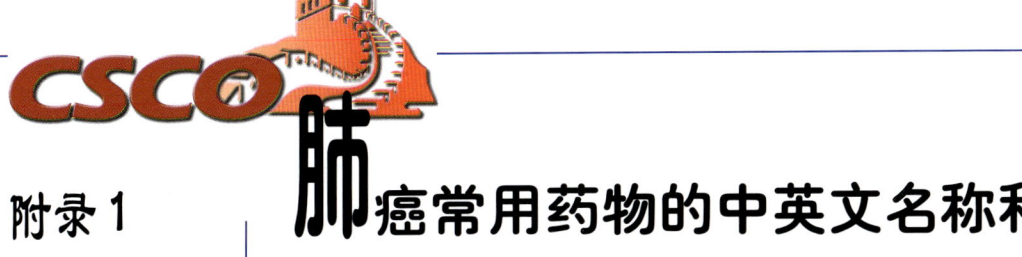

附录1 肺癌常用药物的中英文名称和缩写

(按汉语拼音顺序)

中文名称	英文名称	缩写
奥沙利铂，草酸铂	Oxaliplatin	L-OHP
白介素-2	Interlukin-2	IL-2
贝伐单抗	Bevacizumab, Avastine	未定
表柔比星，表阿霉素	Epirubicin	EPI
刺激因子，沙格司亭	stimulating factor, sargramostim	
多柔比星，阿霉素	Doxorubicin，Adriamycin	DOX，ADM
多西紫杉醇，多西他赛	Docetaxel，Taxotere	DOC，TXT
厄罗替尼	Erlotinib, tarceva，OSI-774	未定
氟尿嘧啶	5-Fluorouracil	5-FU，5-Fu
干扰素	Interferon	IFN
吉西他滨，健择	Gemcitabine	GEM
卡培他滨，希罗达	Capecitabine，xeloda	未定
粒细胞-巨噬细胞集落	Granulocyte-macrophage colony	GM-CSF
链佐星，链脲霉素	Streptozotocin	STZ，SZT，STT
洛莫司订，环己亚硝脲	Lomustine	CCNU
培美曲塞	Pemetexed, Alimta	未定
曲妥珠单抗，赫赛汀	Trastuzumab, Herceptin	未定
去氧氟尿苷，氟铁龙	Fortulon, Doxifluridine	FTL
塞来昔布	Celecoxib	未定
沙利度胺，反应停	Thalidomide	未定
顺铂	Cisplatin	DDP
丝裂霉素	Mytomycin C	MMC
替加氟，喃氟啶	Ftorafur, Tegafur	FT-207
西妥昔单抗，艾比特思	Cetuximab, Erbitux, C-225	未定

伊立替康，开普拓	Irinotecan, Campto	CPT-11
异环磷酰胺	Ifosfamide	IFO
优福定	无（我国研制）	UFT
紫杉醇	Paclitaxel, Taxol	TAX，PTX

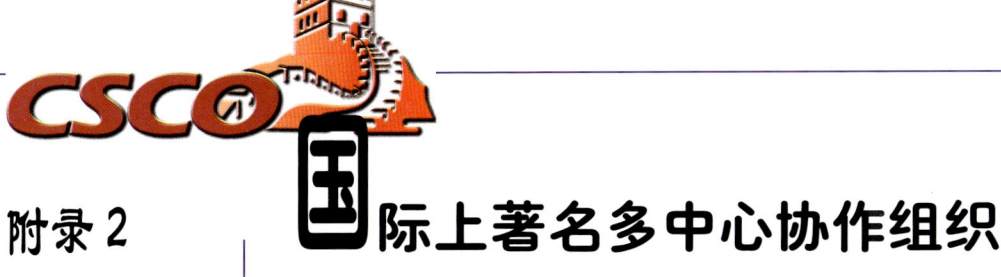

附录2 国际上著名多中心协作组织

AACR	American Association for Cancer Research
ACCP	American College of Clinical Pharmacy
ACS	American Cancer Society
ACOSOG	The American College of Surgical Oncologists Group
AICR	American Institute for Cancer Research
AIO	Arbeitsgemeinschaft Internische Onkologie Cooperative German Group
AJCC	American Joint Committee on Cancer
AMA	American Medical Association
ASCO	American Society of Clinical Oncology
CNCCG	Coalition of National Cancer Cooperative Groups
CSCO	Chinese Society of Clinical Oncology
ECOG	Eastern Cooperative Oncology Group
EORTC	European Organization for Research and Treatment of Cancer
GISCAD	Gruppo Italiano per lo Studio dei Carcinomi dell'Apparato Digerente
HOG	Hoosier Oncology Group
IACR	The International Association of Cancer Registries
IARC	The International Agency for Research on Cancer (WHO)
IARC	International Agency for Research on Cancer
ICCG	The International Cancer Collaborative Group
ICON	Intergrated Cancer & Oncology News
ICRF	Imperial Cancer Research Fund
IUAC, UICC	The International Union Against Cancer, Union Internationale Contre le Cancer (French)
JCOG	Japan Clinical Oncology Group

LLS	The Leukemia and Lymphoma Society
MRC	UK Medical Research Council
NCCTG	North Central Cancer Treatment Group
NCIC	National Cancer Institute of Canada
NCCN	National Comprehensive Cancer Network
PTCOG	Proton Therapy Coorperative Group
RTOG	Radiation Therapy Oncology Group
SEG	South-Eastern Cancer Study Group
SMAC	Sarcoma Meta-Analysis Collaboration
SSO	Society of Surgical Oncologists
SWOG	Southwest Oncology group

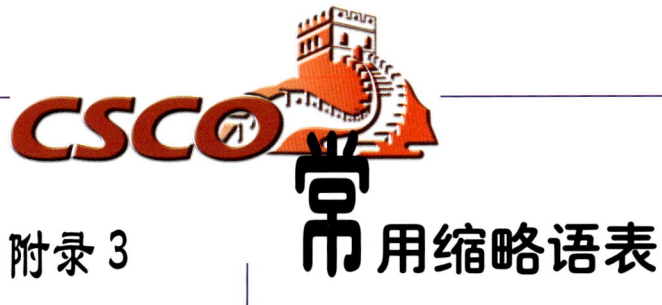

附录 3 常用缩略语表

AHSCT	Autologous Hematopoietic Stem Cell Transplantation	自体造血干细胞移植
BMT	Bone Marrow Transplantation	骨髓移植
CBR	Clinical Benefit Response	临床受益反应
CCR	Clinical Complete Response	临床完全缓解
CR	Complete Response	完全缓解
DD	Dose Density	剂量密度
DDFR	Distal Disease-Free Survial	无远处转移生存率
DFI	Disease Free Interval	无病生存期
DFS	Disease Free Survival	无病生存率
DI	Dose Intensity	剂量强度
DLT	Dose Limiting Toxicity	剂量限制性毒性
DR	Duration of Response	缓解期
DRFS	Distant Recurrence Free Survival	无远处复发生存率
DSS	Disease Specific Survival	疾病相关生存
EGFR	Epidermal Growth Factor Receptor	表皮细胞生长因子受体
FFS	Failure-free Survival	中位无治疗失败生存
GCP	Good Clinical Practice	临床试验管理规范
HDC, HDCT	High Dose Chemotherapy	大剂量化疗
HR	Hazard Ratio	风险比
IMRT	Intensity Modulated Conformal Radiation Therapy	调强适形放射治疗
IMPT	Intensity Modulated Conformal Proton Therapy	调强适形质子治疗
ITT	Intent to Treat	意向治疗（总体病人）

KPS	Karnofsky Performance Status	卡氏功能量表 卡氏活动状态评分
LFS	Long Disease-Free Survival	长期无病生存率
LRFS	Local Relapse-Free Survival	无局部复发生存
MDR	Multidrug Resistance	多药耐药
MR	Minimal Response	微小缓解
MS	Median Survival	中位生存
MST	Median Survival Time	中位生存期
MTD	Maximum Tolerated Dose	最大耐受剂量
NC	No Change	稳定（无变化）
NCI-CTC	Common Toxicity Criteria of National Cancer Institute	美国国立癌症研究所的常见毒性标准
OR (R)	Overall (objective) Response (Rate)	总（客观）缓解率
OR	Odds Ratios	可能率，概率
OS	Overall Survival	总生存率
OST	Overall Survival Time	总生存时间
PBSCT	Peripheral Blood Stem Cell Transplantation	外周血造血干细胞移植
PCR	Pathological Complete Response	病理学上的完全缓解
PD	Progress of Disease	进展
PFS	Progress-Free Survival	无进展生存期
PR	Partial Response	部分缓解
QOL	Quarlity of Life	生活质量
RCT	Radomised Clinical Trial	随机临床试验
RCTs	Randomised Controlled Trials	随机对照试验
RDD	Relative Delivered Dose	相对递送量
RDI	Relative Dose Intensity	相对剂量强度
RECIST	Response Evaluation Criteria in Solid Tumors	实体肿瘤疗效评估标准
RFS	Relapse-Free Survival	无复发生存
RR	Response Rate	有效率，缓解率
RR	Relative Risk	相对危险度
SCT	Stem cell transplantation	干细胞移植
SD	Stable of Disease	稳定
SERM	Selective Estrogen Receptor Modulator	选择性雌激素受体调节剂
SLN	Sentinel Lymph Node	前哨淋巴结
SLNB	Sentinel Lymph Node Biopsy	前哨淋巴结活检
SOP	Standard Operating Procedure	标准操作规程
TTF	Time to Failure	治疗失败时间
TTP	Time to Progress	疾病进展时间
ARDS	Adult respiratory distress syndrome	呼吸窘迫综合征
DVH	Dose volume histogram	组织剂量分布
3DRT	3-Dc'mensional radiotherapy	三维适形放射治疗技术
HRCT	High-resolution computed tomography	高分辨CT

IGRT	Image-guided radiotherapy	影像指导下放射治疗
LIFE	Lung imaging fluorescence endoscope	荧光纤维支气管镜
LDCT	Low-dose spiral CT	低剂量螺旋 CT
LIFE	Laser-induced fluorescence endoscope	肺成像荧光内窥镜
MDR1	Multidrug resistant gene	多药耐药基因
Mata	Mata-analysis	荟萃分析
MLS	Mediastinal lymphnode sampling	纵隔淋巴结采样
NCAM	Neural cell adhesion molecule	神经细胞黏附分子
PET	positron emission tomography	正电子发射断层显像
RCT	Randomized controlled trial	随机对照临床研究
SUV	Standard uptake value	标准摄取值
SRT	Stereotactic Radiotherapy	立体定向放射治疗
SND	Systematic node dissection	系统性纵隔淋巴结清扫术
TPA	Tissue polypeptide antigen	组织多肽抗原
TRT	Thoracic radiotherapy	胸部放疗
VEGF	Vascular endothelial growth factor	血管内皮细胞生长因子

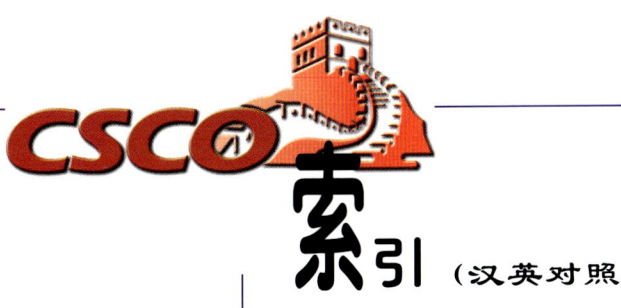

索引（汉英对照）

CALGB 9633　263
CT血管成像（CTA）　67
CT 血管造影征　72
EBV 阳性　57
Pancoast 肿瘤　122, 272
Pancoast 综合征　Pancoast-syndrome　163, 272
PET positron emission tomography 154
SCLC 分期的综合治疗　299
SCLC 治疗的时限　221
TNM 定义　143
TNM 分期　85, 144
VEGF　228

A
癌基因　107
癌胚抗原　carcinoembryonic antigen，CEA 131
癌前病变（浸润前上皮病变）　50
癌肉瘤　45

B
靶区范围　180
伴瘤综合征　286
保留前锯肌的后外侧切口　161
边缘掩盖征　69
边缘叶脑炎　paraneoplastic limbic encephalitis, PLE 125

辨证论治 249
标准摄取值（SUV） 75
薄层螺旋 CT 69
不完全切除 incomplete resection 157

C

超分割放疗 hyperfractionated/accelerated thoracic radiation therapy, HFXPT 291
超分割放射治疗 182
成本效益分析 27
出院指导 327, 328
杵状指（趾） 124
错构瘤 60
大细胞癌 41

D

低分割、高剂量立体定向放疗 stereotactic hypofractionated high-dose irradiation 281
低剂量螺旋 CT low-dose spiral CT，LDCT 127
地区分布 3
第二原发癌 160
第三代标准方案 206
毒邪袭肺 247
端粒酶 113
多发性肌炎、皮肌炎 126
多平面重建（MPR） 67
多形性癌 44
多原发肺癌 77

E

恶性黑色素瘤 62
恶性上皮性肿瘤 35
二、三线治疗 208
二线治疗 209, 297
二药联合 204

F

反"S"征 69
放疗的护理 328
放疗总剂量 180
放射性损伤 197
放射治疗的时间-顺序 195
非典型腺瘤样增生 50

非典型增生 50
非细菌性血栓性心内膜炎 NBTE 126
非小细胞肺癌 203, 259
非小细胞肺癌的综合治疗 184, 280
肥大性肺性骨关节病（HPO） 124
肺 Langerhans 组织细胞增生症 57
肺癌标志物 103
肺癌的病因学 7
肺癌的发病机制 9
肺癌的肺外表现 paraneoplastic syndrome 122
肺癌的遗传易感性 9
肺癌的预防 27
肺成像荧光内镜 laser-induced fluorescence endoscope, LIFE 130
肺滑膜肉瘤 60
肺界面 72
肺门纵隔淋巴结结核 134
肺母细胞瘤 45
肺上沟瘤 163, 272
肺上沟瘤或肺尖癌 77
肺涎腺型癌 83
肺原发性弥漫大 B 细胞淋巴瘤 57
肺转移性肿瘤 63
分割放射治疗 182
分割剂量 182
分期系统 141
分期系统的修订史 147
分子标志物 107
分子分期 115
分子预后 115
辅助化疗 210
辅助治疗 adjuvant therapy 160, 259
复发性多软骨炎 relapsing polychondritis, RP 136
复合型小细胞癌 37

G

改良开胸手术切口 160
各版本的区域淋巴结（N）定义 147
巩固化疗 278
巩固治疗 consolidation therapy 295
孤立性肺部结节 solitary pulmonary nodule 159
孤立性结节 88

孤立性脑转移者 285
骨γ闪烁显像（ECT） 130
骨髓支持 223
骨转移 286
广泛期 260，286
国际抗癌联盟　Union Internationale Contre le Cance le Cancer, UICC 141

H

护理措施 323，325
化放疗联合治疗 288
化疗的护理 327
化疗耐药性　resistant 297
化学治疗 203
环境污染 8
环氧化酶-2（COX-2） 230
混合性鳞状和腺样乳头状瘤 54

J

肌无力综合征　Lambert-Eaton，myasthenic syndrome 124
剂量分割 196
剂量密度化疗 299
剂量强度密度 219
假性叶间裂 73
间叶来源的肿瘤 35
减毒增效 249
鉴别诊断 87
僵人综合征　paraneoplastic stiff-man syndrome, SMS 125
交替使用 220
交替治疗 193
焦虑 315
结核 87
结节病 134
解救性化疗 222
浸润前上皮性病变 35
经支气管针吸活组织检查　transbronchial needle aspiration, TBNA 129
局限期（LD） 260，286
局限期小细胞肺癌 224
巨细胞癌 45

K

卡铂 204
抗 Hu 抗体　anti-Hu-antibody 124

抗 VEGF 228
抗利尿激素分泌异常综合征（SIADH） 123
抗神经细胞核抗体（ANNA-Ⅰ） 124
空洞和空泡 70
扩大切除 161

L

老龄病人 207
酪氨酸激酶受体抑制剂 230
酪氨酸激酶抑制剂 229
类癌 47
类癌微瘤 48
立体定向放射治疗 183
立体定向外科放射治疗 stereotactic radiosurgery，SRS 285
连续加速超分割放疗 continuous hyperfractioned accelerated radiotherapy，CHAPT 274
联合化放疗 combined chemoradiotherapy 212，259
良性上皮性肿瘤 35
淋巴/组织细胞肿瘤 35
淋巴管平滑肌瘤病 59
淋巴瘤样肉芽肿 57
鳞状细胞癌 36
鳞状细胞癌相关抗原 squamous cell carcinoma associated antigen，SCCAg 131
鳞状细胞乳头状瘤 52
隆突切除重建术 166，171
螺旋式 CT 图像三维重建 128

M

弥漫性恶性胸膜间皮瘤 138
弥漫性肺淋巴管瘤病 58
弥漫性特发性肺神经内分泌细胞增生 52
敏感性 sensitive 154，297
磨玻璃征 71

N

难治性 refractory 297
脑脊髓炎－亚急性感觉神经病 paraneoplastic encephalomyelitis subacute sensory neuropathy，PEM-SSN 125
脑转移 285
黏膜相关淋巴组织的边缘带 B 细胞淋巴瘤 56
黏液表皮样癌 46
黏液性囊腺瘤 55

Q

气管、支气管良性肿瘤 135
气管支气管仿真内镜（CTVE） 67
气管支气管树三维重建（VRT） 67
牵曳征 73
前外侧切口 161
情绪问题 316
情志因素 247
区域淋巴结 148
区域淋巴结站的定义 144
全脑放射治疗　whole brain radiation therapy，WBRT 285

R

人群分布 4
容积再现技术（VRT） 67
肉瘤样癌 44
乳头状腺瘤 54

S

三级预防 27
三维适形放疗　three dimensional conformal radiotherapy, 3DCRT 274, 280
三药联合 205
筛查方案 25, 27
上皮－肌上皮癌 47
上腔静脉切除与重建 172
神经副癌综合征 124
神经内分泌肿瘤 49
神经元特异性烯醇化酶　neuron specific enolase，NSE 132
生存状况 145
生活质量 316
时间－密度曲线　time-attenuation curve，TAC 74
时间趋势 1
适形放射治疗 189
手术护理 323
手术时机选择 174
术后并发症的观察和护理 326
术后放射治疗 188
术后辅助放疗 266
术后辅助化疗 260
术后护理 324
术后化放疗＋预防性脑照射　prophylactic cranial irradiation，PCI 287

术前护理 323
术前化放疗 270
术前化疗 268
术前治疗的合并症 173
术前治疗后 174
顺铂 204
梭形细胞癌 44

T

痰脱落细胞学检查 128
糖类抗原 131
特异性 154
提高剂量化疗 298
同步化放疗 214, 225
同期化放疗 273, 276
同时放化疗 193
同时化放疗 184
透明细胞肿瘤 61

W

外科联合化放疗 287
外科治疗原则 157
完全切除 complete resection 157
微卫星 112
微转移瘤 micrometastases 260
维持治疗 maintenance therapy 295

X

吸烟 7
系统性纵隔淋巴结清扫术 systematic node dissection 155
系统性纵隔淋巴结取样 155
细胞角蛋白21-1片段（CYFRA21-1） 131
细胞学检查 22
细支气管肺泡癌 39
纤维支气管镜 24
涎腺型多形性腺瘤 54
涎腺型黏液腺腺瘤 54
腺癌 38
腺鳞癌 43
腺样囊性癌 47
腺样乳头状瘤 53

小细胞癌 37
小细胞肺癌 SCLC 217, 260
小细胞肺癌的放射治疗 191
小细胞肺癌的化学治疗 218
小细胞肺癌的临床分期 149
小细胞肺癌的综合治疗 184, 286
心理社会干预 318
心理社会治疗 318
心理社会治疗的方法 319
心理痛苦 314
心理问题 313
心理治疗 313
新辅助治疗 neoadjuvant therapy 215, 259, 267
胸部CT 127
胸部X线检查 126
胸部放疗 294
胸膜/肺母细胞瘤 58
胸膜尾征 73
胸膜尾征或牵曳征 73
胸腔镜检查 132
袖状全肺切除 166
序贯化放疗 214, 275
序贯治疗 193
血清标志物 105
循证医学 20

Y

亚急性小脑变性 paraneoplastic cerebellar degeneration, PCD 125
炎症性肌纤维母细胞肿瘤 59
阳性预测值 154
腋下直切口 161
一线化疗 primary chemotherapy 259, 291
异位促肾上腺皮质激素综合征（异位ACTH） 123
异位内分泌综合征 122
抑癌基因 109
抑郁 314
阴性预测值 154
隐性肺癌 occult lumg cancer 159
影像检查方法及选择 67
影像学表现 95
硬化性血管瘤 61
有创分期 154

诱导化疗　induction chemotherapy　260
诱导治疗　induction therapy　267
预防性脑照射　prophylactic cranial irradiation, PCI　226, 287
预防照射　196
原发肿瘤的定义　142
原位癌　50

Z

杂类肿瘤　36
早期诊断　19
照射剂量　192
诊断　126
正电子发射断层显像　positron emission tomography, PET　130, 154
正电子体层扫描　24
正气虚弱　248
支气管成形术　159
支气管气相　70
职业因素　8
中西医结合治疗　252
中心型肺癌　69
中医病机　248
中医治疗原则　248
中医综合治疗　251
肿瘤标记物　tumor marker　131
肿瘤分子靶向治疗　molecular targeted therapy　284
肿瘤外科治疗原则　157
周疗法　219
周围型肺癌　70
皱缩征　73
转移性肿瘤　36
综合治疗　224, 259
纵隔淋巴结采样　mediastinal lymph node sampling　155
纵隔淋巴结清扫术　155
纵隔淋巴结取样　155
纵隔淋巴瘤　135
纵隔肿瘤及囊肿　135
组织多肽抗原　tissue polypeptide antigen, TPA　131